D1596449

Un libro para renacer cada día

Un libro para renacer cada día

Mark Nepo

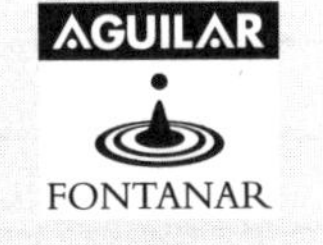

Título original: *The Book of Awakening*
Publicado originalmente por Conari Press

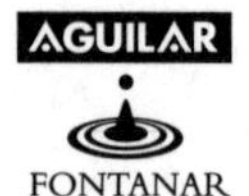

De esta edición:
D. R. © Santillana Ediciones Generales, S.A. de C.V., 2011.
Av. Río Mixcoac No. 274, Col. Acacias
C.P. 03240, México, D.F.
www.editorialaguilar.com

Primera edición: agosto 2011
ISBN: 978-607-11-1133-3
Diseño de portada y de interiores: Víctor M. Ortiz Pelayo • www.nigiro.com

Impreso en México

La sabiduría es un riachuelo vivo,
no una reliquia en un museo.
Sólo cuando encontremos
el lugar donde nace la sabiduría de nuestra vida,
podremos dejarla fluir hacia las generaciones futuras.
Thich Nhat Hanh

Una invitación

Este libro fue escrito para usarse, para convertirse en una compañía, en un amigo del alma. Es un libro de despertares. Para escribirlo tuve que vivirlo. Me ha dado la oportunidad de reunir y compartir a los serenos maestros a quienes he conocido a lo largo de mi vida. Este viaje que ha consistido en desenterrar y dar forma a los artículos, me ha permitido lograr que mi vida interior y mi vida exterior se encuentren. Me ha ayudado a conocer y a usar mi corazón. Me ha hecho más integral. Espero que pueda hacer lo mismo por ti.

Reunir las nociones para este libro ha sido como encontrar refulgentes guijarros en un sendero. Me detuve para reflexionar sobre ellos, para aprender, y luego los guardé y continué caminando. Ahora, dos años después, me siento asombrado al vaciar mi saco lleno de piedras rotas y ver mi hallazgo. Esos pequeños guijarros fulgurantes que encontré en el camino son el material con el que está escrito este libro. En esencia, son nociones sobre el espíritu y la amistad, sobre nuestra incesante necesidad de permanecer vitales y enamorados de esta vida a pesar de los obstáculos. Las odas que aquí se incluyen provienen de muchas tradiciones y vivencias, de muchas hermosas y candorosas voces, y todas celebran el dolor, la maravilla y el misterio del amor. Me vi atraído hacia esta forma porque, como poeta, anhelaba encontrar una manera de expresión que pudiera ser tan útil como la cuchara; y como un sobreviviente del cáncer, los diarios se han convertido en el alimento de mi interior. Ciertamente, en los últimos veinticinco años, el diario personal ha satisfecho una necesidad colectiva y se ha convertido en el soneto espiritual de nuestra era, en un sólido recipiente para pequeñas dosis de aquello que importa. Lo único que puedo desear de esta obra es que se cierna sobre ti como el océano se cierne sobre la roca incrustada en la playa, que te sorprenda y te refresque, que te haga a ti, o a mí, resplandecer, y que nos arrastre, suavizándonos para el momento, brindándonos claridad.

Es mi deseo más profundo que haya algo en estas páginas que te sorprenda y te refresque, que te haga brillar, que te ayude a vivir, a amar y a encontrar tu camino hacia el gozo.

Mark

Prólogo

Escuchar a Mark Nepo, leer su poesía, es una de las cosas que más me alegran en la vida, porque él tiene un aire tangible de aventura. Siempre me sorprende cuando Mark, al desenvolver el tesoro oculto y abrir con cuidado un sencillo momento, revela los milagros más extraordinarios. Cuando hace lecturas públicas puedes escuchar cómo la gente contiene el aliento en cuanto reconoce que ha dicho algo profundo y verdadero, algo que todos conocen pero que han olvidado o perdido. Mark lo ve, lo recuerda y nos lo obsequia una vez más. Al final, sólo queda una sensación de gratitud por haber sido despertados nuevamente a algo tan genuinamente precioso.

Nuestra vida está hecha de días, y sólo en esos días, en los de nuestra vida, podemos encontrar paz, alegría y sanación. Nuestros días están edificados con más de mil milagros diminutos, y Mark Nepo es un estudiante de esos milagros. Es un alquimista de lo ordinario: nos invita a ver, probar, tocar, bailar y sentir a través de nuestro camino hacia el corazón de la vida. De la misma manera en que la vida se construye con días, así los días se construyen de momentos. Una vida bien vivida se planta en el dulce suelo de los momentos, y Mark Nepo es un jardinero de esos suelos. Él planta las semillas de la gracia, las cuales sólo crecen en la tierra de la atención amorosa y del tiempo que observa. Es cuando nos enamoramos de esos momentos, que recibimos las bendiciones de la vida. Mark nos muestra cómo enamorarnos con profundidad y abandono. Mark tuvo cáncer y eso lo estremeció hasta hacerlo despertar. Su descenso hacia la enfermedad dio nacimiento a una atención asombrosa. Ahora él nos invita a usar sus ojos y su corazón para ver y sentir cuán despiertos podemos estar en la vida. Al haber sobrevivido al cáncer, Mark nos brinda la mirada de un moribundo que se siente agradecido por el simple hecho de respirar. Pero más allá de su agradecimiento, nos brinda sabiduría, lucidez, gentileza y un apasionado entusiasmo para exprimir el jugo a los momentos, a cada instante de la existencia.

Si tú sientes la misma ansiedad de vivir así, entonces Mark puede ser tu guía.

Cuando Mark finalizó la última ronda de la quimioterapia que ayudó a curar su cáncer, se despertó temprano, exprimió naranjas frescas y colocó el vaso de jugo sobre la mesa, frente a él. Luego esperó y reflexionó sobre la promesa de aquel día hasta que el sol se elevó sobre los árboles que se veían a través de su ventana. En ese momento, me dijo que la luz del sol rasgaba el jugo y "se difuminaba en una luz anaranjada, cristalina", y en ese momento, Mark levantó el jugo para beberlo.

La mayoría de los sacramentos son actos de una simplicidad imponente: una oración sencilla, un sorbo de vino y un trozo de pan, una sola exhalación al meditar, unas cuantas gotas de agua en la frente, el intercambio de dos anillos, una palabra amable, una bendición. Cualquiera de estos actos, al realizarse en un momento de atención profunda, puede abrir las puertas de nuestra percepción espiritual y ofrecernos alimento y deleite.

Éste es un libro de sacramentos, es el generoso regalo que Mark nos brinda: un banquete de milagros fabricados con la fibra de los días, la riqueza ordinaria de una vida humana. Tómate tu tiempo, saborea cada página y, sobre todo, siéntete dispuesto a ser sorprendido. Puede ser que la vida sea mucho más milagrosa de lo que te hayas imaginado jamás.

Wayne Muller, autor de *How Then Shall We Live*

1 DE ENERO

El precioso nacimiento humano

Todo aquello que existe lo respiramos,
lo despertamos y lo transformamos en una canción.

Hay un precepto budista que nos insiste en estar conscientes de lo raro que es que existamos en la Tierra con esta forma humana. Se trata de una hermosa visión de la vida que nos ofrece la oportunidad de sentir un gran aprecio por el hecho de que vivimos aquí como espíritus individuales poseedores de conciencia, que beben agua y cortan madera.

Este precepto nos exhorta a observar a la hormiga y al antílope, al gusano y a la mariposa, al perro y al toro castrado, al halcón y al solitario tigre salvaje, al roble de 100 años y al océano milenario. Nos pide que entendamos que ninguna otra forma de vida tiene el privilegio que nosotros tenemos de estar conscientes de ser. Nos exhorta a reconocer que, de todas las especies de plantas, animales y minerales que conforman la Tierra, sólo una porción muy pequeña de vida posee ese despertar del espíritu al que llamamos "ser humano".

El hecho de que pueda levantarme de algún profundo punto de la conciencia para expresarte todo esto, y el hecho de que tú puedas recibirme ahora, es parte de nuestro precioso nacimiento humano. Pudiste haber sido una hormiga y yo un oso hormiguero, pudiste haber sido lluvia y yo un grano de sal. Pero fuimos bendecidos, en este tiempo y en este lugar, para ser seres humanos y para estar vivos de maneras peculiares que, con frecuencia, no sabemos apreciar.

Con todo esto quiero decir que este precioso nacimiento humano es irrepetible. Entonces, ahora que sabes que eres una de las formas de vida más extraordinarias que han habitado en la Tierra, ¿qué vas a hacer hoy?, ¿qué harás con tus manos?, ¿qué preguntarás y a quién?

Podrías morir mañana y convertirte en hormiga, y entonces habría alguien dejando trampas para matarte. Pero hoy eres precioso, eres peculiar y estás despierto, y eso nos invita a vivir con gratitud. Eso hace que las dudas sean inútiles. Sintiéndote agradecido y despierto, pregunta lo que necesites saber. Di lo que sientes, ahora. Ama lo que amas, ahora.

- Si te es posible, siéntate en el exterior o cerca de una ventana y observa las otras formas de vida que te rodean.
- Respira lentamente y piensa en la hormiga, las hojas de hierba y en el vuelo del azulejo, y reflexiona sobre lo que estas formas de vida pueden hacer que tú no puedas.
- Piensa en el guijarro, en el trozo de corteza y en la banca de piedra, y centra tu respiración en aquellas acciones internas que puedes hacer, pero que esos objetos no pueden.
- Levántate lentamente sintiéndote hermosamente humano y comienza tu día con la intención consciente de llevar a cabo una acción que sólo puedan realizar los humanos. Cuando llegue el momento indicado, lleva a cabo esa acción con gran devoción y gratitud.

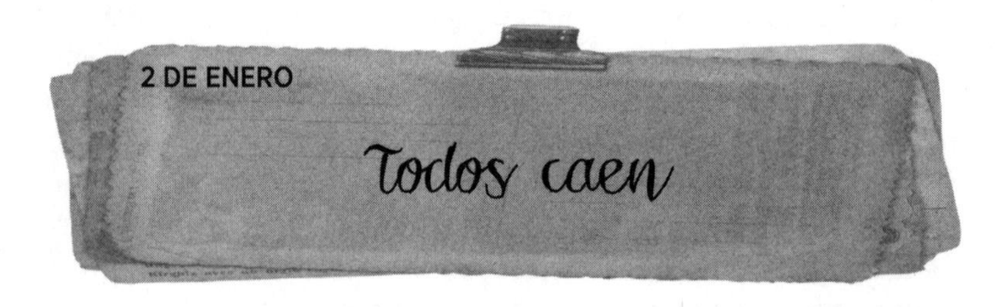

2 DE ENERO

Todos caen

Condúcenos de lo irreal a lo real.
Plegaria hindú.

Estaba nevando aquella noche y Robert recordó la ocasión en que, dos primaveras atrás, se había decidido a pintar la sala familiar. Salió de casa desde muy temprano para ir a la tienda de artículos de construcción a conseguir los litros de pintura roja, las palas de madera para mezclar, los paños para limpiar el goteo y esas brochas que sólo usas una vez y que, sin importar en qué las remojes, siempre terminan tiesas.

Mezcló la pintura afuera de la casa y caminó balanceándose hasta la puerta con unos cuatro litros de pintura en cada mano, el paño para limpiar las gotas bajo el brazo y la brocha gorda entre los dientes. Comenzó a reír al narrar lo que había sucedido: “Me tambaleé durante algunos minutos en los que traté de abrir la puerta sin tener que soltar nada de lo que cargaba. Me vi muy necio. De pronto, cuando ya casi había logrado abrirla, se me resbalaron las cosas, me caí hacia atrás y terminé en el suelo con toda la pintura roja sobre mí.”

En ese momento, se rió de sí mismo como ya lo había hecho tantas veces antes, y entonces observamos en silencio cómo caía la nieve. Durante todo el camino a casa estuve pensando en su breve anécdota. Lo más curioso es que todos hacemos lo mismo: ya sea con las bolsas del supermercado, con pintura, o con las historias que estamos decididos a compartir. Lo hacemos con nuestro amor, con nuestra noción de la verdad, incluso con el dolor. Y es algo muy sencillo pero, en un momento de ego, siempre nos negamos a soltar las cosas que cargamos para abrir la puerta. Una y otra vez, siempre nos llega la oportunidad de aprender esta lección de verdad: no podemos seguir cargando todo y entrar al mismo tiempo. Tenemos que dejar lo que llevamos, abrir la puerta, y luego meter sólo aquello que necesitaremos. Es una secuencia humana básica: reunir, preparar, bajar y entrar. Pero, así de falibles como somos, siempre tenemos una segunda oportunidad para aprender a caer, a levantarnos y a reír.

- Medita sobre algún umbral que te está costando trabajo atravesar en tu vida. Puede ser en el trabajo, en casa, en una relación o en una entrada a la posibilidad de tener más paz.
- Respira constantemente y obsérvate para evaluar si no estás cargando demasiadas cosas para abrir la puerta.
- Respira lentamente y con cada exhalación deshazte de lo que estás cargando.
- Ahora respira libremente y abre la puerta.

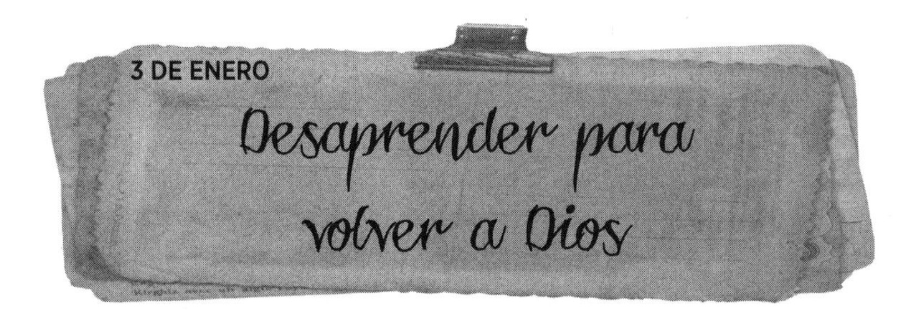

3 DE ENERO

Desaprender para volver a Dios

Alcanzar la conciencia no es descubrir
algo nuevo; es un prolongado y doloroso regreso a aquello que siempre ha sido.
Helen Luke

Al nacer, todas las personas poseen un punto de levedad. Un punto libre de expectativas y arrepentimientos, libre de ambición y vergüenza, libre de temor y angustia. Es un punto umbilical de gracia en donde Dios nos tocó a todos por vez primera. Es este punto de gracia el que emite la tranquilidad. Los psicólogos lo llaman psique, los teólogos lo llaman alma, Jung lo llama el "asiento de la conciencia", los maestros hindúes lo llaman *atman*, los budistas lo llaman *dharma*, Rilke lo llama interiorización, los sufíes lo llaman *qalb*, y Jesús lo llama el "centro de nuestro amor".

Conocer este punto de interiorización es conocer quiénes somos, no por los rasgos exteriores de la identidad, no por el lugar en donde trabajamos, la ropa que usamos o la forma en que nos gusta que se dirijan a nosotros, sino por sentir nuestro lugar en relación con el infinito y por habitar ese sitio. Ésta es una tarea para toda la vida porque la naturaleza del llegar a ser se basa en empañar constantemente el lugar en donde empezamos, en tanto que la naturaleza de ser es una erosión constante de lo que no es esencial. Todos vivimos en medio de esta tensión permanente y crecemos empañados o cubiertos por una película o capa, para desgastarnos y luego volver a ese incorruptible punto de gracia que yace en nuestro centro. Cuando se desgasta la película que nos cubre, tenemos momentos de lucidez, de completitud, de *satori* —como lo denominan las sagas zen—, momentos de existencia transparente en los que el interior se encuentra con el exterior, momentos de integración total del ser, momentos de *unidad absoluta*. Y ya sea que la película sea un velo cultural, un velo de la memoria, de entrenamiento mental o religioso, o un velo de trauma o sofisticación, su remoción y la subsecuente restauración del eterno punto de gracia son el objetivo de cualquier terapia y educación.

Dejando a un lado la materia de estudio, lo único que vale la pena enseñar es: cómo develar ese centro original y cómo vivir una vez que éste ha sido restaurado. A esa película empañada la denominamos mortandad del corazón, y el proceso de vuelta —logrado ya sea por medio del sufrimiento o del amor— es la forma en que desaprendemos la experiencia para volver a Dios.

- Cierra los ojos y avanza respirando por debajo de tus problemas, de la misma forma en que un buzo se desliza a la profundidad de la quietud que siempre espera debajo del arremolinamiento de las olas.

- Ahora, piensa en dos cosas que te encante hacer, como correr, dibujar, cantar, observar pájaros, practicar jardinería o leer. Medita sobre qué es lo que te hace sentir vivo de cada una de estas actividades.

Encuentra el punto en común que esas actividades tienen para ti y, respirando lentamente, siente el punto de gracia que estas acciones crean dentro de ti.

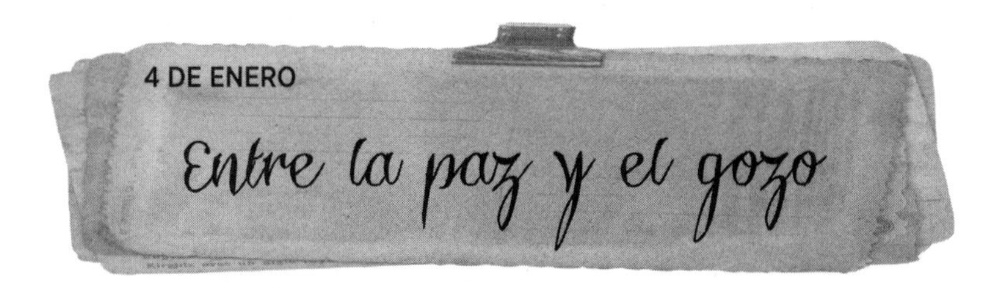

Nunca habríamos imaginado que ya habíamos sido bendecidos
en el lugar en el que estamos...
James Taylor

Esto me recuerda a una mujer que descubrió que una esponja retraída, totalmente seca, comprimida y plegada en su seco exterior, era el mensaje que había estado buscando. La mujer llevó la esponja al mar, y cuando el agua le llegó a la cintura, vio cómo se desplegaba y revivía en el agua. De una forma mágica, el secreto de la vida se hizo visible en las burbujas que producía la esponja y, para sorpresa de la mujer, un pequeño pez, dormido y atrapado en la esponja endurecida, salió vivo de ella y nadó en el mar. Desde aquel día, a cualquier lugar que iba la mujer, siempre sentía que el pececito nadaba en la profundidad y eso —el nado de un pequeño pez que había estado dormido durante tanto tiempo— le dio una satisfacción que se encontraba a medio camino entre la paz y el gozo. De alguna manera, a pesar de nuestro camino, sin que el color o la claridad de nuestros días importen, y a pesar de los acertijos que debamos resolver para permanecer vivos, el secreto de la vida siempre está relacionado con el despertar y la liberación de algo que ha estado dormido por algún tiempo. Al igual que aquella esponja, nuestro corazón suplica que le permitamos desplegarse en las aguas de nuestra experiencia, y como el pececito, el alma nos brinda paz y gozo cuando le permitimos nadar.

Sin embargo, todo permanece sólido, comprimido e incomprensible hasta que, tal como lo hizo la mujer, nos metemos al mar hasta la cintura, tomamos nuestro corazón en las manos y lo hundimos con ternura en nuestra existencia.

- Con los ojos cerrados, medita sobre la imagen de una esponja de mar endurecida que se abre bajo el agua como una flor.
- Respira y practica la visión de que tu corazón también es una esponja.
- La próxima vez que laves los trastes, detente un momento, coloca la esponja endurecida bajo el chorro del agua, y siente cómo se despliega tu corazón.

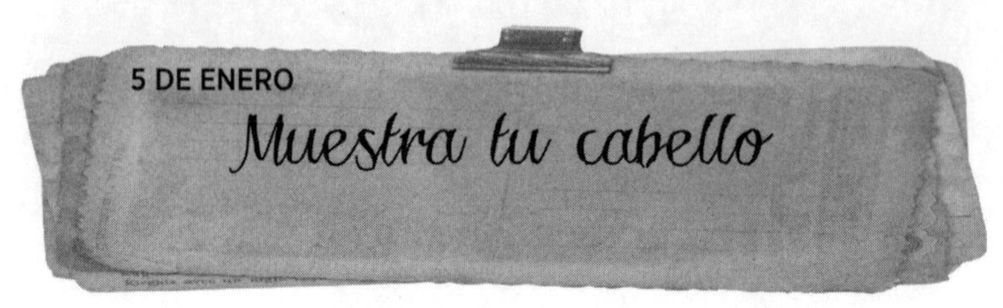

Mi abuela me dijo: "Nunca escondas tu verde cabellera,
de todas formas la verán."
Ángeles Arrien

Desde los tiempos de la agonía en el kínder, cuando nos molestaron o se burlaron de nosotros por primera vez en medio de nuestra inocencia, todos hemos luchado de una forma u otra, y hemos tratado de esconder algunos de nuestros rasgos más fundamentales.

Nadie planea que sea así. No es una conspiración, sino el inevitable y doloroso camino entre sólo conocernos a nosotros mismos y llegar a conocer el mundo. Es un camino que tenemos que recorrer. La gran tragedia es que la mayoría nunca habla al respecto; que nadie nos llega a decir que nuestro "cabello verde" es hermoso, o que, a pesar de lo que los otros murmuran a la hora del recreo, no tenemos por qué escondernos. De esa manera llegamos, con mucha frecuencia, a la conclusión de que para conocer el mundo tenemos que ocultar lo que somos.

Pero eso no podría estar más alejado de la verdad. Desde tiempos inmemoriales se sabe que el chantaje sólo se hace posible cuando creemos que tenemos algo que ocultar. Como un inexorable corolario, los sentimientos de inferioridad surgen cuando llegamos a creer —aunque sea sólo por un momento— que no basta con lo que somos.

- Siéntate en silencio y con los ojos cerrados. Con cada respiración acepta el hecho de que con lo que eres basta.

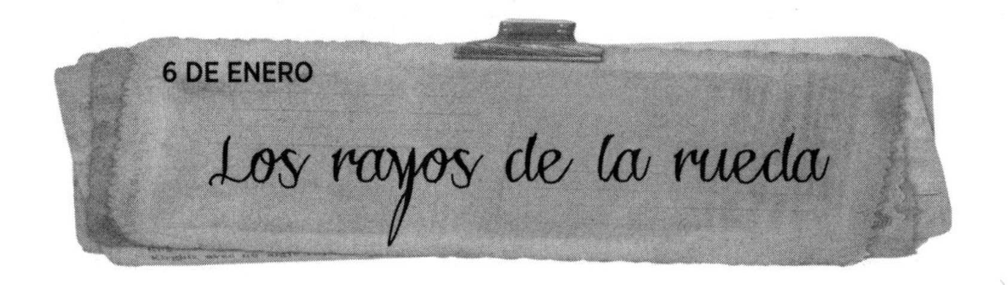

Tal vez lo que cada uno busca sea diferente,
pero lo que nos hace buscar es siempre lo mismo.

Imagina que cada uno de nosotros es un rayo más en una rueda infinita y que, a pesar de que cada uno de los rayos es indispensable para que la rueda esté completa, ninguno de ellos es exactamente igual a otro. El borde de esa rueda es nuestra noción viva de la comunidad, la familia y las relaciones, y el centro, donde se unen los rayos, es el sitio en donde todas las almas se encuentran. Así pues, conforme me muevo en el mundo, voy viviendo mi propia unicidad, y cuando me atrevo a mirar hacia mi centro, me encuentro con el sitio común en donde comienzan todas las vidas. Todos somos uno y somos el mismo en ese centro. Es de esa forma que vivimos la paradoja de ser únicos al mismo tiempo que somos lo mismo. Porque, así de misterioso y abrumador como suena, cuando miro con intensidad dentro de ti, me encuentro; y cuando en el sosiego del corazón tú te atreves a escuchar mis temores, los reconoces como ese mismo secreto que pensaste que nadie sabía. Esa integridad inesperada que es mucho más grande que cualquiera de nosotros pero que nos es común, ese momento de unicidad, es el átomo de Dios. No resulta sorprendente que como la mayoría de las personas, durante la primera mitad de mi vida me esforcé mucho por entender y fortalecer mi unicidad. Trabajé bastante para asegurarme un lugar en el borde de la rueda, y de esa forma me definí y me valoré a mí mismo, basándome en cuán diferente era de los demás. Sin embargo, en la segunda mitad de mi vida me vi de pronto, con gran humildad, cada vez más cerca del centro de la rueda, y es por ello que ahora me siento maravillado ante la misteriosa unicidad de nuestro espíritu.

A través del cáncer, el dolor, la desilusión y varios cambios inesperados en mi carrera —por medio de una deconstrucción y posterior reordenación de las cosas que había amado— logré comprender que, de la misma manera en que el agua suaviza la piedra y corre entre la arena, nosotros nos convertimos en el otro. ¿Cómo pude ser tan lento en comprenderlo? En comprender que aquello que me hacía diferente, en realidad, me unía a los demás. Lo anterior nunca lo vi con más claridad que estando sentado en una sala de espera del Hospital Presbiteriano Columbia, Nueva York. Ahí miré directamente a los ojos a una mujer de origen hispano y ella me miró a mí. En ese momento comencé a aceptar que, a pesar de que tenemos distintas voces, todos contemplamos las mismas maravillas y sentimos la misma agonía. Ahora sé que cada ser que nace, por inconcebible que suene, es otro Adán u otra Eva.

- Siéntate junto a una persona a quien ames y en quien confíes, y por turnos:
- Señalen algún rasgo característico propio que los distingue de los demás.
- Señalen un rasgo característico propio que también tengan en común con los demás.
- Hablen sobre la forma en que cada uno afronta esa soledad que les produce ser distintos a los demás, y digan cómo afrontan la experiencia de aquello que los hace iguales a los demás.

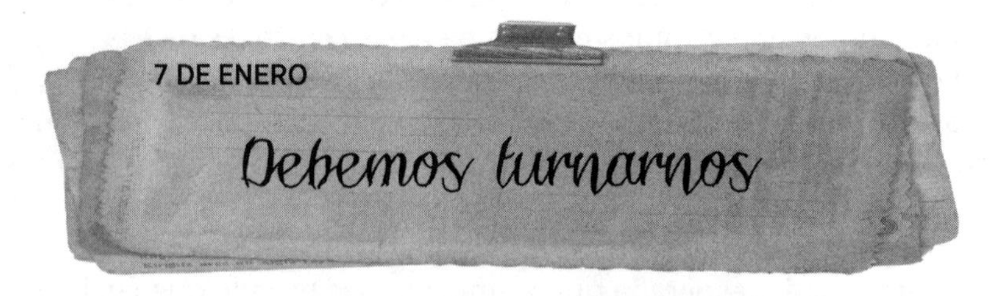

7 DE ENERO

Debemos turnarnos

Debemos turnarnos: para sumergirnos en todo lo que existe
y para contar el tiempo que pasa.

El gran regalo y la responsabilidad que significan una relación, consiste en turnarse para lavar los platos, para colocar las ventanas reforzadas contra las tormentas, y en darse la oportunidad de sumergirse en la búsqueda de Dios sin tener que preocuparse por la cena. Mientras uno explora el interior, el otro debe hacerse cargo del exterior.

Un perfecto ejemplo de lo anterior son los buzos que recolectan perlas. Ellos se sumergen en la profundidad del océano en pareja. El primer buzo, sin tanque de oxígeno ni regulador, espera en la superficie y cuida las sogas a las que está atado el otro. El segundo, camina con delicadeza sobre la arena en el fondo del mar, esperando encontrar y reconocer los tesoros.

Este buzo pisa el fondo mientras observa cómo se mecen las algas, en tanto él mismo se balancea hasta que tira de la cuerda. Traga un poco de aire en su ascenso. Cuando aborda el barco, conversa por horas con el otro buzo. Comenta lo que vio y frota la perla que todavía se encuentra en su crudo estado natural. A la mañana siguiente, se zambulle y llena los canastos mientras el otro buzo cuenta el tiempo con las manos aferradas a la cuerda.

Estos buzos nos enseñan, con gran sencillez, cuál es la dinámica de estar juntos, y nos explican el milagro de la confianza. Debemos turnarnos: quien está en la superficie debe contar el tiempo que queda de aire para que aquel que está sumergido pueda bucear con libertad.

- Siéntate en quietud y medita sobre una relación importante en la que estés involucrado. Puede ser con un amigo, un amante o un miembro de la familia.
- Respira de manera constante y pregúntate si en esa relación se turnan para bucear y para llevar un registro del tiempo que queda.
- Cuando sientas que es necesario, conversa con ese ser amado al respecto.

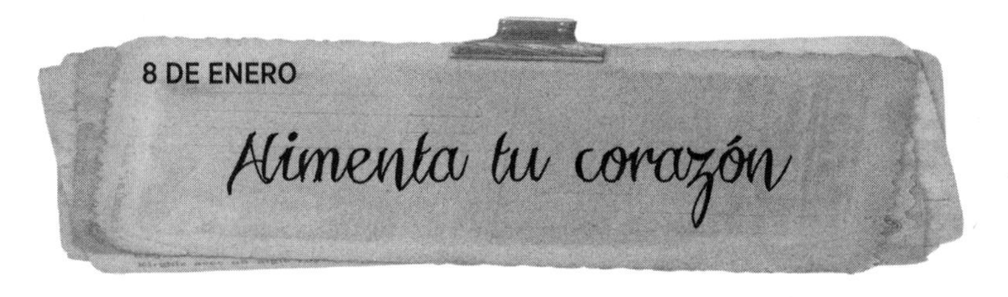

A pesar de la oscuridad, la mano siempre conoce el camino a la boca.
Proverbio idoma (Nigeria)

Incluso cuando no podemos ver, siempre sabemos cómo alimentarnos. Incluso cuando el agua no es cristalina, el corazón late. Incluso cuando tenemos miedo, el aire entra y sale de los pulmones. Incluso cuando las nubes se hacen densas, el sol continúa enviando su luz a la Tierra.

Este proverbio africano nos recuerda que nuestra visión de las cosas negativas nunca es tan densa como cuando estamos envueltos en el problema. Tenemos ciertos reflejos que nos mantienen vivos: son esos hondos impulsos que nos hacen ser y vivir, y que funcionan a pesar de las grandes dificultades por las que atravesamos.

Debemos recordar: la mano no puede eliminar la oscuridad pero sí puede encontrar su camino a la boca. De la misma manera, nuestra fe en la vida no puede eliminar el sufrimiento pero sí puede encontrar el camino para alimentar el corazón.

- Siéntate en quietud y, con los ojos cerrados, acerca tus manos abiertas a la boca.
- Al mismo tiempo, inhala y observa que tus manos conocen el camino y no requieren de guía alguna. Respira lentamente y, con los ojos cerrados, acerca las manos a tu corazón.
- Observa que tu corazón conoce el camino y no requiere de guía.

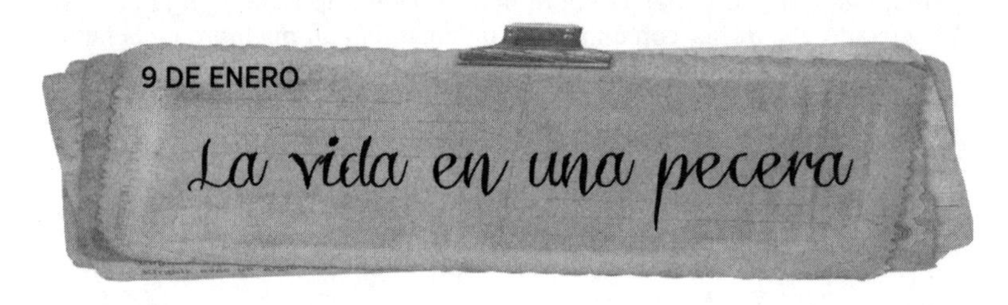

9 DE ENERO

La vida en una pecera

Ama y haz lo que quieras.
San Agustín

Fue algo muy curioso. Robert llenó la tina y colocó en ella a los peces para lavar la pecera. Después de tallar la capa de las pequeñas ventanas de aquella ilusoria profundidad, fue por los peces.

Se sorprendió al descubrir que, a pesar de que tenían toda la tina para nadar, se habían mantenido juntos en una pequeña área del tamaño de la pecera. No había nada que los mantuviera ahí, nada que les impidiera desperdigarse. ¿Por qué no nadaron con toda libertad? ¿Qué había hecho la vida en el tanque para mermar su habilidad natural de nadar?

Aquel momento de sobria y escueta tranquilidad lo recordamos durante mucho tiempo. No pudimos evitar darnos cuenta de que aquellos pececitos no irían a ningún lugar que no fuera hacia ellos mismos. Así fue como tuvimos nuestra primera visión del mundo a través de "la vida en la pecera", y eso nos hizo preguntarnos todos los días, ¿qué tanto nos parecemos a los peces?, ¿también nosotros nos negamos a ir a otros lugares que no sea hacia nosotros mismos?, ¿cómo encogemos nuestro mundo con tal de no sentir la presión de la cautividad autoimpuesta?

La vida en la pecera me hizo pensar en la forma en que nos educan en casa y en la escuela. Me hizo reflexionar sobre el hecho de que siempre nos dicen que algunos empleos no son aceptables y que algunos otros están fuera de nuestro alcance. También me hizo pensar sobre la forma en que nos inculcan cierto tipo de existencia, en que nos entrenan para pensar que sólo es posible realizar aquello que es práctico. Que nos advierten una y otra vez que la vida afuera del tanque de nuestros valores es arriesgada y peligrosa.

Comencé a darme cuenta de que siendo niños nos enseñan a temerle a la vida afuera de la pecera. Como padre, Robert comenzó a preguntarse si en verdad estaba preparando a sus hijos para vivir la vida en la pecera o para vivirla afuera, en el incontenible mundo.

Ahora que he alcanzado la edad madura, esa experiencia me hace preguntarme si ser espontáneo, gentil y curioso, es parte de nuestra capacidad natural para nadar. Cada vez que vacilo en hacer algo no planeado, algo espontáneo, cada vez que dudo en acercarme y ayudar a alguien, cada vez que vacilo en investigar sobre algo de lo que no sé nada, cada vez que ignoro ese impulso de correr en la lluvia o de llamar sólo para decir te amo, me pregunto: ¿acaso será que sólo estoy tratando de seguir nadando en medio de la seguridad?, ¿sólo en una sección de la tina?

- Siéntate en quietud hasta que creas que has encontrado tu centro.
- Levántate y camina lentamente en la habitación en la que te encuentras.
- Ahora camina cerca de los muros de la habitación y medita sobre tu vida en la pecera.
- Respira con calma y acércate a la salida. Medita sobre la naturaleza de las posibilidades que son reales en la vida.
- Ahora sal por la puerta y comienza tu día. Comienza tu día y entra al mundo.

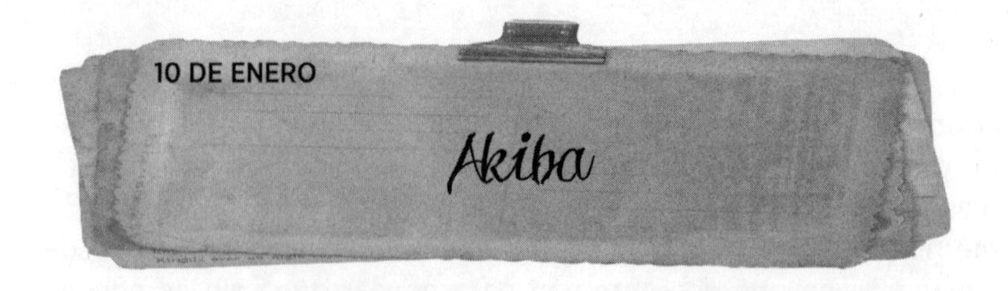

Cuando Akiba yacía en su lecho de muerte le dijo a su rabino que sentía que era un hombre fracasado. El rabino se acercó un poco más y le preguntó por qué, y Akiba le confesó que su vida no había sido como la de Moisés. El pobre hombre comenzó a llorar y admitió que tenía miedo de cómo lo juzgaría Dios. Ante esto, el rabino se inclinó, acercándose, y le susurró con dulzura al oído: "Dios no juzgará a Akiba por no haber sido Moisés. Dios juzgará a Akiba por no haber sido Akiba."

Fragmento del Talmud

La única obligación que tenemos al nacer es ser quienes somos por completo. Sin embargo, ¿cuánto tiempo pasamos comparándonos con otros, vivos y muertos? En medio de esa búsqueda de la excelencia, nos vemos obligados a llevar a cabo estas comparaciones. Una flor que alcanza su magnificencia no anhela ser un pez, y un pez, en toda su desenfadada elegancia, no anhela ser un tigre. Sin embargo, nosotros los humanos siempre nos encontramos en medio de la ensoñación de vivir otra vida. O, a veces, aspiramos en secreto a poseer la fama y la fortuna de gente que en realidad no conocemos. Cuando nos sentimos mal por nosotros mismos, muchas veces tratamos de disfrazarnos de alguien más en lugar de entendernos y cuidarnos.

Cuando nos comparamos con otros, lo más terrible es que no nos vemos a nosotros ni a los otros. Lo único que hacemos es experimentar esa angustia de la comparación, como si sólo existieran unos cuantos gramos de existencia para alimentar el hambre de todos. No obstante, el universo revela su abundancia con más claridad cuando llegamos a ser quienes en realidad somos. Es un gran misterio cómo cada brizna de hierba, cada hormiga, cada liebre y cada criatura viva, tiene una anatomía única del ser, y cómo cada vez que esa criatura se entrega a su anatomía inherente, llega a ser mucho más de lo necesario.

Sin embargo, el hecho de ser humanos nos orilla con frecuencia a sentirnos abatidos y frustrados por la inseguridad: esa abrumadora minuciosidad del corazón que nos hace sentir indignos. Y cuando estamos abrumados y abatidos, a veces nos sentimos obligados a encumbrarnos. Porque en medio de nuestro dolor, lo más lógico es pensar que si fuéramos más grandes o más importantes, podríamos alejarnos de nuestra pena. Si fuéramos más importantes, sería más difícil pasar desapercibidos. Si fuéramos más importantes, tendríamos más posibilidades de ser amados. Por lo tanto, no resulta sorprendente que necesitemos minimizar a los otros para mantener esa ilusión de que somos mucho más grandes que el dolor.

Por supuesto, la historia está llena de anécdotas de humildad, de encumbramientos mal encaminados, y de historias en las que, a través de la verdad, volvemos a ser quienes en realidad somos. Asimismo, la compasión, la dulce compasión, deviene en el interminable recuento de cómo nos abrazamos unos a otros y nos perdonamos por no aceptar ese hermoso lugar especial que ocupamos en la fibra de todo lo que existe.

- Llena de agua un cuenco grande. Luego aclara tu mente con la meditación y contempla tu reflejo con cuidado.
- Cuando mires tu reflejo, permítete sentir la tensión que te provoca alguna de las comparaciones que has hecho. Siente el dolor que te produce medirte con otra persona.
- Cierra tus ojos y deja que el sentimiento fluya.
- Ahora contempla con cuidado otra vez tu reflejo en el cuenco, y trata de mirarte sin compararte con nadie.
- Mira otra vez tu reflejo y permítete sentir aquello que te hace único. Deja que ese sentimiento fluya.

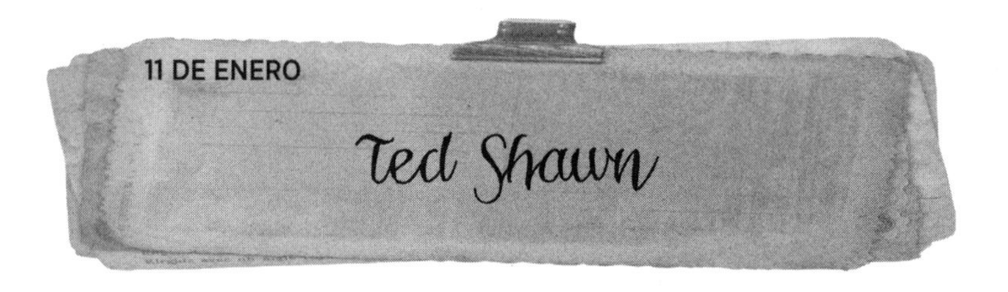

11 DE ENERO

Ted Shawn

Conocer a Dios sin conectarse con él,
es como tratar de nadar sin meterse al agua.
Orest Bedrij

Debajo de todo lo que nos enseñan, subyace una voz que nos convoca más allá de lo que es razonable. Y con frecuencia, cuando le ponemos atención a ese llamado del espíritu, encontramos la sanación más profunda. Se trata de la voz de la encarnación que nos exhorta a vivir nuestra vida, como cuando se toca la música escrita en una partitura, la voz que a veces nos habla cuando atravesamos crisis muy intensas. A menudo, el susurro es tan tenue que lo confundimos con el sonido que el viento hace cuando pasa por entre las hojas, pero cuando lo conducimos al corazón de nuestra pena, puede acabar con la parálisis de nuestra vida.

Lo anterior me recuerda la historia de un joven estudiante de teología que se enfermó de polio. De algún lugar profundo dentro de sí, surgió una voz que lo invitaba a bailar. Así que, con gran dificultad, abandonó la escuela de teología y comenzó a bailar. Y lenta y milagrosamente, no sólo recobró el uso de sus piernas, sino que se convirtió en uno de los padres del baile moderno.

Esta es la historia de Ted Shawn, y es necesario que comprendamos que estudiar a Dios no fue lo que lo sanó. Fue encarnar a Dios lo que lo hizo. El milagro de Ted Shawn nos muestra que el baile, en todas sus manifestaciones, es teología viva. Esto, irremediablemente, nos conduce a vivir una y otra vez lo que tenemos dentro, a atrevernos a respirar, a través de los huesos y los músculos, todo aquello que sabemos, sentimos y creemos.

A pesar de las crisis que atravesamos, la voz de la encarnación siempre habla con gran rapidez más allá del dolor. Si logramos escucharla y si podemos creer en ella, nos enseñará la manera de volver a nacer. El valor para escuchar y encarnar la voz nos revela un extraordinario secreto: que la mejor oportunidad que tenemos de ser seres completos nos la proporciona el amar todo obstáculo hasta que éste deje de serlo.

- Antes de ir al trabajo o durante el día, siéntate en quietud en el exterior por un rato.
- Cierra los ojos y mantente quieto. Siente el aire sobre tus párpados cerrados.
- Deja que el amor enjuague de tu corazón a tu pecho.
- Permite que el amor se convierta en una brisa que viaje por tu garganta y atrás de tus ojos.
- Cuando abras los ojos, estírate y enfócate en lo primero que veas. Si lo que miras es una banca, di: "Creo en la banca." Si es un árbol, di: "Creo en el árbol." Si es una flor arrancada de su tallo, di: "Creo en la flor arrancada de su tallo."
- Levántate con la simple creencia que tienes sobre lo que sientes y lo que ves, y ahora, toca lo que tienes frente a ti para darle expresión a tu amor.

12 DE ENERO

Mira en la oscuridad

Mirar en la oscuridad es claridad...
Es a lo que se le llama practicar la eternidad...
Lao Tsé

El miedo se alimenta de nuestra incapacidad de ver el temor mismo o aquello a lo que le tememos. ¿Recuerdas la puerta cerrada del ático o del clóset atrás de la cual algo terrible nos esperaba? ¿Recuerdas que mientras más tiempo pasaba sin que la abriéramos, más difícil se tornaba la situación?

Cuando era niño llegué a obsesionarme tanto con aquel miedo, que evitaba esa parte de la casa. Pero un día que me encontraba solo, me sentí orillado a enfrentar lo desconocido. Me paré frente a la puerta del ático, jamás había permanecido ahí tanto tiempo. Mi corazón palpitaba con fuerza. Necesité toda la energía de aquel pequeño yo para abrirla.

Esperé en el umbral y no sucedió nada. Caminé centímetro a centímetro hasta estar adentro, y permanecí en la oscuridad mucho más tiempo del que había esperado afuera. Continué ahí hasta que mi respiración se calmó y, para mi sorpresa, mis ojos se acostumbraron a la oscuridad. De pronto pude hurgar en las viejas cajas con olor a humedad. Ahí encontré fotografías de mi abuelo paterno, la única persona de mi familia a la que me parezco. Al ver aquellas fotografías, se abrieron ante mí varios aspectos de mi espíritu.

Parece que, sin importar cuál sea la puerta o cuál sea el miedo —el amor, la verdad, incluso, la posibilidad de la muerte—, a todos se nos presenta la misma oportunidad una y otra vez: la de evitar esa área de la casa o la de abrir la puerta y descubrir algo más sobre nosotros mismos conforme nos vamos acostumbrando a la oscuridad.

- Siéntate en quietud y lleva tu mente hasta una puerta que tengas miedo de abrir.
- Por el momento, sólo respira y, a través del ojo de tu mente, acostúmbrate al umbral.

- Respira hondo y siéntete seguro ahí junto a la puerta. Prométete que volverás cuando te sientas más fuerte.

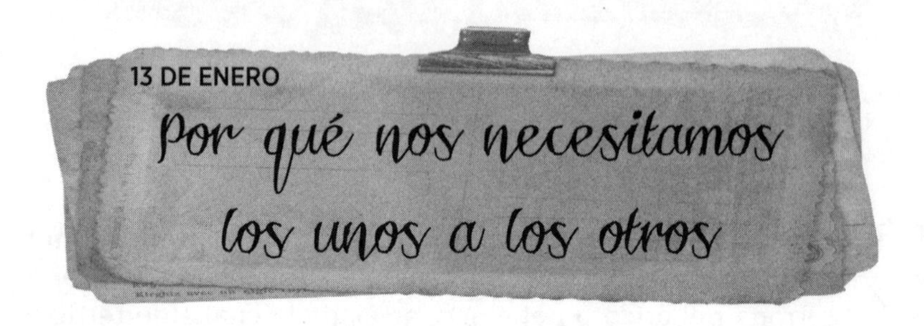

Un niño ciego guiado por su madre,
contempla las flores del cerezo...
Kikaku

Quién sabe lo que un niño ciego puede ver en las flores o en el canto de las aves? ¿Quién sabe lo que cada uno de nosotros puede ver desde la privacidad de su propia ceguera? Porque, no se confundan: todos estamos ciegos de alguna forma en particular y, al mismo tiempo, todos tenemos una visión única.

Piensa cómo nos ciega el miedo. Si le tememos a las alturas, quedamos ciegos ante la humildad que ofrecen las perspectivas vastas. Si le tememos a las arañas, nos quedamos ciegos ante el esplendor y el peligro de las telarañas. Si le tememos a los espacios reducidos, nos quedamos ciegos ante los secretos de la soledad repentina. Si le tememos a la pasión, nos quedamos ciegos ante el consuelo del uno. Si le tememos al cambio, nos quedamos ciegos ante la abundancia de la vida. Si le tememos a la vida, nos quedamos ciegos ante el misterio de lo desconocido. Y dado que el miedo es algo perfectamente humano, estar ciego se torna inevitable. Eso es contra lo que todos tenemos que luchar, lo que todos debemos superar.

Pensando en lo anterior, el breve poema de Kikaku nos sirve como una parábola íntima porque en la vida siempre nos tropezamos y batallamos sin cesar. Para entrar y para salir de una relación, para entrar y salir de la gracia del gran todo oculto de la existencia. En parte, ésta es la razón por la que nos necesitamos los unos a los otros. Porque con frecuencia, nuestras relaciones nos ayudan a experimentar la unidad de las cosas. Esta vivencia la logramos turnándonos: a veces somos el niño ciego, a veces somos la guía amorosa, y a veces, la distraída flor de cerezo. Claro que nunca sabemos quién debemos ser sino hasta que hemos aprendido lo necesario.

- Cierra los ojos y repite tres veces el poema de Kikaku. En cada ocasión identifícate con un personaje distinto.
- La primera vez respira con lentitud y conviértete en el niño ciego que contempla las flores que no puede ver.
- La segunda vez respira hondo y conviértete en la madre, en la persona que guía al niño hacia la belleza que pueden compartir, pero que jamás podrán experimentar de la misma forma.
- En la tercera ocasión, respira sin pensar y conviértete en la flor del cerezo que hace que, tanto los que pueden ver como los que no pueden, se detengan a contemplarla.

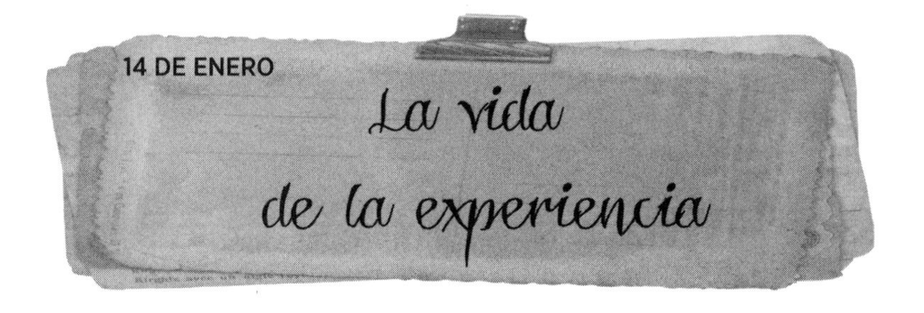

14 DE ENERO

La vida de la experiencia

En el camino, aunque se llegue a ver a Dios,
habrá heridas, astillas y quemaduras.

Con demasiada frecuencia nos anticipamos a la recompensa que vendrá tras la develación de la verdad. A cambio del esfuerzo, esperamos obtener dinero y reconocimiento. A cambio del sacrificio y la gentileza, en secreto, esperamos aceptación y amor. A cambio de la honestidad, esperamos justicia. No obstante, como todos sabemos, la vida de la experiencia se despliega con una lógica propia. Y en muchas ocasiones, el esfuerzo sólo se nota, la gentileza se recibe con alegría y el riesgo de la verdad se usa como el fundamento de las relaciones humanas. Por lo anterior, la recompensa por respirar es el aire, no los aplausos; la recompensa por seguir escalando no es un ascenso en el trabajo, sino el nuevo panorama que se observa desde la cima; y la recompensa por ser gentil no es que los otros lo noten, sino que nosotros sintamos la electricidad que nos mantiene vivos.

Todo parece indicar que entre más nos acercamos al centro de cada ser, el esfuerzo y la recompensa son más parecidos. ¿Quién lo hubiera imaginado? Que la recompensa por develar la verdad sea la experiencia de ser honesto; que la recompensa por entender sea la paz que nos brinda el conocimiento; y que la recompensa por amar sea convertirse en el portador del amor. Y entonces, todo se torna elusivamente sencillo. El único propósito del río es llevar agua, y la fuerza del agua, entre más profundiza y ensancha el lecho del río, más le ayuda a llevar a cabo su propósito. De la misma forma, el lecho del corazón se desgasta y se abre con el tiempo para transportar la vida. Todo lo anterior nos indica que ninguna cantidad de razonamiento puede eliminar la maravilla y el dolor que implica el vivir. Porque no existe ningún muro, ninguna negación, ninguna causa ni excusa que pueda impedir que la crudeza de la vida corra a través de nosotros. Aunque esto suene devastador, en realidad es un suceso que nos debe reconfortar. Así es, porque si nos enfocáramos en la transitoriedad de la vida, podríamos sentirnos aterrados y comenzar a preocuparnos todo el tiempo por la muerte. En cambio, cuando permitimos que esa misma transitoriedad se muestre en su contexto infinito, entonces podemos sentirnos aliviados al asimilar que con el tiempo incluso el mayor dolor desaparecerá.

- Enfócate en un suceso reciente que te haya hecho sentir desilusionado.
- ¿Esperabas en secreto algún resultado o respuesta particular?
- En lugar de enfocarte en el hecho de que no sucedió lo que esperabas, trata de entender cuál era el elemento fundamental de lo que querías que sucediera: ¿querías ser escuchado, aceptado, amado? ¿Querías ser valorado? O tal vez, ¿sólo deseabas que alguien te abrazara?
- Acepta la desilusión y trata de entender qué fue lo que recibiste de la vida de la experiencia.

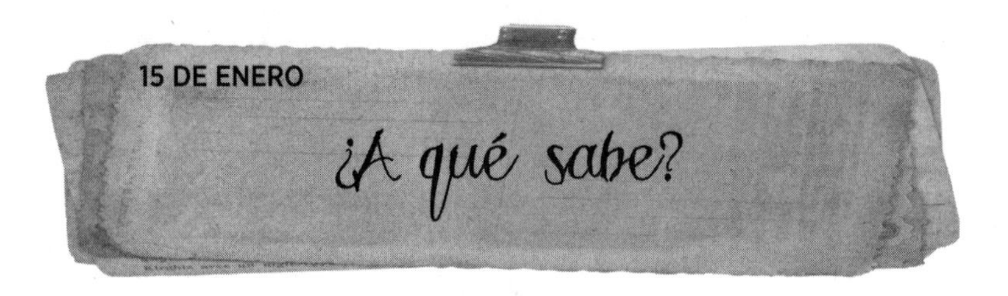

Mientras más espaciosa y grande es nuestra naturaleza fundamental,
más soportables se hacen las penas de la vida.
Wayne Muller

Un anciano maestro hindú se hartó de las quejas de su aprendiz. Así que lo envió a recoger sal una mañana. Cuando el aprendiz volvió, el maestro le indicó al infeliz joven que pusiera un puñado de sal en un vaso con agua y que lo bebiera.

"¿A qué sabe?", preguntó el maestro.

"Amargo", dijo el aprendiz mientras escupía.

El maestro se rió entre dientes y le pidió al joven que trajera un puñado de sal igual al anterior y que lo arrojara al lago. Ambos hombres caminaron hacia el lago y cuando el aprendiz lanzó el puñado de sal al agua, el anciano le dijo: "Ahora bebe del lago."

El agua goteaba de la barbilla del joven cuando el maestro le preguntó: "¿A qué sabe?"

"Fresca", dijo el aprendiz.

"¿Sentiste el sabor de la sal?", preguntó el maestro.

"No", dijo el joven.

Ante esto, el maestro se sentó junto al serio joven que tanto le recordaba a sí mismo. Tomó sus manos y le ofreció la siguiente reflexión: "El dolor de la vida es sal pura. Ni más ni menos. Y la cantidad de dolor en la vida siempre es la misma. Sin embargo, la cantidad de amargura que probamos depende del recipiente en el que colocamos el dolor. Así que cuando sientas dolor, lo único que debes hacer es agrandar tu noción de lo que te rodea... Tienes que dejar de ser un vaso y convertirte en un lago."

- Encuentra tu centro y enfócate en algún dolor que sientas.
- En lugar de tratar de eliminar el dolor, intenta respirar por medio de él.
- Con cada inhalación, observa los esfuerzos que haces para envolverte alrededor del dolor.

- Con cada exhalación, trata de incrementar tu noción del ser y permite que el dolor flote en la profundidad de todo aquello que nunca conoceremos.

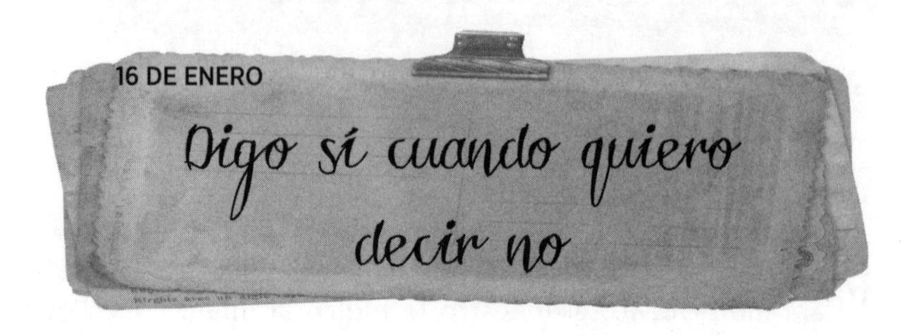

16 DE ENERO

Digo sí cuando quiero decir no

> Digo que sí cuando quiero decir que no,
> y entonces, la arruga crece.
> **Naomi Shihab Nye**

Muy a menudo he dicho sí cuando en realidad quiero decir no. Es como un miedo a molestar a otros y, aún más, a parecer egoísta. Me acuerdo de la primera vez que me casé. Entonces dije sí cuando lo que quería decir era no. Era joven y tenía poca experiencia siendo yo mismo, así que, para no herir ni lastimar a nadie, estuve de acuerdo en ser un pez fuera del agua mientras lo pudiera soportar. Como era de esperarse, las cosas resultaron bastante mal.

¿Y cuántas veces, ya entrenados en el arte del autosacrificio, no tenemos la conversación opuesta con nosotros mismos? Nuestra pasión por la vida dice "sí, sí, sí", mientras nuestra defensa práctica dice, "no seas tonto, sé realista, no te quedes sin protección". Sin embargo, a pesar de llevar ya un buen rato en este viaje, descubrimos que el asunto tiene un aspecto todavía más profundo: que si aquellos que realmente nos aman supieran que nos están pidiendo ser algo diferente a lo que somos, entonces no lo harían.

La inexorable verdad es que cuando accedemos a cualquier exigencia, solicitud o condición que contradice la naturaleza de nuestra alma, el precio a pagar es que la preciada fuerza de la vida escape de nuestro centro vital. A pesar de las aparentes recompensas que se obtienen al cumplir con esas exigencias, el alma se cansa porque se involucra en actividades que van contra nuestra naturaleza inherente.

Cuando nos alejamos de las concurridas avenidas y observamos a la naturaleza hacer lo que sabe —al árbol, al alce, la serpiente o el trueno—, se hace evidente que la pura energía de la vida se libera y llega a *ser* en cuanto las cosas son lo que son. Y quienes estamos comprometidos con el amor debemos aceptar que la atención a nosotros mismos es el río interno que inunda las riberas. Si el río del alma no se puede alimentar en su propia fuente, es porque entonces no hay atención a uno mismo.

- Siéntate y medita sobre la última ocasión en que dijiste sí cuando querías decir no.
- Respira de forma constante y, si puedes, haz que salga a la superficie la razón por la que no pudiste decir no.
- Respira hondo e identifica lo que te costó no decir lo que en realidad querías decir.
- Inhala con lentitud e invita a tu espíritu a hablar con asertividad la próxima vez que te pidan ser algo que no eres.

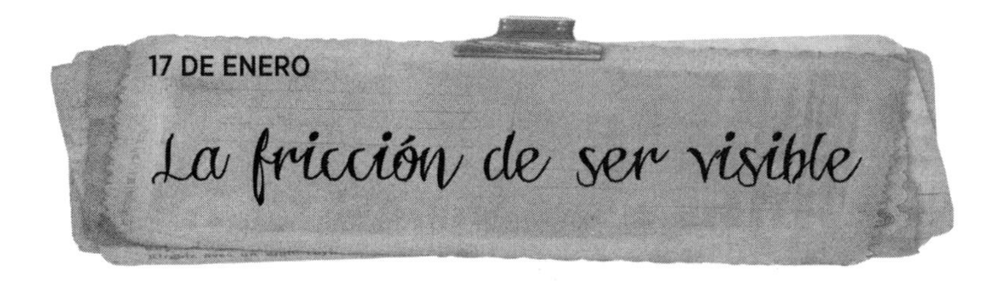

17 DE ENERO

La fricción de ser visible

Sólo arriesgándonos hora tras hora
podemos vivir en lo absoluto.
William James

Aunque es difícil aceptarlo, cuando hemos vivido lo suficiente, todos llegamos a esta conclusión: no importa qué sendero decidamos seguir, siempre habrá conflictos que tendremos que afrontar. Si decidimos evitar el conflicto con los demás, estaremos engendrando un venenoso problema dentro de nosotros mismos. De la misma forma, si logramos prestarle atención a nuestra vida interior, a quienes somos, tarde o temprano surgirá algún desacuerdo con aquellas personas que preferirían que fuéramos algo más. Así es, el costo de ser quien eres es que no puedes complacer a todo mundo y, por lo tanto, será inevitable que surjan conflictos que tendrás que afrontar. A eso se le llama "la fricción de ser visible". Por otro lado, el costo de no ser quien en verdad eres es que mientras estás ocupado complaciendo a los que te rodean, una parte preciosa de ti se muere, y en este caso surge un conflicto interno con el que tendrás que lidiar. A eso se le llama "la fricción de ser invisible".

A mí me ha tomado cuarenta y nueve años descubrir que no ser quien soy es mucho más mortal que serlo. Asimismo, he pasado los últimos diecinueve tratando de poner este aspecto en práctica. Significa que, de manera cotidiana y a un nivel consciente, tengo que ser honesto y resistirme a la presión de que mi verdad termine acomodándose a la de otros y desapareciendo. Significa que el hecho de que a los demás les incomode o no estén interesados en que yo sea quien soy, serlo no está prohibido ni es una verdad que deba callar.

Los más grandes ejemplos son legendarios: Nelson Mandela, Gandhi, sir Thomas More, Rosa Parks. Pero no tenemos que ser grandiosos para comenzar a ser asertivos. Sólo tenemos que empezar diciendo qué queremos cenar o qué película preferimos ver.

- Encuentra tu centro y medita respecto a una decisión antes de que ésta pueda generar algún conflicto: ya sea en tu interior (si te niegas a ser quien eres) o entre tú y otros (si aceptas ser quien eres).

- Respira con constancia y siente la fricción de ser invisible y la fricción de ser visible.

- Respira lentamente y entiende que tú eres mucho más grande y poderoso que cualquier situación conflictiva.

- Respira hondo y entiende que el que eres puede soportar esa experiencia conflictiva que la vida nos exige.

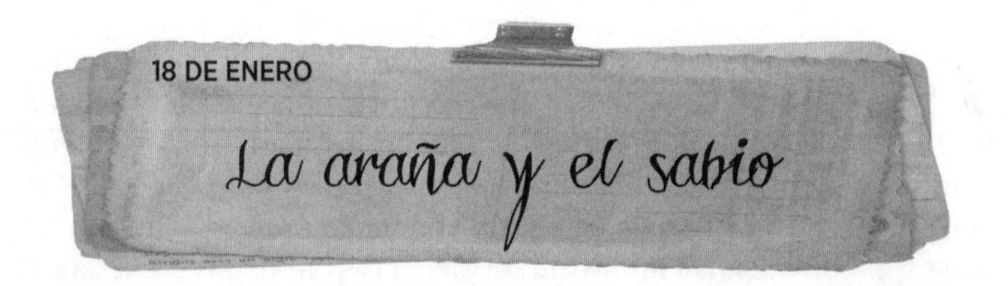

18 DE ENERO

La araña y el sabio

Preferiría ser engañado, a no creer en los demás.

En la India se cuenta una historia sobre un gentil y tranquilo hombre que oraba todas las mañanas en el río Ganges. Un día, después de orar, vio que una araña venenosa se debatía en el agua, así que formó un cuenco con sus manos para llevarla a la orilla. En cuanto colocó a la araña en la tierra, ésta lo mordió. Sin saberlo, las oraciones que el sabio había ofrecido para el mundo diluyeron el veneno.

Al día siguiente sucedió lo mismo. Al tercer día, el gentil hombre estaba hincado dentro del río y, por supuesto, ahí estaba la araña tratando con las patas de ayudarse frenéticamente a sobrevivir en el agua. Cuando el hombre se acercó para levantar a la criatura una vez más, la araña dijo: "¿Por qué sigues levantándome? ¿Qué no puedes ver que cada vez que lo hagas te morderé porque es mi naturaleza?" Y el gentil sabio volvió a formar un cuenco con sus manos alrededor de la araña, y le contestó: "Pues yo lo hago porque ésta es mi naturaleza."

Existen muchas razones para ser amable, pero tal vez ninguna sea tan atractiva como el hecho espiritual de que la amabilidad forma parte de nuestra naturaleza. Es así como el órgano interior del ser se mantiene latiendo. Las arañas muerden, los lobos aúllan, las hormigas construyen pequeñas colinas que nadie ve. Los humanos se levantan el uno al otro sin tomar en cuenta las consecuencias, y lo hacen a pesar de que también hay seres humanos que muerden.

Algunos dicen que esto nos convierte en una bola de perdedores que nunca aprenden pero, en mi opinión, esta manifestación de nuestra naturaleza posee la misma belleza que las bayas que sobreviven al hielo y a la nieve. Es lo mismo que alimenta al mundo con discreción. Porque, después de todo, las bayas no tienen ningún propósito en su vida ni razón para ser caritativas. Las bayas no son altruistas ni se sacrifican. Solamente crecen hasta ser deliciosas porque ésa es su naturaleza.

Nosotros, en cambio, siempre trataremos de levantar algo cuando se cae, trataremos de reparar lo que se quiebra. Si un ser amado llora, siempre intentaremos consolarlo, porque es nuestra naturaleza. En mi caso, por desgracia, cuando esa naturaleza me ha hecho acercarme a los demás de vez en cuando, he sentido que estoy cometiendo un error porque, al igual que al ecuánime sabio que levanta a la araña, a mí también me han mordido. Pero no importa porque es mi naturaleza. Es nuestra naturaleza. Porque acercarnos a otros es más importante que recibir una mordida. En verdad siento que prefiero ser engañado, a no creer en los demás.

- Recuerda alguna ocasión en que fuiste amable sin razón alguna. Pudo haber sido cuando a aquel desconocido se le cayó algo y tú lo recogiste. O tal vez cuando dejaste una manzana en el camino para las aves hambrientas.

- Medita sobre lo que esas acciones te han aportado. Después de ser amable, ¿te sentiste más ligero, más lleno de energía, más joven o más abierto de corazón?

- Comienza tu día sin tratar de ser amable a nivel consciente, sino más bien con una visión de gentileza que te permita, de manera natural, ser quien eres y hacer lo que haces.

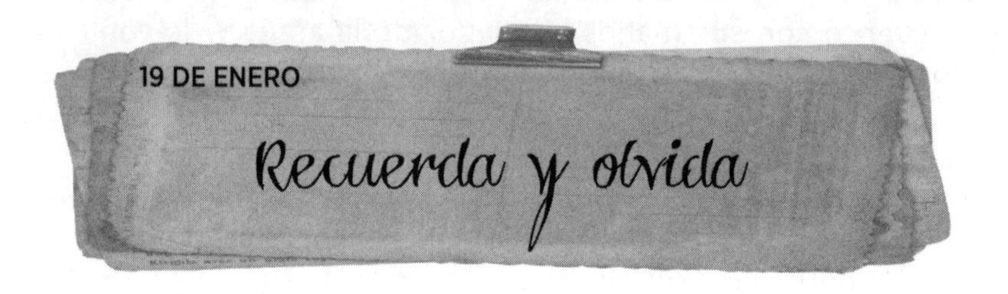

19 DE ENERO

Recuerda y olvida

¿Qué puedo hacer para recordar siempre quién soy en verdad?
Juan Ramón Jiménez

La mayor parte de nuestra búsqueda consiste en encontrar maneras de descubrir quiénes somos. En este sentido, se puede decir que somos una especie olvidadiza y que tal vez lo que Adán y Eva perdieron cuando los expulsaron del paraíso fue su habilidad de recordar lo que era sagrado.

Así pues, con mucha frecuencia nos topamos con montañas y ríos, corremos hasta los mares más lejanos y nos arrojamos a los brazos de extraños con tal de sentir una sacudida y recordar. Algunos también llevamos vidas bastante sencillas con la esperanza de practicar el arte de no olvidar. Paradójicamente, una buena parte de la travesía consiste en olvidar y en recordar. Es una parte esencial de lo que nos hace humanos.

Entonces, ¿qué podemos hacer? Bien, no es ningún secreto que la lentitud recuerda y la premura olvida; que la suavidad recuerda y la dureza olvida; que la renuncia recuerda y el miedo olvida.

Es hermosamente difícil recordar quiénes somos en realidad, pero cada vez que llenamos la copa de la verdad y nos abrazamos después de beber de ella, nos estamos ayudando a hacerlo.

- Si te es posible, siéntate en quietud y recrea un lugar en donde no te sientas presente.
- Respira lentamente en ese sitio porque cuando nos sentimos aletargados es porque hemos olvidado. De esa forma, ve entrando poco a poco al recuerdo.
- Respira con suavidad en este lugar e imagina que tu aliento es como el agua que purifica.
- Después de algún tiempo trata de recordar la última vez que sentiste algo en aquel lugar.

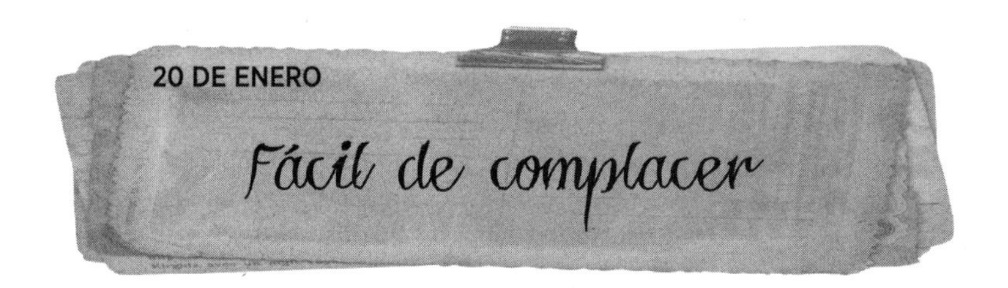

20 DE ENERO

Fácil de complacer

La clave para conocer la alegría es ser fácil de complacer.

A casi todos nos han entrenado para pensar que ser muy específicos respecto a lo que deseamos es un indicador de buen gusto, y que no sentirnos contentos a menos de que se satisfagan nuestros deseos es un signo de sofisticación y experiencia en el mundo. Recuerdo una ocasión en la que estaba en una fiesta y una mujer no quería aceptar su bebida a menos de que estuviera preparada con cierta marca de vermut. De hecho, la mujer se sentía muy indignada de que no lo tuvieran. Es como cuando vas a cenar con un colega y éste pide que preparen su corte de carne de una forma más complicada y especial de lo común, como si esa necesidad específica de ser diferente a los demás fuera su marca o emblema personal. O como cuando ves a hombres y mujeres muy inteligentes que codifican el criterio que tienen para aceptar compañía, de tal forma que nadie más puede acercárseles. Antes, incluso yo solía tener un estándar de excelencia vinculado al tipo de arte que me parecía aceptable.

Es muy común que la gente considere que esta clase de discernimiento tiene que ver con un nivel muy alto de estándares, cuando, en realidad, sólo significa que quienes nos aferramos a esos estándares nos aislamos e impedimos que la vida nos toque, al mismo tiempo que, en nuestra mente, creemos ser más especiales que quienes no pueden satisfacer nuestras exigencias.

Lo más devastador es que la excelencia no te puede abrazar por la noche y —como yo lo aprendí estando enfermo— ser exigente o sofisticado tampoco te ayudará a sobrevivir. Una persona que muere de sed no pregunta si el agua contiene cloro o si fue embotellada al pie de las montañas de Francia.

Pero aceptar la vida que nos llega no significa que debamos negar sus dificultades y desilusiones. Más bien significa que se puede encontrar la alegría, incluso en medio de la adversidad. No exigiendo que nos traten de manera especial en cada esquina, sino aceptando la exigencia sagrada de que nosotros debemos tratar de manera especial a todo lo que se nos atraviese en el camino.

A pesar de todo, siempre nos enseñarán a desarrollar ciertas preferencias como un símbolo de importancia y posición. De hecho, es muy común que a quienes no tienen preferencias, a quienes aceptan cualquier cosa que les pongan enfrente, se les considere simplones o torpes. En este sentido, existe una profunda e inocente ironía en el hecho de que los sabios y los niños se sientan fácilmente complacidos con lo que cada día la vida les obsequia.

Yo, conforme más despierto a esta vida, más comprendo que Dios se encuentra en todos los lugares y que lo extraordinario nos espera con discreción bajo la piel de lo común. La luz se encuentra en la botella rota y en el diamante, y la música está en el violín que fluye y en el agua que gotea de un tubo del drenaje. Así es, Dios está bajo el pórtico y en la cima de la montaña, y el gozo está tanto en la primera fila como en lo alto de las gradas. Pero la vida sólo será así si estamos dispuestos a querer estar en el lugar en el que nos encontramos.

- Encuentra tu centro y piensa en alguna ocasión en que hayas sido exigente o más meticuloso de lo necesario para cubrir tus necesidades básicas.
- Medita sobre lo que en realidad estabas solicitando al ser tan exigente.
- Si lo que necesitabas era atención, en tu siguiente inhalación acepta que ésa era tu necesidad real y dirige a tu atención cualquier cosa que esté cerca de ti.
- Si necesitabas que te consideraran especial, ahora exhala esa necesidad, contempla las cosas que están frente a ti, y considera que son especiales.
- Si necesitabas ser amado, libera esa necesidad y ama cualquier cosa que esté en tu camino.
- Inicia tu día y ofrece a otros lo que tú necesitas. Con el tiempo sentirás que el mundo te devuelve lo que le brindaste.

21 DE ENERO

Mira con amor

La iluminación radica en intimar con todas las cosas.
Jack Kornfield

Todos giramos sin cesar de la ceguera a la brillantez, de la división a la integridad. Nuestro impulso nos hace mantenernos en contacto con todo lo que está vivo, e impide que nos perdamos. Es el impulso a intimar.

Esto me recuerda al joven ciego francés, Jacques Lusseyran. A través de su oscuridad, Jacques aprendió a navegar entre las otras formas de vida y se tropezó con el secreto de la vida integral.

El joven Lusseyran decía: "Se trata de algo más que sólo verlas. Se trata de sintonizarse con esas formas de vida y permitir que la corriente que tienen se conecte con la de uno, como sucede con la electricidad. Para decirlo de otra manera, significa que se debe terminar viviendo frente a las cosas y se debe comenzar a vivir con ellas. No importa si suena demasiado fuerte porque, en realidad, esto es lo que es el amor."

El amor es vivir con las cosas y no frente a ellas, dejar de contemplarlas y comprender que somos parte de todo lo que vemos. Así es el amor que, cuando estamos divididos, nos hace volver a aquella integridad. Siempre que admitamos que tenemos un vínculo con todo lo demás, estaremos bien. El principio de la intimidad y de la iluminación radica en permitir que la corriente interior de otra persona se conecte con la nuestra.

- Cierra los ojos y mantente quieto hasta que puedas sentir la presencia de todo lo que te rodea.
- Respira lentamente y siente la corriente del silencio de las cosas.
- Respira de manera constante y ábrele tu corazón a todo lo que sientes.
- Siente la electricidad de la vida que llena al mundo.

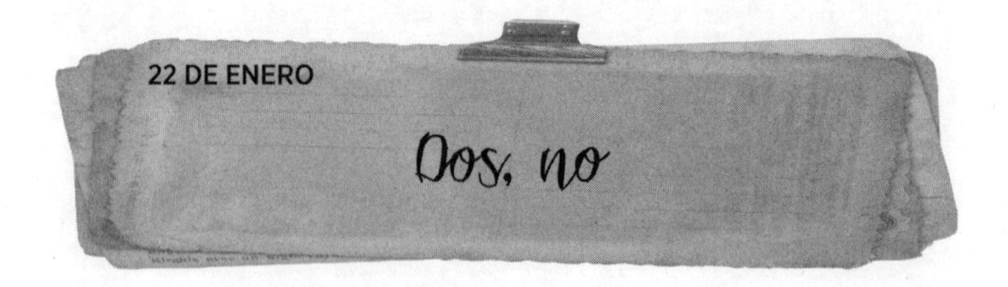

Para llegar a un acuerdo, sólo di: "¡Dos, no!"

Seng-Ts'an

Hace casi mil cuatrocientos años, uno de los primeros sabios chinos de los que tenemos noticia les ofreció esta brevísima reflexión a sus seguidores: "¡Dos, no!"

Esta réplica es igual de pertinente que misteriosa, y para entenderla debemos comprender lo que no se dice en ella: que todo lo que divide y separa nos aleja de lo sagrado y, por lo tanto, minimiza nuestras oportunidades de alcanzar la alegría.

¿Cómo puede ser? Bien, para entenderlo debemos abrirnos a una verdad aún más profunda: que todo —incluso tú, yo, la gente en que no confiamos y las cosas a las que les tememos—, todo en el corazón sigue el mismo pulso de la vida que palpita más allá de todas las distracciones y las preferencias que podamos crear.

Cuando nos separan del latido común de la vida, nos desvinculan de su abundancia y de su fuerza. Es como cuando se corta un miembro al cuerpo y el miembro muere. Por lo tanto, para encontrar la paz y vivir en ella, debemos continuar restaurando nuestra unidad original. Necesitamos experimentar ese pulso ancestral y fundamental que compartimos con todo lo que existe. Al sentir ese pulso común, podemos comenzar a devorar otra vez con la fuerza de todo lo que está vivo.

Sin embargo, cuando nos vemos frente a varias opciones, tendemos a desviarnos del camino. La tensión crece alrededor de las decisiones porque nos resulta muy fácil decidir y catalogar dichas opciones como buenas o malas. Esto hace que nuestra decisión se transforme en una cuestión maniquea que sólo nos ofrece dos caminos. Cuando evaluamos nuestras preferencias comenzamos a sentir cierta sed por algo en especial que, al obtener, llamamos "éxito". Y al miedo que le tenemos a no obtener esa recompensa especial, le llamamos "fracaso". Debido a lo anterior, la abrumadora presión de no cometer algún terrible error, nos afecta. Por lo tanto, con frecuencia nos sentimos abatidos y confundidos; porque se nos olvida que, a pesar de nuestras preferencias, detrás del afán de organizar y separar todo en bueno y malo, correcto e incorrecto, éxito y fracaso; todas las opciones contienen la verdad y la fuerza de la vida.

Por supuesto que el hecho de que las cosas compartan un pulso común no significa que se conviertan en lo mismo. Porque, ciertamente, son las diferencias las que hacen que las cosas sean infinitas. Y al enfrentarnos con la riqueza de la vida, no es posible valorar todo de la misma manera. Sin embargo, cuando creemos que sólo lo que nosotros deseamos es valioso, entonces resulta muy fácil encontrarnos sumidos en aquello de lo que carecemos. Porque sufrimos por eso que nos parece ser la diferencia entre el aquí y el allá, entre lo que tenemos y lo que necesitamos.

Siempre tendremos que distinguir entre las diez mil cosas con las que nos encontramos, pero si las miramos bajo la luz de nuestro corazón, entonces podemos decir: "¡Dos, no!, ¡sólo uno!", y entonces, comprenderemos que no hay vueltas equivocadas, sólo senderos inesperados.

- Medita respecto a una decisión que debes tomar.
- Identifica las distintas opciones que tienes.
- Evita ver esas opciones a través de la urgencia que te provoca lo que prefieres. En lugar de eso, enfócate en la experiencia que te puede ofrecer cada una de ellas.
- Evita vincular tu sentido de la identidad con alguna opción específica.
- Si no obtienes lo que deseas, trata de evitar verlo como un fracaso. Mejor piensa que se trata de una oportunidad inesperada.

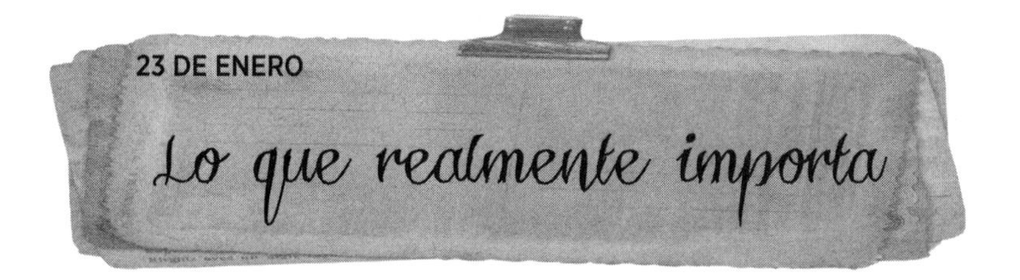

Si quieres que en verdad te entiendan, tienes que repetirlo todo tres veces,
de tres maneras distintas. Una vez para cada oído, y la tercera para el corazón.
Paula Underwood Spencer

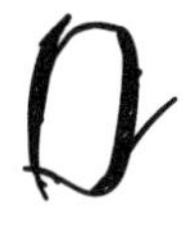
Durante muchos años sentí que la gente no me prestaba atención. Fue por eso que, cuando alguien me hacía alguna pregunta después de que yo me había sincerado, de que

había hablado con el corazón, siempre lo tomaba como una crítica o rechazo. Pero con bastante frecuencia, la persona sólo estaba tratando de entender. En ese momento, lo que procedía era que yo distinguiera aquello tan inefable, y tratara de volverlo a expresar.

He aprendido que el verdadero diálogo exige que tanto el orador como el escucha intenten varias veces descubrir qué es lo que realmente importa. Porque, en algunas ocasiones, mi corazón comienza a abrirse justo en el momento en que tengo que toser, o tu corazón se abre y se cierra, mientras yo apenas estoy tratando de aterrizar y enfocarme.

En muchos casos todo depende de la oportunidad con la que se dicen las cosas, es por eso que he aprendido a no repetirme, sino a detectar primero si la persona que está frente a mí es honesta y sincera, y luego enfatizar lo que realmente importa una y otra vez.

- Ésta es una meditación oral. Siéntate con alguien a quien ames y, por turnos, traten de señalar lo inefable:
- Primero, dile a tu ser amado cómo te sientes respecto a él o a ella.
- Luego permanece un rato en silencio y vuelve a decir lo que sientes otra vez.
- Después de otro buen rato en silencio, tómense de las manos y vuelvan a repetir cómo se sienten.

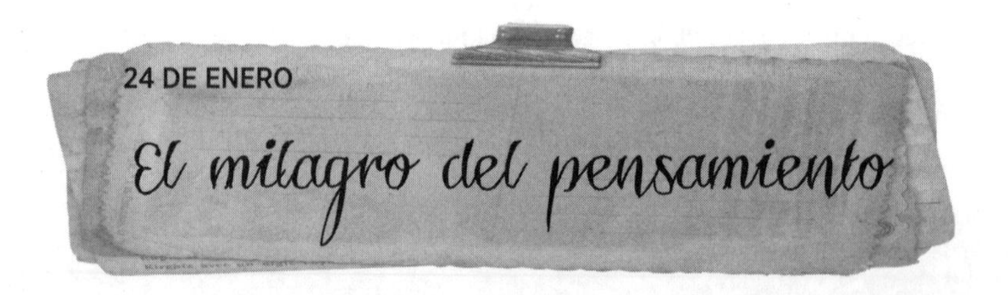

24 DE ENERO

El milagro del pensamiento

> Hay dos maneras en las que puedes vivir tu vida.
> La primera es como si nada fuera un milagro.
> La segunda es como si todo fuera un milagro.
> **Albert Einstein**

La angustia no tiene fin porque tampoco tiene fin lo que está más allá de nuestra vista, más allá de nuestros diminutos ojos. Por lo tanto, la preocupación es sólo una manera de apostar a lo que puede suceder, o no.

Eso me recuerda a un amigo a quien se le ponchó una llanta en el extranjero. Después de descubrir que no tenía gato, comenzó a caminar con la esperanza de encontrar a algún granjero que pudiera ayudarlo. Estaba oscureciendo y el sonido de los grillos iba en aumento. Mientras caminaba por el camino plagado de hierba, comenzó a lanzar el dado de la angustia en su mente: "¿Y qué tal si el granjero no está en casa?, ¿qué tal si sí está en casa pero no me presta el gato?, ¿qué tal si no me permite usar su teléfono?, ¿qué tal si lo asusto? ¡Nunca le he hecho nada malo!, ¿por qué no me dejaría usar el teléfono?" Para cuando llegó a la casa del granjero, la mente de mi amigo estaba tan ocupada pensando en lo que podría salir mal que, tan pronto el viejo abrió la puerta, mi amigo le gritó: "¡Muy bien, pues te puedes guardar tu maldito gato!"

El hecho de ser humanos nos obliga a lidiar de forma constante con el milagro de lo que es, y a no caer en el hoyo negro de lo que no es. Es un desafío milenario. Así como Ghalib, el poeta sufí, lo dijo hace cientos de años: "Cada partícula de la creación entona su propia canción sobre lo que es y lo que no es. Si escuchas lo que es, te harás más sabio, si escuchas lo que no es, puedes perder la razón."

- Siéntate en quietud y piensa en una situación que te preocupe.

- Respira lentamente y, con cada inhalación, enfócate en aceptar lo que es. Trata de aceptar tanto los regalos como las adversidades de la realidad en la que te encuentras.

- Respira de manera constante y, al exhalar, enfócate en liberar lo que no es. Trata de deshacerte de todos los resultados que has imaginado y que no son reales.

- Permanece en el milagro de lo que sí es.

25 DE ENERO

Ámate a ti mismo

He empezado a descubrir que, en esa búsqueda sobre mi origen
y mi objetivo, estoy indagando sobre algo más que yo mismo...
Con este preciso descubrimiento, he empezado a reconocer
el origen y el objetivo del mundo.
Martin Buber

Al amarnos a nosotros mismos, también amamos al mundo. Porque de la misma forma en que el fuego, la piedra y el agua están hechos de moléculas, todo lo demás, incluso tú y yo, está conectado con una pequeña pieza de "el principio".

Pero, ¿cómo es que nos amamos a nosotros mismos? A veces, hacerlo resulta tan difícil como ver tu nuca. También puede ser un acto tan elusivo como indispensable. Yo he intentado hacerlo y ya me he caído varias veces, y lo único que puedo decir es que amarte a ti mismo es como alimentar a un ave transparente que nadie más puede ver. Tienes que mantenerte quieto y ofrecer todos tus secretos sobre la palma de tu mano, como si fueran delicadas semillas. Cuando el ave come tus secretos —que ya no lo son—, se vuelve fulgurante mientras tú te tornas radiante. Entonces, su voz, que sólo tú puedes escuchar, se transforma en tu voz, desprovista de todo plan. Y la luz que atraviesa su cuerpo te baña hasta que te orilla a preguntarte por qué aquellas gemas en tu palma alguna vez estuvieron ocultas en tu puño. Los demás creerán que te has vuelto loco en la espera de algo que nadie logra ver. Pero lo único que quiere hacer el ave transparente es alimentarse, volar y cantar. Sólo quiere luminosidad en su vientre. Y muy, muy de vez en cuando, si alguien te llega a amar lo suficiente, podría llegar a ver cómo el ave se eleva desde el nido que yace oculto bajo tu miedo.

De esta forma he aprendido que amarte a ti mismo exige valor como ningún otro acto lo exige. Nos exige creer en algo, y ser leales a lo que nadie más puede ver, y que nos mantiene en este mundo: nuestra autoestima.

Todos los importantes momentos de la concepción —el nacimiento de las montañas, los árboles, los peces y los profetas, y la verdad acerca de las relaciones que logran durar—, todos comienzan en un sitio que nadie puede ver. Y es nuestro deber impedir que se extinga algo que tuvo un principio tan hermoso. Porque, una vez que se ha llenado de luz, todo se pone en marcha. Tal vez el camino no esté libre de dolor, pero sí estará libre de peso. Y el aire que sientes bajo tus alas es el mismo aire que trina en mi garganta; y las bancas vacías en medio de la nieve forman parte de nosotros tanto como las vacías figuras que, en primavera, yacen encorvadas sobre las bancas mismas.

Cuando creemos en aquello que nadie más puede ver, podemos descubrir que somos el otro. Y a pesar de la adversidad, todos los momentos de la existencia vuelven a algún punto central en donde el uno mismo y el mundo se transforman en uno solo, en donde la luz lo inunda todo, adentro y afuera, al mismo tiempo. Una vez estando ahí, comprendo, es decir, se hace real frente a mí, el hecho de que ese momento, cualquiera que sea, es tan buen momento para vivir como lo es para morir.

- Siéntate en quietud y permite que cada inhalación te lleve a mayor profundidad hasta llegar a tu centro. Y sin elegir o acomodar tus hallazgos, hazte consciente de alguna antigua y original parte de quien eres. Esta parte podría ser tu risa, tu necedad, tu amor por las flores o tu amor por la lluvia.

- Al inicio de tu día, aférrate a esa antigua y original parte de ti a través de tu respiración.

- Mantente abierto a la posibilidad de encontrar esa misma parte de ti en otros, porque, el mismo viento acaricia a muchas hojas.

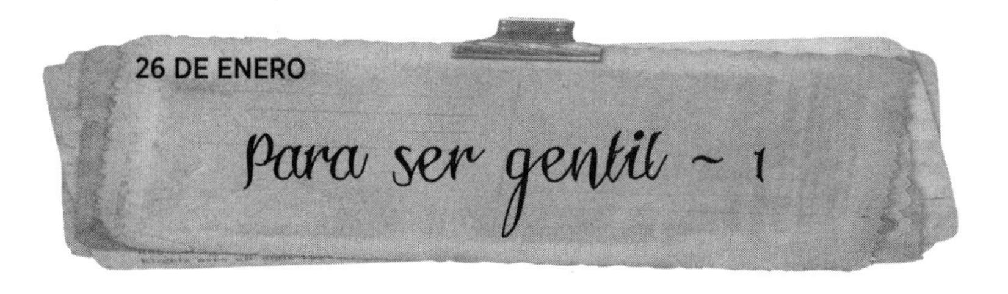

Con frecuencia dices: "Les daría, pero sólo a quienes lo merecen."
Pero, ni los árboles de tu huerto, ni los rebaños en tu tierra, hablan así. Ellos dan para vivir. Porque no compartir, es perecer.
Kahlil Gibrán

El furioso y grandioso místico, William Blake, dijo: "No hay acto más noble que considerar a otro antes que a ti." Esta frase nos habla de una generosidad libre de egoísmo que se vuelve la base de todo amor trascendente. Sin embargo, después de pasar tanto tiempo de mi vida permitiendo que otros me definieran, he llegado a entender que si no se cuenta con la forma más sana del amor por uno mismo —es decir, sin la esencia de la vida que el "uno mismo" porta de la misma forma que la vaina porta la semilla—, el hecho de considerar a otra persona antes que a ti podría tener como resultado un sacrificio muy dañino y una codependencia interminable.

Con el objetivo de no desilusionar a otros, durante muchos años —y de muchas formas— he soslayado mis propias necesidades y reflexiones. Lo he hecho incluso cuando nadie me lo ha pedido. No obstante, no soy el único. De alguna manera, en el proceso que se requiere para aprender a ser buenos, a todos se nos ha pedido que lidiemos con este falso dilema: ser gentiles con nosotros o ser gentiles con los demás. Pero, siendo honestos, ser gentiles con nosotros mismos es un requisito para serlo con los demás. De hecho, honrarnos es la única forma imperecedera que existe para lograr que la gentileza que prodiguemos a otros esté libre de todo egoísmo.

Tal como lo dijo Mencio, el nieto de Confucio, yo también creo que, de la misma manera en que el libre manantial bajará por la montaña, si a nosotros nos brindan la oportunidad de ser lo que somos, nuestra gentileza se extenderá. Es por ello que la práctica más genuina y duradera debe consistir en abatir aquello que nos impide ser lo que somos sin reservas. Si pudiéramos trabajar para lograr este tipo de autenticidad, entonces, la gentileza viva —el agua de la compasión— fluiría de manera natural. Para ser gentiles y amables, no se necesita tener disciplina, sino abrir el corazón.

- Encuentra tu centro y medita sobre el agua de la compasión que está guardada en tu corazón.

- Al respirar, sólo déjala fluir sin esfuerzo hacia el aire que te rodea.

27 DE ENERO

Para ser gentil ~ 2

Amamos lo que cuidamos.
Mwalimu Imara

Había dos hermanos que nunca se llevaron bien. Uno de ellos siempre atacaba lo que estaba en su camino y permanecía preparado para tomar el siguiente tesoro cuando aún tenía el anterior en las manos. Caminaba erguido sujetando su escudo con aire arrogante y maldecía todo lo que tocaba. El otro hermano, en cambio, caminaba al aire libre sin portar gran protección y cuidando todo aquello que se cruzaba en su camino. Ese hermano se demoraba atendiendo cada hoja y rama, cada piedra rota. Ese hermano bendecía todo lo que tocaba.

Esta breve historia sugiere que cuando nos atrevemos a ir más allá de lo oculto, surge una ley mucho más profunda. Cuando desnudamos por completo nuestro interior y exponemos nuestra fortaleza y nuestra fragilidad por igual, podemos descubrir la semejanza que existe entre todas las cosas vivas y, a partir de esta semejanza, la gentileza comienza a viajar a través y entre nosotros. El misterio yace en el hecho de que ser auténtico es lo único que nos ayuda a encontrar esa semejanza con la vida.

De esta manera, podemos desplegar el lado contrario de la afirmación de Blake y decir que no hay un acto más noble que considerarte a ti antes que a los demás. Pero, en este caso, no me refiero a ponerte antes para privilegiarte, sino como una forma de abrirte ante otro, de exponer tu esencia para que el otro la conozca. Solamente siendo así de auténticos, podremos conocer la verdadera semejanza y permitir que la gentileza sea liberada.

Aunque no queramos admitirlo, ésa es la razón por la que nos sentimos conmovidos cuando la gente a la que no conocemos decide ceder y mostrarse a sí misma. Es la razón por la que nos detenemos a ayudar al herido y al ser genuino. Porque cuando nos colocamos frente a otro por completo, es posible que surja el amor, así como cuando la necia tierra se ablanda ante el mar.

- Coloca tu objeto favorito frente a ti y, al respirar, ríndete ante él por completo; trata de sentir qué es lo que lo hace tan especial para ti.
- Al respirar, medita acerca de ese lugar dentro de ti, de donde surge esa sensación de peculiaridad.
- Continúa respirando de manera constante y trata de entender esa peculiaridad como un vínculo, una semejanza entre tú y tu objeto favorito.
- Durante el día, tómate algo de tiempo para rendirte por completo ante algo que sea nuevo para ti y, al respirar, trata de sentir la semejanza que tienes con ello.

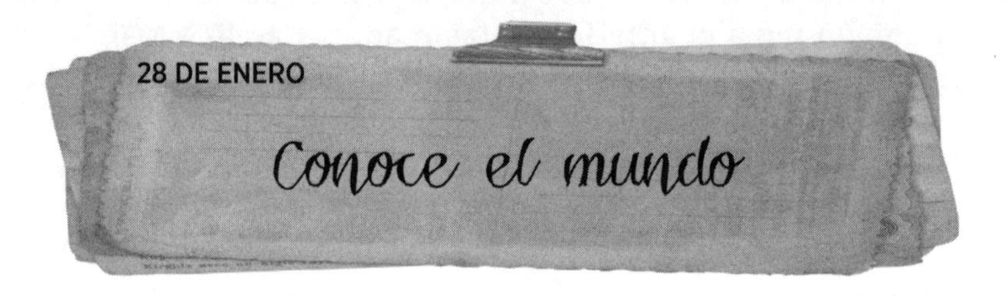

28 DE ENERO

Conoce el mundo

Debes hacer que el mundo externo converja con tu mundo interno,
si no, la existencia te destruirá.

Existe un viento que ha soplado desde el principio del tiempo y que, en todas las lenguas habladas, continúa susurrando: "Debes hacer que el mundo externo converja con tu mundo interno, si no, la existencia te destruirá." Si lo interior no se encuentra con lo exterior, nuestras vidas colapsarán y se desvanecerán. A pesar de que con mucha frecuencia pensamos que ocultar nuestro interior nos puede proteger o nos puede salvar, estamos equivocados. El corazón es como un globo milagroso. Su ligereza sólo puede existir si se mantiene lleno. Es por ello que lo único que evita que nuestro corazón colapse es afrontar los días. Es por esa razón que las ventanas de noventa años continúan albergando las pequeñas flores en la primavera, es por eso que los niños de diez años que apenas tienen para comer, de cualquier manera, cuidan y se ocupan de los gatitos perdidos, y los abrazan contra sus huesudos pechos. Es por eso que los pintores pintan más cuando se están quedando ciegos, y que los compositores que se quedan sordos componen grandes sinfonías. Es por eso que, cuando creemos que ya no podemos hacer algo más, siempre dejamos escapar ese suspiro que se ha escuchado por siglos, y luego, a pesar de toda la adversidad, inhalamos y volvemos a intentarlo todo.

- Encuentra tu centro, respira hondo y con calma.
- Al respirar, percibe cómo se llenan y se vacían tus pulmones como un globo.
- Al respirar, descubre que tu corazón se llena y se vacía de un aire interior.
- Cada vez que te sientas abrumado durante el día, permite que este aire interior se encuentre con el mundo exterior.

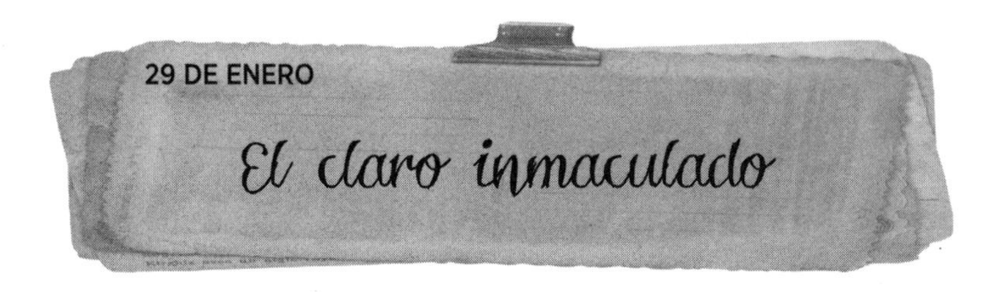

Estoy demasiado solo en el mundo
pero no lo suficiente para hacer que cada momento sea sagrado.
Rainer Maria Rilke

Parece que existen dos maneras básicas de percibir la riqueza de la vida, y ambas provienen de la autenticidad de nuestras relaciones. Una surge de nuestro amor por la vida, y la otra, de nuestro amor por los demás.

Muy a menudo sucede que descubrimos los milagros de la vida en medio de la soledad. Pero eso sólo sucede si nos tomamos el tiempo y asumimos el riesgo de permanecer solos hasta que el brillo de la vida se muestre a sí mismo. Ésa es la recompensa de toda meditación. Es como tomar el sendero de nuestra soledad y aventurarnos en él hasta lo más hondo para llegar a ese claro inmaculado oculto entre los bosques.

También podemos llegar ahí si nos tomamos suficiente tiempo y nos arriesgamos a ser totalmente claros el uno con el otro. Ésa es la recompensa del amor.

Pero el obstáculo que con más frecuencia nos impide experimentar la riqueza de la existencia —al cual me he enfrentado en muchas ocasiones— es la vacilación que nos imposibilita para estar completamente solos con la vida, o completamente solos con los demás. Y por ello, el principio de la soledad es ese punto intermedio en donde no estamos en ningún sitio.

- Siéntate en quietud y trata de que tu conciencia perciba algún punto de tu soledad.
- Respira lentamente y siente, si te es posible, hacia dónde tienes que inclinarte más: hacia ti mismo o hacia el mundo.
- Respira hondo y trata de dirigir tu corazón en esa dirección.

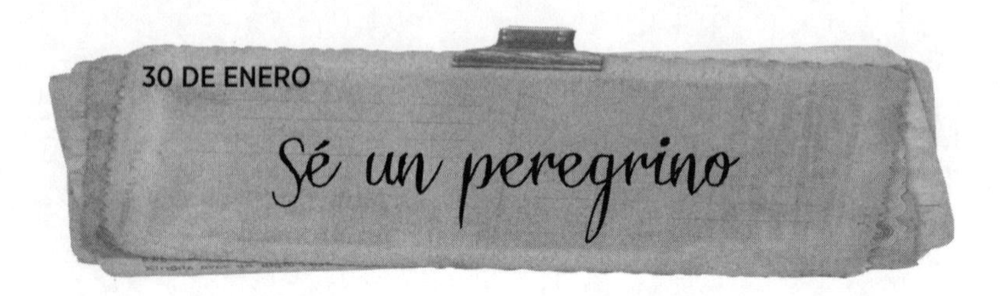

30 DE ENERO

Sé un peregrino

Viajar sin sufrir cambios, es ser un nómada. Cambiar sin viajar, es ser un camaleón.
Viajar y verse transformado durante el viaje, es ser un peregrino.

En el comienzo, todos somos peregrinos. Deseamos viajar y vernos transformados durante el viaje. Pero, así como es imposible escuchar por mucho tiempo una orquesta en su totalidad antes de que el piano o el violín capten nuestra atención por completo, de esa misma forma, la atención que le ponemos a la vida se nos escapa y entonces comenzamos a percibir a la gente y a los lugares de manera individual, soslayando la compleja relación que entre ellos existe, es decir, su integridad. Hay ocasiones en que, al sentirnos aislados e inseguros, modificamos u ocultamos lo que vive en nuestro interior sólo para complacer o eludir a otras personas.

El valor de esta reflexión no radica en que se le use para juzgar o ponderarnos a nosotros mismos, sino para ayudarnos a entender que la integridad es un proceso sin fin en el que tienes que permitir que tu experiencia interior y tu experiencia exterior se complementen a pesar de las fallas inherentes al ser humano.

Yo entiendo bastante bien estos conceptos porque los quebranto muy seguido. Sin embargo, al igual que tú, me considero un peregrino del tipo más recalcitrante. Alguien que viaja más allá de cualquier credo o tradición para llegar a ese atractivo y recurrente espacio en el que reconocemos el momento y éste nos hace cambiar. Y de manera muy misteriosa, así de elusivo como es, ese momento en el que el ojo es lo que ve y el corazón es lo que siente, también nos muestra lo que es real y sagrado.

- Encuentra tu centro y, sin juzgar, recuerda algún momento en el que te hayas negado a que la experiencia te cambiara. Sólo percibe la presencia de aquel instante.

- Respira y recuerda algún momento en que cambiaste sólo para complacer o eludir a alguien más. Una vez más, sólo trata de percibir la presencia de aquel instante.

- Conforme te vayas suavizando, recuerda algún momento en el que hayas viajado y esa travesía te haya cambiado. Siente la presencia de aquel instante.

- Sin juzgar, agradece por medio de tu aceptación todos estos sucesos. Agradece que eres humano.

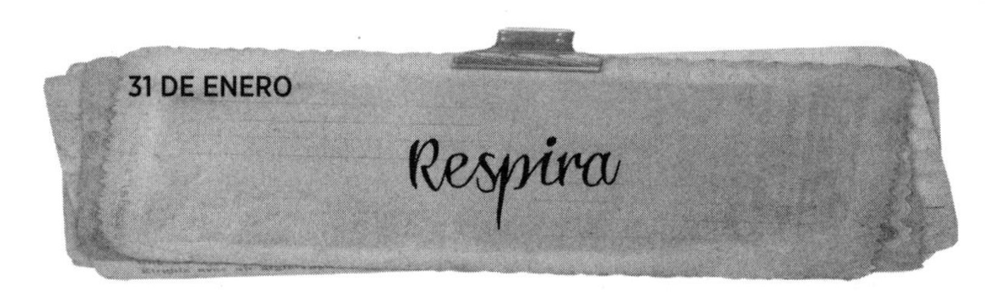

31 DE ENERO

Respira

Así como el hombre que da su último suspiro suelta toda su carga, cada respiración es una pequeña muerte que nos libera.

La respiración es la unidad fundamental de riesgo, es el átomo del valor interior que nos conduce a una vida genuina. Con cada respiración practicamos la apertura, la absorción y la liberación. Literalmente, el maestro está justo frente a nosotros, y por eso, lo único que tenemos que recordar al sentirnos ansiosos es que debemos respirar. Es muy común que nos comprometamos a cambiar, pero en cuanto las nuevas situaciones surgen, nos quedamos estancados en los reflejos de nuestras viejas costumbres. Cuando la ansiedad se apodera de nosotros, el reflejo nos hace paralizarnos, acelerarnos o quitarnos del camino. Sin embargo, cuando sentimos el reflejo de la parálisis, es justamente cuando nos liberamos. Cuando sentimos la urgencia de acelerar, es justo el instante en que típicamente deberíamos frenar. A veces, cuando sentimos el impulso de huir, es porque estamos ante una oportunidad de enfrentarnos a nosotros mismos. Si en ese preciso instante inhalas profundamente con una intención meditativa, puedes anular ese momento de ansiedad y poner tu psique en un estado neutral. A partir de aquí ya se puede ir en otra dirección.

Pero toma en cuenta que no me refiero a esos momentos de ansiedad externos, sino a los momentos íntimos de la verdad. Por supuesto que, cuando sucede un accidente, tenemos que quitarnos del camino, y cuando un ser amado cae, debemos tratar de rescatarlo; a lo que aquí me refiero es al miedo al amor, a la verdad y a Dios, al miedo a cambiar y al miedo a lo desconocido. Estoy hablando de esa actitud que todos tenemos, y que nos hace aferrarnos a lo que ya conocemos a pesar de que nos lastima. Nuestra mentalidad muere cuando dejamos caer toda la carga. Cuando abandonamos todos los prejuicios, las listas que tenemos de las ocasiones en que hemos fallado y las veces que nos han lastimado, las cargas secretas que tanto nos esforzamos por guardar, y todo el arrepentimiento y las expectativas.

Cuando soltamos lo que asumimos como indispensable, podemos renacer a la simplicidad del espíritu que se eleva del ser sin ataduras.

Pero el hecho de cambiar toda nuestra vida, resulta abrumador. ¿Por dónde comenzar? ¿Cómo derribamos ese muro que nos tomó veinticinco o cincuenta años construir? Respiro a respiro. Muriendo un poco en cada ocasión. Dejando atrás todo, instante a instante. Confiando en que cuando dejemos atrás la carga, ésta nos llevará a nosotros.

- Siéntate a solas en un lugar seguro y piensa en la situación más reciente que te hizo sentir ansioso.
- Pregúntate: ¿qué fue específicamente lo que te hizo sentir incómodo? Al sentirte tenso, ¿qué fue en lo que más pensaste?
- Ahora coloca tu incomodidad y tu carga frente a ti.
- En ese lugar seguro, toca aquello que es sagrado para ti. Ya no puede hacerte daño.
- En ese lugar seguro, deja caer aquello a lo que se ha aferrado tu mente. Ya no puede servirte de nada.
- Repite estas acciones varias veces. Respira lenta y profundamente en todo momento.
- Respira. Siente con detalle qué es lo que surge en ti ahora que ya no tienes la incomodidad y la carga.
- Respira. Éste es el Dios en ti. Inclínate ante él.

1 DE FEBRERO

Vive con suficiente lentitud

Vive con suficiente lentitud y estarás en el principio de los tiempos.

Un copo de nieve cayendo, el hielo derritiéndose, el ser amado al despertar. Si contemplamos cualquier cosa en el acto de ser, cruzaremos el umbral hacia ese momento en el principio, ese sigiloso instante en donde comienza todo respiro. Lo que hace que este momento sea tan crucial es el hecho de que, de manera continua, libera la frescura de estar vivo. Y la clave para encontrar ese momento y toda su frescura, siempre, siempre es frenar.

A veces cuando nos sentimos molestos, nos piden que nos detengamos un poco. Cuando llegamos tarde a un viaje o cuando estamos esperando para pagar la cuenta en un restaurante, hay algo que nos invita a abrirnos y a mirar alrededor. Cuando nos encontramos atascados en nuestros planes —tan serios y tan ambiciosos planes—, a veces nos piden que reencontremos el principio de los tiempos. Por desgracia, todos estamos tan acelerados y corremos con tanta rapidez hacia el lugar en donde queremos estar que, para parar, tenemos que enfermarnos o padecer colapsos. Y cuando esto sucede, nos convertimos en criaturas muy graciosas. Si pudiéramos vernos desde la distancia adecuada, nos daríamos cuenta de que somos una colonia de insectos que se topa con las mismas cosas, una y otra vez; miles de diminutos seres necios que seguimos chocando contra los obstáculos, agitando nuestras cabecitas y cuerpos, y volviendo a toparnos con las mismas trampas.

Así como la Tierra que nos aloja, el suelo de nuestro ser se mueve con tal lentitud, que no prestamos atención. Pero si llegaras a sentirte estancado, aletargado o exhausto debido a las adversidades de tu vida, sólo frena lentamente tus pensamientos hasta que se muevan como las grietas que se van abriendo con el tiempo, detén tu corazón hasta que se mueva al paso que la tierra absorbe la lluvia, y espera a que la frescura del principio de los tiempos te reciba.

- Coloca frente a ti una esponja seca y un vaso con agua. Por el momento, mantenlos a un lado.
- Encuentra tu centro y deja que a través de tu cuerpo corra la energía de todo lo que crees que es urgente. Exhala y trata de que esa energía te abandone.
- Ahora deja caer un poco de agua sobre la esponja y respirando lentamente comienza a ver cómo se despliega.
- Continúa goteando agua sobre la esponja al mismo tiempo que respiras con lentitud y sientes cómo se abre tu corazón.

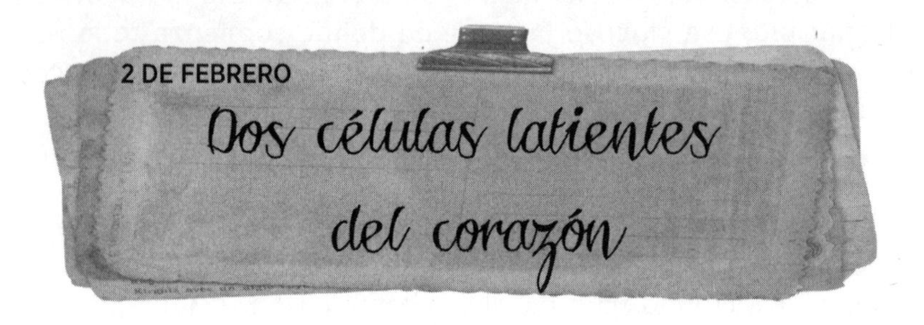

2 DE FEBRERO

Dos células latientes del corazón

Si colocas en una caja de Petri dos células latiendo, del corazón de dos personas diferentes, con el tiempo se encontrarán e iniciarán un tercer latido común.

Molly Vass

Este hecho biológico contiene el secreto de todas las relaciones humanas. Es la prueba celular de que en la naturaleza de la vida misma, existe una fuerza esencial que nos une más allá de cualquier resistencia que podamos oponer, y de todos nuestros débiles esfuerzos. Esta habilidad nata para encontrar y darle vida a un pulso común es el milagro del amor.

Es lo que hace que la compasión sea posible, que sea siquiera probable. Porque si dos células pueden encontrar el pulso común entre todo lo que hay, ¿qué tanto más pueden los corazones completos sentir una vez que todas las excusas se han debilitado?

Esta inercia hacia un pulso común es la fuerza que está detrás de la pasión y la curiosidad. Es lo que hace que los extraños les hablen a otros extraños a pesar de la incomodidad. Es la manera en que nos arriesgamos a obtener un conocimiento nuevo. Porque si nos quedamos suficiente tiempo inmóviles junto a cualquier cosa viva, encontraremos la manera de cantar la canción que no tiene voz.

A pesar de todo, en muchas ocasiones nos cansamos porque cuando nuestro corazón se quiere unir, nos oponemos y no comprendemos que tanto la fuerza como la paz surgen cuando los corazones laten al unísono con todo lo que está vivo. Es muy estimulante que, sin siquiera conocernos, entre todos los corazones exista un pulso común que sólo está esperando que lo sintamos.

Esto me recuerda la ocasión en que el gran poeta Pablo Neruda, cerca del final de su vida, viajaba a Lota, una mina rural de carbón en Chile. De pronto se detuvo, azorado, al ver que un rudo minero, ennegrecido por su actividad en las entrañas de la tierra, caminaba directo hacia él. El minero abrazó al poeta y le dijo: "Te he conocido por mucho tiempo, hermano."

Tal vez éste es el secreto: que cada vez que nos atrevemos a decir lo que palpita dentro de nosotros, invitamos a otra célula del corazón a encontrar lo que vive en todos, y a cantar.

- Respira hondo en silencio y siente el latido de tu corazón.
- Medita sobre el pulso común que portan las células de tu corazón.
- Permite que este pulso suene como si fuera un faro dentro de ti.
- Al comenzar el día, envía el pulso de tu corazón hacia todo lo que te rodea. Hazlo respirando de manera natural.
- Haz conciencia de los momentos en que te sientes energizado o lleno de emoción. Es justo en la vida de estos momentos, que te encuentras en una relación plena con el mundo.

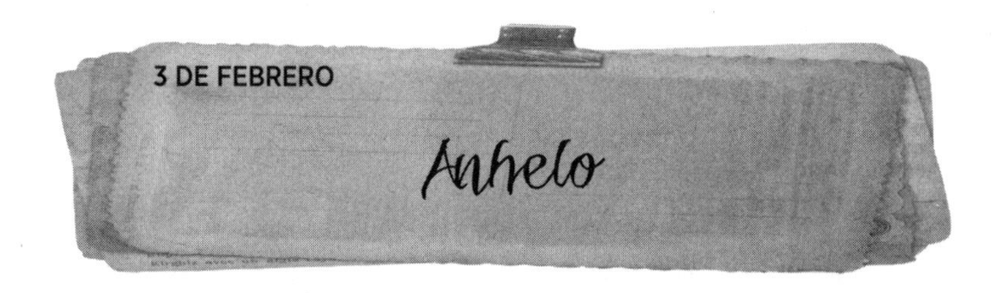

3 DE FEBRERO

Anhelo

Antes de parpadear, ya nos conocemos.

Hablamos antes de hablar. Lo hacemos con los ojos y los labios, con la forma en que inclinamos la cabeza, o cuando nos apoyamos como si fuéramos árboles cansados de esperar el sol. Antes de siquiera abrir la boca, ya hemos contado toda nuestra historia. No obstante, a veces fingimos que no lo notamos, fingimos ser extraños y negamos lo que aprendimos antes de que surgieran las palabras.

Todos estamos construidos con anhelo y luz, y buscamos una salida porque nos da miedo pensar que podrían encerrarnos, cercenarnos o devolvernos al suelo de donde surgimos.

Pero para comenzar sólo basta lo siguiente: antes de que todos los nombres y las historias cubran quiénes somos, debemos saber que deseamos que nos abracen y nos dejen en paz siempre. Deseamos que nos abracen y nos dejen en paz hasta que esta misma danza se convierta en la danza de cómo sobrevivimos y crecemos, así como la primavera deviene en invierno, y en primavera otra vez.

- A lo largo del día, asimila lo que aprendas de otros a través de la forma en que su ser pasa cerca de ti.

- Sin usar palabras, bríndale una bendición a cada uno de ellos cuando se alejen.

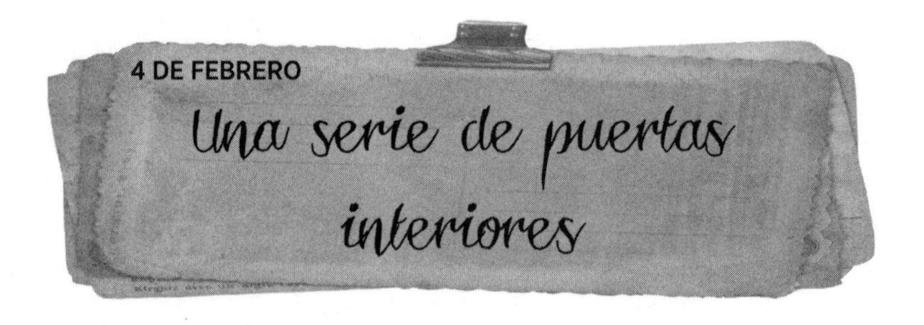

4 DE FEBRERO

Una serie de puertas interiores

La fibra de nuestras vidas no cambia.
Lo que cambia es nuestra relación con esa fibra.
Molly Vass

A pesar de los regalos o las heridas, a pesar de las distintas situaciones, los problemas esenciales de la vida nunca desaparecerán. No importa si fuimos casados varias veces o si jamás nos enamoramos, si tenemos dinero o si lo necesitamos con desesperación.

Para cada vida que hay sobre la Tierra, existe una serie de puertas interiores que nadie más que nosotros puede cruzar. Podemos cambiar de empleo o de amante, podemos viajar alrededor del mundo, podemos convertirnos en doctor o abogado, o en montañista profesional, o tal vez, podemos hacer una pausa en la vida para cuidar de nuestra madre o padre enfermo y al terminar, aunque esa distracción nos haya robado varios años, ahí nos estará esperando aquel último umbral que no habíamos cruzado. No existe sustituto alguno para el riesgo genuino.

Lo más extraño es que precisamente esos problemas esenciales, que tanto evitamos, siempre vuelven. A veces lo hacen con un rostro distinto pero, de cualquier manera, seguimos viajando en círculos, una y otra vez, hasta volver a encontrarnos con ellos. A pesar de que tratamos de saltar o darle la vuelta a ese paso que debemos afrontar, siempre descubrimos con humildad que no será posible cruzar ningún otro umbral hasta que no reunamos el valor para abrir la puerta que tenemos enfrente. Es posible que la más antigua verdad acerca del autodescubrimiento sea la que nos indica que la única forma de seguir adelante es cruzando la puerta. Pero el hecho de que volvamos en varias ocasiones a enfrentar la misma circunstancia no siempre es señal de que estemos tratando de eludir alguna situación. También puede significar que aún no hemos completado la labor necesaria para resolver algún problema.

Creo que en mi vida personal no resulta una casualidad que, después de batallar para crecer a pesar de tener una madre dominante y crítica, haya terminado varias veces en situaciones similares con hombres y mujeres dominantes. No es una casualidad que siga luchando, con gran pesar, para obtener su aprobación y eludir su rechazo. Durante años traté de manejar la situación con mucho cuidado, lo cual equivalía a lijar y barnizar la puerta para no tener que abrirla. Pero, a pesar de lo delicado de la situación, estaba destinado a volver a padecer el dolor del rechazo. Y eso sucedió hasta que me atreví a abrir la puerta de la autoestima.

Incluso el llamado que recibí para ser poeta se convirtió en una distracción que duró bastantes años. Como en lo hondo de mi corazón me sentía rechazado e inseguro, con bastante discreción, me fijé la meta de convertirme en un escritor famoso. A pesar de ello, un día me volví a encontrar enfrentando las situaciones de aprobación y rechazo que invadían mi bandeja de correo en la forma de cientos de cartas. Fue cuando estaba siempre en espera de la respuesta de un sinfín de esos desconocidos que critican el trabajo de un escritor, y a quienes se les conoce como editores.

Finalmente, me sentí sorprendido y aliviado al descubrir que estaba, una vez más, frente a ese umbral que me exigía amarme a mí mismo, y del cual había huido varios años atrás.

Los umbrales no cambian de lugar. Somos nosotros quienes, con nuestra experiencia y disposición, decidimos volver porque el alma sabe que sólo existe un camino para satisfacerse a sí misma, y ese camino implica asimilar la verdad.

- Medita sobre algún problema que continúa volviendo a ti.
- Relaciónate con él como si fuera un mensajero, y pregúntale qué puerta está tratando de abrir para que pases.
- ¿Cómo cambiaría tu vida si atravesaras ese umbral?
- ¿Cómo se vería afectada tu vida si no lo hicieras?

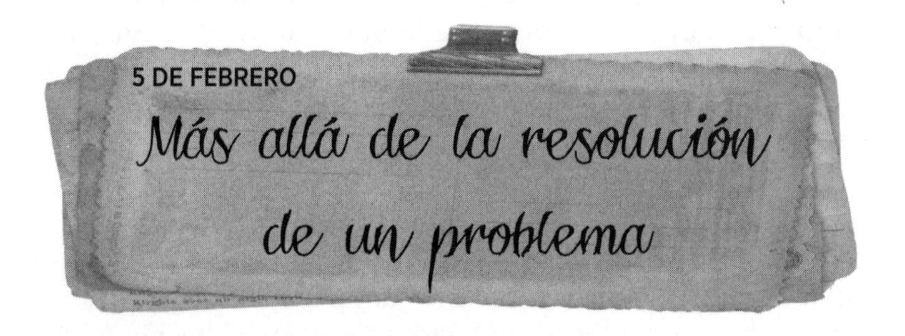

5 DE FEBRERO

Más allá de la resolución de un problema

Detrás de casi todos los dolores de cabeza hay un dolor del corazón.

A veces nos parece que, para solucionar las cosas, es mucho más fácil pensarlas que sentirlas: ¿qué podemos hacer para salir de ese pésimo estado de ánimo? ¿Qué podemos comprar, cambiar o reparar para reducir o resolver el enojo o la tristeza de un ser amado?

En retrospectiva, ahora me doy cuenta de que pasé demasiadas horas resolviendo con el intelecto problemas emocionales que sólo tenía que sentir para remediar. Ahora sé que a pesar de que mi frecuente labor para entender lo que había salido mal tuvo cierta utilidad, en ocasiones sólo se convirtió en un elemento que me distrajo y que me impidió sentir la tristeza y la desilusión necesarias para sanar y seguir adelante.

Es una actitud muy humana. Nadie quiere sufrir, en especial cuando ni siquiera se puede señalar bien cuál es la herida. Así pasa con el corazón. Tal vez no hay nada que se pueda ver o suturar, sin embargo, toda la zona se siente afectada.

La verdad es que, aunque analizar, diseñar estrategias y prepararnos, son acciones que nos pueden entretener e incluso impedir que nos vuelvan a lastimar de la misma manera por segunda ocasión, lo mejor que podemos hacer es permitir que el aire seque la herida. Y en el caso del corazón, eso significa decir "ouch" con gran sentimiento y sin aversión o lástima por nosotros mismos.

- Siéntate en quietud y permite que una herida hecha recientemente a tu corazón surja en medio de la seguridad de tu respiración.
- Respira lentamente y siente esa incomodidad para moverte a través de ella.
- Respira hondo y confía en que tu corazón tendrá la sabiduría para filtrar y procesar la incomodidad. Sólo es necesario que le des la oportunidad de hacerlo.

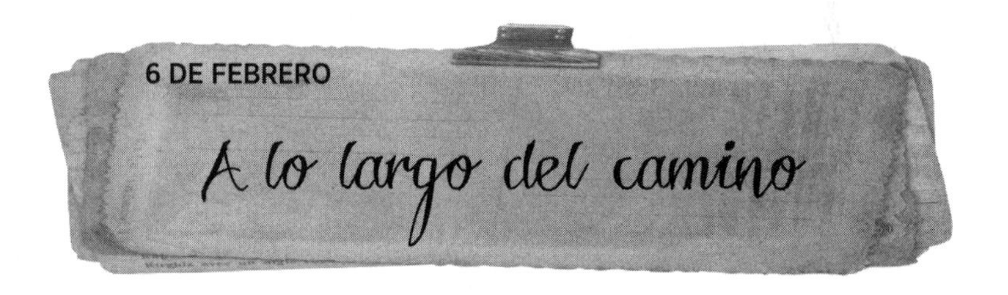

Sobre la marcha aprendo hacia dónde tengo que ir.
Theodore Roethke

Uno de nosotros se había enterado de la existencia de un lago y decidimos ir manejando. Había un camino alrededor del lago. Llevábamos algunas cosas sencillas como pan, agua y plátanos. Rodeamos el lago y nos detuvimos en ciertos lugares donde había más luz. Enormes bellotas caían del toldo y los pequeños cuervos se acicalaban en las ramas que colgaban sobre el agua.

Christine se detuvo en el camino, sintiéndose atraída a un claro sobre el que no pudo caminar. La seguimos con pasos cada vez más lentos y respirando hondo. Los antiquísimos árboles crecían fuera del camino y, de pronto, se desvaneció la urgencia que teníamos de irnos. No teníamos nada más que la compañía de los otros y nuestra respiración, y con eso pudimos escuchar cómo se desenvolvía un hilo de la corriente de agua, en una canción que las aves imitaron.

No hablamos al respecto, pero sabíamos que el sendero que está al lado del camino siempre es el que nos conduce a Dios. Porque nuestros corazones son como pequeñas avecillas que esperan.

- Encuentra tu centro e imagina que tu vida es un sendero alrededor de un hermoso lago.
- Respira lentamente y delinea tu camino hasta llegar a donde estás ahora.
- Respira hondo e imagina que la parte del sendero que incluye el mañana aparece ante ti. Percibe el aroma de las huellas que no están marcadas aún.
- Al iniciar tu día, mantente abierto a los inesperados claros que te convocan.

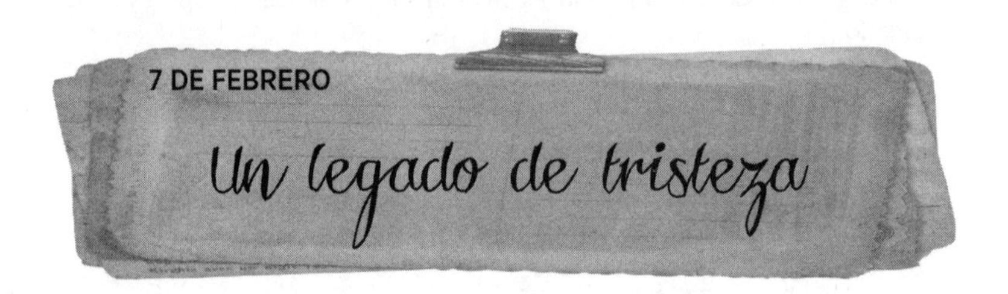

7 DE FEBRERO

Un legado de tristeza

A Atlas no lo obligaron a sostener el mundo.
Él estaba convencido de que si no lo hacía, se caería.

A muchos nos criaron padres que, a pesar de sus buenas intenciones, nos convirtieron en los portadores de su tristeza. A veces, aquel niño que es más frágil que el resto, que es más sensible de lo que la familia está acostumbrada a manejar, es a quien eligen para lidiar con todo lo que nadie quiere enfrentar. Es un destino muy peculiar.

Yo fui uno de esos niños. Era común que dijeran que era demasiado sensible, emotivo y soñador. Pero, al crecer, conforme la vida nos visitó con las inevitables adversidades que siempre alcanzan a las familias, fui yo quien cargó con la falta de capacidad de sentir que tenía la mía. Tuve que soportar sobre mis hombros, y con el dolor de mi corazón, la tristeza de todos. Y a pesar de haberlo hecho, nadie reconoció jamás ese don que tenía para sentir.

Ahora entiendo que hay una gran diferencia entre compartir la pena de alguien y cargar con ella. Es muy frecuente que la gente que sufre se aproveche de la preocupación de sus seres amados para anclar lo que ella no puede sentir. Es como la electricidad que, en la tormenta, sale disparada hasta hacer tierra. Estas personas usan a otras, por error, para disparar su tristeza y que haga tierra en el suelo de quienes las rodean. En muchos casos deseamos que sean otros quienes carguen con nuestra tristeza o nuestro dolor, porque no queremos arriesgarnos a pedirles que nos abracen mientras sufrimos.

Dado que soy un adulto que está tratando de ser él mismo, resulta muy confuso discernir cuáles sentimientos son genuinamente míos, y cuáles me heredó alguien más. La gente como yo —tal vez te identifiques conmigo—, o mejor dicho, la gente como nosotros, con mucha frecuencia, se siente responsable de la situación emocional de otras personas.

La tarea de distinguir lo que te pertenece y lo que no, es un trabajo muy delicado que nunca termina. Cuando nos resulta imposible permanecer dentro de nosotros, nos volvemos dependientes de otros y nunca logramos sentirnos en paz, sino hasta que las emociones de toda la gente que nos rodea están atendidas. Pero no lo hacemos tanto por compasión, sino como la única manera de sosegar la ansiosa carga que sentimos al ser portadores de la tristeza. Y cuando la situación sufre un revés, podríamos reaccionar aislándonos, lo cual no sólo nos hace indiferentes hacia los otros, sino insensibles con nosotros mismos también.

La tarea que debemos realizar entonces es crear una salida adecuada para el corazón, sin que esto signifique cerrarnos a los sentimientos de los demás o a la profundidad de las vivencias que nos corresponde sentir. A pesar de que algunos fuimos entrenados para cargar con la tristeza y el dolor de otros, la fibra del corazón que nos dieron es fuerte y, a la vez, suficientemente ligera para acercarnos al viento y escuchar lo que nos dice: "Suéltalo todo, suéltalo, el mundo será quien te cargue sobre sus hombros."

- Si eres padre, piensa en la forma en que compartes tus sentimientos con tus hijos. Si tienes un o una amante, piensa cómo compartes tus sentimientos con él/ella. Si tienes un amigo cercano, piensa cómo compartes tus sentimientos en esa amistad.

- Medita sobre la última ocasión en que compartiste tu tristeza o algún dolor con esa persona especial.

- Por medio de este ejemplo, determina con honestidad la forma en que compartes este tipo de cosas, y detecta si estás tratando de transferir tu tristeza o tu dolor, o si sólo quieres conversar sobre lo que te agobia.

- Si puedes, recuerda el estado de ánimo en que te encontrabas al compartir. ¿Deseabas tener el alivio que ofrece el sacar a flote lo que está en el fondo?

¿Querías que tu ser amado te hiciera sentir mejor? ¿Tras compartir esos sentimientos, te sentiste más cercano a ti mismo o más alejado?

Si sientes que les has pasado a tus seres amados el peso que te corresponde cargar, acércate a ellos y agradéceles que te hayan ayudado a sobrellevar tu tristeza. Ahora, libera sus corazones y recupera tus sentimientos. Pídeles que, en lugar de cargar tu desazón, te abracen.

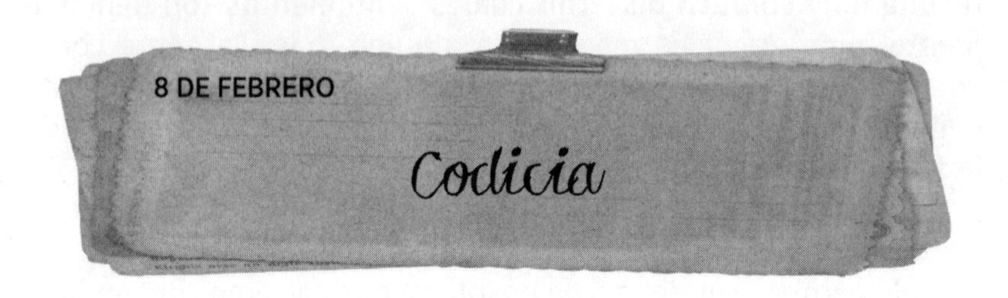

8 DE FEBRERO

Codicia

El codicioso reunió todas las cerezas, en tanto
que el desprendido probó en una, a todas ellas.

Es muy común que suframos, sin saberlo, del anhelo de querer estar en dos lugares al mismo tiempo, de vivir más de lo que puede hacerlo cualquiera. Ésta es una forma de codicia, de querer todo. Cuando sentimos que nos estamos perdiendo de algo o que nos han dejado fuera, es porque queremos abarcar demasiado. Pero los seres humanos no pueden tenerlo todo. La angustia que produce este hecho puede conducir a una búsqueda insaciable que agita nuestra pasión por la vida sin satisfacerla jamás. Cuando quedamos atrapados en esta forma de ver las cosas, ninguna cantidad de viajes es suficiente, ninguna cantidad de amor ni de éxito es suficiente.

Claro que con esto no quiero decir que no exploremos nuestra curiosidad y nos aventuremos a lo desconocido. Yo tengo muchos deseos de vivir el mundo, de amar y de conocer gente nueva en mi vida. A lo que me refiero es a esa semilla de la carencia que nos hace sentir que no tenemos lo suficiente y que, para compensar, nos obliga a correr por la vida con un ojo en lo que tenemos y el otro en lo que no poseemos aún.

La codicia no se refiere al dinero de forma exclusiva. Su apetito puede alcanzarlo todo. Cuando creemos que estamos un poco atrás de, o que somos menos que, de alguna forma comenzamos a desear más de lo que necesitamos, como si lo que no tenemos pudiera paliar nuestro dolor y hacernos sentir plenos, como si lo que no hemos probado aún fuera lo que nos pudiera revivir. La verdad es que una sola vivencia bien llevada al corazón puede satisfacer nuestra ansia de ser amados por todo mundo.

- Piensa en algo que te gustaría vivir.
- Medita sobre lo que esa vivencia te podría brindar.
- Respira abiertamente y medita sobre qué parte de este regalo ya está operando en ti.

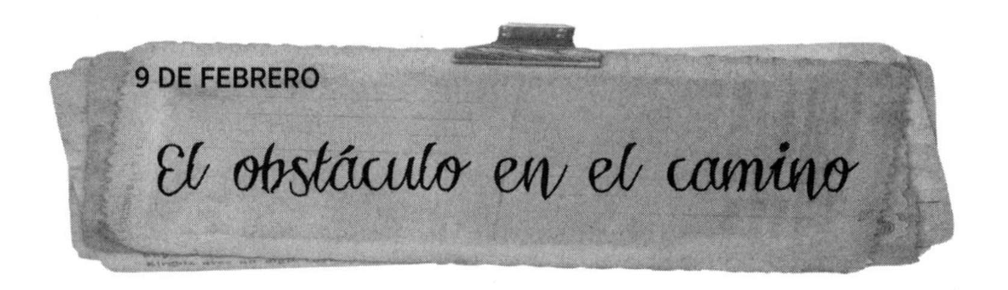

9 DE FEBRERO

El obstáculo en el camino

Tendemos a convertir el obstáculo en el camino mismo.

Nos despertamos desde temprano con el deseo de caminar por los Jardínes botánicos de Montreal, en donde tienen la colección más grande de árboles bonsái fuera de Asia. Paseamos hacia el Jardín del templo chino, un exuberante pero sencillo refugio de las calles. El Jardín cubre varios acres y es un lugar de renovación que se construyó originalmente en China en el siglo XVII; fue trasladado, piedra por piedra, a Montreal en 1990.

Cuando nos acercamos a la gigantesca entrada, notamos que estaba cerrada. Sentí pánico y estuve a punto de exigir que nos dejaran entrar porque habíamos viajado casi setecientos kilómetros desde otro país sólo para ver esta atracción. Como si fuera un verdadero sabio oriental, Roberto, con gran serenidad, manejó la situación como si se tratara de un *koan*: un acertijo al que sólo se puede acceder después de que todas las asunciones que lo rodean se han desplazado.

Roberto comenzó a caminar junto al muro exterior del Jardín. Parecía infranqueable; yo me sentí frustrado. Roberto continuó caminando a paso lento a lo largo de la extensa pared. Como el Jardín medía muchísimos acres, me pregunté si tendríamos que caminar alrededor de todo el perímetro. Me puse de mal humor tan sólo de pensarlo. Roberto continuó paseando.

De repente, cuando ya habíamos caminado un poco más de lo planeado, los muros desaparecieron. Resulta que el Jardín no estaba rodeado y que sólo lo protegían los muros de la fachada, a la entrada. Así que sólo caminamos sobre la hierba hasta llegar a un sendero que nos dio la bienvenida.

En la primera impresión, ¿cuántos umbrales parecen estar cerrados, bloqueados o atrancados? Si tan sólo pudiéramos cambiar nuestra forma de pensar, y liberar a nuestras mentes de sus esquemas tradicionales, ¿a cuántas oportunidades de vivir profundamente tendríamos libre acceso?

- Encuentra tu centro y piensa en un obstáculo o umbral que estés enfrentando.
- Respira lentamente y permite que tu insistencia se relaje. Deja de golpear a la puerta.
- Respira de manera constante y, con tu espíritu, rodea el obstáculo o umbral.
- Respira con paciencia y trata de ver si existe otra entrada.

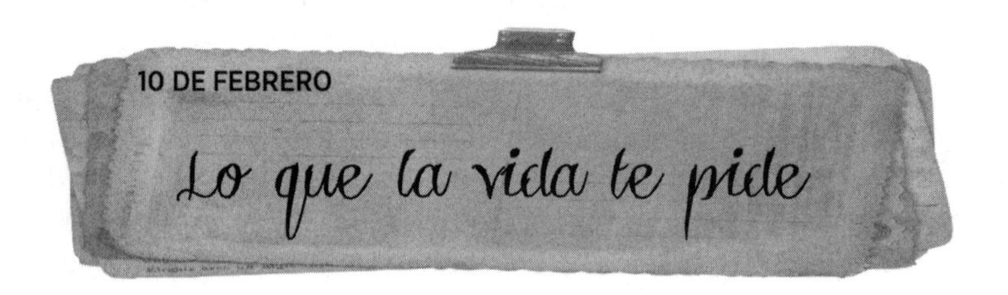

¿Cómo estás atendiendo a la incipiente historia de tu vida?
Carol Hegedus y Frances Vaughan

Al igual que mucha gente, yo siento que hay algo que, de manera continua, me desafía a no ocultar quien soy. Una y otra vez descubro que hay situaciones que me exigen ser quien en verdad soy para superarlas.

Puede tratarse de romper el desequilibrio que existe en una amistad de toda la vida, admitir lo impaciente que me siento al escuchar a mi amante, aceptar que le tengo envidia a algún colega, o incluso afrontar el egoísmo de los desconocidos que se apropian de ciertos lugares de estacionamiento. Pero me he dado cuenta de que debo estar presente en todos los casos aunque no diga nada. He descubierto que no debo suprimir mi naturaleza porque, si lo hago, entonces mi vitalidad no emerge.

Aparte del sentimiento de integración o de la satisfacción que me produce ser yo mismo por completo, he notado que, no ocultar nada de mí, es un umbral que debo cruzar necesariamente si es que quiero que mi vida evolucione. Es una puerta por la que tengo que entrar porque, si no, nada sucederá. Porque, si no, la vida se estanca.

Controlar nuestras historias significa que si queremos vivir en el misterio, tenemos que exponer nuestras mentiras, que si queremos ser, entonces tenemos que mostrar nuestros escondites aunque estos sean más bien sutiles.

- Encuentra tu centro y medita sobre la incipiente historia de tu vida.
- Respira lentamente y piensa en lo que te está exigiendo tu vida para surgir.
- Respira por completo y piensa de qué forma puedes satisfacer esta exigencia con más eficacia.

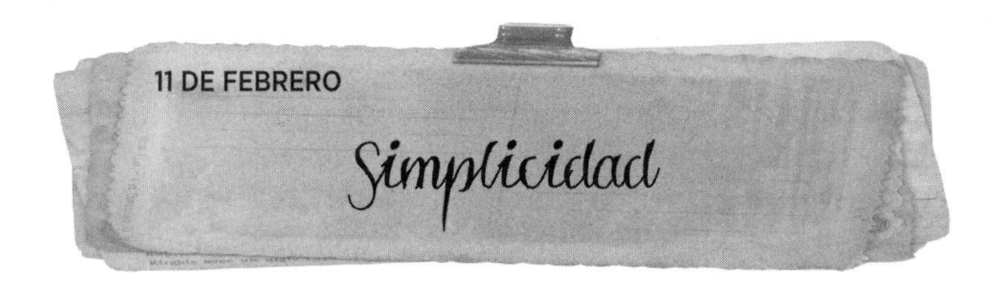

11 DE FEBRERO

Simplicidad

Tengo solamente tres cosas que enseñar: simplicidad, paciencia, compasión. Estos son tus mayores tesoros. Ser simple en tus acciones y pensamientos, te hará retornar a la fuente del Ser.

Lao-Tsé

En el siglo VI a. de C., el legendario sabio chino Lao-Tsé nos entregó esta sabiduría de tres elementos. Ahora voy a hablar sobre la simplicidad y, más adelante, dedicaré dos secciones completas a los valores de la paciencia y la compasión.

Sin embargo, tomando en cuenta los tres elementos de manera integral, permíteme confesar que gracias al tambaleo que he experimentado en mi propio camino, he descubierto que son valores que debemos aprender y reaprender todo el tiempo. No es algo que se haga una sola vez y ya: es un trabajo que se repite y se repite, de maneras más profundas en cada ocasión. Ahora creo que estos valores son como una escalera de caracol y que, con cada escalón que piso, me encuentro cada vez a un nivel más profundo de la vida de mi alma.

Entonces, ¿qué significa ser simple? En un mundo tan complicado, a veces nos hacen creer que ser simple es ser estúpido cuando, en realidad, vivir con simplicidad ofrece la recompensa por vivir la vida real. Y la vida real se refiere a la vida en la que todo se ve como es realmente.

Cuántas veces habré visto el rostro de un ser amado o de un colega para luego preguntarme, ¿qué significa ese gesto?, ¿cuántas veces no he hecho todo, excepto preguntar directamente?, ¿cuántas veces me he negado a ser franco?, ¿cuántas veces me he callado lo que quiero decir, ocultado lo que siento, e impedido que la vida a mi alrededor me alcance de verdad?

Tal vez sea sorprendente, pero no hay nada en la naturaleza que funcione de manera indirecta. El leopardo que trata de escalar la montaña se esfuerza y lo demuestra. La temerosa ardilla sobre el árbol se cierne y tiembla en lo alto revelando su miedo. La ola que se precipita sobre la playa no se guarda nada cuando se inclina y se extiende una y otra vez sobre la arena que se desmorona abiertamente para ser amada. Sólo los humanos dicen algo queriendo decir otra cosa. Sólo nosotros nos dirigimos a un lugar deseando estar en otro.

Como es el caso de muchas de las otras tareas que nos esperan, la recompensa no tiene que ver con lo que imaginamos. Al parecer, Lao-Tsé nos reveló una herramienta secreta para vivir, una herramienta que permanece velada porque nosotros no tenemos la disponibilidad para aceptar su verdad. El antiguo sabio nos dice con todo candor que el acto de la simplicidad, o de vivir la vida real, es la entrada a la fuente del Ser.

Imagina que así son las cosas, te lo imploro. Cuando te sientas perdido o alejado, inténtalo, intenta ser más directo y, sin murmurar una sola palabra, el mundo cobrará vida.

- Respira con lentitud y recuerda alguna ocasión en la que todo haya fluido de forma directa y sin complicaciones.
- Continúa respirando lentamente y recuerda alguna ocasión en que la situación haya sido compleja y agobiante.
- Siente el agobio en cada inhalación.
- Con cada inhalación, siente la simplicidad.
- ¿De qué te libró el agobio que dejaste atrás?
- ¿Qué fue lo que la simplicidad despertó en ti?

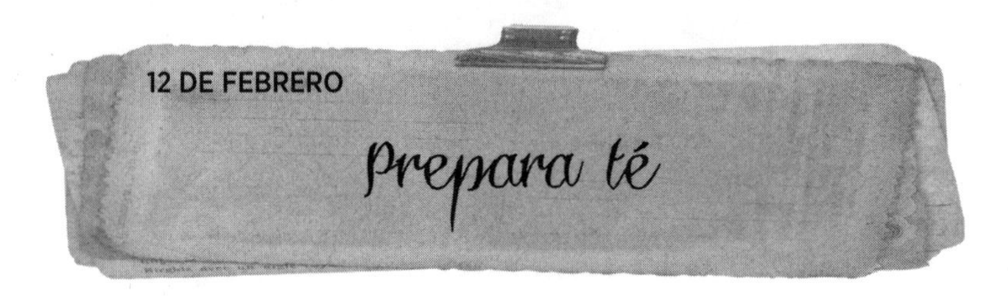

Si hay sinceridad, habrá iluminación.
La doctrina del Camino medio, 200 a. de C.

Si nos detenemos a pensarlo bien, preparar té es un proceso milagroso. Primero, se reúnen las pequeñas hojas entre plantas que nacen de unas raíces que no se ven. Luego, el agua hirviendo se filtra a través de las hojas secas y, finalmente, se deja que la mezcla repose para crear un elíxir que puede sanar al digerirse.

Este proceso es un modelo que podemos seguir para interiorizar nuestra experiencia cotidiana. Porque, ¿acaso preparar té no es un proceso similar al que usamos para descifrar los sucesos de nuestras vidas?, ¿no tenemos que ser sinceros para verter nuestra mayor atención sobre los trocitos secos de cada día?, ¿qué la paciencia no es la necesidad de permitir que repose la mezcla de lo interno y lo externo hasta que las lecciones se tornen aromáticas y gentiles al deslizarse por la garganta?, ¿qué no es la calidez de nuestro candor lo que hace que las lecciones en la vida, hiervan?, ¿qué no es la calidez de esas lecciones lo que nos hace querer sorberlas poco a poco?

No obstante, es posible que lo más revelador sobre este tema sea que ninguno de estos elementos puede producir té por sí solo. Es decir, sólo usándolos y aplicándolos en conjunto podemos preparar el té de nuestros días, de nuestro candor y de nuestra paciencia. Además, ninguno de los ingredientes puede sanar sin que exista la disposición para beber el té de la vida.

- Con gran lentitud y un cuidado simbólico, prepara una taza de té.
- Cuando el té esté reposando piensa en tu vida y en la manera en que haces que tu sinceridad y tu paciencia tengan un impacto en tu vida cotidiana.
- Sorbe lentamente y siéntete agradecido cuando el té se deslice por tu garganta.

13 DE FEBRERO

Lo que no se expresa

Si no hay ex-presión, entonces hay de-presión.

Tal parece que entre más expresamos —es decir, entre más sacamos lo que está dentro—, más vivos estamos. Entre más enunciamos nuestro dolor de vivir, menor es la carga que hay entre nuestra alma y nuestro camino en el mundo. No obstante, mientras más nos deprimimos, mientras más nos presionamos y nos aislamos, más pequeños nos hacemos. Entre más cosas insertamos en el espacio que hay entre nuestro corazón y la experiencia cotidiana, más trabajo nos cuesta vivir la vida de manera real. La vida no expresada se puede convertir en una especie de callo que nos duele y que manicuramos, pero que nunca nos abandona. Así es, la experiencia puede perder su ternura y patetismo originales cuando llegamos a la conclusión de que la vida carece de significado. El hombre que no está consciente de la película de cataratas que cubre sus ojos, piensa que lo que está más empañado es el mundo, no su visión. ¿Cuántas veces no hemos pensado que el mundo es menos estimulante sólo porque no estamos conscientes de que nuestro corazón se encogió por la falta de expresión?

Permíteme ofrecer un ejemplo personal. Por varias razones, incluyendo algunos problemas que me he inventado, siempre me he sentido invisible cuando estoy en un contexto familiar o grupal. Al principio todo se debía a que, por miedo, tenía que complacer a mi egoísta madre a cualquier precio. Esto me condujo a varios años de heridas no expresadas y a rechazos que se sumaron para convertirse en una costra que protegía el núcleo de mi corazón. En realidad, yo siempre he sido una persona bastante abierta y accesible pero, a cierto nivel, ya no se puede tocar mi centro. A pesar de que este problema comenzó con mi madre, me afectó a tal nivel que ya no me pude relacionar con nadie.

Llegó un momento en que no pude más. Comprendí que no era el mundo el que había perdido su color, sino que yo me había encargado de impedir que se filtraran hasta mí los colores de las emociones más profundas. Ahora puedo hablar de esto con gran sosiego y claridad y, por lo mismo, resulta muy difícil ver que el camino para llegar a sentirme consciente de esta situación a un nivel racional, fue lento, arduo y doloroso. En realidad fue algo que comenzó a surgir gradualmente en cuanto me sentí dispuesto a reconocer y a darle voz a esos sentimientos de invisibilidad con los que había cargado toda la vida.

No sé cuál sea tu experiencia pero, al parecer, nuestra autenticidad está vinculada a lo que se muestra y se expresa. De la misma manera en que, para retoñar, las flores requieren que sus raíces funcionen sanamente, los sentimientos sólo pueden expresar su belleza cuando están plantados con claridad en nosotros cuando, de alguna manera, se extienden en nuestra tierra y llegan a brotar hasta el exterior. Lo que determina si estamos viviendo nuestras vidas o no, es ese delicado y paradójico centímetro de tierra que separa lo profundo y la superficie, la raíz y la flor, lo que permitimos surgir y lo que mantenemos oculto.

- Recuerda la última vez que te sentiste deprimido.
- Siéntate en quietud y mira hacia dentro de ti para determinar si hay algo atrapado o que esté ahogando tu mente o tu corazón.
- Puede tratarse de alguna desilusión o herida que no quieres aceptar y que tiene que ver contigo o con otras personas.
- Cualquier vestigio que encuentres considéralo una espina. Trata de obtener el alivio respirando lentamente y extrayendo la espina.
- Cada vez que respires, recuerda que eres mucho más grande que la herida que te está lastimando.

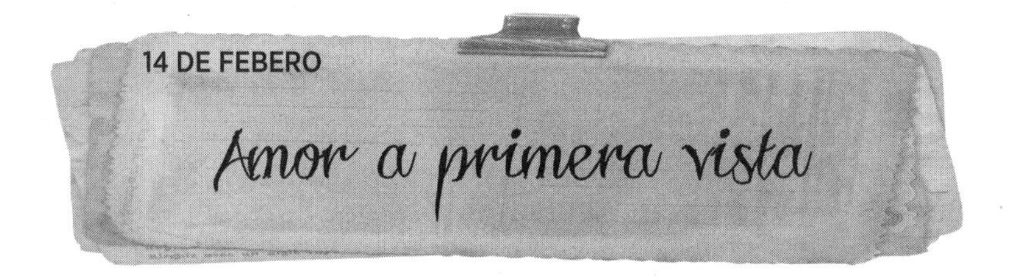

Cuando dos discuten, el amor es tenue.
¿Quién, que no haya amado a primera vista, ha amado?
Christopher Marlowe

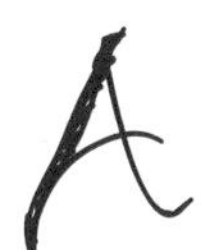
A veces, el verdadero poder del amor a primera vista se pierde porque insistimos en limitar su significado a la emoción de enamorarse de alguien más cuando se le ve

por primera vez. Para apreciar este concepto con mayor profundidad, primero debemos develar y reclamar la importancia de la primera vista, lo cual es algo que tiene que ver más con ver las cosas en esencia, en lugar de verlas desde el aspecto físico, desde la primera vez.

Todos deambulamos por ahí sumidos en el aletargamiento de lo habitual y la rutina. Lo hacemos tan seguido que llegamos a asumir que las grandes maravillas de la vida cotidiana son algo completamente ordinario. La primera vista es un recurso que nos permite abrirnos a la frescura de cada momento sin el peso de la cotidianeidad. La primera vista es el momento de la visión de Dios, la visión del corazón, del alma. Es la oportunidad de detectar la revelación, ese acercamiento a lo que es único y que nos inunda brevemente cuando no hay ningún obstáculo en el camino.

En el nivel más profundo y real, la noción del amor a primera vista está presente en todas las tradiciones espirituales, y todas ellas la consideran una recompensa para quienes están alerta. Esta fresca visión restaura nuestra sensación de estar vivos. Paradójicamente, la primera vista es muy recurrente. De la misma manera en que nos despertamos todos los días, con cierta frecuencia retornamos a esa primera vista por medio del ritmo con el que nuestro espíritu despierta. Cada ocasión que podemos ver esa visión original sin que nada se interponga entre nosotros y la vida que nos rodea, lo único que nos queda es amar lo que contemplamos. Mirar de esta manera tan fundamental nos abre al amor. Amar de manera tan fundamental nos hace descubrir que el mundo en el que vivimos es una creación vibrante e imparable. Así pues, la noción se manifiesta de la siguiente manera: a primera vista, encontramos el amor, y cuando nos atrevemos por primera vez a mirar de verdad, el amor que ya estaba ahí nos alcanza.

En este sentido, el ver por primera vez se convierte en un umbral permanente que conduce a la majestuosidad de todo lo que existe. Es cierto y hermoso que esto también sucede con otras personas cuando, al vernos por primera vez, nos rendimos con dulzura ante el milagro de su presencia. Sin embargo, lo anterior también es posible cuando, de manera cotidiana, nos miramos con franqueza por vez primera, a nosotros mismos, a Dios y al mundo.

Yo podría trabajar frente a la misma persona durante años y, un día, debido a que mi sufrimiento personal me ha hecho más sensible que nunca, y a que la luz de repente inunda el rostro de esa persona, podría ver, por vez primera, quién es, y entonces, sentir amor por ella. Podría caminar junto al mismo sauce, estación tras estación y, un día, de repente, debido al brillo, al rocío después de la lluvia o a lo bajo que circula el viento, contemplar al sauce como nunca antes y sentir amor por el sauce que vive en todos nosotros. Por la noche, después de haberme visto cientos de veces, podría mirarme al espejo y ver que el sauce, la luz y aquella persona, yacen sobre mi cansado rostro. Entonces, podría reconocer que ese parecido es parte de la fibra de Dios.

La verdad es que este asunto nunca ha tenido nada que ver con encontrar algo por primera vez —a pesar de que puede llegar a suceder así—, sino con hacerse visible por primera vez. Así como la brisa que gira nos permite ver la claridad del agua, un día, por fin dejamos de hablar, de actuar, de fingir, y en ese agotamiento posterior, nos tornamos claros y, el corazón que le pertenece a todo, comienza a palpitar frente a nosotros.

- Cierra los ojos y, con tu respiración, deshazte de la visión que tienes a través de la mente, de tu visión del pasado, de tu visión del futuro, de tu visión herida.

- Con cada respiración, siente cómo el aire fresco de aquella visión que tenías al nacer, y tu oportunidad de ver por primera vez, vuelven a ti.

- Respira lentamente e imagina que el latido de tu corazón lleva consigo la visión del principio de todos los tiempos.

- Sin importar cuán breve sea, durante ese momento que te sientas renovado, abre los ojos e inclínate con amor frente a lo primero que veas.

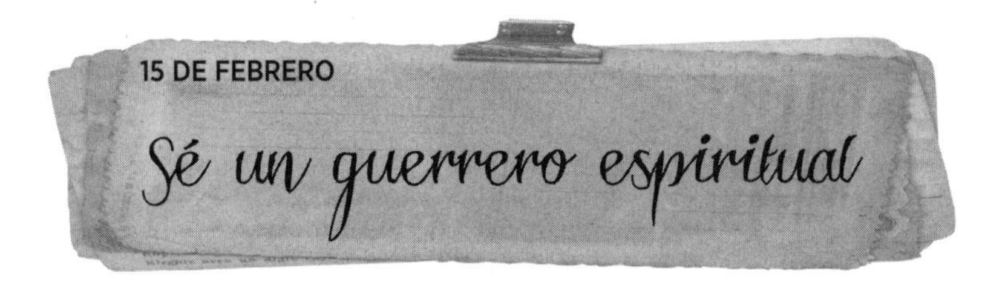

El corazón no puede ser libre hasta que no se convierte en una puerta.

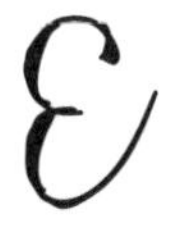

Es verdad, hay demasiada tristeza en el mundo. Pero hay una diferencia entre sentir el dolor de lo que se quiebra, se acaba o se aleja, y aquel dolor más agudo que surge cuando comparamos los inevitables sucesos de la vida con el paradigma ideal como suponemos que deben ser las cosas. Porque si enfrentamos la adversidad haciendo esta comparación, entonces la vida siempre sale perdiendo. Aun sin que consideremos que el dolor es la evidencia de una carencia básica que debemos soportar, la vida ya es bastante difícil.

Hay un bello mito tibetano que nos ayuda a aceptar que la tristeza es el umbral de todo lo que muta en la vida y de todo lo que perdura. Este mito afirma que todos los guerreros espirituales tienen el corazón roto. Vaya, asegura que *deben* tener el corazón roto. Porque las maravillas y los misterios de la vida sólo pueden entrar a nosotros a través de las grietas del corazón.

Entonces, ¿qué significa ser un guerrero espiritual? Es algo que se aleja mucho de ser un soldado. Tiene más que ver con la sinceridad con la que el alma se enfrenta a sí misma cotidianamente. Es esa valentía para ser auténticos la que nos brinda la fuerza suficiente para soportar la ruptura del corazón, esa ruptura a través de la cual puede darse la iluminación. Asimismo, la manera en que podemos obtener lo mejor de la vida es honrando su forma de llegar a nosotros, de alcanzarnos cuando, en lugar de apartarnos del camino, permanecemos ahí, al centro. El objetivo no es mantener las manos inmaculadas, sino llenárnoslas de lodo.

Recuerdo que cuando conocí a una persona y me estaba haciendo su amigo, solíamos compartir historias, de una manera cada vez más íntima. Cuando era mi turno de conversar, recuerdo que me escuchaba hablar de los seres amados que habían fallecido, de mi lucha contra el cáncer, de un matrimonio que no duró a pesar de haber surgido de un compromiso muy profundo, de los años que fui rechazado como artista, de cómo perdí un empleo como profesor que me gustaba mucho, del sufrimiento que sentí al verme marginado por mis padres. Y justo cuando sentía la fortaleza que me había brindado el ser auténtico y enfrentar la vida, mi amigo se limpió la boca con la mano, y dijo: "Qué vida tan triste has tenido."

Me tomó algún tiempo sobreponerme a su conclusión y su lástima, pero entonces lo miré a través de la oscuridad nocturna y continué respirando profundamente por medio de la grieta de mi corazón. Todos los días nos juzgan, nos menosprecian, incluso sienten lástima por aquellos sucesos que sólo nosotros podemos considerar victorias. Pero en conclusión, la vida es demasiado magnífica y compleja para que permitamos que nos arrebaten ese lugar tan fundamental que tenemos en este viaje.

- Siéntate en quietud junto al lavabo y deja que el agua corra.
- Cierra los ojos y medita sobre el hecho de que la vida, así como el agua que escuchas correr, también se escapa por las grietas de nuestro corazón roto, lavando nuestras heridas con su paso.
- Respira hondo y siente cómo el misterio lo enjuaga todo en su paso por la grieta de tu corazón.
- Abre los ojos y comienza tu día.

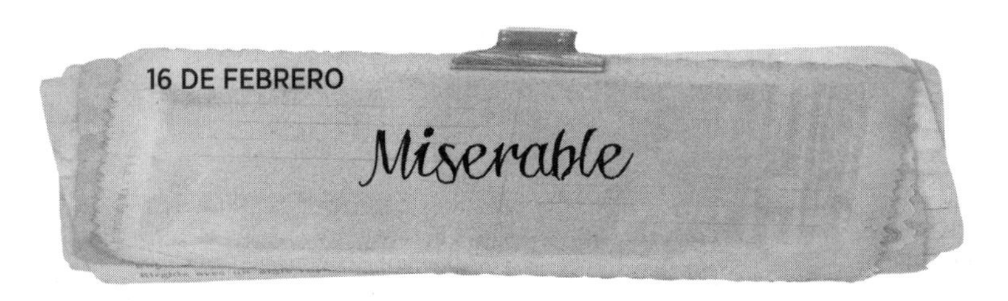

Si la paz proviene de contemplar el todo,
entonces, sentirse miserable mana de la pérdida de perspectiva.

Al principio nos sentimos alerta y agradecidos. Por alguna razón, el sol está ahí colgando en el cielo. Las aves cantan. El milagro de la vida comienza. Entonces, nos golpeamos el pie, y en ese momento de dolor, el mundo entero se reduce a nuestro pobre piecito. Ahora se nos dificulta caminar por un día o dos. Y con cada paso, nos acordamos del pobre piecito.

Comienza la reflexión: ¿qué es lo que define el día? ¿El dolorcito que sentimos al caminar con el pie lastimado o el milagro que todavía está sucediendo allá afuera?

Lo que nos expone a sentirnos miserables es ceder a la pequeñez. Es verdad, al principio comenzamos apreciando todo, sintiéndonos agradecidos de que tenemos qué comer y salud para hacerlo. Pero, de alguna manera, con el paso de nuestros días, nuestro enfoque se hace más angosto, como el de una cámara cuyo obturador se va cerrando y recorta el horizonte. Y un día, hacemos berrinche en una fondita porque los huevos no están bien cocidos o porque las papas no están sazonadas como nos gusta.

Cuando hacemos que nuestro enfoque sea más estrecho, el problema parece teñirlo todo. Y entonces se nos olvida aquel tiempo en que estuvimos solos deseando tener una pareja. Se nos olvida la primera ocasión en que contemplamos la belleza de otro. Se nos olvida el alivio de ser vistos, abrazados y escuchados por vez primera. Cuando nuestra visión se cierra, nos despertamos enojados en la noche porque nuestro amante jala las frazadas de una manera que no nos agrada o porque deja los platos en el fregadero sin enjuagar.

En realidad, sentirse miserable es permitir que un momento de sufrimiento se convierta en todo lo que nos rodea. Entonces, cuando nos sentimos miserables tenemos que mirar más allá de lo que nos lastima. Cuando sentimos una espina enterrada, mientras tratamos de extraerla, debemos recordar que hay un cuerpo que no es la espina, un espíritu que no es la espina y un mundo que tampoco es la espina.

- Respira de manera constante y enfócate en algo que te moleste o te cause dolor. Puede ser que tu auto no funciona bien, que tu relación no fluye, o que los vecinos hicieron ruido y te despertaron.

- Respira hondo y, teniendo en mente lo que te molesta, trata de ampliar tu enfoque.

- Respira con fuerza y profundidad, y acepta la energía de todo lo que está más allá de la causa de tu molestia.

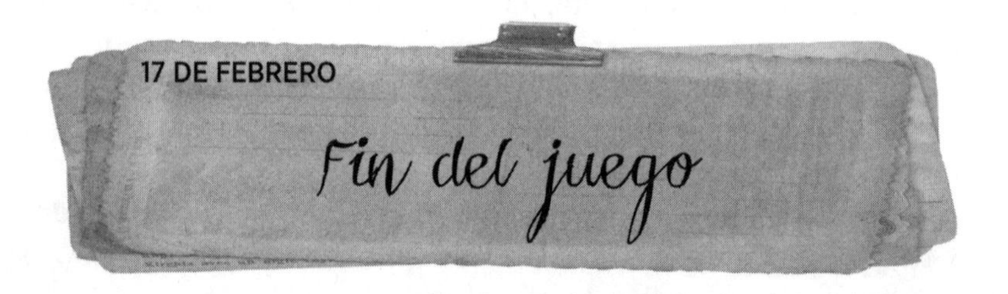

No me queda nada ahora más que seguir bailando.

No sé si es la naturaleza humana o la manera en que se da la vida en la Tierra, pero si algo no nos obliga, rara vez nos convertimos en todo lo que debiéramos ser. Hay quienes dicen que algo dentro de nosotros nos fuerza a ponernos a la altura, que hay, como lo llamó Hemingway, "una gracia que surge bajo la presión", que surge de nosotros cuando se nos presenta un desafío. Otros dicen que esta gracia es sólo algo que nos sirve para asimilar la adversidad y las experiencias dolorosas, una forma de poner buena cara frente a la tragedia.

Sin embargo, más allá de todo lo que se habla sobre la tragedia y la gracia, he llegado a creer que nuestro destino consiste en abrirnos a vivir cada día y que, si decidimos participar o no, con el tiempo todos nos vestiremos con el traje de ese *yo* más profundo que en realidad somos.

A veces es la erosión del exterior, a veces es el desgaste desde el interior, a veces es ambos. Pero de cualquier forma, siempre nos vemos obligados a vivir con más legitimidad. Y cuando la crisis que nos hace salir acaba, entonces surge la verdadera decisión a tomar: ¿vamos a continuar viviendo con legitimidad?

Muchos saben que el profundo dolor que me provocó el cáncer me hizo vivir con mayor apertura y que, desde entonces, he tratado de continuar honrando esa forma de vida sin tener que activarla con una crisis. Pero, ¿se puede lograr lo mismo sin que una crisis nos arrastre hasta el límite? Ahora, a varios años de distancia de aquel salto, ésa es la pregunta. ¿Cómo puede ese deseo de ser auténtico, mantenerme viviendo al límite sin que necesite de una inminente crisis para seguir adelante?

Tal vez el momento más álgido de erosión y desgaste me llegó cuando me llevaban en silla de ruedas al quirófano para una cirugía de las costillas. De pronto, aletargado por el miedo, sintiendo náuseas por la inyección de Demerol y mirando cómo pasaba el techo del hospital dando vueltas, me encontré repitiendo las siguientes palabras una y otra vez:

"La muerte me llevó al límite. Ya no hay hacia dónde retroceder y, para colmo de mis miedos, bailé frente a ella con abandono. Nunca bailé con tal libertad. Y entonces, la muerte retrocedió, tal como retrocede la oscuridad ante la inesperada explosión de la flama. No me queda nada ahora, más que seguir bailando. Es tal como habría elegido que fuera si, al nacer, hubiese sido tres veces más valiente."

A veces nos convocan a la experiencia más allá de lo que nos gustaría ir, pero es justamente ese paso extra el que nos ayuda a aterrizar en el vibrante centro de lo que significa estar vivo.

- Siéntate en quietud junto a un ser amado y platica sobre un momento adverso que tuviste que enfrentar y sobre lo que provocó en ti.
- Ahora que has dejado atrás la adversidad, ¿cómo sientes que cambió tu visión interior de la vida?
- Conversa sobre lo que significa para ti mantener estas nuevas perspectivas.

18 DE FEBRERO

Cuando te sientes estancado

El mismo manantial de vida que corre por el mundo, corre por mis venas.
Rabindranath Tagore

Estamos tan inclinados a los grandes logros que, con mucha frecuencia, nos emociona involucrarnos con lo primero que se nos atraviesa. Porque creemos que tener logros nos hará mejores personas, cuando en realidad, lo que nos hará sentir completos será la experiencia en la vida.

Sin embargo, si podemos superar esa necesidad de juzgar todo lo que se nos presenta, nos comenzará a envolver un milagro en el que la pintura, la música, la poesía, el agua de un riachuelo, las flores, el viento que atraviesa los árboles y los panoramas abiertos, entrarán en contacto con su contraparte: la que vive sosegadamente dentro de nosotros.

Gerard Manley Hopkins, el poeta del siglo XIX, denominó "paisaje interior" a este terreno íntimo. Y como ningún paisaje puede florecer sin sol y agua, si lo que queremos es prosperar, debemos regar y empapar nuestro paisaje interior con varias formas de vida.

Es por ello que, cuando te sientas estancado o desconectado del milagro de la vida, tal como nos sucede a todos, esfuérzate en escuchar, ver, sentir y asimilar. Intenta que las energías de la vida estimulen a sus contrapartes, aquellas que viven dentro de ti.

Si quieres ser íntegro, tienes que dejar de criticar. Porque la vida no es cuestión de gusto sino de despertar, no es cuestión de que las cosas nos resulten agradables o perturbadoras, sino de que nos complementen, no es cuestión de que nos guste o no nos guste, sino de exponer la geografía del alma.

- Esta meditación se debe hacer con música. Cierra los ojos y escucha un tema musical que te sea nuevo.
- Respira constantemente y permítete sentir si te gusta o te disgusta, y luego deja pasar esa sensación.
- Mientras respiras, permítete tener un encuentro con la energía pura de la música, con la energía pura de lo que es nuevo en ti.

19 DE FEBRERO

En lugar de romper

El soplador de vidrio lo sabe: al calor del principio, cualquier forma es posible.
Una vez endurecido el vidrio, la única forma de moldearlo es rompiéndolo.

Con las herramientas tan precisas que tiene la medicina moderna, ya es posible operar, dentro del útero, a los niños nonatos que tienen alguna malformación o que sufren de alguna obstrucción. En el sentido más profundo, estas técnicas tan sofisticadas nos revelan una eterna verdad sobre el crecimiento y la sanación. Porque el hecho de que estas operaciones existan es tan sorprendente como el hecho de que la cirugía no deja cicatrices en el niño recién nacido.

Lo que nos dice lo anterior es que si atendemos los problemas desde lo más profundo, la reparación formará parte de nosotros de una manera tan intrínseca que no quedará cicatriz. Es mucho más sencillo moldear algo bajo la superficie, cuando todavía está sumergido en el profundo y perenne fluido del inicio, que romperlo cuando ya ha crecido por completo.

Y tal vez dirás: "Es demasiado tarde para mí, ya estoy muy grande". Pero no es así, porque en el mundo de nuestro interior, permanecemos en crecimiento continuo y hemos sido bendecidos al portar el fluido que surge de nosotros. Nada está fuera de alcance.

Podemos volver y comenzar de nuevo al enfrentarnos a nosotros mismos. De esta manera podemos ir más allá de nuestros endurecidos contornos y llegar hasta los tenues impulsos que les dieron origen. En lugar de romper el hueso de nuestra necedad, podemos alimentar la médula ósea de aquellos sentimientos a los que no les hemos prestado atención. En lugar de romper el hueso del miedo, podemos enjuagar la sangre de nuestra inseguridad. En lugar de contar las cicatrices que nos ha dejado cada herida del mundo, podemos encontrar y volver a besar todos los sitios de nuestra alma en los que aprisionamos a la confianza.

- Siéntate en quietud y piensa en algún aspecto de tu personalidad que suela ser un obstáculo. Pueden ser tu necedad, desconfianza o envidia características.

- Respirando con constancia, permítete seguir este rasgo hasta llegar al blando sitio de su nacimiento.

Sin tratar de darle nombre o de modificarlo, sólo envuelve con tu amor este blando punto.

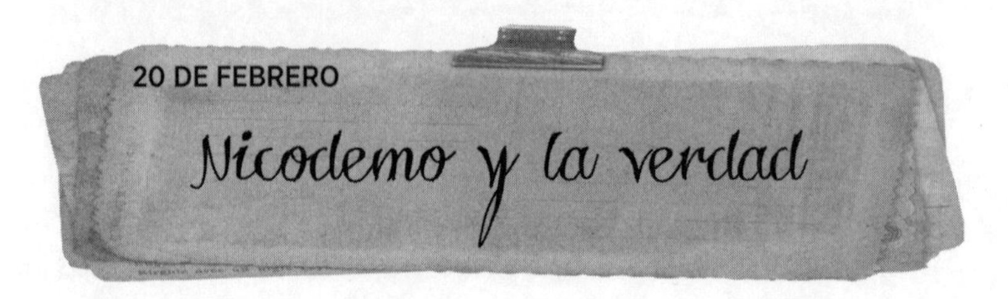

20 DE FEBRERO

Nicodemo y la verdad

¿Cómo podemos renacer?
Nicodemo a Jesús

Con mucha frecuencia pienso en Nicodemo, el fariseo que creía en Jesús en secreto y que se encontraba con él en la oscuridad de la noche para sostener conversaciones espirituales, pero que, a la luz del día, nunca se atrevió a contestar sus preguntas sobre el espíritu ni a confesar que lo conocía. Claro que aunque su actitud no tenía ningún impacto en la esencia de Jesús, a Nicodemo sí lo confundió hasta el punto de traumarlo, y lo perturbó durante el resto de su vida.

La historia nos enseña el sereno dolor que se produce cuando no honramos aquello que consideramos verdadero, incluso cuando lo único que consideramos verdadero son las preguntas que nos invaden. Resulta todavía más útil reconocer que dentro de cada uno de nosotros viven Jesús y Nicodemo. Es decir, todos tenemos una voz divina interna que nos abre a la verdad, y una mediana voz social que se niega a mostrar su verdad a los otros.

D. W. Winnicott, el famoso psicólogo infantil británico, le llamó a estos aspectos de la personalidad el "verdadero yo" y el "falso yo". El verdadero yo es el que nos ayuda a reconocer lo auténtico de lo artificial, mientras que el falso yo es el diplomático de la desconfianza, el que refuerza un estilo de vida de ocultamiento, secrecía y quejas.

Dicho llanamente, lo anterior significa que cada vez que atravesamos un cambio en la realidad que conocemos, debemos elegir entre declarar u ocultar lo que sabemos que es verdadero. En esos momentos sólo nos quedan dos opciones: empalmar nuestra forma de vida con ese cambio en la realidad, u oponernos a él. En la vida cotidiana, lo que determina si vivimos en nuestro verdadero yo, o en el falso yo, es la disposición a ser genuinos. Y por lo tanto, con el tiempo, el permanecer genuinos se convierte en una tarea que consiste en lograr que nuestros actos en el mundo continúen vinculados a la verdad de nuestro ser interior, con lo que le permitimos al verdadero yo salir a la superficie.

Debido a algún hábito o miedo, a menudo volvemos a comportarnos como lo hacíamos antes, a pesar de que sabemos bien que las cosas han cambiado. En repetidas ocasiones me he encontrado ante una situación crucial en la que tengo que admitir que lo que era fundamental ya no lo es, y luego, tengo que reunir el valor para que el acto de vida vuelva a ser esencial una vez más.

Yo sé que cada vez que escucho o veo la verdad pero me aferro a mi conducta anterior —siendo, pensando o vinculándome con lo que era antes—, estoy cediendo ante el Nicodemo que vive en mí. Y al hacer tal cosa me embarco en la travesía de una vida dividida, una vida en la que, por la noche escucho en secreto a la interna voz divina y en el día, reniego de ella.

Sin embargo, ese momento de vergüenza íntima, en el que nos sorprendemos en el acto de una existencia dual, nos brinda también la oportunidad de honrar una vez más lo que sabemos que es verdad. Porque, a pesar de las heridas y la angustia, en un momento de verdad cualquiera puede permitir que el Dios interior se muestre al mundo. Aunque sea pequeño o efímero, este sencillo acto puede restaurar nuestro vital y común sentido de estar vivos.

- Siéntate en quietud y recuerda la última vez que atravesaste por un momento de vergüenza interior, es decir, la última vez que te diste cuenta de que lo que hacías no era auténtico pero, de todas formas, lo hiciste.

- Si puedes, medita sobre lo que te orilló a seguir cometiendo un acto falso. Al sentir la verdad, ¿qué creíste que sucedería si honrabas la verdad?

- Si mañana se presentara una situación similar, ¿actuarías de manera distinta?

- Si te es posible, no te culpes por debatirte como lo hizo Nicodemo. En lugar de eso, reconforta al Nicodemo que mora en ti, y hazle saber que no correrá ningún peligro si honra la verdad a la luz del día.

21 DE FEBRERO

Limpia la herida

Si hubiera vivido de manera diferente, tendría algo diferente qué decir.

A menudo, ser testigo de mi dolor me ha hecho sentir abrumado y culpable. De alguna manera, me he sentido culpable al decir lo que hizo mi madre para satisfacer esa cruel necesidad de ser el centro de atención, y al señalar lo que mi padre no pudo hacer por el miedo que le tenía a ella. De alguna forma, atestiguar la verdad que conozco me hace sentir que soy una mala persona, como si estuviera inventando todo, como si lastimara a los demás al hablar mal de ellos.

Pero la inexorable verdad es que no estoy inventando nada. Si tengo algo desagradable que decir es porque lo viví. Y, por lo tanto, lo único que puedo hacer como testigo es ser honesto y preciso. No soy una víctima, pero tampoco pedí que algunas de las experiencias que viví y que me formaron me sucedieran a mí. Yo no pedí que me abofetearan o que me ridiculizaran cuando era un muchachito; tampoco pedí que, amigos de toda la vida, me trataran mal más adelante. En realidad, si hubiera vivido de manera diferente, tendría algo diferente qué decir.

Por otra parte, lo más reconfortante de ser testigo de las cosas tal como fueron —incluyendo mi propia dosis de aflicción— es que, cuando la voz del dolor está a la altura de éste, no queda margen para la distorsión o el engaño. De esta manera, la verdad se transforma en una venda limpia que cura y mantiene la suciedad alejada de la herida.

La medicina más próxima consiste en articular las cosas tal como son.

- Encuentra tu centro y, en la seguridad del corazón que te ha mantenido hasta la fecha, articula con tu voz alguna herida que cargues.
- Respira hondo y trata de ser preciso. Nombra a quienes te causaron la herida y, de ser necesario, inclúyete también.
- Alivia la herida respirando lo más profundo que puedas.
- Alíviate a ti mismo con la claridad de la verdad.

22 DE FEBRERO

Voces contrarias

Permite que hablen las voces contrarias de tu cabeza.
Sólo están buscando su sitio en una canción que todavía no se ha escuchado.

Estar vivo es una paradoja, es una interminable mezcolanza de asuntos que, en la superficie, no siempre parecen tener lógica. Es por ello que a veces resulta de mucha ayuda articular cada asunto para encontrarle el sentido. Es como los músicos de una orquesta que afinan su instrumento para tocar juntos. Si no permitimos que los músicos del corazón, mente y espíritu, se afinen, entonces no tendremos oportunidad alguna de descubrir la riqueza de nuestra música interior.

Muy a menudo, la confusión surge cuando tratamos de encontrar la lógica de las cosas demasiado pronto, antes de que los músicos del interior se hayan aprendido sus partes. A veces, la experiencia no es más que esa necesidad que tienen el corazón, la mente y el espíritu, de practicar lo que van a tocar.

El camino de nuestras relaciones, ¿no es precisamente el tiempo que le lleva al corazón practicar la parte que toca en el movimiento musical llamado amor? El camino de nuestras francas preguntas, ¿no es el tiempo que le toma a la mente practicar la parte que toca en el movimiento llamado sabiduría? El camino en el que modificamos nuestras creencias, ¿no es el tiempo que le toma al espíritu practicar la parte que toca en el movimiento llamado Dios?

Y, acaso, el camino de nuestra unidad, de esos breves momentos en que todo se une, ¿no es el tiempo que les toma al amor, a la sabiduría y a Dios, darle vida a aquello que todos tenemos en común?

- Ésta es una meditación de pensamiento guiado. Encuentra tu centro y piensa en un asunto que, en este momento, implica indecisión o confusión.

- La sensación será caótica al principio, pero respira lentamente y permite que las perspectivas contrarias de este asunto surjan sin que las censures.

- Respira profundamente. Permite que se manifiesten las energías contrarias.

- En lugar de esforzarte en entender el punto de encuentro de estas situaciones, respira de manera constante y, tratando de sentir que cada energía es un instrumento diferente, admira el dueto que tratan de tocar dentro de ti.

- Comienza el día tarareando ese contrapunto.

23 DE FEBRERO

No te guardes nada

No guardarse nada, liberar todo en cada respiro es una práctica espiritual.

En mis cuarenta y nueve años he notado que la vacilación tiende a convertirse en un nudo invisible que me impide ser feliz. Me he dado cuenta de que, muy a menudo, para cuando decido disfrutar el momento, éste se ha ido, alejando consigo todo su significado. No estoy tratando de decir que debemos ser impulsivos siempre. Más bien quiero señalar que por lo general sé lo que debo hacer, pero, sencillamente, lo niego. Y es esa vacilación, esa casi imperceptible resistencia que opongo a imbuirme en lo que es real, lo que me hace percibir la vida como algo neutral y ajeno.

No guardarse nada y dejar ir todo en cada respiro significa comprometerse a permitir que todo lo que vivimos nos inunde y nos abandone. No guardarse nada significa mantener la firme intención de convertirse, cotidianamente, en un cántaro abierto.

La respiración sirve, de una manera muy sencilla y profunda, como un recordatorio de que la vida sólo es posible si protegemos la imperturbabilidad de ese intercambio entre lo interior y lo exterior.

Dejar que la vivencia nos invada, sentir su impacto y luego permitir que la experiencia interior se libere y exprese con claridad nuestros sentimientos, es una práctica que sirve para enjuagar la mente y el corazón.

- Medita respecto a un vaso con agua.
- Cuando encuentres tu centro, bebe el agua con lentitud pero sin titubear.
- Exhala profundamente y di con suavidad para ti mismo: "En mi esfuerzo por vivir, no me guardaré nada, no vacilaré en ser."

FEBRERO 24

Más allá de la urgencia

Cuando tengas prisa, debes aminorar la marcha.

Lo anterior lo aprendí en las repetidas crisis de cáncer que tuve. Porque a menos de que alguien tenga una hemorragia o no pueda respirar, a menos de que una necesidad física nos exija actuar con inmediatez, la sensación de la urgencia es, en realidad, un terrible engaño. Es un truco que se repite incesantemente porque la vida que yace bajo nuestra piel y la que está en el exterior siempre son distintas.

Esta situación es difícil y nos obliga a estar conscientes de nuestra impotencia. Cuando siento que no me puedo quedar sentado, es justo cuando debo quedarme sentado. Cuando siento que, si no obtengo la aprobación de los demás, es cuando más necesito tratar de obtener mi aprobación. Lo que necesitamos siempre se encuentra, de una forma abrupta y bella, justo frente a nuestros ojos, disfrazado con los ropajes de nuestra urgencia más apremiante. Es sólo que nos negamos a aceptarlo porque sentimos que es muy difícil de afrontar.

Asimismo, la entrada al siguiente paso del crecimiento siempre se encuentra detrás de la urgencia del ahora. Ahora más que nunca, ahora que crees que todo es urgente, es cuando tienes que cortarles las riendas a todos los sucesos. Ahora más que nunca, ahora que el peso que cargas parece estar atado a tus muñecas, es cuando menos debes correr o flagelarte. Ahora más que nunca, ahora que cada decisión parece ser la última, debes creer que cada pregunta es el principio. Ahora más que nunca, ahora que sientes que ser como realmente eres implica convertirte en un cuchillo que amenaza a tus seres amados, debes ser fuerte en el interior, ahí en donde nadie se ha asomado. Porque amar desde el interior ayudará a las personas que amas a crecer. Ahora más que nunca, ahora que sientes que eres la fuente y el receptor de todo el dolor, ahora debes inclinar la cabeza hasta que el antiguo canal que corre del cielo a tu corazón pueda volver a abrirse, hasta que recuerdes que eres una parte bendecida del espíritu del polvo en el espíritu del viento. Ahora más que nunca debes respirar hasta que cada gramo de tu aliento se vuelva a convertir en cielo.

De esta manera, reza para averiguar tu lugar en la familia humana, ese nuevo lugar que no conoces. De esta manera, reza para que tu verdadero yo pueda salir del desconcierto, centímetro por centímetro. De esta manera, ámate como amas la vacuidad del tiempo. Ámate como amas a tus hijos, a tu perro, a tu amigo más querido: sin reservas. De esta manera, el hoy, con toda su adversidad, se verterá hacia el mañana y las decisiones se harán tan claras como los manantiales en el deshielo.

- Encuentra tu centro y siente esas urgencias que te arrastran.
- Siente el estrés de cada situación como si se tratara de una cuerda estirada hasta su mayor punto de tensión.
  Con cada respiro, suelta una cuerda: urgencia por urgencia.
- Aunque el momento sea breve, respira con libertad y siéntete liberado de la premura.

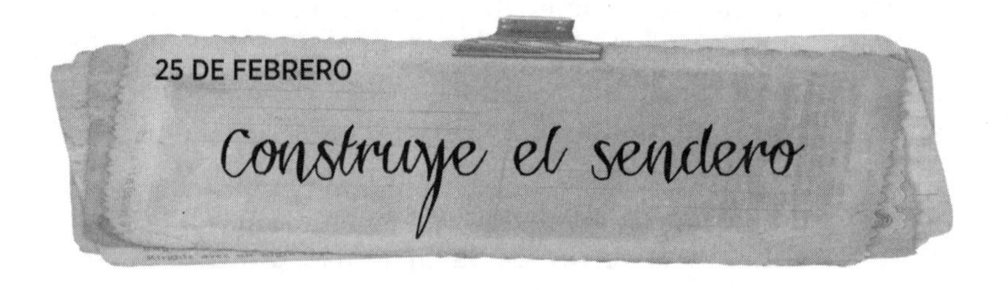

25 DE FEBRERO

Construye el sendero

No importa hacia dónde cavemos o escalemos,
siempre llegaremos a la fogata que dejamos encendida.

En una ocasión, Carl Jung soñó que construía un sendero en los bosques. A pesar de no saber a dónde conducía, trabajaba en él con ahínco. Cansado y sudoroso, llegó a un claro en donde había una cabaña. Dejó a un lado sus herramientas y se acercó. Miró a través de la ventana y vio a un ser que oraba frente a un sobrio altar. La puerta estaba abierta, así que Jung entró. Al acercarse descubrío que el ser que estaba en oración era él mismo, y que la vida en la que construía el sendero era sólo un sueño de aquel ser.

Con este sueño, Jung nos explica nuestra eterna tarea en la vida: elegir al verdadero yo o al falso yo. Porque toda esa seriedad con la que deambulamos por el mundo, todas las decisiones, las negaciones, los proyectos y los sacrificios, los planes, las estrategias, las alianzas y los anhelos de obtener recompensas, son solamente un sueño de nuestro ser, el ser que espera en el interior mientras nosotros nos hacemos camino afuera.

Sin saberlo, al igual que Jung, trabajamos mucho para construir un sendero que conduzca hasta donde se encuentra lo más profundo de nuestro ser, ese ser que con paciencia espera a que lleguemos agotados, adoloridos y sin aliento. En cuanto el camino está libre y en cuanto descubrimos al ser que está en nuestro centro, podemos volver al mundo, ya establecida la relación con el alma. Así podemos descubrir un significado más profundo y pacífico del hogar.

- Mantente inmóvil y cierra los ojos. Mientras meditas, viaja a tu interior, hasta llegar a la cabaña en donde espera tu alma.

- Deja junto a la puerta todo lo que llevas contigo. Deja todo lo que tienes que hacer o volver a hacer.

- Respira y entra a la cabaña. Espera ahí con los brazos abiertos hasta que el centro de tu ser se dé cuenta de que estás ahí.

- Respira y siente el abrazo de tu alma. Abrázala en reciprocidad. Saborea el momento.

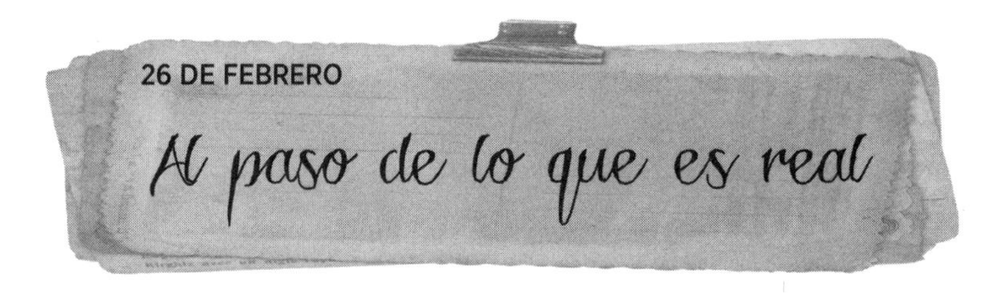

Deja de hablar, deja de pensar, y entonces lo comprenderás todo.
Seng-Ts'an

Como casi todo mundo, sé bien que mis dificultades surgen porque lidio con demasiados asuntos, hago demasiadas cosas, me muevo demasiado rápido, me comprometo a demasiado, hago demasiados planes. He aprendido que, sencillamente, debo moverme al paso de lo que es real. Y aunque el paso puede variar, cada vez que acelero más allá de mi capacidad de apreciar lo que tengo frente a mí, la vida casi siempre parece vacía e insignificante.

Es como si fuéramos trenes, acelerando sobre las vías que otros construyeron, yendo tan rápido que todo lo que pasamos se ve borroso. Y después, decimos que ya estuvimos en tal sitio, que ya vivimos tal experiencia. Pero la verdad es que, pasar a toda velocidad por algo que se ve borroso, no es lo mismo que vivirlo.

Así que, a pesar de todas las oportunidades maravillosas que tocan a mi puerta, y a pesar de la relevancia que los otros —quienes me aprecian y desean lo mejor para mí— le han otorgado a dichas oportunidades, debo encontrar la manera de aminorar la marcha del tren que soy, hasta que pueda ver tocar y sentir todo lo que paso a toda velocidad. Si no lo hago, terminaré pasando junto a todo en la vida, y tal vez lo podré incluir en mi currículo, pero la verdad será que no habré experimentado ni vivido nada.

- Piensa en tres cosas que tienes que hacer hoy.
- Con mucho cuidado, descarta dos de ellas.
- Imbúyete en la única que no descartaste.

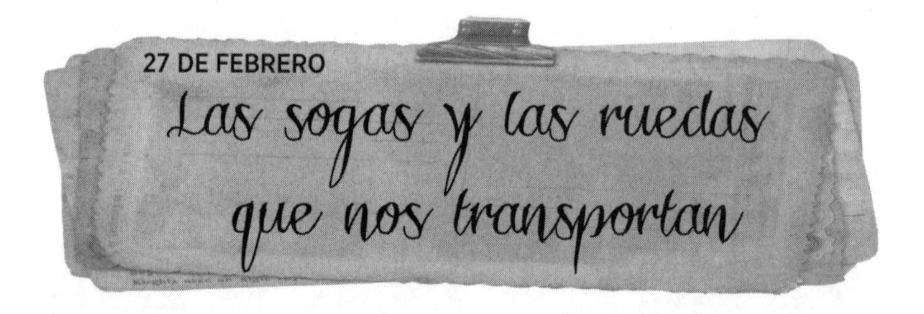

27 DE FEBRERO

Las sogas y las ruedas que nos transportan

La Belleza es Verdad, y la Verdad es Belleza
nada más se sabe en esta tierra,
y nada más hace falta.
John Keats

Estos son los últimos versos de "A una urna griega", poema del joven poeta inglés que murió de tuberculosis a los veinticuatro años. El poema es la comprensible queja que un joven manifiesta ante la crudeza de la vida. Pero de repente, al articular la pena que le causa vivir, el joven poeta llega a una conclusión muy profunda.

Cuando Keats dice: "La Belleza es Verdad, y la Verdad es Belleza", nos vemos forzados a preguntar: ¿en verdad son lo mismo? En lo personal, no lo creo. Más bien, pienso que son como el cromosoma X y el cromosoma Y, que conforman los elementos fundamentales de la vida sin los que nadie puede vivir. Son el yin y el yang de la existencia: uno enjuaga la herida mientras el otro la cura.

Es el "...nada más se sabe en esta tierra". Porque cada vez que encontramos la belleza, sabemos que es la salvia que nos brinda vitalidad y frescura. Pero la verdad, sin importar cuán brutal sea en su relato más crudo y menos comprometido, contiene una belleza propia que es purificante en sí.

Es por ello que debemos recordar el holocausto y otras atrocidades de la manera precisa en que sucedieron. Es por ello que resulta esencial convertirnos en los candorosos testigos de la crudeza de nuestras propias historias.

Pero además de la importancia del mensaje, el joven Keats también descubrió una lección de gran relevancia. Porque sólo al articular nuestro tierno dolor podemos encontrar el camino hacia las bellezas y las verdades que, en lo profundo, nos transportan como si fueran sogas y ruedas.

- Siéntate en quietud y percibe tu propia ternura en tu vitalidad.
- Respira lentamente y, al inhalar, permite que la cruda verdad de la ternura, te enjuague.
- Respira hondo y, en el siguiente aliento, permite que la belleza que te rodea, revitalice esa parte de ti que está llena de crudeza.

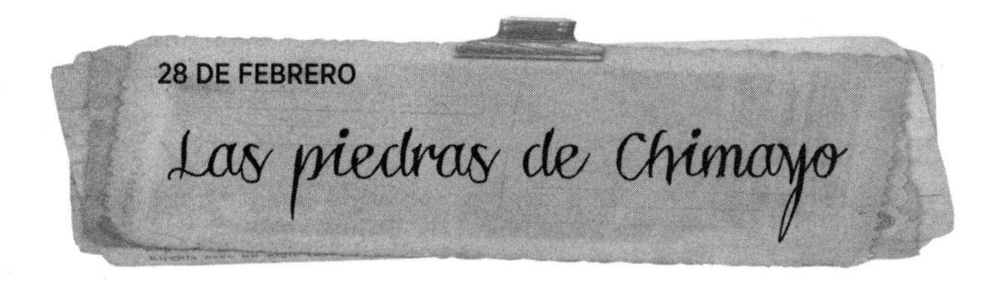

Preferiría aprender de un pájaro cómo cantar,
que enseñarle a diez mil estrellas a no bailar.
E. E. Cummings

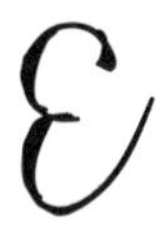
En el camino a Chimayo, una mujer vio a dos campesinos españoles colocando piedras en el lecho de un río para re-

dirigir su curso. La mujer se sintió obligada a brindarles ayuda. Sintió que era una práctica que se había realizado durante siglos. Sintió que las madres y los padres, las abuelas y los abuelos —cada uno en su época y a su manera—, habían levantado aquellas mismas piedras que alguna sequía o tormenta habrían movido empujado, y las habían vuelto a colocar en su sitio para que el agua pudiera retomar su curso.

Es como la interminable tarea de una relación humana. Cada uno, en nuestra propia era y manera, retiramos esas piedras que se interponen entre nosotros para que la vida del sentimiento pueda volver a fluir.

El clima de la vida cotidiana es lo que causa los atascamientos. Nosotros, así como lo han hecho todas las generaciones que nos antecedieron, debemos levantarnos los pantalones y arremangarnos la camisa, caminar hacia el río y retirar los desechos. Por supuesto, tendríamos que preguntarnos: ¿y cuáles son esas piedras que se interponen entre nosotros?, ¿cuáles son esos pesados objetos que obstruyen el camino?

Sin duda alguna, son piedras individuales e infinitas pero, muy a menudo, están hechas de hábitos que no lo son: como no ver, no escuchar, no sentir, no estar presentes, no decir la verdad, no arriesgarnos a que el corazón viva con plenitud.

El hecho de que nuestra vida se cierre y las situaciones se atasquen, se desborden y luego se sequen, forma parte de ser humanos dentro de la gravedad del tiempo. Y el hecho de que nos sintamos obligados a detenernos y ayudar a un desconocido a retirar esos pesados obstáculos del camino es un impulso al que se le conoce como *amor*.

- Identifica algo pesado que esté dentro de ti y que parezca estar obstruyendo el camino.

- ¿Tiene que ver con algún hábito o no? Si la respuesta es afirmativa, trata de señalar qué es eso que no estás permitiendo que fluya con libertad dentro de ti.

- Si no logras verlo, respira lentamente y haz el compromiso de mirar. Si no logras oírlo, vuelve a respirar con lentitud y haz el compromiso de escuchar.

- Sé honesto al calcular el peso de la piedra que está en tu interior.

- Si necesitas ayuda para retirarla, ¿a quién se la pedirás y cuándo?

29 DE FEBRERO

¿Quién puede decir?

¿Quién puede decir que el esfuerzo de ser genuino
no es el primer paso para tener alas?

¿Quién puede decir que las alas que surgen de las costillas de las pequeñas aves no comenzaron con el impulso que éstas tienen de vivir? ¿Quién puede decir que cuando la mariposa rompe el capullo, no lo hace porque ya se cansó de vivir en el ceñido tejido que ella misma produjo?

¿Quién puede decir que la migración de los flamencos, de Sudamérica a África, no comenzó con el anhelo de comerse el listón amarillo que permanentemente delinea el horizonte?

¿Y quién puede decir que el color de la pasión no cubre nuestro rostro en el instante que nos cansamos de vivir en el ceñido capullo que nosotros mismos tejimos? ¿Quién puede decir que la travesía hacia el amor no comienza en el momento en que nombramos la soledad de la que nadie quiere saber? ¿Quién puede decir que la travesía hacia la paz no germina como una pequeña ala, justo en el momento en que permitimos que nuestros sentimientos encuentren su sitio en el mundo?

La verdad es que a cada esfuerzo al que se le permite palpitar en toda su extensión se extenderá por el mundo a través de algún tipo de concepción.

- Encuentra tu centro y respira hondo.
- En el punto más intenso de la inhalación, imagina que el inmóvil centro es el inmóvil sol del espíritu.
- En cada exhalación, permítele inundarte con toda su luz.
- Inicia tu día invitando a alguno de tus sentimientos más profundos a germinar hacia el exterior.

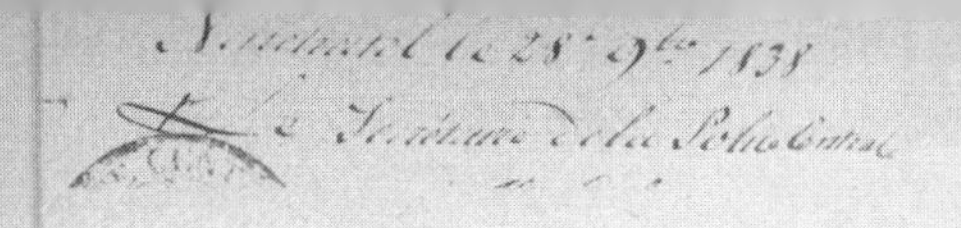

1 DE MARZO

La ruta única

Si vives con suficiente pasión
habrá sólo una ruta.

No importó con quién conversó el aprendiz porque, si escuchó lo suficiente y lo hizo con cuidado, todas las palabras volvieron a su fuente, como si sólo existiera un discurso único. No importó hasta el fondo de cuántos ojos se asomó porque, al final, todos los ojos revelaron el mismo resplandor, como si sólo existiera una mirada única. No importó cuántos dolores alivió porque, al final, todos los lamentos manaron de la misma herida humana, como si sólo existiera un gran sentimiento único.

Cuando el aprendiz volvió con su maestro portando todo lo que había encontrado, éste lo condujo en silencio a través de los bosques hasta llegar a un claro. Ahí se sentaron sobre un árbol caído. La luz se colaba por entre los árboles inundándolo todo. El maestro colocó una piedra en la mano del aprendiz y le dijo: "Siente la calidez de la piedra y la flor. Observa cómo a ambos los cubre la misma luz de una manera diferente. Ahora, observa que la luz de cada uno vuelve por la misma ruta hacia el sol."

El aprendiz escuchó el gran discurso único en la voz del maestro, vio el gran resplandor único en sus ojos, incluso, sintió la misma gran herida única, impresa en el dulce silencio del maestro. La luz se hizo todavía más intensa, y el maestro dijo: "Sólo somos guijarros y florecillas buscando nuestro sol. Lo que tú viste, oculto entre las palabras, más allá de la visión y detrás de todos los lamentos, es la ruta única."

- Medita sobre un momento reciente en el cual hayas sentido la ligereza en tu corazón. Respira hondo y sonríe.

- Ahora medita sobre algún momento reciente en el que hayas podido presenciar la ligereza en el corazón de algún amigo o ser querido. Respira hondo y sonríe.

- Continúa con la respiración y permite que ambos momentos encuentren su elemento común.

- Enfócate en la ligereza del corazón de la misma forma en que te enfocarías en ese sol que no puedes ver, y siente la ruta única.

2 DE MARZO

Más poder para ti

Originalmente, la palabra poder significaba capaz de ser.
Con el tiempo, su significado se redujo a ser capaz.
Ahora, sufrimos las consecuencias del cambio.

Me encontraba esperando la llegada de un avión cuando escuché la conversación de dos hombres de negocios. Uno de ellos estaba compartiendo la buena noticia de que lo acababan de ascender de puesto. El otro, para felicitarlo, le dijo: "Ahora tendrás más poder."

Yo ya había escuchado antes esa expresión, pero, por alguna razón, me pareció que en este contexto tenía un significado distinto, y pensé que la frase transmitía un sentimiento muy curioso. Porque cuando se dice como un buen deseo, se asume que el poder es el objetivo. Claro que hay una gran diferencia cuando le deseamos a una persona que obtenga poder terrenal, que cuando le deseamos que fortalezca su poder interior. Al decir *poder terrenal*, me refiero al poder que se ejerce sobre los objetos, la gente y las situaciones. Al decir *poder interior*, me refiero al poder que proviene de pertenecer a algo mucho mayor, me refiero a un tipo de poder conectivo.

No podría asegurar nada, pero creo que el deseo de aquel hombre se refería al poder terrenal, a tener más control sobre los demás. A pesar de lo cotidiano de la situación, la encuentro muy perturbadora. En particular, porque el deseo de tener más siempre es producto de una sensación de carencia. Así pues, el deseo de tener más poder, en realidad es producto de una sensación de impotencia.

Resulta una ironía bastante dolorosa que, en la tierra de la libertad, muy a menudo caminemos por ahí con una tácita y enervante carencia de libertad individual. Sin embargo, debemos saber que desear más poder no podrá liberarnos. Al menos no más de lo que una bebida cualquiera saciará la sed y la vacuidad de un alcohólico consumido por su enfermedad.

Lo anterior me recuerda un juego que solía practicar cuando tenía nueve años. Se llamaba "El rey de la colina". Siete u ocho niños buscábamos algún montículo de lodo o tierra que, entre más alto, mejor. El objetivo era permanecer solo sobre la cima de la "colina". Una vez que llegabas ahí, todos los demás trataban de tirarte e instalarse como el nuevo rey. Ahora caigo en cuenta de que ese juego era una especie de entrenamiento para conseguir poder terrenal.

Es claro que el peor papel que te puede tocar es el del rey de la colina porque, para empezar, estás completamente sólo y te invade la paranoia, no puedes confiar en nadie y estás obligado a girar todo el tiempo y cuidarte de los otros, quienes atacan por todos los frentes. La colina podría dejar de ser un montículo para convertirse en un empleo, una mujer, o un codiciado bien inmueble, pero los que están en la cima siguen siendo presa de una esclavitud tan abrumadora, que rara vez les permite disfrutar del panorama.

Yo odiaba ese juego de "El rey de la colina" porque cuando lograba ser rey, siempre me sentía demasiado estresado, cuando no lo era, me sentía triste, y cuando no quería jugar, me sentía marginado. Ese modelo me ha incomodado durante toda la vida, sin embargo, ahora que soy un adulto agobiado, ahora que me siento solo y cansado sobre la cumbre de la colinita que he logrado escalar, tengo el secreto deseo de compartir mi logro con alguien. Curiosamente, ahora estoy dispuesto a creer que hay mucho más poder si estoy unido a alguien más.

- Siéntate en quietud y recuerda alguna situación reciente en la que hayas tenido el control.
- ¿Qué lograste con esa sensación de control que tenías?
- ¿Qué fue lo que te exigió esa misma sensación de control?
- ¿Qué cantidad requeriste de esa necesidad tuya de tener el control?
- ¿Qué crees que habría sucedido si hubieras dejado que otros se te unieran ahí, en la cima de tu colina del control?

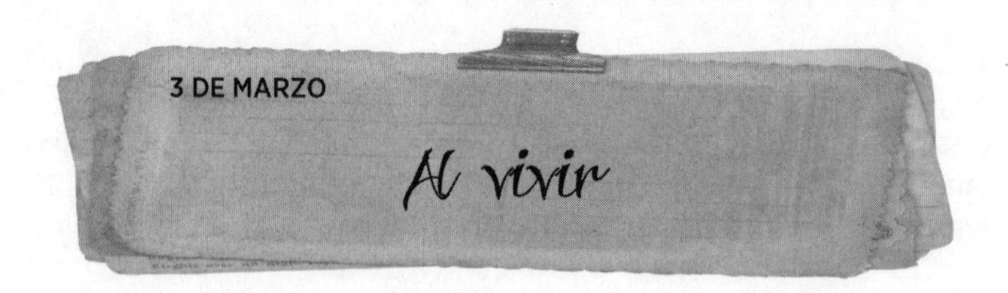

3 DE MARZO

Al vivir

La situación de cada persona es una solución, en jeroglíficos,
a las interrogantes que ella misma se haría. Primero vivimos
la solución, y después, la aprendemos como verdad.
Ralph Waldo Emerson

La vida de cada persona es un lenguaje desconocido. Una a una se van descifrando las letras de nuestro alfabeto: con cada latido, descubrimiento o inesperado momento de gozo; cada vez que la música nos toca en donde jamás creímos que podríamos sentir; con cada vivencia. Da un paso: aprende una palabra. Siente: descifra un símbolo. Acepta una verdad: traduce un fragmento del misterio que está oculto en tu corazón.

Es como si siempre tuviéramos que encontrar una respuesta antes de vivir lo que sigue. Pero, una vez que aceptamos el reto, siempre descubrimos con gran humildad que el misterio de la vida se desentraña a sí mismo, tanto en la pregunta como en la respuesta. Y al contemplar ese milagro, nos convertimos en acertijos que deben ser resueltos. Al entrar al juego, nos convertimos en canciones que deben ser cantadas.

Siempre que sientas que estás demasiado lejos de la vida, recuerda que una flauta no es más que un tubo con perforaciones, hasta que alguien la toca. Sucede igual con el corazón. Los cerillos no son más que trozos de madera hasta que alguien los enciende, el hielo no sacia la sed hasta que se derrite, las preguntas y los problemas sólo son obstáculos hasta que se viven. De esta misma forma, la vida de cada una de las almas es como una partitura en espera de ser interpretada. ¿De qué servimos si nadie nos interpreta?

- Cierra los ojos y respira. Imagina que tu boca es un conducto hacia tu ser.
- Respira con calma y de manera constante, y piensa que sólo cuando la vida se mueve, las perforaciones devienen en conductos.
- Abre los ojos y respira con el corazón.
- Siente que la música de la vida se mueve a través de ti como silencio.

4 DE MARZO

¿Para qué estamos ahorrando?

Si el amor que tengo no funciona, ¿entonces para qué quiero el dinero?

Muy a menudo pensamos que lo externo es lo más importante. Puede ser por preocupación, por miedo u obligación, pero soelmos creer que seremos mejores personas si soslayamos nuestro desasosiego.

En la década de los sesenta, Abraham Maslow, el conocido psicólogo, presentó una jerarquía de necesidades. En ella estableció que los seres humanos deben satisfacer cuatro necesidades básicas —entre ellas, alimento y refugio—, antes de atender necesidades interiores como la autoestima y buenas relaciones.

Aunque hay algo de cierto en eso, yo creo que también existe una dimensión de la vida interior que es tan relevante como tener alimento y refugio. Si no satisfacemos esas necesidades internas básicas, lo único que estamos haciendo es alimentar y cobijar cuerpos que carecen de vida. Si no se tiene amor, verdad y compasión, ninguna de las comodidades de la vida moderna importa porque, al final, nos vemos reducidos a meras máquinas biológicas que ni siquiera tienen el tipo de presencia que tendría un animal.

Como a veces no logramos entenderlo, dejamos el riesgo de amar para después: "Antes de involucrarme con alguien, tengo que establecerme. Primero tengo que comprarme ropa bonita. Antes que nada tengo que verme atractivo físicamente. Primero debo solucionar todos mis problemas." Y a veces, a pesar de que tenemos el amor justo enfrente, también lo dejamos para después con el pretexto de que estamos pensando en el futuro: "Será mejor que no haga llamadas de larga distancia ahora porque seguramente necesitaré ese dinero cuando me retire. Mejor no voy a verme en el concierto con mis amigos hoy porque voy a necesitar ese dinero para comprarme un auto en seis años. No puedo pagar un consejero matrimonial para solucionar los problemas que tengo con mi pareja, porque necesito instalar unas ventanas especiales para las ventiscas." Es cierto que tenemos que encontrar un equilibrio y tomar ciertas decisiones pero, si no hay amor en el hogar, entonces, ¿para qué comprar las ventanas especiales para ventiscas?

Cuando estuve enfermo me vi frente a una probabilidad muy alta de morir, y entonces, a pesar de toda mi prudencia, el poco dinero que había ahorrado ya no importaba. No valía nada. De pronto fue muy obvio que el único propósito verdadero del dinero era contribuir a que el amor funcionara. Porque cuando estuve enfermo no titubeé en hacer todas esas llamadas de larga distancia que había estado posponiendo; me fui a los conciertos con mis amigos, compré CDs y envié flores a toda hora en lugar de esperar a que llegara la ocasión adecuada. Compré boletos de avión para ir al Caribe con mi esposa y mis amigos más queridos... ¡Y nos fuimos!

Cuando estuve bien de nuevo, ya no pude retomar el viejo hábito de posponer mi vida con el pretexto de que tenía que ahorrar dinero. Ahora todavía ahorro, pero también siento la necesidad de utilizar el dinero para hacer que el amor funcione, para que la verdad emerja, para que florezcan la generosidad y la compasión. Es más que ser altruista, tiene que ver con la necesidad de estar vivos al máximo. Es parte de esa leña que mantiene encendido el fuego interno.

Y ahora me veo forzado a preguntar: más allá de la renta y el seguro médico, ¿para qué estamos ahorrando? Si no hacemos que el amor emerja a la superficie, aquí, en el mundo, corremos el riesgo de ahorrar para un futuro que podría no llegar jamás, o que, de hecho, al llegar, podría encontrar que nos hemos convertido en tan sólo fantasmas del espíritu. Fantasmas incapaces de vivir porque en el camino malgastamos las oportunidades que tuvimos de amar.

- Siéntate en quietud y medita sobre el amor que sientes por un ser querido.

- Respira hondo y permítete sentir ese amor y la forma en que él mismo se quiere expresar ahora.

- Sin dañarte —sin gastar el dinero de la renta o gastar dinero que no tienes— haz ahora algo respecto al amor que sientes.

- No pospongas esa manifestación amorosa. Haz una llamada, envía flores, ponle gasolina al auto y lánzate.

- Si en verdad no tienes el dinero, de cualquier forma haz la llamada a través del amor. Confía en el Universo.

- Conviértete en el amor que estás sintiendo.

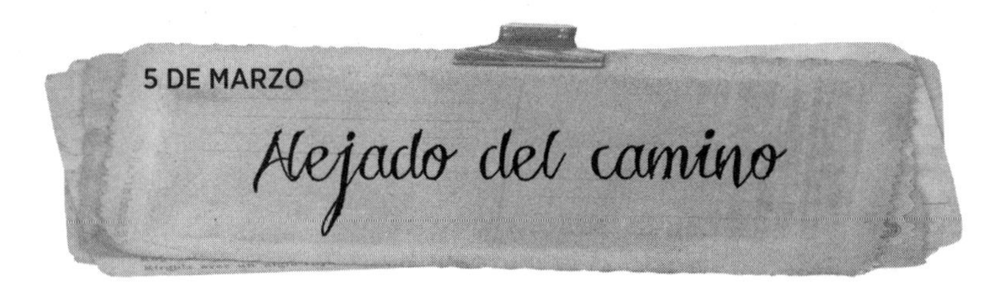

Es tan difícil sentir la piedra y no percibir la vibración.

En cuanto nos alejamos de nuestro sitio producimos una tensión entre dos lugares: donde estamos y donde creemos estar. Esta tensión nos impide sentirnos vivos por completo porque al dividir nuestra atención nos resulta imposible ser auténticos. Esto sucede a pesar de que en la actualidad se considera que hacer varias tareas al mismo tiempo —es decir, ser capaces de dividir nuestra atención— es un reflejo de inteligencia.

En realidad, alejarse del lugar donde estamos y regresar a él es una tarea que nunca termina. Es como parpadear y respirar. Por ello, cuando incorporamos este tipo de atención a nuestra vida, rara vez notamos lo que sucede. Pero si interrumpiéramos el flujo de nuestro ser, lo más seguro es que colapsaríamos como si dejáramos de ver o de respirar.

No es raro alejarse del momento, pero lo más importante es saber regresar a él.

- Encuentra tu centro y sumérjete en ese mismo momento.
- Respira de manera constante y siente cómo te alejas: hacia algún otro lugar, hacia el mañana, hacia el futuro o el pasado.
- Durante tu alejamiento, respira sin juzgarte y retorna al momento presente.

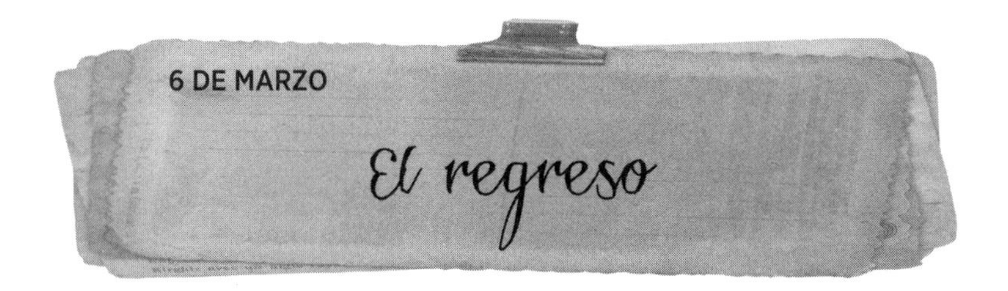

Tenemos un centro que siempre retorna.

Todos nos alejamos del momento de maneras distintas. Si conocemos a alguien e iniciamos una relación nueva, no pasa mucho tiempo antes de que caminemos tomados de la mano al mismo tiempo que nos preguntamos si llegaremos a dormir juntos; y si lo llegamos a hacer, entonces nos preguntamos si viviremos juntos; y si lo hacemos, entonces nos preguntamos si tendremos hijos; y luego...

También sucede con el miedo y el dolor. Cuando me diagnosticaron, temí la cirugía; en la cirugía, temí el tratamiento; en el tratamiento, temí el tratamiento más agresivo; en la convalecencia, temí que recurriera el cáncer.

Es imposible no alejarse, pero nuestra salud depende de esa respiración que nos impide deambular aún más. Aunque hayamos ido demasiado lejos, lo que nos ayudará a renovarnos es la práctica, la práctica de volver al punto de partida. Porque sólo cuando vivimos de lleno cada momento podemos extraer la fortaleza que mana de la unidad de las cosas.

- Encuentra tu centro y siente el momento presente.
- Observa la vitalidad de la energía que aparece cuando dejas de enfocarte en ti mismo.
- Respira con constancia y siente cómo te alejas. Observa que la vitalidad disminuye conforme te apartas.
- Respira mientras te alejas y retorna al momento presente.
- Contempla el renacimiento de la vitalidad.

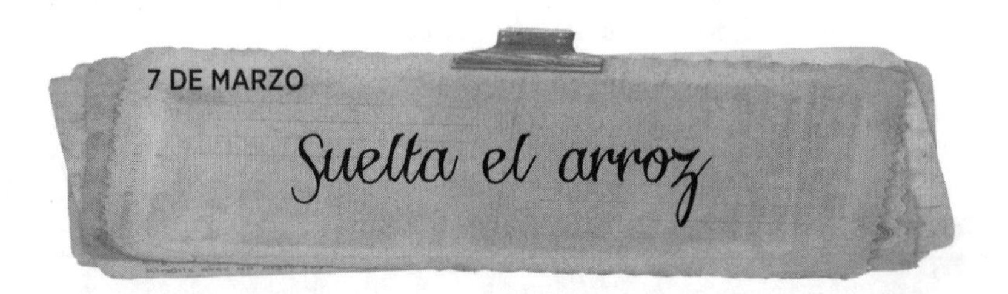

7 DE MARZO

Suelta el arroz

En un mundo que vive como puño, la piedad no es más que caminar con las manos abiertas.

Cuando abrimos las manos puede suceder mucho, mucho más. De hecho, cuando las cerramos y con toda necedad mantenemos el puño, es cuando más estancados nos sentimos. Y a pesar de ello, queremos culpar a todo y a todos de nuestro infortunio, y de paso, culpamos a aquello a lo que nos aferramos.

Hay una antigua historia china que lo aclara todo. Se originó en la manera en que se colocaban las trampas para monos. Primero se ahuecaba un coco a través de un orificio del tamaño de la mano abierta del mono. Luego se colocaba arroz dentro de la fruta, y ésta se dejaba en el camino por donde pasaban los monos. Tarde o temprano llegaba un mono hambriento que olía el arroz y metía la mano para sacarlo. Pero al empuñar los granos, su mano ya no cabía a través de la perforación. Los monos a los que atrapaban siempre eran aquellos que no habían querido soltar el arroz.

El mono era prisionero de su propia necedad de aferrarse al arroz; la trampa funcionaba porque el hambre del mono controlaba su mano. Es una lección muy profunda. Ahora necesitamos preguntarnos a nosotros mismos, ¿cuál es nuestro arroz y qué es lo que nos impide abrir el puño y dejarlo atrás?

Cuando escuché esta historia, por fin pude comprender el estresante ritual de rechazo que existe entre mi madre y yo. Cuando fui niño siempre quise su amor y su aprobación, y de pronto comprendí que ése era mi arroz, porque mientras más me los negaba ella, más cerraba los puños yo. Mi necesidad de su amor ha controlado mi mano, incluso en otras relaciones. Todo ese tiempo fui un mono atrapado que no estaba dispuesto a soltar el arroz.

Desde entonces he tratado de aflojar el agarre de mi corazón. Ahora puedo ver con humildad que el verdadero desafío para vencer no yace en soltar algo, sino en soltar o dejar atrás algo que anhelamos.

La verdad es que hay comida en todos lados. Aunque en ese momento de hambre el mono cree que no encontrará más alimento, lo único que tiene que hacer para vivir es soltar el arroz. Sucede igual en nuestro camino en el amor. Nos aferramos con necedad porque, en ese preciso momento de hambre sentimos que no tendremos otra oportunidad en el amor, cuando lo único que tenemos que hacer para que la vida se despliegue ante nosotros es dejar atrás lo que anhelamos tanto. Y es que el amor también está en todos lados.

- Siéntate en quietud y medita sobre cuál es el arroz que estás empuñando. Respira hondo y trata de ver qué es lo que te impide soltarlo.

- Para practicar la liberación de tu corazón, cierra la mano formando un puño cada vez que inhales, y ábrela en cada exhalación.

8 DE MARZO

Responsabilidad

Estaba furioso con mi amigo. Le expresé mi cólera y mi cólera cesó.
Estaba furioso con mi enemigo; nada le dije y mi furor creció.
William Blake

La verdadera responsabilidad interior se centra en la disposición que tenemos a articular lo que nos sucede cuando estamos en una relación. Es tan importante para ti como para la persona con la que te involucraste. Si no estás presente, no puedes responder a nada, y el amor sólo puede volverse real en el mundo, por medio de nuestra capacidad para responder. Cuando te presentas en la relación como quien realmente eres, es decir, como tu verdadero yo, le brindas al otro la oportunidad de actuar con su amor y, así, trascender sus limitaciones. Le das a la otra persona la oportunidad de surgir en el momento indicado.

Si tú permaneces callado, entonces yo puedo continuar viviendo en cualquier inequidad o desequilibrio que se haya desarrollado entre nosotros. Pero si tú me muestras tu dolor, tu frustración, tu confusión o tus dudas, entonces yo tengo la oportunidad de modificar el patrón con el que estoy participando de manera inconsciente en nuestra relación. Muy a menudo, lo que me hará responderte o no está más bien relacionado con el amor, con aquello que puede frenar la inercia de nuestro antiguo comportamiento.

Porque tú y yo podríamos seguir manejando en una eterna carretera durante el bochornoso verano, en un patrón fijo que a ti te resulta sofocante. Pero hasta que el tronco de un sauce que viste al pasar a toda velocidad no te obligue a parar, hasta que no te sientas orillado a decir: "Ya no puedo continuar así", yo no podré decir: "Yo tampoco quiero que las cosas sigan así." Hasta que no rompas el silencio, yo no tendré oportunidad de decir: "¿Qué podemos hacer para cambiar esta situación?"

A veces pasamos demasiado tiempo esperando que el otro se ponga al día y descubra que estamos sufriendo. Y como eso no sucede, entonces nos frustramos y nos sentimos más y más lastimados. Eso es lo que define la limitación: no ser capaces de ver lo obvio.

Así que mientras sigamos teniendo miedo de articular, el uno para el otro, nuestro miedo y dolor, el amor no tendrá manera de actuar: porque no tendrá a quien responderle con la verdad.

- Encuentra tu centro y recuerda algún miedo o dolor que sientas respecto a una relación relevante para ti.

- Respira llenando tus pulmones, y en el resguardo de tu espacio íntimo, articula, sin palabras, lo que sientes. Sólo permite que emerja hacia tu mente y tu corazón con libertad.

- Sigue respirando hondo y trata de sentirte cómodo con la verdad de este sentimiento.

- Es suficiente por hoy. Confía en que sabrás cómo y cuándo articular esta verdad para que esa persona importante en tu vida tenga la oportunidad de escucharla.

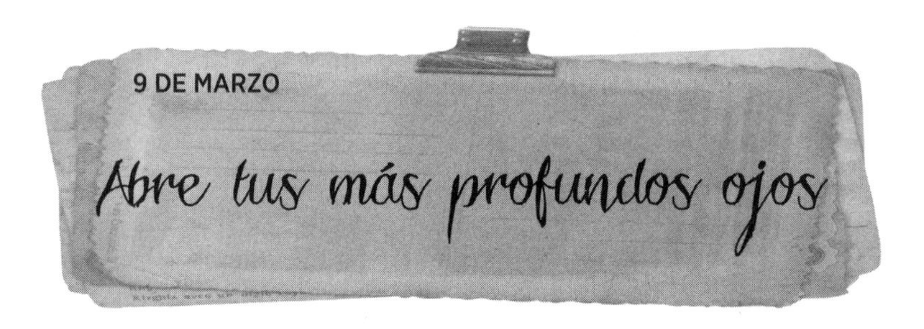

9 DE MARZO

Abre tus más profundos ojos

La vida íntima de cualquier cosa extraordinaria me será incomprensible hasta que no desarrolle y profundice en una vida interior propia.

Parker J. Palmer

Todo mundo tiene una vida interior, todo es cuestión de liberarla. Lo que Parker J. Palmer sugiere con gran sabiduría es que sólo podemos llegar a sentir algo hasta el punto en que estemos dispuestos a enfrentar su profundidad. Así como tenemos que abrir los ojos —levantar los párpados— para mirar, también tenemos que levantar las barreras y abrir corazón y mente, si es que deseamos ver y sentir la esencia de la vida que nos rodea.

Para desarrollar la vida interior es primordial abrir nuestros ojos más profundos. Tiene mucho que ver con tumbar muros, con vivir desde lo más hondo para experimentar la relevancia de lo que está a nuestro alrededor.

Muy a menudo, estando desvinculados de nuestra interioridad, nos quejamos de que el entorno es demasiado superficial o aburrido, y de que no merece nuestra atención. Sin embargo, lo más probable es que, en realidad, nosotros estemos fuera de alcance.

- Para mirar con más profundidad, debemos explayarnos desde lo más hondo.
- Piensa en algo o alguien que hayas rechazado y colócalo frente al ojo abierto de tu corazón.
- Rodea la imagen con tu respiración más profunda.
- Después de algún tiempo, pregúntate: ¿esto o esta persona, se ve diferente ahora?

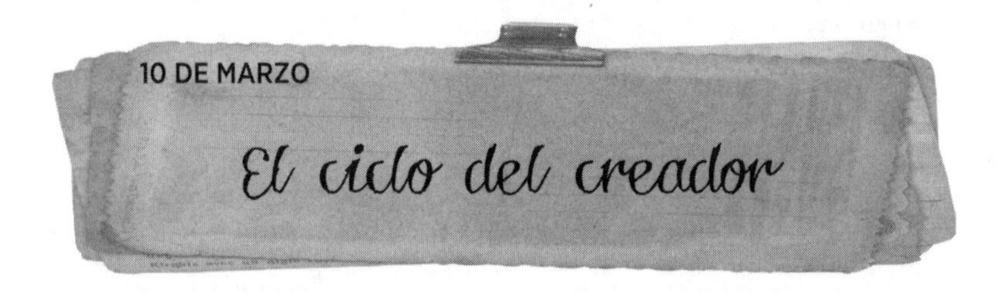

10 DE MARZO

El ciclo del creador

Sobrevivimos... y luego morimos.
Ojibway Elder

Nada se escapa del ciclo del creador. Ni las plantas, ni los caballos, ni los árboles, ni las aves, ni los seres humanos. Tampoco la vida de la mente. Tampoco la vida del corazón. Tampoco la vida del espíritu. Todo lo que está vivo surge, se reúne, desencadena vida nueva, decae, muere y vuelve a surgir de nuevas formas. Cada alma es un soplo del aliento de Dios que se despliega en la grandiosa energía que nos rodea como un riachuelo que jamás se detiene. El objetivo no es engañar a la muerte, sino vivir en el riachuelo con la humildad y vitalidad que sólo pueden surgir tras aceptar la inevitabilidad de la muerte.

Porque cuando tratamos de negar que existe, podemos enfermarnos en ese intento frenético de perseguir cualquier desafío que mantenga ocupada nuestra mente. Por otra parte, si nos vamos al otro extremo, podemos enfermarnos si sólo pensamos en la muerte y la vemos en todo lo que nos rodea. Porque, entonces, la vida se convierte en una triste carrera de aprensión.

Más allá de todo plan y deseo, primero sobrevivimos y, como las piedras que se erosionaron por fuerzas que no se pueden ver ni limitar, la recompensa será el dolor y la maravilla de desnudar nuestra belleza interior y dirigirla hacia el cielo. Porque si vivimos con honestidad, lo que llevamos en el fondo terminará luciendo en el exterior. La experiencia de vivir con plenitud no nos exenta del ciclo del Creador. Muy a menudo lidiamos como necios porque queremos protegernos de la fricción que significa estar vivos, cuando es precisamente esa fricción la que pule nuestro espíritu para convertirlo en una gema visible. Somos más maleables de lo que pensamos, más duraderos y mutables que toda la esperanza reunida.

Los delgados y fragantes pétalos no se ocultan del viento. Sobreviven para morir y resurgir de entre la tierra otra vez. Incluso dentro de un solo ciclo de vida, nos deshojamos y volvemos a echar raíces. Nos quebramos, sangramos y nos reacomodamos para convertirnos en otro hermoso ser que aprenderá a acercarse a los demás. Pero si oponemos resistencia a este proceso, sufriremos el doble. La fuente de la sabiduría y la belleza proviene de recorrer el camino cantando.

- ¿Cuál es tu mayor temor respecto a morir?
- ¿Cuál es tu mayor temor respecto a vivir?
- ¿Tienen algo en común estos temores?
- Si no tuvieras estos miedos, ¿cómo le darías nueva forma a tu vida?
- ¿Qué sucedería si le dieras esa forma, a pesar de todo?

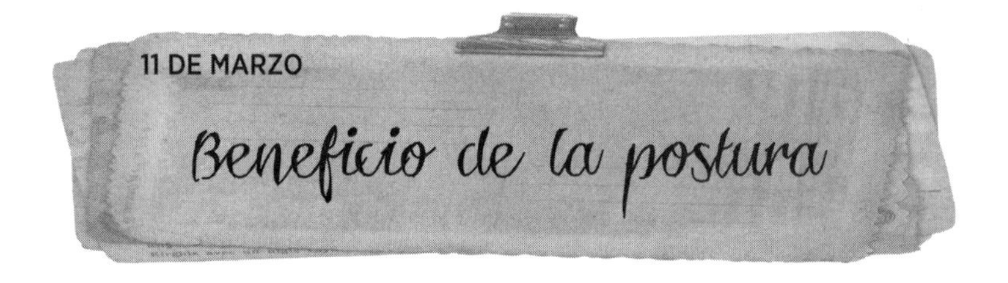

11 DE MARZO

Beneficio de la postura

*Mientras no comiences a vivir con totalidad en el cuerpo,
no vivirás con totalidad en el Yo.*
B. K. S. Iyengar

Siempre que enseñan yoga, los maestros de todas las tradiciones le recomiendan al estudiante mantenerse quieto en cierta posición, para recibir los beneficios de cada postura o *asana*. Esta es una práctica maravillosa que también se puede aplicar en la vida. En muchos sentidos, trabajamos con ahínco para llegar a algún lugar específico, y luego, cuando estamos ahí, soslayamos las recompensas que habitan el espacio que alcanzamos.

Lo anterior sucede en particular cuando nos tocamos. A veces nos preocupa tanto cuál será nuestro siguiente movimiento —o tal vez nos preocupa si acaso habrá un siguiente movimiento—, que rara vez nos detenemos a sentir la recompensa del simple hecho de abrazarnos con alguien.

Pero si a cada momento en que nos tocamos lo consideráramos, en sí mismo una consumación, entonces estaríamos practicando cómo sentir la eternidad.

Con tu pareja:

- Siéntense en quietud y respiren hondo al mismo tiempo que tocan los brazos del otro.
- Sientan el ser del otro en el cuerpo que lo transporta.
- Después de varios minutos bésense lentamente con los ojos cerrados.
- Ahora continúen tocando ligeramente sus brazos al tiempo que buscan los ojos del otro.

Tú solo:

- Siéntate en quietud frente a un espejo y enfócate en el cuerpo en que vives.
- Respira hondo y entra por el campo de tus ojos.
- Respira lentamente y siente tu alma como si fuera un cuenco lleno de agua cristalina que está justo debajo de tus ojos.
- Respira hondo y siente que el agua de tu espíritu corre por la playa de tu cuerpo.

12 DE MARZO

En la semejanza de todo

Todo está interconectado en el universo. Y dentro de cada uno, éste se refleja.
Lourdes Pita

Creo que esta reflexión explica por qué sentimos tanto apego a ciertas cosas: ¿por qué, de todas las ramas que han caído, siempre iré por aquella que más se parezca a la forma en que he tenido que moldear mi vida? ¿Por qué, de todos los lugares a los que podrías volver, escoges el labio de un acantilado que el viento ha desdibujado? Porque te permite sentir el desdibujado labio de tu corazón, el que no le has mostrado a nadie.

Pareciera que nosotros los humanos siempre nos hemos sentido atraídos a encontrarnos en la vida del entorno. Pero a menudo, al hacerlo, vamos despedazando lo que nos rodea hasta que todo se asemeja a nosotros. Y aunque en realidad no sea nuestra intención, con frecuencia recibimos la vida de la misma manera en que recibimos los alimentos. La masticamos hasta que sólo quedan trozos irreconocibles que debemos tragar. Pero el tipo de alimento que la vida nos ofrece se debe recibir de manera íntegra, tal como es. De otra manera, pierde su sabiduría, su poder y gracia.

Por lo tanto, nuestro desafío permanente radica en no convertir todo en nosotros. En realidad, la función más importante de la humildad es ayudarnos a asimilar la experiencia en los términos en que se presenta, y sin violar su naturaleza, en un esfuerzo por alimentarnos de la vida que es distinta a nosotros. Gracias a este esfuerzo encontramos las semillas. Semillas de esa otra vida, pero correspondientes, semejantes, a las de la vida que mora en nosotros. Estas semillas son lo que puede sustentarnos.

Cada uno de nosotros porta su propio maquillaje interior. Es como los cromosomas, los diminutos aspectos de todo lo que conforma el universo. Y así, el arte de la libertad se transforma en la aventura indispensable en la que se alcanzan los secretos. Estos secretos están en todos lados y se agitan en nuestro interior de tal forma que nos hacen revivir. Así, del pez aprendemos a emerger y zambullirnos; de la flor aprendemos a abrirnos y aceptar; de la piedra aprendemos a resquebrajarnos y permitir que pase la luz; y de las aves, aprendemos que a veces las alas son más útiles que el cerebro.

En lugar de tratar de encontrarnos en todo, debemos encontrar todo en nosotros. Hasta que nuestra esencia humana comience a evolucionar en el interior y se asemeje a lo demás. De esa manera nos asemejaremos a las maravillas que encontremos, hasta que, al igual que las aves que han sabido todo esto desde siempre, cantemos cuando aparezca la luz del sol.

- Siéntate en quietud y recuerda un lugar en medio de la naturaleza que te gustaría visitar. Puede ser campo abierto, una cascada, un riachuelo o un sendero en los bosques.

- Ve ahí con tu mente y siente cuál es el aspecto que continúa haciéndote volver. Puede ser el viento entre la hierba, el sonido del agua, o la luz pasando por entre las hojas de colores.

- Agranda en tu mente ese atractivo aspecto e imbúyete en él. Conviértete en la hierba, el agua o la hoja.

- Respira lentamente y permite que aquello que amas de ese lugar te muestre por qué eres como la hierba, como el agua o como la hoja.

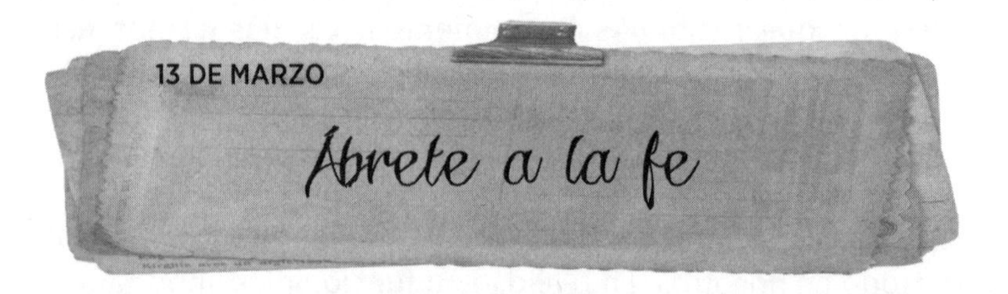

Había una vez un hombre que estaba a punto de atravesar el mar.
Otro hombre, un sabio, ató una hoja a la punta de su bata y le dijo:
"No temas, ten fe y camina sobre el agua.
Pero presta atención, porque en cuanto pierdas la fe, te ahogarás."
Sri Ramakrishna

A veces nos alejamos del dolor, lo cual sólo resulta útil si se hace antes de ser lastimado. Porque cuando ya se sufre, la única manera de salir de la pena es atravesándola. Cuando una persona se cae de un bote, sus intentos por mantenerse a flote es lo que empeora las cosas. Debemos aceptar que estamos ahí y quedarnos lo suficientemente quietos para que la profundidad nos arrastre. La disposición a hacerlo es la génesis de la fe, la disposición a ceder ante las corrientes que son más poderosas que nosotros. Hasta las hojas secas flotan en los lagos, demostrando que rendirse nos puede sostener.

También podemos aprender que los patos nadan alrededor de las hojas. En la vida, como en el agua, cuando nos enrollamos o nos sacudimos, podemos hundirnos. En cambio, si nos extendemos y nos mantenemos inmóviles, el mar más grande de todos nos transporta: el mar de la gracia que fluye constante por debajo de la agitación de las situaciones. Y de la misma manera en que los peces no pueden ver el océano en que viven, nosotros tampoco podemos percibir del todo el espíritu que nos sustenta.

Siempre sucede que, al surgir el dolor, nos aferramos y, entonces, nos hundimos. Sin embargo, a mí la vida me ha enseñado que la manera en que logramos desplegarnos después de haber sucumbido es crucial en el momento en que se define si llegaremos a sanar.

- Cuando te sea posible, camina alrededor o siéntate junto a un lago o laguna, y observa las hojas flotar en la superficie.
- Sin pensar, respira como si fueras una hoja que ha caído de un árbol.
- Sólo respira y permite que el espíritu que no puedes ver del todo, transporte a tu mente y a tu corazón, aunque sea durante un breve lapso.

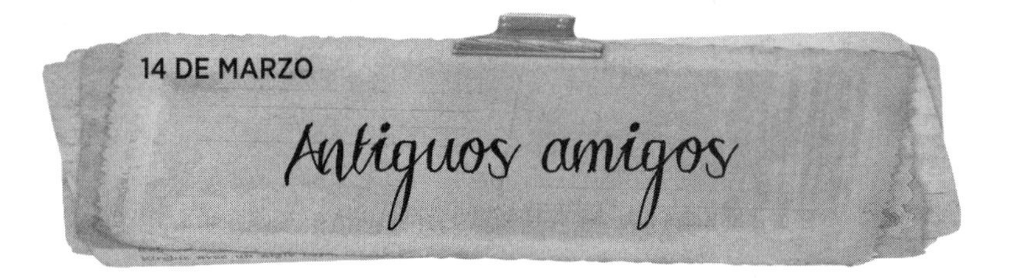

14 DE MARZO

Antiguos amigos

Uno escala, uno ve. Uno desciende y no ve más a pesar de que ya ha visto.
Es un arte el de conducirse, a través de las regiones más bajas,
con las memorias de lo que se vio más arriba.
Cuando uno no puede ver más, por lo menos puede todavía saber.
René Daumal

En el siglo VIII, en la dinastía Tang de China, el poeta Li Po escribió su famoso poema, "Carta en el exilio". El poema está dirigido a su "antiguo amigo", So-Kin de Rakuyo, y en él podemos darnos cuenta de que, a pesar de que sólo se han reunido en unas cuantas ocasiones, han sido amigos íntimos de toda la vida. Hacia el final del poema, Li Po se siente inundado por la presencia de su viejo amigo: "¿Por qué hablar si la conversación no tiene fin, si las cosas del corazón no se terminan?"

Y entonces nos sentimos obligados a preguntar cómo es posible que estos amigos hayan pasado más tiempo separados que juntos. Sin embargo, se sabe que la presencia de un amigo así puede darle forma a nuestra vida entera. Si somos afortunados, tal vez tengamos un amigo así, y si somos ricos en bendiciones, tal vez lleguemos a tener dos amigos así durante el tiempo que pasemos en la Tierra. Es como si Li Po y So-Kin fueran estrellas en la constelación del otro: breves pero duraderos puntos de luz. El problema, entonces, siempre ha sido cruzar de un punto de luz al otro a través de la oscuridad. Ésta es la evidencia de la fe, la preservación de la presencia en los tiempos en que no estamos iluminados.

Esta amistad es en sí misma una metáfora de otro tipo de amistad, de la amistad que sostenemos durante toda la vida con la verdad, el amor, la unidad, y con Dios. Puede ser que, así como Li Po estuvo alejado de So-Kin, nosotros pasemos mucho tiempo sin sentirnos conscientes o iluminados del todo, sin embargo, la presencia de la verdad y de Dios pueden darle forma a nuestra vida entera, así como lo hace un íntimo y antiguo amigo. Entonces, la tarea personal es descubrir la manera de tener una relación duradera con esas entidades que son mucho más grandes que nosotros. Cuándo no se perciba la luz de ninguna estrella, ¿cómo podremos seguir la luz de esas entidades en nuestro corazón?

- Respira hondo y recuerda algún momento especial de verdad en tu vida que te haya guiado a través de los años.
- Respira amorosamente y trata de mirar esa experiencia.
- Sonríe e inclínate ante esta verdad como ante un viejo amigo al que no has visto en años.
- Rézale con gratitud.

15 DE MARZO

El poder de los símbolos

Si sujetas bien una piedra entre tus manos, podrás sentir de qué montaña proviene.

Un cavernícola estaba recogiendo bayas cuando, de pronto, lo acorraló una criatura salvaje que ahora ya no existe. La rama de un árbol tronó y asustó a la bestia, y en ese instante, el cavernícola arrancó un trozo de la rama que había caído para usarla como talismán. Y así comenzó la historia de los símbolos.

La gente siempre ha guardado trozos de sus vivencias para recordar aquellos poderes de la vida que no siempre se pueden ver. Nosotros guardamos la pequeña concha, llena del eterno ritmo del océano, y la transportamos por miles de kilómetros para sentir la presencia del océano cuando estemos alejados de él por mucho tiempo. Por esa misma razón atesoramos canciones, el trozo de un boleto y flores secas.

Los símbolos son espejos vivos de ese inefable entendimiento ulterior. Conozco a dos hombres que son amigos y que sobrevivieron a Vietnam. Recibieron rehabilitación en Italia y, antes de volver a casa, partieron una lira de cobre en dos. Cada uno guardó una mitad como si fuera un gran tesoro, como si fuera el corazón roto que quedaría por siempre en aquella selva dejada de la mano de Dios.

Nosotros les pedimos hasta a los más nimios objetos de la vida cotidiana que resguarden un valor y significado que nos es importante. Y así, los símbolos más amados llegan a funcionar como una lámpara de Aladino. Lo único que tenemos que hacer es frotarlos parsimoniosamente y, entonces, los sentimientos y los tiempos pasados cobrarán vida. Asimismo, las verdades esenciales que son tan difíciles de mantener a la vista retornarán.

Recuerdo las visitas que hacía a la casa de mi abuelo cuando era niño. Él tenía un cuenco blanco como la leche, repleto de chocolates M&M's. Era un sencillo tesoro mágico para mí. Recuerdo que, a pesar de que me ponía de puntitas y tomaba chocolates una y otra vez, el cuenco jamás se vaciaba. Han pasado treinta años desde que murió mi abuelo, y ahora, cada vez que me siento deprimido, coloco el cuenco color blanco en mi regazo y me como unos cuantos M&M's.

Y me siento mejor. No es una ilusión, no es escapismo. Más bien es que estoy usando el cuenco blanco repleto de M&M's como un símbolo vivo que, en mi momento de nostalgia, puede crear una sensación más profunda de plenitud y generosidad que siempre está ahí, pero que no siempre se puede percibir.

El uso correcto de los símbolos es éste, y no el de representar ideas sin calidez. Su propósito es convocar a la vida a todo lo que vive en nosotros y en nuestro entorno. Los símbolos nos ayudan a atestiguar el doloroso misterio de la vida. Ya sea un crucifijo, un pequeño buda llorando o una concha rota proveniente de un mar olvidado hace mucho tiempo, los símbolos nos ayudan a soportar el día a día.

- Recuerda un momento especial que hayas tenido al crecer.
- Medita sobre el sentimiento de ese momento hasta que logres ver la escena frente a ti.
- Lentamente, siente cómo participaste en ese momento especial y enfócate en un detalle. Puede ser una silla, el aroma de las violetas o un trozo de vidrio cubierto de lluvia.
- Con toda reverencia, enarbola este detalle como un símbolo vivo de todo lo que ese momento especial significa para ti.
- La próxima vez que te sientas menospreciado, ponte en contacto con ese símbolo tan íntimo.
- Permite que el símbolo te abra hacia los regalos que están ahí pero que no siempre puedes recordar.

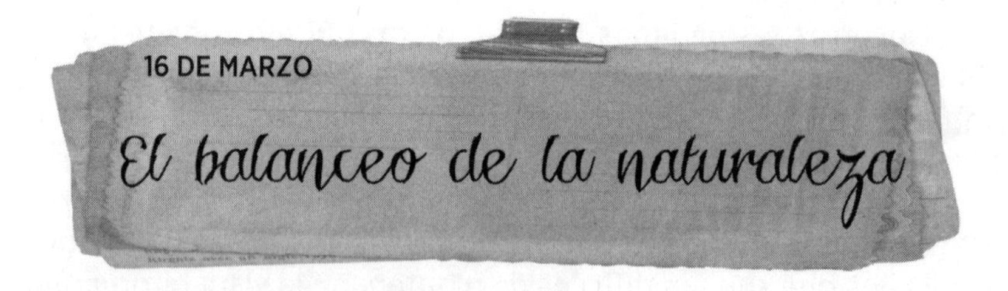

16 DE MARZO

El balanceo de la naturaleza

Cuando el viento se detiene, los árboles continúan moviéndose,
así como mi corazón sigue crujiendo tiempo después de que fue plegado.

Algo que siempre me sorprende es ese efecto tardío que se da cuando algo nos conmueve hasta lo más hondo. Me pueden herir o desilusionar, puedo sentir la calidez de ser amado, o el gentil contoneo que se percibe cuando alguien te deja, pero luego, ya estoy listo para vivir otra experiencia. Y rara vez me doy tiempo para digerir los sentimientos por completo. De hecho, he llegado a notar que gran parte de la confusión que siento en la vida proviene del hecho de que enfoco mi atención en la nueva experiencia demasiado pronto, y además, envuelvo a esa nueva experiencia con aquellos sentimientos remanentes que todavía no han terminado de vivir en mí.

Por ejemplo, el otro día me sentí triste porque estaba enfermo un amigo. Traté de aceptar con mucha franqueza mi preocupación y, cuando creí que ya había estado triste el tiempo suficiente, seguí mi camino. Al día siguiente me encontré en medio de la común frustración del tráfico y las compras, ante las insensibles reacciones de las meseras y los empleados, y, de pronto, todo eso me hizo sentir triste. O, al menos, eso fue lo que creí. Aunque ahora que lo cuento resulta muy obvio, no fue así cuando sucedió. Así que gasté una buena cantidad de energía preguntándome si habría llegado el momento de cambiar mi estilo de vida. Pero en realidad, lo que estaba sintiendo, eran las vibraciones de aquella otra tristeza por la enfermedad de mi amigo.

La lección más profunda tiene que ver con el balanceo de la naturaleza: su acercamiento, su impacto y, en especial, el eco. Todo lo que está vivo se encuentra con ese balanceo, y en especial, nosotros cada vez que chocamos con el eco invisible de lo que pensamos y sentimos. Estar vivo lleva su tiempo.

- Siéntate en quietud y enfócate en un sentimiento que te haya afectado con fuerza hace poco.
- Al respirar, trata de detectar las huellas de su impacto que todavía te afectan.
- Respira lentamente como si fueras una bandera y permite que los ecos de ese sentimiento vibren a través de ti.

17 DE MARZO

Una extraordinaria y furiosa batalla

Hay una extraordinaria y furiosa batalla: para que mi boca no se endurezca
y mi mandíbula no se convierta en las pesadas puertas de una bóveda,
para que mi vida no se torne en un preludio a la muerte.
Yehuda Amichai, poeta israelí

Hay un antiguo mito griego que, como si fuera una botella, lleva en sí un mensaje sobre las batallas más cruciales que emprendemos los seres humanos. Es la historia del talentoso músico Orfeo, cuya amada Eurídice es secuestrada por Hades, el dios del inframundo. Orfeo se siente tan abatido por el dolor, que viaja a la tierra de los muertos para exigirle a Hades que le devuelva a Eurídice. Después de pensarlo y analizarlo con frialdad, Hades le dice: "Puedes llevártela. Te tomará tres días llevarla hasta el mundo de los vivos. Pero hay una condición: deberás cargarla y no podrás ver su rostro sino hasta que llegues a la luz. Si no obedeces, ella volverá a mí y se quedará conmigo para siempre."

Por desgracia, Orfeo no sabe que Hades le dice a Eurídice exactamente lo contrario: "Él te cargará hasta la tierra de los vivos y tú tienes que mirarlo antes de llegar a la luz. Si no lo haces, regresarás aquí para siempre." La colosal misión resulta fallida y Orfeo pierde a Eurídice para siempre.

Pero para nosotros, la batalla nunca se termina. Porque en cada uno hay un Orfeo que piensa: "Si miro, moriré." Y también hay una Eurídice que piensa: "Si no miro, moriré." Y así, la gran interrogante espiritual, "¿ser o no ser?", se vuelve, "¿mirar o no mirar?" Y lo que al final determina si logramos salir del infierno o no es el equilibrio personal que llegamos a tener.

Creo que todos nacemos con una inclinación natural a mirar o a no mirar, y ésta cambia en algún momento de la vida, dependiendo de nuestras creencias. No es sorprendente que yo sea uno de esos videntes femeninos: creo que si no miro, moriré. Es muy probable que esto tenga que ver con mi vocación de poeta.

Así que debo admitir mi inclinación. Porque a pesar de que hay ocasiones en las que no debemos mirar demasiado si queremos preservar la visión —como es el caso de mirar al sol—, la mayor parte de las veces necesitamos mirar para continuar con vida.

Yo, como muchos, tengo que lidiar con ambas posibilidades: ser guardián de secretos o descubridor de verdades. Nadie nos dice cómo hacerlo, así que tenemos que pelear la batalla una y otra vez: salir del inframundo —es decir, no hacernos insensibles— y encontrar el camino que nos lleve hasta el mundo de los vivos.

- Encuentra tu centro y respira con constancia. Piensa en la serie de decisiones en la vida que te han llevado hasta donde te encuentras ahora.

- Haz más lenta tu respiración y trata de entender qué es lo que ha definido tu estancia en la Tierra: la necesidad de ver o la necesidad de no ver.

- Respira de manera uniforme y trata de sentir qué es lo que necesitas ahora, mirar o no mirar. ¿Cuál de las dos acciones te ayudará a volver al mundo de los vivos?

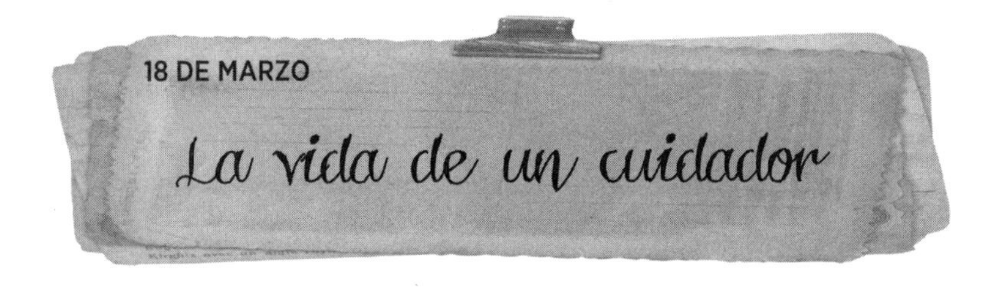

18 DE MARZO

La vida de un cuidador

Acepta este regalo para que pueda sentir que doy.

He descubierto que la vida de un cuidador está tan llena de adicción como la vida de un alcohólico. Pero en el primer caso, la intoxicación proviene del alivio emocional que surge temporalmente cuando se satisface la necesidad de un ser querido. A pesar de que la sensación nunca dura, cuando atendemos la necesidad de alguien nos sentimos amados. Y aunque atender a alguien puede ser muy benéfico, en especial para la persona que es atendida, el cuidado se convierte en una bebida con la que aletargamos brevemente esa sensación de baja estima que no desaparece, a menos de que estemos tomando nuestras dosis de autosacrificio.

Todo va bien hasta que anticipamos la necesidad del otro más allá de lo real, y luego, sin que exista una necesidad genuina, nos surge la ansiedad por atender. Esa ansiedad sólo se calma cuando hacemos algo por alguien. Claro que en el centro de esta situación está la preocupación permanente de que, a menos de que hagamos algo por alguien más, nunca seremos amados. Entonces, las necesidades de los demás comienzan a estar tan disponibles como las botellas atrás de una barra y, aunque lo intente, el cuidador o cuidadora, no resistirá la tentación de beber de ellas.

He podido darme cuenta de todo esto en acciones tan sencillas como llamar a un ser querido cuando se está lejos de casa. Aunque nadie está esperando noticias mías, yo puedo sufrir toda una agonía para decidir si debo llamar. A veces, incapaz de soportar la incomodidad que me produce no evidenciar mi amor, termino haciendo hasta lo indecible para realizar la llamada.

La verdad es que aunque cuidar de alguien parece ser una acción muy generosa, termina siendo algo más bien egoísta, y esa necesidad de autocomplacernos nos impide vivir una vida de compasión genuina. Para ser honesto, debo decir que curarse de este tipo de adicción requiere un programa de recuperación tan riguroso como el de los alcohólicos que asisten a un grupo. También se necesitan padrinos que nos amen por lo que somos.

Ese remedio del espíritu, el que nos permite dar de manera genuina, se encuentra en algún lugar dentro de nosotros, en la fe de creer que todos somos dignos de ser amados así, tal como somos.

- Encuentra tu centro y piensa en un ser amado a quien sientas que has tratado mucho más que bien.
- Medita sobre lo que te estimula a hacer ese esfuerzo extra.
- Imagina que esa persona te amara sin que tú tuvieras que hacer algo.
- Imagina que te amas sin tener que hacer algo.
- Respira y no hagas nada hasta que sientas que el amor emerge por ti mismo.

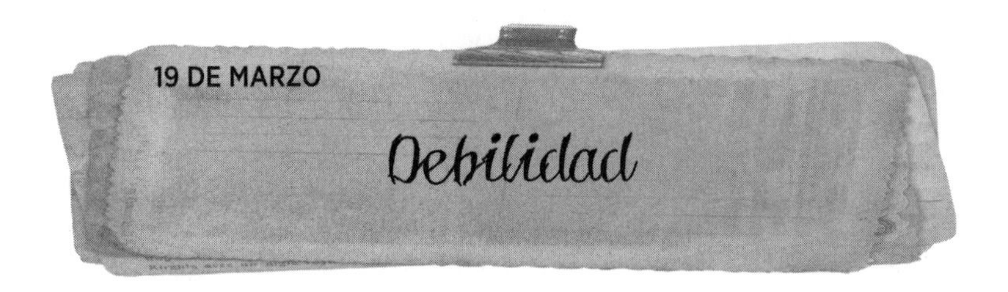

Nuestra fuerza continuará si nos permitimos tener el valor de sentir miedo, debilidad y vulnerabilidad.
Melody Beattie

Esta es una oración para siempre. De hecho, ayuda a definir a la debilidad, en términos espirituales, como cualquier hábito de la mente o del corazón que nos impide ver las cosas tal como son —es decir, integralmente— o por medio de toda la capacidad que tenemos de sentir. Este tipo de ceguera nos aleja todo el tiempo de la verdad, de la unidad y de la compasión.

Todos somos frágiles, cometemos errores y somos presas de miles de emociones y exageraciones. Pero si estamos dispuestos a enfrentar estas situaciones de manera directa, en lugar de debilitarnos, nos pueden enriquecer. Porque, en realidad, lo que nos hace caer vencidos no es la fibra de nuestra humanidad, sino la reticencia a aceptar quiénes somos y a vivir de acuerdo con ello, a pesar de las limitaciones.

Y, subyacente a todo, la ceguera en sus diversas y recurrentes formas es la causa de gran parte de la crueldad existente. Porque es justo en esos momentos de ceguera cuando creemos estar viendo las cosas con gran claridad por lo que, entonces, terminamos destruyendo lo irremplazable sin siquiera notar lo valioso que era.

Después de destruir tantas cosas en mi vida —corazones, reliquias, nidos de petirrojo—, me siento inclinado a admitir que la única diferencia que veo en la Tierra entre ser fuerte y ser débil, es la honestidad con la que nos enfrentamos a nosotros mismos, con la que nos aceptamos y nos compartimos tal como somos.

- Para esta meditación sostén una fotografía de alguien que te importa. Puede ser de ti mismo.
- Cierra los ojos y encuentra tu centro. Cuando los abras, enfócate en la fotografía y permítete ver tu relación con la persona de la fotografía tal como es.
- Vuelve a cerrar los ojos. Cuando los abras en esta ocasión, enfócate en la fotografía y permítete aceptar por completo a ese ser, con todo y sus defectos.

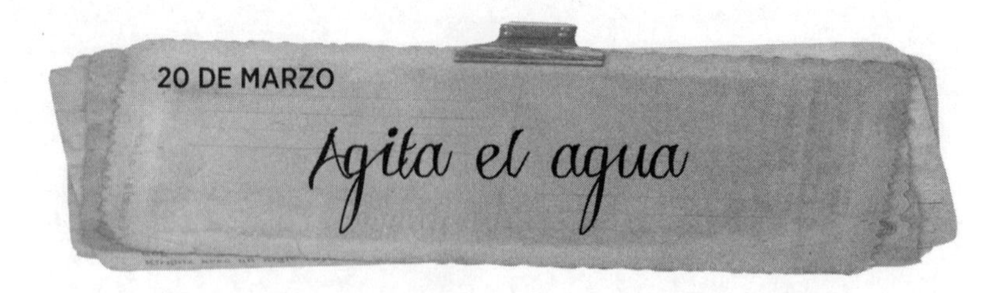

20 DE MARZO

Agita el agua

Permitir que el conocimiento genere problemas,
y luego usarlo para resolver esos mismos problemas,
es como agitar el agua con la esperanza de que se torne cristalina.
Lao-Tsé

Este ciclo que implica generar problemas y luego tratar de resolverlos es muy parecido a lo que sucede cuando tiramos de una hebra de estambre que más nos habría valido dejar en paz. Entre más jalamos, más se desteje la prenda, y al final tenemos que volver a tejerla de nuevo. También es muy similar a lo que sucede cuando planeamos muchas actividades o nos comprometemos con demasiada gente en muy poco tiempo, y entonces se encuentran —tú y quienes te rodean—, haciendo hasta lo imposible por cumplir con todo.

A todos nos ha sucedido. También lo podemos notar de manera más sutil en lo que sucede cuando nos cuesta trabajo aceptarnos a nosotros mismos. Al sentirnos inseguros o poco valiosos, nos fijamos una meta y creemos que alcanzarla nos hará sentir mejor. En ese caso planeamos el éxito al mismo tiempo que nos preparamos para el fracaso: agitando el agua con la esperanza de que se torne cristalina.

Y durante todo ese tiempo desperdiciamos los considerables recursos del corazón y del espíritu. ¿No es así como nos lanzamos a estudiar carreras que no tienen que ver con nuestra vocación?, ¿no es así como nos involucramos en relaciones que no nos hacen felices del todo?, ¿no es así como a veces traemos niños al mundo, con la esperanza de que nos ayuden a aclarar nuestra mente?

La mente es una araña que, si se lo permitimos, lo enmarañará todo y luego, a esas mismas cosas a las que se aferra, las culpará de haber creado la tela de la que se quiere liberar. A mí ya me ha sucedido: con los sueños de grandeza y las ilusiones de amor, con un deseo incontenible de ver mi reflejo con claridad en el agua, al mismo tiempo que la agito y la agito. Tal vez la lección más fuerte que he aprendido, y la que aún me cuesta mucho trabajo asimilar, es que no tengo que estar acabado para sentirme pleno.

- Siéntate en quietud y piensa en algún hilo de tu corazón que se haya desenmarañado hace poco.
- Respira hondo y piensa en la manera que te has tenido que involucrar para volver a tejer esa prenda.
- Respira de manera regular e intenta detenerte y hacer todo a un lado, dejar todo como está, dejar a la hebra en paz.

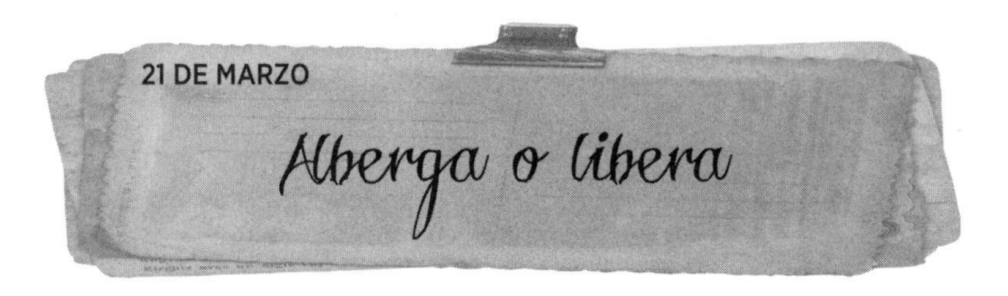

21 DE MARZO

Alberga o libera

¿Cómo puedes seguir el curso de tu vida si no la dejas fluir?
Lao-Tsé

El polen se junta hasta que la lluvia se lleva todo el que sobra y no fue usado como semilla. El musgo se forma sobre las cepas y las rocas hasta que se desgasta por el paso de los animales. Las hojas que cubren los senderos se desintegran con el tiempo para mostrarle el camino a los extraviados.

Nos sucede lo mismo. Los sueños se juntan como el polen hasta que el sudor y las lágrimas de la vida se llevan en su corriente todo lo que no fue posible. Los blandos y nudosos vínculos que nos conectan crecen desde la piedra —tanto los gozosos como los llenos de pesar— hasta que lo que es alimento se come y lo que no se desgasta. Como hojas secas y caídas, nuestros recuerdos cubren el sendero hasta que han sido recordados lo suficiente como para desaparecer de la existencia y liberarnos.

A veces el pesar, producto de la resistencia, ocasiona que nos oxidemos como el hierro y, para volver a ingresar en el flujo de la vida, necesitamos ser lijados hasta volver a mostrar la superficie original. Si no liberamos los sentimientos, estos cubren el corazón con su arenilla. Como las ventanas que tienen una película de erosión causada por el clima, así también nosotros esperamos unas manos cariñosas que nos pulan. Es inevitable. La experiencia nos permea y el viaje de la expresión nos permite llegar a la meseta de luz otra vez.

Todo lo que existe participa en este ciclo involuntario. A los seres humanos el proceso de la vida nos mancha todo el tiempo con la arenilla de su presencia, con el dolor del corazón, con la desilusión y la falta de sentido de la existencia. Cuando albergamos estos sentimientos podemos llegar a enfermarnos, pero si los liberamos nos sentiremos plenos. Nosotros, más que cualquier otra forma de vida, poseemos el majestuoso y agobiante poder de albergar o liberar el impacto de la experiencia.

Y con gran humildad se nos pide que mantengamos un flujo genuino entre lo que se alberga y lo que se libera. Sólo tenemos que respirar para recordar que somos un punto de acceso para la vida. La experiencia entra y los sentimientos salen. La sorpresa y el desafío entran, y los dolores de corazón y el gozo salen. En la constancia de la marea, la vida se apresura a ingresar, y en la liberación permanente, debemos dejarla salir por completo. Porque esta fue la manera en que el mar esculpió con magnificencia la tierra, y es la forma en que el liberador océano del espíritu esculpe permanentemente la raza humana.

- Hoy, al atravesar la puerta de tu casa y salir hacia el mundo, respira hondo y pregúntate: ¿cuál es la característica de tu cualidad de ser humano que te hace sentir más agradecido?
- Mantén esta pregunta en tu mente a lo largo del día.
- Esta noche, cuando vuelvas a tu nido, respira hondo otra vez y pregúntate: ¿cuál es la característica de tu cualidad de ser humano que sigue sorprendiéndote?
- Mantén esta pregunta en tu mente mientras descansas y duermes por la noche.

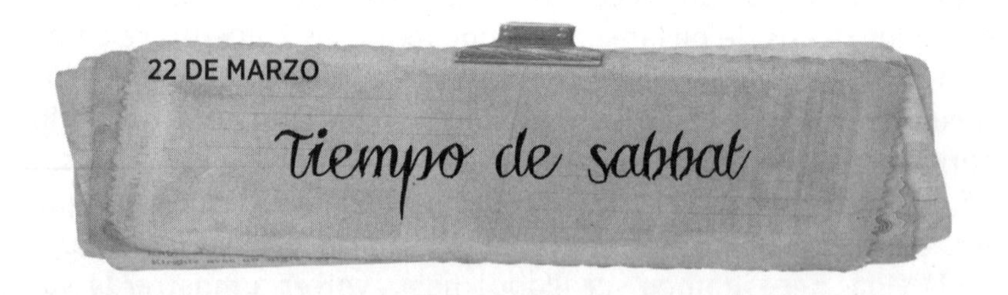

22 DE MARZO

Tiempo de sabbat

Trabaja cuando tengas trabajo. Descansa cuando estés cansado.
Es posible que realizar una tarea en paz sea mejor que realizar diez en pánico...
Negarme el descanso no me convierte en héroe, sólo me hace sentir más cansancio.
Susan McHenry

Cuando necesito sentirme fresco o renovado, siempre retorno a las entradas del corazón que ya se han abierto antes para dejarme entrar. Camino, me detengo junto al enorme sauce y espero que su conocido contoneo me hable. Vuelvo a tocar esa especial tonada de piano que logró colarse por las grietas de mi corazón y hacer que todo se desplegara ante mí. Me preparo un poco de té, me siento en mi sillón preferido y, con gran cuidado, saco mi vieja y destartalada copia de un libro de E. E. Cummings. Entonces comienzo a leer: "Te agradezco Dios por este día tan sorprendente..."

Con suavidad y silencio —los dos hilos que se desenredan para tornarse en gratitud— trato de abrir las horas y espero que vuelva el milagro. Para mí, este es el renovador átomo del sabbat. Trato de comenzar todos los días con un breve momento así de cálido, antes de que los topes, los baches y el ruido me abrumen, antes de que la confusión y los conflictos restrinjan mi percepción de lo que me rodea.

En mi opinión, el corazón se constriñe y dilata como si fuera un ojo. Cuando está constreñido no puede haber solaz porque el mundo parece más pequeño, mal intencionado y lleno de peligro. Es por ello que el sabbat se vuelve una práctica esencial que dilata todo lo que se encuentra tenso. Al desacelerar el pulso del corazón, estos momentos íntimos de descanso aflojan los nudos del mundo y dan paso a la *restauración*, es decir, convierten en oro el momento de sosiego.

Siempre que estoy descansando recuerdo que lo que me ata a la tierra es invisible. El otro día, por ejemplo, me sentía constreñido. Mi corazón palpitaba como la garza que despierta entre la maleza sin espacio para moverse. Atrapado y sorprendido por el ruido que había en mi mente, revoloteé hasta el centro de ese lago que los humanos llaman silencio. Si me preguntas, te diría que la paz no es más que la parte interior de unas alas descansando sobre un lago, mientras el corazón que yace sobre las plumas, palpita con más y más suavidad.

- Realiza la práctica de aflojar el nudo de tu corazón. Coloca tus manos sobre tu regazo con las palmas hacia arriba.

- Aprieta las manos en cada inhalación.

- Con cada exhalación relaja tus manos hasta que descansen como el par de alas que son en realidad.

23 DE MARZO

Sin saber hacia dónde volamos

Las aves aprenden a volar sin saber nunca a dónde las llevará el vuelo.

El comportamiento de las aves es una lección profunda. Sus alas crecen, se extienden y cubren superficies de aire. Al principio con cierta vacilación y después llenas de confianza, se elevan, aletean, planean y aterrizan. Pareciera que para las aves el objetivo es el mero acto de volar. Y así es. Las aves migran en busca de comida, pero cuando vuelan, nos transmiten la sensación de que su destino es mantenerse en lo alto.

Mientras estamos en la Tierra, los humanos, a diferencia de las aves, solemos confundirnos con obsesiones respecto al sitio adonde nos dirigimos. A veces nos confundimos tanto que llegamos a frustrar y cohibir nuestra capacidad humana de volar. Muy a menudo dominamos y acallamos nuestra necesidad de amar, de aprender y de conocer la verdad del espíritu hasta que nos sentimos seguros de que el esfuerzo nos conducirá a algún sitio. Todas estas condiciones, titubeos, "sí-pero", y "qué tal si..." son lo que descalabra la travesía humana porque impiden que el corazón, esa ala que en realidad es, se despliegue por completo.

Sin embargo, se puede decir sin reserva alguna que la mera presencia de luz es lo que insta a las aves a cantar y a elevarse. Ellas no entienden conceptos como aferrarse a algo o invertir sólo si parece que las ganancias están aseguradas. En este sentido, somos las únicas criaturas que buscan garantías, y con ello, sofocamos la chispa del descubrimiento.

¿Con cuanta frecuencia nos automutilamos al no permitir que el amor, con todos sus riesgos, nos enseñe a volar? ¿Cuántas veces no se pasma nuestro corazón porque no permitimos que el ala que se extiende sobre la pasión nos abra por completo hacia nuestros dones? ¿Cada cuándo buscamos una canción que nos guíe y que sólo pueda manar de nuestro interior?

Sé que a lo largo de los años, a través del miedo y de la expectación, mi mente ha reunido y acumulado lugares que tengo que visitar, objetos que debo tener, *yoes* que debo ser. Pero ahora me encuentro aquí, sin la mayor parte de todo eso, y habiendo gastado todos los anhelos y las metas para aprender a amar.

Entonces, aunque trate de imaginar y construir el camino hacia donde me dirijo, aunque trate de planear y saber lo que significa esta vida de sensaciones, lo que en realidad me eleva al espíritu es el pulso de lo que siento. La verdad es que las alas no crecen de manera distinta si se viaja al Sur, al Este o al Oeste. Y a pesar de la forma en que nos hayamos entrenado a nosotros mismos, nuestras vidas son más fundamentales que cualquier dirección hacia la que nos quiera enviar la ambición terrenal. Al igual que las aves, fuimos creados para cantar y volar, eso es todo. Y todos nuestros planes y estrategias no son más que ramitas de un nido que abandonaremos cuando nos quede chico.

- Medita sobre algún deseo que hayas vacilado en cumplir. Puede ser tu anhelo de bailar o tocar el piano.
- El impulso de viajar a algún lugar que te llama.
- La necesidad de llegar a conocer a alguien, incluso a ti mismo.
- Respira y permite que el sentimiento se eleve sin peso alguno.
- Respira y enfócate en tu vacilación. Podría haber surgido de tu temor al fracaso o al rechazo, o del miedo a lo desconocido.
- Respira a través de esa duda y entiende que, así como las alas sólo pueden volar si se baten, tu habilidad de vivir con profundidad —de ser alguien en relación con alguien más— sólo crecerá si te empeñas en ello.

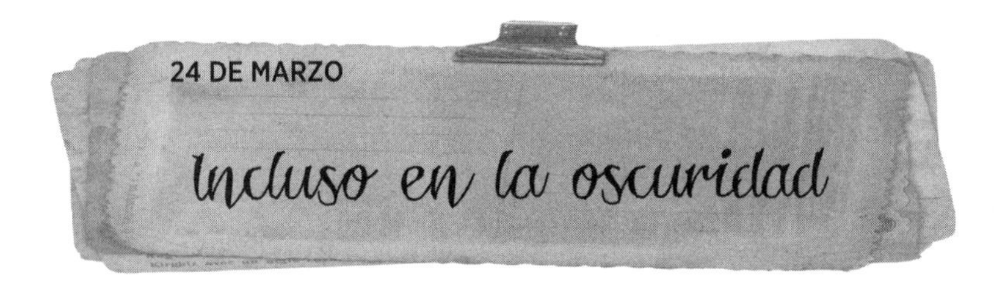

24 DE MARZO

Incluso en la oscuridad

Sentirse despedazado no es razón para ver todo hecho pedazos.

La actinia plumosa es un ser acuoso que rara vez se ve pero que crece por todo el fondo del océano. Es como un encaje blanco que se abre debajo de toneladas de negro, mostrándose como si el sol pudiera bañarla a pesar de la inconmensurable distancia.

Éste es el truco para estar bien, ¿no crees?: sentir el sol incluso en la oscuridad. No perder de vista la verdad de las cosas cuando éstas no están a la vista, crecer a pesar de todo, saber que aunque estemos demasiado sedientos, todavía queda agua, saber que hay amor incluso en la soledad, saber que hay paz incluso en medio del pesar.

Nada de lo anterior invalida el dolor, pero sí fortalece nuestro deseo de volver a la luz.

- Cierra los ojos y siente el sol. Entonces podrás volver a ver.
- Inhala profundamente a través de esa parte de tu corazón que se encuentra clausurada, y siente el hecho del amor. Estará ahí cuando puedas volver a sentir.
- Respira con lentitud a través de esa rendija tuya que titubea, y siente el hecho de la vida. Estará ahí cuando puedas abrir tu espíritu, así como cuando naciste.

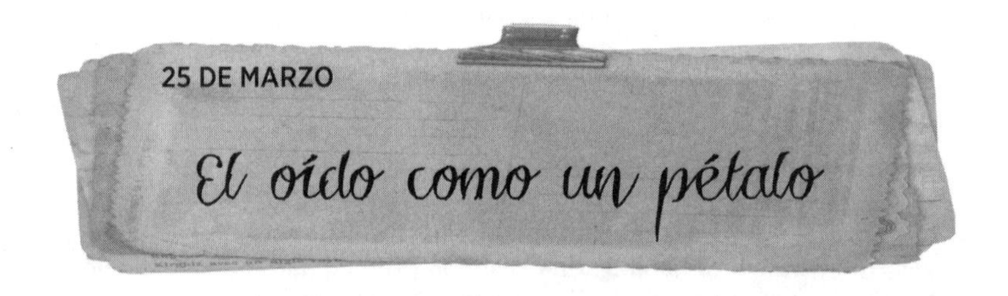

25 DE MARZO

El oído como un pétalo

El oído no es más que un pétalo que crece desde el corazón.
Cuando nos escuchamos el uno al otro, todo se torna un jardín.

¿Qué significa escuchar? Hemos podido mostrar la notable capacidad mental de dividirnos. Podemos elegir no prestar atención y, a pesar de eso, si nos preguntan qué nos dijeron, podemos recitarlo palabra por palabra.

Pero la habilidad de escuchar proviene de un lugar mucho más profundo y, al parecer, podemos escuchar lo vivo de manera proporcional a lo que hemos vivido en verdad. Sólo podemos entender el dolor y el gozo en la medida en que hemos permitido que la vida nos toque. Si el oído crece desde el corazón como un pétalo, entonces, así como las raíces absorben la lluvia y el sol hasta que surge una flor, el corazón debe absorber las lágrimas y la alegría para que germine un oído que de verdad pueda escuchar.

Recuerdo que muchos años antes de lacerarme los pies mientras buscaba un sendero, me senté en la cama de hospital de mi abuela, quien era inmigrante. Entonces vi el gesto de dolor en su rostro cuando colocaron vendas en sus talones llenos de llagas por estar en la cama. También recuerdo que años antes de salvar a mi perra *golden retriever* cuando estuvo a punto de ahogarse, vi a un compañero de trabajo que lloraba por su perro muerto. Entonces me pregunté cómo podía ese hombre amar a un animal más que a una persona. Años antes de volver a iniciar mi vida, recuerdo haber corrido por el camino de la granja en la noche, y ver la mirada de incredulidad de mi suegro cuando el granero que había construido treinta años antes se desmoronaba consumido por el fuego.

Pero sólo pude compartir el dolor de todos ellos hasta muchos años después, cuando comprendí el verdadero gozo que les daba el preocuparse por las cosas. Es obvio que no necesitamos compartir las mismas vivencias para sentir empatía, pero sí debemos experimentar lo que nos corresponde para vivir antes de que la vida nos muestre sus raíces.

¿Qué nos cuesta escuchar de verdad? Es el derrumbamiento de todo lo que circula entre nuestros corazones. Si me atrevo a escucharte, te sentiré como siento al sol, y comenzaré a crecer hacia ti y tú hacia mí. Porque cuando nos prestamos atención, todo se transforma en un jardín y se vuelve comestible.

- Siéntate con un ser amado en quien confíes, y medita sobre alguna anécdota de alegría o dolor que, con el paso del tiempo, has escuchado con más atención.

- Compartan su opinión sobre por qué les continúa gustando la historia.

- ¿Cómo se ha incrementado tu comprensión de la anécdota con el paso del tiempo?

- Respira lentamente y abre aún más tu corazón para recordar algún momento de la semana pasada al que, debido a tu falibilidad humana, hayas elegido no prestarle atención.

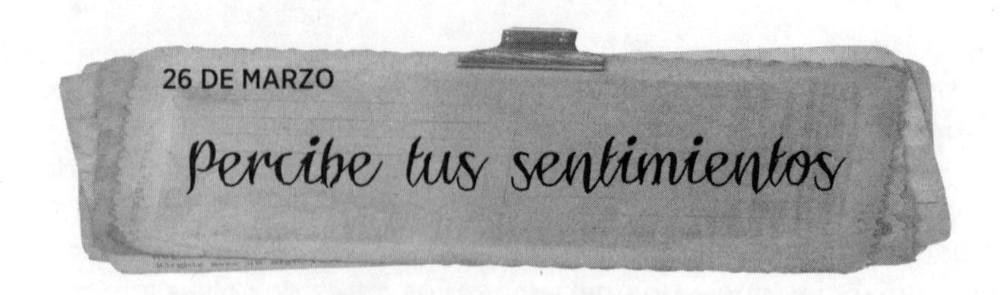

26 DE MARZO

Percibe tus sentimientos

El camino más rápido a la libertad es percibir tus sentimientos.
Gita Bellin

Puede sonar muy sencillo, pero aunque es fácil saber que tienes sentimientos —detectar su peso, su agitación y lo repentino de su humor—, percibirlos, es decir, permitir que esos sentimientos penetren tu ser como el viento pasa por una bandera, es un asunto completamente distinto y mucho más sutil.

Resulta necesario reconocer los sentimientos porque si no los sentimos por completo, no nos dejan jamás, y entonces, para liberarnos de ellos, comenzamos a hacer todo tipo de cosas extrañas, y esto es la causa de muchas adicciones.

Muchas veces me he desviado al involucrarme en aquello que rodea a mi dolor o tristeza, y al final, nunca siento lo que debería. Y entonces, cuando alguien me pregunta cómo me siento, termino repitiendo la causa del dolor pero continúo sin sentirlo. O incluso, llego a planear lo que haré después, a anticipar reacciones, pero sin sentir el dolor. También nado en la furia de la injusticia pero sin atreverme a lanzarme a través de la herida.

Aunque nos dé miedo, sentir nuestros sentimientos es la única forma directa y clara que existe de liberar del dolor al corazón.

- Medita sobre las estrategias con las que eludes tus sentimientos.

- En silencio, deja de retener esos sentimientos con palabras, razones, o diciendo que no tienes tiempo para sentirlos.

- Sólo conviértete en una playa y permite que esos sentimientos se arrastren hasta ti como si fueran olas.

27 DE MARZO

Nacimos cantando

La canción no es un lujo sino una indispensable manera de ser en el mundo.

De alguna manera nos han hecho creer que la canción es entretenimiento, algo sin lo que no podemos vivir, como el postre. Pero darle voz a lo que vive en el interior es lo que hace que todas las cosas sigan siendo posibles. La verdad es que en cuanto llegamos al mundo lo hacemos cantando, aunque a veces los demás piensan que se trata de llanto. Sin embargo, si no existiera este inexorable reflejo, los pulmones no funcionarían y el interminable intercambio entre lo interior y lo exterior nunca comenzaría.

Recuerdo el primer día que estuve solo en casa después de haber sido operado de la costilla. Por primera vez en meses, todo estaba inmóvil. La luz matinal inundaba el espacio en donde solía estar mi costilla. De repente, cuando el miedo, el dolor y el agotamiento escaparon de mi interior, por fin comencé a llorar con fuerza. Esa manifestación fue una canción, y de lo que yo no me había dado cuenta era de que una vez que lo liberara, cuando la carga de mi recorrido por fin tuviera una salida, la vida podría ingresar con sus incontables energías y sutilezas.

Era un secreto en extremo sencillo: al dejar salir algo, también permitimos que algo entre. Así que si te sientes truncado, triste, marginado, aletargado: canta, dale voz a lo que sientas. No tiene que sonar bonito. Sólo, con todo valor, explayate a pesar de las dificultades, permite que salga lo que te acongoja y que entre lo que está allá afuera. Canta y tu vida continuará.

- Encuentra tu centro y localiza algún sitio dentro de ti en donde el dolor, el miedo o el agobio se estén acumulando.
- Respira hasta entrar a ese lugar. Inhala hacia la acumulación. Exhala y permite que lo que está ahí salga al mundo.
- Date cuenta de que tu respiración es el conducto que conecta la acumulación interior con el aire del mundo.
- Date cuenta de que el sonido de tu respiración es la canción más calmada de todas.

28 DE MARZO

El regalo del cambio de piel

Desde el principio, la clave de la renovación ha sido el cambio de la piel vieja.

Resulta muy interesante que las civilizaciones antiguas creyeran en algo que nosotros hemos olvidado debido a nuestro moderno bullicio de producción: que la inmortalidad se logra mudando de piel. La gente de la tribu Dusun del norte de Borneo ha creído por siglos que cuando Dios terminó de crear el mundo anunció: "Aquél que sea capaz de mudar piel, no morirá."

¿Pero qué significa eso? No significa que podemos vivir para siempre, sino que la forma más sencilla de mantenerse apegado al pulso de la vida, la forma de permanecer ante la presencia de esa divina realidad que lo crea todo, es estar dispuesto a cambiar. Pero, ¿a cambiar qué? Todo lo que ha dejado de funcionar en nosotros. Necesitamos estar dispuestos a dejar atrás el peso muerto, a deshacernos de la piel muerta porque ya no puede sentir. Los ojos inertes no pueden ver, los oídos cerrados no pueden escuchar. Y cuando se carece de la capacidad de sentir, ya no hay oportunidad de completitud y, hasta ahora, alcanzarla nos sigue brindando la mejor oportunidad de sobrevivir al dolor de la ruptura.

Claro que para los seres humanos la piel muerta puede ser varias cosas. Curiosamente las de mayor importancia son intangibles, a pesar del sofocante efecto que tienen sobre nosotros. Puede tratarse de tener una inclinación a pensar en la muerte, una manera inerte de mirar, una manera inerte de relacionarse con los demás, de creer; una manera inerte de vivir.

En esencia, el mudar de piel nos abre a la transformación y, paradójicamente, quienes nos negamos a tal renovación, tarde o temprano nos veremos forzados a atravesarla de cualquier manera. Porque en algún momento sentiremos que el mundo nos ha erosionado o despedazado. No es raro que ambas situaciones se den al mismo tiempo: mudamos desde adentro mientras, afuera, nos erosionamos.

- Encuentra tu centro y medita sobre aquello que conforma tu piel muerta.
- Respira de manera limpia y profunda, y pregúntate qué es lo que se te pide que abandones, que dejes atrás para tener un mejor acceso a la oculta completitud de la vida.

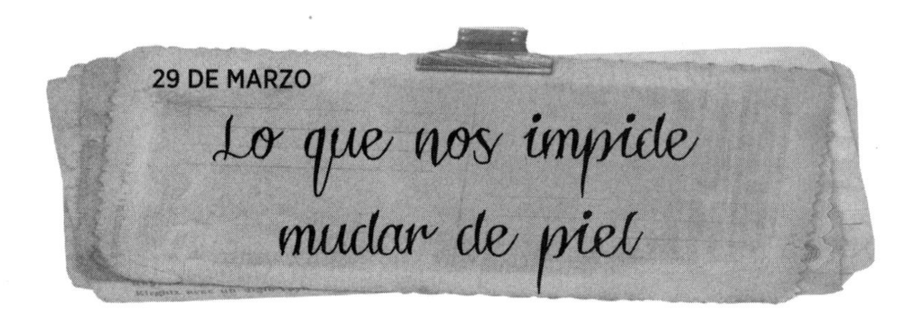

29 DE MARZO

Lo que nos impide mudar de piel

A veces cedemos nuestro derecho a la renovación
como consideración a la ansiedad de quienes nos rodean.

Claro que la vida no es fácil y, además, vivir con apertura puede ser tan maravilloso como arriesgado. El hecho es que, sin importar su utilidad o su inevitabilidad, mudar de piel siempre implica dolor, y por desgracia no hay manera de eludir esta otra cara del crecimiento. Es por ello que no resulta sorprendente: existen varios sentimientos inherentes a los seres humanos que nos impiden dejar atrás lo que ya no funciona. Eso incluye miedo, orgullo, nostalgia, el alivio que la familia brinda, y el anhelo de complacer a nuestros seres amados. Muy a menudo, por desgracia, en consideración a los deseos de quienes nos rodean, renunciamos a ese derecho de renovación.

Los melanesios de las Nuevas Hébridas sostienen que esta es la manera en que renunciamos a nuestra inmortalidad. Sir James Frazer preservó la historia que lo explica. Parece que, al principio, los seres humanos eran inmortales. Sólo mudaban de piel como las serpientes y los cangrejos y, de esa manera, renovaban su juventud. Pero después de algún tiempo, una mujer que estaba envejeciendo fue a mudar de piel a un riachuelo. Según algunos, ella era la Ul-ta-marama, es decir, el cambio de piel del mundo. La mujer tiró su piel vieja al agua. La vio flotar y luego atorarse en una rama. Entonces, la mujer se fue a casa a encontrarse con su niño. Pero el niño no la reconocía, clamaba que su madre era una mujer mayor, y no esta joven desconocida.

Entonces, para calmarlo, la mujer fue en busca de su vieja piel y se la puso de nuevo. Desde ese momento, los humanos dejaron de mudar de piel y se hicieron mortales.

Entonces, cuando dejamos de mudar esa piel vieja y muerta sólo para reconfortar a otros, nos convertimos en sólo una parte de lo que somos. Cuando para evitar los conflictos con otras personas, impedimos que emerja esa otra piel que es más sensible, nos alejamos de lo genuino. Cuando para aplacar la ignorancia de nuestros seres amados conservamos hábitos que ya habíamos desechado, perdemos nuestro acceso a lo eterno.

- Siéntate en quietud y pregúntate cuáles son esas voces que te piden conservar tu vieja piel y no cambiar.

- Encuentra tu centro y pregúntate cuál será el costo que tendrás que pagar por no renovar tu conexión con todo lo que es eterno.

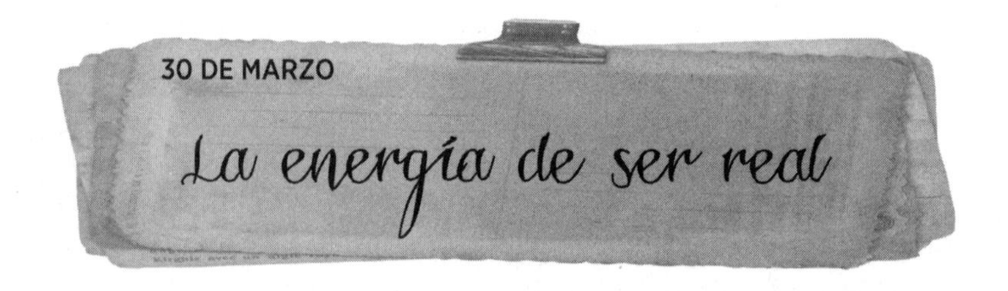

30 DE MARZO

La energía de ser real

No busques ninguna regla o método de veneración.
Sólo di lo que tu adolorido corazón quiera decir.
Rumi

"Mana" es el término que utilizaban originalmente las culturas polinesia y melanesia para describir la extraordinaria fuerza que residía en una persona u objeto. Es una especie de electricidad espiritual que transmite su carga a quien la toca. Más adelante, Carl Jung definió el término como "la influencia inconsciente de un ser en otro". De esta manera, Jung señala el hecho de que la energía de ser real tiene más poder que la persuasión pura, el debate o la fuerza de voluntad. Sugiere que ser quienes somos siempre permite que se libere un poder extraordinario que, sin planearlo ni proponérselo, afecta a la gente que entra en contacto con ese tipo de realidad.

Mirar al sol nos permite percibir la verdad más bella y sencilla de todo este asunto. El sol no tiene la intención, deseo, plan ni principios. El sol sólo brilla con intensidad y constancia. Al ser él mismo, el sol calienta con su luz y nunca se limita a sí mismo, nunca es selectivo con las cosas que calienta en la Tierra. No, el sol emana en todas direcciones al mismo tiempo y ayuda a que la vida crezca. De la misma forma, cuando nosotros somos auténticos y expresamos nuestra calidez y luz hacia todas direcciones, hacemos que la vida que nos rodea también prospere. Cuando nuestras almas, esos pequeños soles, expresan la luz de quienes somos, de nosotros mana lo que Jesús llamó amor, y lo que Buda llamó compasión. Y entonces, las raíces de la comunidad se extienden.

Así pues, debemos ser auténticos y desechar la intención de convertir a otros en algo que no son, y entonces, un sentimiento de *mana*, de luz y calidez espiritual, fluirá de nuestras almas, logrando así que quienes nos rodean crezcan. No hacia nosotros, sino hacia la luz que se mueve a través nuestro. De esta manera, al ser quienes somos, no sólo experimentaremos la vida con toda su vitalidad, también, con suma inocencia y honestidad, les ayudaremos a otros a ser más ellos mismos. Ser reales y continuar siendo fieles a la energía de la realidad, nos permite ayudarnos, unos a otros, a crecer en dirección de la luz vital única.

- Encuentra tu centro y permite que el riachuelo de tus sentimientos te recorra.
- Después de un rato, enuncia de manera directa los sentimientos que vayan surgiendo. Con cada exhalación, enuncia aquello que sientes que te recorre: tristeza, miedo, confusión, paz, aburrimiento, alegría.
- Después, deja que el riachuelo de sentimientos continué aumentando mientras tú vuelves a respirar en silencio.
- Ahora siente todo lo que te rodea —alfombra, sillón, ventana, pared— y percibe cómo todo eso se inclina hacia ti.

31 DE MARZO

La práctica de ser real

Así como el sol no puede contener su luz, nosotros no podemos contener lo que se siente real.

La vida en la Tierra se mantiene gracias a que ésta gira hacia la luz del sol todos los días. Sucede lo mismo con nosotros porque no tenemos opción, no importa cómo nos hayan educado o el tipo de entrenamiento que hayamos recibido, siempre debemos seguir girando hacia lo que sentimos que es real. De otra manera corremos el riesgo de convertirnos en gélidos planetoides que giran en la oscuridad.

A menudo, cuando llevo ya algún tiempo sintiéndome confundido o deprimido, descubro que es así porque dejé de girar hacia la luz de lo que se siente genuino. En momentos como ese, tengo que romper con la oscuridad de mi permanente girar. Lo hago dando un pequeño paso que a veces me parece inmenso y demasiado difícil porque ya llevo un buen tiempo girando en mi propia órbita. Sólo tengo que decir lo que siento de manera continua para llevar a cabo la práctica del ser real.

Toda la vida he batallado con este asunto. Yo, como muchos, he aprendido a sobrevivir gracias a que contengo dentro de mí lo real. Cuando algo sucede, cuando alguien dice o hace algo que me lastima, sé cómo recibir el golpe y fingir que no pasa nada, que la vida sigue su curso. Sin embargo, con eso mi energía se consume porque tengo que continuar fingiendo, y entonces, comienzo a girar con frialdad en medio de la oscuridad.

Es muy sencillo decir que nos sentimos lastimados, tristes o asustados cuando lo estamos. Sin embargo, también se necesita mucho valor para hacerlo. Esta energía de la realidad, el *mana*, modifica las situaciones de una forma muy directa y cotidiana. Lo hace porque la expresión inmediata de nuestra verdad libera cierta cantidad de luz y calidez que influyen en la vida de la que formamos parte. Esa es la manera en que brilla nuestro espíritu.

Encuentra tu centro y, una vez más, deja que el riachuelo de tus sentimientos corra a través de ti.

- Después de algún tiempo, enuncia de manera directa los sentimientos que vayan surgiendo. En esta ocasión ten mucho cuidado y aclara que esos sentimientos te pertenecen: me siento triste, tengo frío, me siento ligero, me siento agobiado.

- A lo largo del día trata de percibir cómo se va modificando el pulso de lo que se siente real.

- Trata de seguir girando hacia ese pulso.

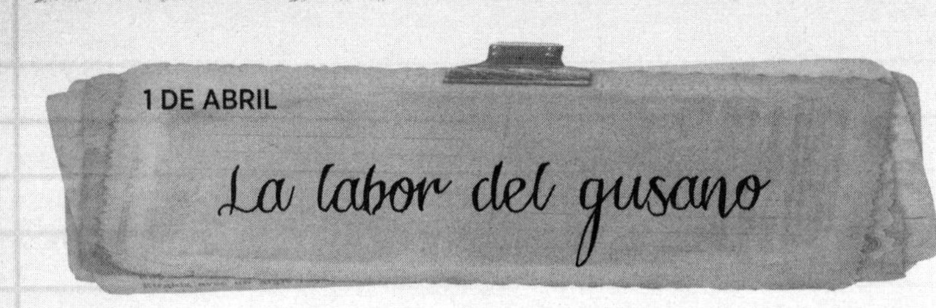

1 DE ABRIL

La labor del gusano

Lo que el gusano come alimenta a la raíz.

Un miembro de la tribu ojibway cuenta la historia de cuando el Creador estaba teniendo problemas para mantener unido al mundo. Entonces, un pequeño gusano le dijo que él podría ayudarle. El Creador hizo una pausa y el gusanito comenzó a hilar su imperceptible seda y a conectar toda la creación con su red invisible. Como regalo, el Creador le permitió al gusanito vivir para siempre. El gusanito tendría que envolverse en su red y, después de algún tiempo, surgiría con unas delgadísimas alas pletóricas de color: como una mariposa.

Esta historia nos enseña que todo lo que forma parte de la creación está conectado, y que lo que lo mantiene unido proviene del humilde trabajo que significa vivir en la Tierra. Nos explica que la experiencia de la eternidad puede ser posible si nos sumergimos directamente en la imperceptible red de la vida. La historia nos dice que si nos mantenemos inmóviles el tiempo suficiente dentro de la red de todo lo que existe, en algún momento llegaremos a conocer la levedad de la transformación.

Así como el gusanito, debemos trabajar con humildad en nuestra experiencia —en el dolor, la frustración, la confusión y el asombro— y transformarla en hilos de seda. Y con toda libertad, nos tocará elegir conectarnos con la experiencia y luego tejer un capullo con las conexiones. Al final podemos ingresar en ese capullo de conexión de la experiencia —así como el indio nativo norteamericano suda en su tipi, como el yogui hindú estimula su tercer ojo, como el monje mantiene su voto de silencio—, hasta que logremos emerger portando nuestros intensos colores para que todo mundo los admire.

Es increíble, pero el universo se mantiene unido gracias a los imperceptibles hilos de nuestra experiencia, y la recompensa que obtenemos por mantener viva la red es que nuestro espíritu surja a través de lo íntimo y hacia el centro de todo lo que es. Y así, al ser quienes somos, nos revitalizamos, aunque sea brevemente, en la red de toda la creación.

No importa cuán relevantes creamos que son los demás porque cada uno de nosotros colabora para mantener todo en su sitio. Se requiere del humilde esfuerzo que hacemos día a día con lo que tenemos. Así se lleva a cabo el discreto milagro en el que se va hilando la conexión universal a partir de nuestra humanidad. Esta humilde e imparable práctica es la labor del gusano.

- Cuando se presente la oportunidad, observa a un ser amado respirar mientras duerme.
- Contémplalo de la misma forma en que contemplarías una flor: con gratitud y asombro por el mero hecho de su existencia.
- Observa en silencio y si te es posible, respira al mismo ritmo que lo hace su inconsciente.
- Siente cómo se mueve el aire entre ambos al respirar y entiende que este momento humano es tan normal como la seda que lo conecta todo.

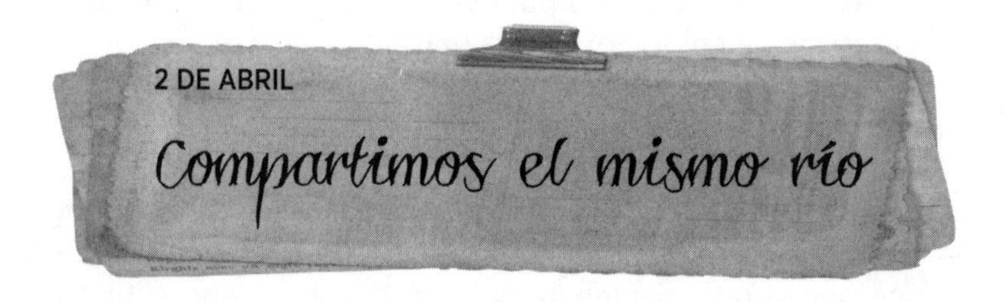

2 DE ABRIL

Compartimos el mismo río

Ahora el río está en mí.

Estaba de viaje por Sudáfrica, y una mañana sentí gran ternura cuando mi amiga Kim se acercó a mí al verme llorar. Me preguntó si me sentía bien y yo le dije que eran solamente las aguas de la vida salpicando mi playa. Más tarde la vi al borde de las lágrimas, así que fui a ver cómo se sentía. Me dijo: "Ahora el río está en mí."

Nos miramos y comprendimos que los seres humanos compartimos el mismo río. Fluye por dentro y a través de todos, yendo de un corazón seco al otro. Compartimos el mismo río y eso hace que la Tierra sea una entidad individual viva.

El todo de la vida tiene el poder de ablandar y abrirnos en contra de nuestra voluntad. Puede irrigar nuestro espíritu y, en ese momento, es cuando descubrimos que las lágrimas, el agua que mana desde adentro, son la misteriosa y cristalina sangre que compartimos. Tal vez hablemos en idiomas diferentes y tengamos existencias muy distintas, pero cuando ese insondable líquido sale a la superficie, nos acerca a los otros.

Compartimos el mismo río, y cuando entra en nosotros, la necedad se desvanece de la misma manera en que los puños ceden cuando se enjuagan en el riachuelo del amor.

- Si te es posible, siéntate y observa un riachuelo o un arroyo. Medita sobre la vida del sentimiento que nos une a todos.
- Si no encuentras un riachuelo o un arroyo, de todas maneras medita mientras observas cómo corre la lluvia por las calles.
- Observa que el mismo río lo toca todo y sigue su curso.
- Al respirar siente cómo crece dentro de ti la vida de todo.

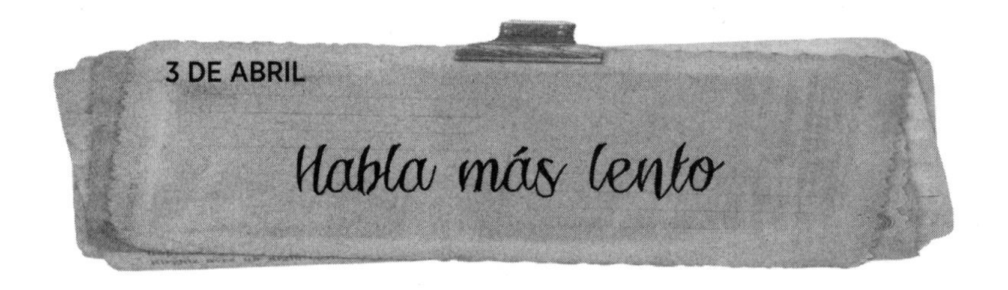

3 DE ABRIL

Habla más lento

Si vives con el suficiente volumen en tu corazón ya no hay necesidad de hablar.

Hubo un tiempo en mi vida, cuando estaba en la universidad, en que hablaba tanto que los demás siempre mantenían su distancia. Claro que, con el tiempo, esa cascada llegó a alejar a los otros a distancias mayores. En ese momento no pude comprender que me gustaba hablarle rápido y a todo volumen al mundo exterior porque no quería escuchar el mundo que vivía dentro de mí. Por supuesto, entre más ruido hacía, menor era la oportunidad de permitir que lo real entrara en mí o surgiera de mi interior. Y eso terminó convirtiéndose en un maldito ciclo.

Muy a menudo confundimos la necesidad de escuchar con la necesidad de ser escuchados. Toda esa verborrea era una forma de tratar de acercarme a los otros a través de mi corazón. Pero en el fondo, todo se sustentaba en mi miedo porque sentía que si no me explayaba —a través de las palabras, los gestos y los cuestionamientos sin fin—, me quedaría solo. Me ha tomado muchos años aprender que lo único que necesito hacer para que el mundo me inunde es mantenerme abierto.

Sigue siendo muy importante salir del ensimismamiento y expresarme, pero subyacente a eso se encuentra la necesidad de ser permeable y genuino. El mundo entero se apresura a entrar a través del corazón hendido, así como el océano inunda hasta la más pequeña oquedad a lo largo de la bahía. Es el milagro más discreto: sólo tenemos que ser quienes somos para que el mundo nos sature, nos enjuague y nos bautice una y otra vez.

- Encuentra tu centro por medio de la respiración constante.
- Piensa en alguna cosa que estés tratando de alcanzar. Al exhalar, acércate a ella sin moverte y permite que abra tu cuerpo.
- Piensa en algo que necesites expresar. Al inhalar siente, sin palabras, y permite que abra tu corazón.

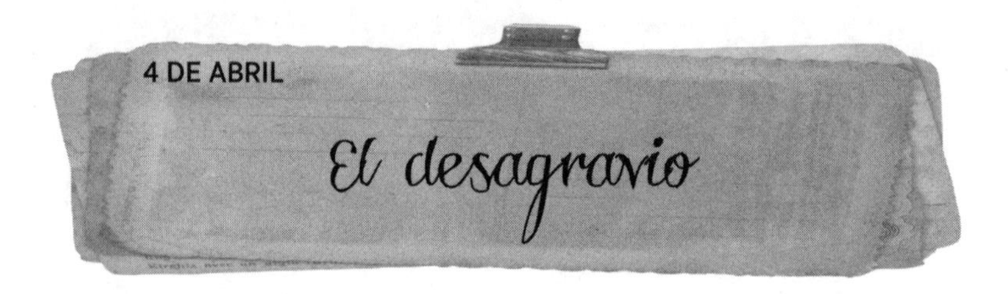

4 DE ABRIL

El desagravio

Existe el dolor y existe el amor. Ambos nos hacen girar a través de los días como la tortuga que cae por la colina. Lo único que podemos hacer estando bocarriba es girar una vez más y dirigirnos al mar.

Las piedras aflojadas por la tormenta cubren los senderos; los árboles desarraigados destruyen a los nidos nuevos; la crisis después de la crisis nos arroja a los brazos del otro. Resulta inevitable. Mientras sigas vivo, serás lastimado y lastimarás a otros.

El daño no intencionado es tan común como las ramas que se quiebran con el viento. Sin embargo, el daño que sí deviene en herida es aquel que no se reconoce. Y de la misma manera en que lo único que podemos hacer después de caer es levantarnos, el único recurso que tenemos después de haber lastimado a alguien más es reconocer nuestro error y arreglar el asunto. A esto se le conoce como desagravio, que es un sencillo pero enorme acto de integridad que restaura la confianza. La confianza, después de todo, es la tierra en la que crecen las raíces de la humanidad. Sin la confianza, la vida en la Tierra comenzaría a secarse.

¿Qué es lo que nos hace herirnos? Es difícil decirlo pero, al parecer, el hecho de ser humanos nos vincula a muchas contradicciones antiguas y poderosas de la vida. Entre las contradicciones que tienen un mayor impacto sobre nosotros, se encuentran la luz y la oscuridad, el sí y el no, y en especial, el miedo y la paz. Porque esa necesidad que tenemos de aislarnos o de controlar a otros es sólo producto del miedo. Muy a menudo, cuando deseamos elevarnos por encima de los demás, es cuando herimos a otros o a nosotros mismos. En cambio, cuando no tenemos miedo y estamos en un momento de tranquilidad, nuestras necesidades son muy distintas. Nos sentimos obligados a conectarnos con los otros seres vivos y a pertenecer, y entonces, en ese acto de aceptación genuina, nos amamos los unos a los otros.

Sin embargo, así como en la vida cotidiana nadie está libre de dormir y caminar, tampoco existe alguien que pueda evadir el miedo y la paz, que pueda evitar herir y amar. Por fortuna, el mundo se mantiene unido gracias a quienes logran sobreponerse a sus temores aunque sea por un instante. Asimismo, la sangre de la vida se mantiene vital gracias a quienes pueden reparar sus separaciones con sencillez y valor.

Incluso si tardamos muchos años en darnos cuenta de que lastimamos a alguien, el menor gesto o la más sencilla palabra que indique que aceptamos lo que hicimos, nos puede servir para desagraviar al otro y reabrir el corazón.

- Siéntate en quietud y recuerda, con tu mente y con el corazón, algún acto de marginación o control que hayas perpetrado y que haya herido a otra persona.

- Respira hondo y trata de ver el miedo que te instó a marginar o a controlar.

- Respira lentamente y realiza el desagravio en tu corazón. Es decir, reconoce el miedo que te instó a cometer aquel acto, el acto de marginación o de control que surgió de ahí, y la herida que causaste como resultado.

- Expresa sólo para ti tu desagravio en una carta o una tarjeta que esté dirigida a la persona que lastimaste.

- Comienza tu día y permite que tu corazón te indique si debes enviar la carta de desagravio o no.

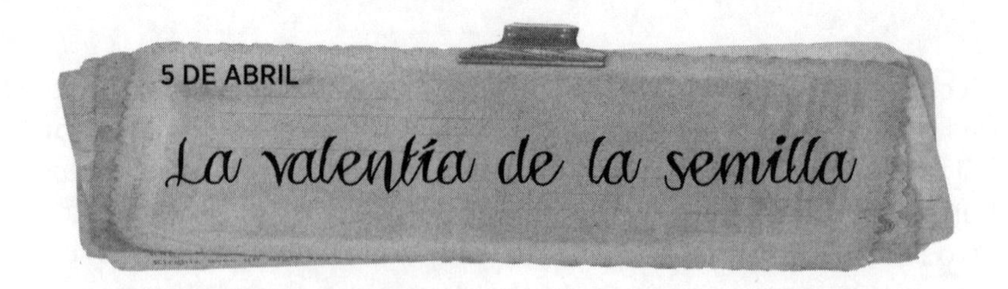
5 DE ABRIL

La valentía de la semilla

Todas las semillas enterradas se abren en la oscuridad
en cuanto se rinden a ese proceso que no pueden ver.

El inicio de la primavera es una lección muy poderosa porque todo lo que nos rodea, todo lo diminuto y oculto, se rinde ante un proceso que no puede presenciar. Esta rendición nata es lo que permite que del suelo surjan, hacia una existencia de luz a la que denominamos primavera, los fragantes y comestibles obsequios de la vida.

En la naturaleza se nos ofrece con gran discreción una infinidad de ejemplos de cómo podemos rendirnos ante aquello que parece oscuro y desesperanzador pero que, al final, resulta ser un despertar más allá de la imaginación. Este paso entre la penumbra y el florecimiento es el umbral que conduce a Dios.

De la misma manera en que la semilla enterrada en la tierra no puede imaginar que devendrá en orquídea o en jacinto, el corazón saturado de pesar tampoco puede imaginar que volverá a ser amado o a sentirse sosegado. La valentía de la semilla reside en que, una vez que se ha quebrado, lo hace por completo.

- Ésta es una meditación que se hace en caminata. Encuentra y observa algunos brotes que apenas se estén asomando en la tierra.

- Medita respecto a su imperceptible origen en la oscuridad.

- Respira lentamente y permite que tu respiración le ayude a cualquier cosa que esté floreciendo dentro de ti, a surgir hacia la superficie de la vida.

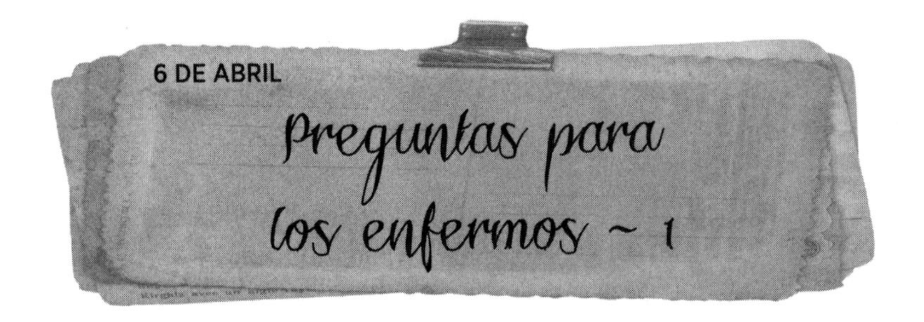

¿Cuándo fue la última vez que cantaste?
Pregunta formulada a los enfermos por un brujo nativo norteamericano

Después de una de las cirugías que me realizaron, me encontraba recostado sobre la cama de un amplio cuarto de hospital. Me acababan de llevar ahí en una silla de ruedas para reunirme con otros cuatro pacientes que se recuperaban en el mismo pabellón. Nos miramos en medio de un silencio bastante profundo. Lo único que se escuchaba era la ligera ventilación de los aparatos, el claro y perceptible goteo de fluidos y el tenue zumbido de la vieja calefacción. De pronto, un anciano comenzó a reírse y, sin decir una palabra, todos nos miramos sorprendidos. Uno a uno, nos unimos a él en lo que se convirtió en una cascada de risotadas tosijosas, con algunos gemidos entremezclados, porque las incisiones que nos habían hecho y las llagas causadas por la inmovilidad nos dolían cada vez que reíamos. No obstante, reímos y lloramos, lloramos y reímos, como una parvada de aves lastimadas que sueña con su próximo vuelo.

La risa se transformó en una especie de canto crudo y primitivo, una manera muy elemental de articular nuestro sufrimiento. La risa tuvo un notable efecto curativo. Aprendí una gran verdad de ese inesperado coro. Aprendí que incluso cuando nos sentimos completamente abatidos, siempre podemos articular el dolor y la esperanza ante el delicado y tenue hecho de que continuamos con vida.

A menudo subestimamos el poder de articular los sentimientos, pero en realidad es muy real y poderoso. Es la base de toda canción. Es la razón por la que los reos pueden comenzar a cantar. Es la razón por la que se cantan los *blues* a pesar de que nadie los escuche. Es el corazón de todos los himnos y los mantras.

Y, además, es curativo. No tanto porque se le escuche sino porque al articular lo que sentimos, incluso con el más ligero susurro, le permitimos al mundo del espíritu que alivie nuestro pesar. De esta manera, el gemido más sutil se transforma en un arrullo. Al articular lo que sentimos, el llanto más apesadumbrado se puede convertir en la canción más sagrada si se le entona con honestidad.

- Siéntate en quietud y respira lentamente hasta que sientas un corte en tu respiración.
- Enfócate en ese corte porque significa que algo constriñe tu corazón.
- Coloca tu mano sobre tu corazón e inhala profundamente.
- Al exhalar, articula lo que te está presionando, incluso si no sabes bien de qué se trata.
- No importa si sólo logras expresar un tenue suspiro: ese será el principio de tu canción.

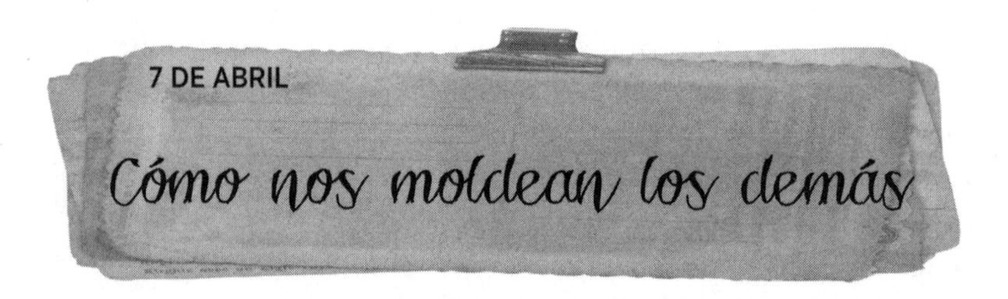

7 DE ABRIL

Cómo nos moldean los demás

Todo el mundo podría alabar a Sung Jung-Tzu
y eso no haría que se esforzara ni un poco.
Todo el mundo podría criticarlo y eso no lo desanimaría ni un poco.
Él trazó una línea muy clara entre lo interno y lo externo.
Chuang Tzu

Las anteriores son palabras que dijo Chuang Tzu en el siglo IV a. de C. Las leí hace unos quince años, las escribí en un papel y lo pegué en mi clóset para no olvidar que no debía permitir que las opiniones de los demás me hicieran cambiar.

He cambiado mucho desde entonces. Ha cambiado el lugar donde vivo y la persona que soy. Muchas cosas han venido y se han ido. El clóset en donde pegué las palabras de Chuang Tzu ahora alberga la ropa de alguien más. Y, a pesar de que todavía me cuesta mucho trabajo que las opiniones de los demás no me den forma, aquellas palabras siguen en mi corazón.

Mantenerse abierto a los sentimientos de los demás, pero no a sus opiniones, es la más transparente de las intenciones espirituales y al mismo tiempo, la más difícil de llevar a cabo. No podemos vivir sin que nos afecten los otros, pero la única manera en que podemos ser genuinos es permitiendo que la verdad y el amor determinen nuestra forma desde el interior. Nuestro deseo de agradar, de ser entendidos y de evitar conflictos, es lo que nos impide tomar en serio a la voz que nos llama desde el interior.

A pesar de que todo lo que está vivo tiene un efecto sobre la Tierra, ésta nunca deja de girar alrededor del fuego de su centro. Aunque a nosotros nos afectan las historias que relatan los desconocidos y las lejanas canciones de las aves perdidas en el viento, también podemos encontrar de nuevo el camino si escuchamos la voz del espíritu en nuestro interior. Pero perdemos demasiado tiempo esperando que alguien más nos diga que lo que nos mueve es algo real.

- Respira y siente cómo te sostiene la Tierra al mismo tiempo que gira sobre su eje.
- Respira hondo y percibe lo mucho que te pareces a la Tierra.
- Inhala y siente todo lo que tú cargas y transportas.
- Exhala con calma y continúa girando sobre tu propio eje.

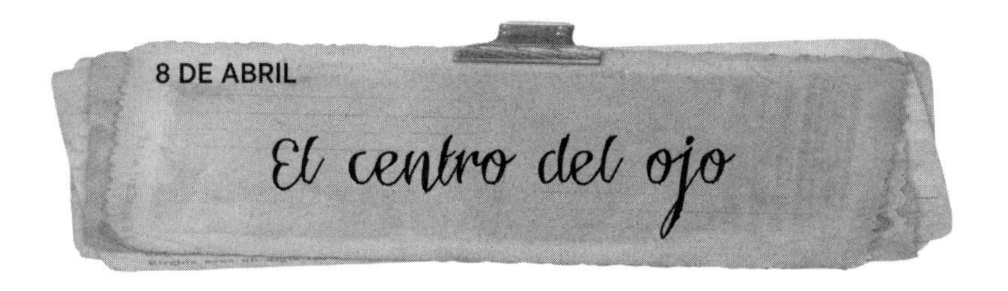

8 DE ABRIL

El centro del ojo

Al mantener vacío el centro del Yo, el milagro de la vida puede ingresar y sanarme.

No es una casualidad que la pupila, el oscuro centro del ojo humano, sea en realidad un agujero vacío a través del cual podemos llegar a conocer el mundo. De la misma manera, en un sentido más espiritual, el *yo* es como el centro vacío a través del cual se ve todo. Resulta muy interesante que a ese umbral se le llame pupila, porque sólo cuando nos liberamos de todo el ruido y los sueños del ego, podemos convertirnos en aprendices de verdad.

Similar a la del centro del ojo, tanto la tradición budista como la zen, hablan de una vacuidad indestructible que se encuentra en el corazón de todo lo que ve, una vacuidad de donde emerge todo lo vivo. Los Upanishads hindúes nos dicen que en el centro de la semilla del gran árbol *nyagrodha* no hay nada, y que es precisamente de esa nada de donde crece el árbol. Así se nos recuerda que, durante el tiempo que pasamos en la Tierra, crecemos de la misma manera que el árbol: de la nada. Así como la esencia del árbol es el vacuo centro de su semilla, la esencia de nuestra vida es la presencia intangible que se encuentra en el centro de nuestra alma.

Es por ello que la labor más importante que tenemos como seres humanos radica en hacer un esfuerzo sincero y permitir que esa presencia central nos inunde. Así, todas las formas de oración y de meditación tienen como objetivo mantener vacío el centro del yo: para que el milagro de la vida pueda entrar y sanarnos en toda su gracia e inmensidad.

- Cierra los ojos y borra todos los pensamientos e imágenes que surjan. Como si tu mente fuera un pizarrón y tu aliento fuera una esponja con la que se va eliminando todo.
- Hazlo hasta que sientas que el número de mensajes comienza a disminuir. Luego abre los ojos como si fuera la primera vez que despertaras.
- Continúa respirando lentamente y elige lo primero que veas frente a ti. Siéntelo. Mira y percibe la madera con la que está fabricada la silla que tienes a lado. Ahora, resístete a pronunciar que se trata de una silla porque, si lo haces, estarás vaciando su presencia con anticipación.

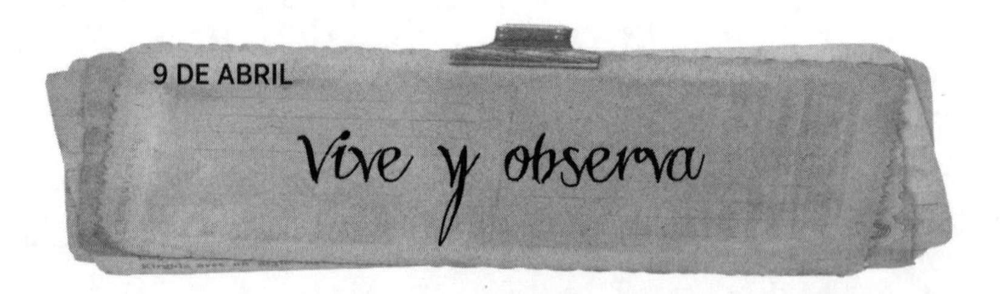

9 DE ABRIL

Vive y observa

¿De cuántas maneras puede soñar una estatua que vive?
Cada vez que trato de alcanzarte, comenzamos. Comenzamos.

La línea que separa la experiencia de la vida, de la observación es muy delgada. Un momento de descanso o una pausa para reflexionar se pueden extender y convertirse en la soga de la vacilación. Y de pronto, tratar de verse con alguien, decirle algo importante, levantar el teléfono para llamar, o hacer una visita inesperada, se vuelve una tarea demasiado difícil, como si existiera un inmenso muro que tuviéramos que escalar para ser escuchados.

Es así como nos aislamos, al usar los momentos de sana soledad para cavar agujeros en el jardín y luego apilar la tierra que de ellos salió, y convertirla en la pequeña montaña que nos separa de nuestros seres amados. Todos sabemos bien que, si no le llamamos a ese amigo porque estamos demasiado atareados, y si permitimos que la distancia se incremente, pronto será imposible restablecer el vínculo. La verdad es que el teléfono sigue estando a quince centímetros de distancia como siempre; el desafío consiste en recordarlo cuando todo lo demás parece tan distante.

Sentirse aislado es parte de la travesía humana, pero cuando decidimos obedecer a los sentimientos de duda y separación, en lugar de inclinarnos hacia los sentimientos del amor, comenzamos a sentir el aletargamiento y la depresión. Comenzamos a vivir como estatuas, creyendo que lo único que tenemos que hacer es observar.

Es duro aceptarlo, pero es precisamente en este momento que debemos volver a vivir. Sólo tenemos que acercarnos a alguien o a algo, no importa si está cerca o lejos. Si la estación es otoño, frota tu rostro con una hoja; si es invierno rompe un trozo de hielo. Si es primavera toca una pequeña flor.

- Rodéate de pequeños objetos valiosos: una piedra, una pluma, una concha.
- Encuentra tu centro y medita respecto al espacio que existe entre tú y esos objetos preciosos.
- Al inhalar piensa que eres una estatua que adquiere vida con cada respiro.
- Al exhalar acércate a los preciosos objetos que tienes frente a ti.

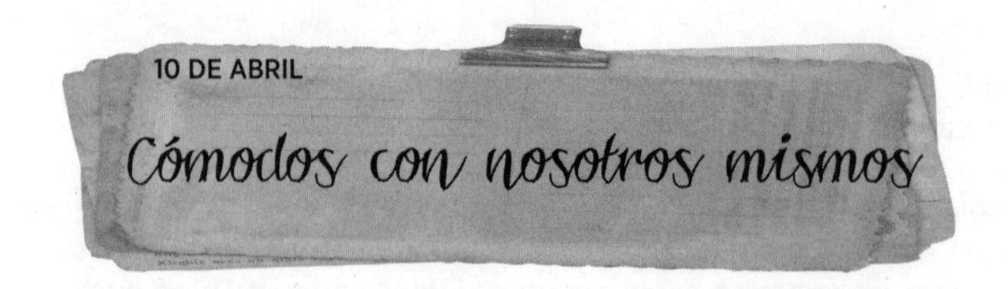

Vivir espiritualmente se refiere a sentirte más cómodo contigo mismo.
Parker J. Palmer

Un elemento espiritual es todo aquel que puede eliminar lo que crece entre nuestro corazón y el día. Puede ser la imagen del ser amado cuando agita su café y la luz matinal sorprende sus aturdidos ojos. Puede ser ese momento en que miras al petirrojo construir su nido y de pronto comprendes que sólo estarás en este mundo por un tiempo. Puede ser una caída en el hielo que te recuerda tus limitaciones.

Así como nos lo explica Parker Palmer, el objetivo de todos los caminos espirituales, sin importar su origen y el rigor de su práctica, es ayudarnos a vivir con más vitalidad en la existencia que nos ha sido otorgada. Por ello, es espiritual todo lo que provenga de la gracia de un momento que nos hace unirnos a nuestras vidas y a los demás. Por ejemplo, el otro día estaba tomando café en un lugar y, de repente, entre la lluvia de ruido que me rodeaba, surgió un universo de verdad. Era la voz de una desconocida cuyo rostro no podía ver.

No sé cuál era el contexto de su historia y tampoco sé con quién se estaba sincerando. Ni siquiera volteé a mirar su cara porque, en ese momento, había una belleza perfecta en nuestro anonimato. Sólo sentí que, de una manera muy sencilla e intensa, sin que ella lo notara siquiera, ese momento suyo de concisa e inesperada verdad me hizo sentir más cómodo conmigo mismo.

La vida del espíritu está en todos los sitios: en el polvo que aguarda a la luz, en la música que espera ser escuchada, en las sensaciones del día que viviremos. Ser espiritual es mucho más útil e inmediato de lo que los libros que hablan de esta condición nos dirían.

- Encuentra tu centro y con cada respiración descubre que tu espíritu rellena tu vida, como los huesos y la sangre rellenan tu mano.

- Al respirar date cuenta de que tu vida le queda al mundo, tan bien como tu cálida e inquieta mano le queda al guante.

Al respirar siente que tu espíritu rellena tu piel y que tu piel le queda bien al mundo.

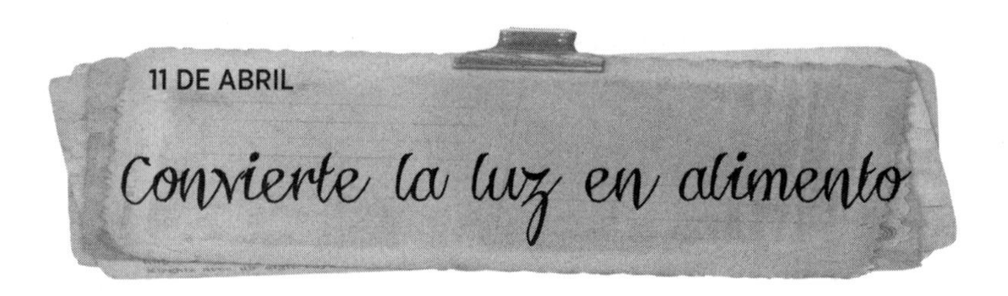

Podríamos alimentar en nosotros esa oscuridad que crece alejada de la luz, hasta que, en contra de toda lógica, floreciéramos en la dirección contraria.

Cada primavera, con gran quietud, los habitantes del mundo de la flora comienzan a crecer lentamente hacia la luz, mientras sus raíces van encontrando su camino bajo la tierra. Pero una vez que han llegado a la superficie, sucede, en silencio, lo más increíble que podría pasar: el tallo expuesto que crece inclinado a la luz logra sobrevivir gracias a que convierte la luz en alimento. Ya todos lo sabemos, es el fenómeno que se conoce como "fotosíntesis". En él, las hojas convierten la luz solar en azúcar, con la que se alimenta a las raíces. Luego, cuando las raíces ya están alimentadas, hacen que el tallo y las hojas crezcan aún más.

En la primavera, hasta la vida de la más pequeña planta nos revela el desafío de ser un espíritu con forma humana, y el discreto valor que se requiere para crecer hacia el interior. Porque éste es nuestro llamado más importante: convertir la luz en alimento.

Con cuánta frecuencia nos dicen: "No puedes vivir de aire." Sin embargo, si nos atrevemos a salir, veremos que nos sentimos atraídos al aire y a la luz, y, de alguna manera, el resto sólo sucede. Sería imposible evitarlo, así como sería imposible impedir que las protuberancias de los retoños salieran de entre la tierra. Hay algo en nuestro interior que sabe bien dónde está la luz, incluso cuando no podemos verla.

La vivencia más profunda que he tenido en este sentido sucedió en medio de la terrible desesperación que sentí cuando diagnosticaron que tenía un tumor en el cerebro. Inexplicablemente, a pesar del miedo, el terror y la tristeza, y a pesar de que los doctores y los especialistas me decían lo peor que me podía suceder —aunque ellos en realidad no tenían forma de saberlo—, yo estaba ocupado cavando más a fondo en la oscuridad, como si fuera una necia raíz. Y de alguna manera, al mismo tiempo, uno de los conductos esenciales del ser estaba creciendo hacia la luz.

Y aquí estoy yo para decirte que *sí* puedes vivir de aire porque la luz es nuestro hogar.

- Al principio de la primavera selecciona una ramita o un tallo, y obsérvalo crecer. Sigue de cerca su progreso, cada tercer día.
- Cuando notes los cambios, medita sobre la compleja relación que tiene con la luz del exterior y la oscuridad subterránea.
- Cuando contemples cómo crece este ejemplo de vida, imagina que es un espejo en el que se refleja algo de ti que está a punto de surgir de la tierra.
- ¿Qué te ha enseñado este pequeño habitante de la naturaleza?

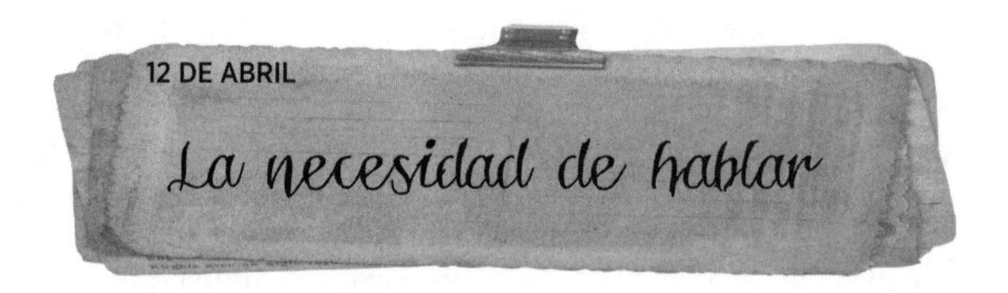

12 DE ABRIL

La necesidad de hablar

Con sólo hablar puedo liberarme de la prisión que yo misma he creado.
June Singer

Muy a menudo asumimos que no formamos parte de la existencia, que si manifestamos lo que siente nuestro corazón, nos rechazarán o ignorarán.

Una vez vi a un emocionado hombre que pensó en llamar a un amigo suyo para compartir con él una idea que se le había ocurrido. Pero cuando estaba esperando que le contestara, lo vi imaginar que su amigo le contestaba con frialdad. Me di cuenta de que sintió el dolor de no ser escuchado y, rápidamente, con un suspiro de desilusión, colgó antes de que le contestaran.

La expresión importa a pesar de todo. No importa si es bien recibida o si la rechazan. Piensa en el hecho de que los peces nadan y las aves vuelan; lo hacen porque es parte de su naturaleza. Porque el acto de nadar y de volar es lo que los hace ser peces y aves.

De esa misma manera, expresar lo que siente el corazón es lo que nos hace ser seres humanos. Porque aunque no nos escuche nadie, el mero acto de hablar nos libera al permitir que el espíritu nade y vuele por el mundo.

- Siéntate en quietud y trata de mantenerte inmóvil como el agua de un lago cuando no hay viento.
- Respira lentamente y mira hacia dentro de ti mismo. Observa el fondo de tu ser.
- Inhala profundamente y percibe lo que salga del fondo de tu ser.
- Exhala y, aunque estés solo, di lo que sientes en voz alta para que tú mismo lo escuches.

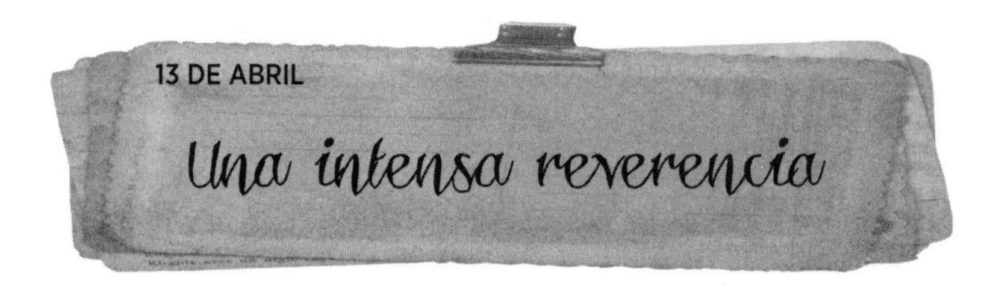

> Todos los riachuelos fluyen hacia el mar porque está más abajo que ellos.
> Es la humildad lo que le otorga su poder.
> **Lao-Tsé**

Existe un *mudra* de yoga —una postura que se realiza sentado— con el que puedes colocar tu cabeza a una altura más baja que la del corazón. Para realizar este *mudra* se debe acercar la cabeza al pecho al mismo tiempo que se extienden los brazos hacia arriba, por atrás del cuerpo. Sabrás cuándo relajar la postura, porque cuando la cabeza está por debajo de la altura del corazón, los brazos inevitablemente se cansan después de un rato y se tienen que bajar.

Poco tiempo después de que aprendí lo anterior, conocí a una mujer que había sido monja. Me dijo que todos los días ella practicaba posturas similares a las que había encontrado en un texto de canto gregoriano: se inclinaba, hacía una reverencia, y luego una reverencia más intensa. Con cada inclinación bajaba la cabeza más y más hacia la tierra.

Lo anterior resulta ser una lección trascendental: si la cabeza no está debajo del corazón, entonces el ego se inflama.

Si no te inclinas, entonces la vida te obligará a hacerlo. En este sentido, ser humilde significa que debes mantener la cabeza por debajo del corazón, que tu pensamiento debe estar subordinado al sentimiento, y tu voluntad subordinada al orden más elevado. La aceptación es la clave para recibir la gracia.

Inclina la cabeza y el mundo del ser abrirá su alegría para ti.

- Siéntate en quietud sobre tus rodillas y al respirar inclínate hacia el frente.
- Después de un rato, respira hondo. Exhala de manera regular, extiende tus brazos hacia atrás y haz que tu cabeza baje más allá de la altura del corazón.
- Después, si te es posible, inclina la cabeza hacia abajo para tratar de tocar el suelo y da gracias por la oportunidad de mostrar tu humildad.

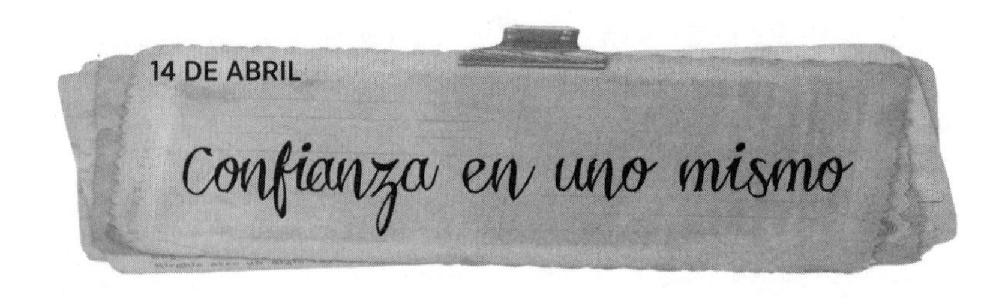

14 DE ABRIL

Confianza en uno mismo

> Tal vez sea algo que no tiene nada que ver conmigo,
> pero si un amigo o ser amado se siente triste o molesto,
> me pregunto en secreto, ¿qué hice?, ¿qué puedo hacer ahora?,
> ¿por qué no hice bien las cosas desde el principio?

Con frecuencia me siento sorprendido y admirado al notar lo proclive que me hace mi inseguridad a asumir la responsabilidad de todas las equivocaciones y el sufrimiento que me rodean. Siempre que sufro algún desequilibrio, cuando vuelvo a los viejos hábitos o cuando me siento agotado o deprimido, de inmediato siento que soy el causante de todo lo que no funciona en el mundo.

Pero sé que no soy el único. Tal vez así operan las leyes del estado del clima emocional: las depresiones repentinas tienen como resultado tormentas aisladas. A través de los años, he tenido que reconocer el negativo poder del egoísmo. Por lo general, creemos que las personas egocéntricas son engreídas, arrogantes y muy egoístas. Sin embargo, la constante lucha que sostuve cuando decidí asumir una responsabilidad exagerada me hizo comprender que tampoco es raro que manifestemos nuestro egocentrismo cuando nos sentimos deprimidos o sufrimos algún descalabro que afecta la unidad que tenemos con todo lo demás. En momentos de separación como ése, por lo general nos volcamos hacia la penumbra del egocentrismo y nos culpamos por no arreglar las situaciones o por permitir que sucedan cosas malas. Y detrás de todas esas recriminaciones que nos hacemos, también asumimos que contamos con el poder suficiente para controlar situaciones que están más allá de nuestro alcance.

Claro que tengo un efecto sobre los demás, pero asumir que su estado anímico depende de mi presencia es un acto egocéntrico que me mantiene inmerso en un ciclo de sacrificio y culpa. Además, dar por hecho que la situación o la forma de ser de otra persona es resultado de mi presencia es justamente lo que me coloca en una situación de opresión y de codependencia. En algunos momentos de egocentrismo extremo podemos llegar a asumir la responsabilidad de cantidades incomprensibles de culpa. El hecho de no ser perfectos o de no habernos comportado de la manera adecuada con alguien nos puede hacer creer que somos culpables de la enfermedad o la desgracia de un ser amado.

En este sentido, vale la pena tomar en cuenta la definición de confianza en uno mismo del psicólogo Michael Mahoney. Mahoney traza el origen de la palabra confianza, del latín *confidere*, "fidelidad", y entiende la confianza en uno mismo como fidelidad a sí mismo. Porque, en verdad, sólo la devoción a ese elemento esencial que se encuentra más allá de los sentimientos de inseguridad es lo que nos reacomoda en el centro del corazón que comparte su núcleo vivo con todos los seres. Es lo que en la tradición hindú se llama *atman*: el "yo inmortal compartido".

Es por eso que ahora, cada vez que me sumerjo en momentos de baja autoestima y siento la certeza de que soy el culpable del inclemente clima que nos afecta, trato de sentir la paz de la Tierra que gira bajo mis pies, la tranquilidad de las nubes que flotan sobre mí y el pulso de mi corazón al abrirse después de toda una vida de dolor. Cuando todos estos elementos se alinean, mi ordinaria voluntad se debilita, y entonces despierto a un poder más inmenso que cualquier corazón, más extraordinario que el clima de cualquier día, o el estado de ánimo de cualquier vida.

- Siéntate en quietud y encuentra tu centro. Ahora recuerda la última vez que sentiste que el ánimo de un ser amado se venía abajo en tu presencia. No trates de eludir la incomodidad que sentiste.

- Trata de deshacerte de todos tus cuestionamientos. Trata de respirar a través de la calma que sentías antes de recordar ese suceso.

Respira hondo y recuerda esa profundidad en el corazón de tu ser amado que te hace amarlo tanto. Trata de sentir el amor que se encuentra más allá de cualquier estado de ánimo.

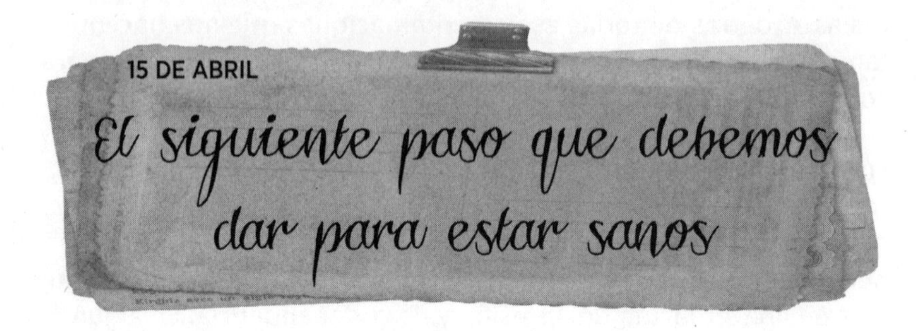

15 DE ABRIL

El siguiente paso que debemos dar para estar sanos

Cuanto más hondo es el lamento, más clara es la elección.

Tengo un amigo que se enfrentó al dilema de decidir a cuál de dos mujeres debía amar. Con ello desplegó un campo lleno de complejidad y la vida se convirtió en un sinfín de posibilidades y juramentos.

Pero, más allá de los inventarios infinitos, su alma lo convocaba desde lo más hondo, y en medio de su dolor, mi amigo notó que aquel lamento lejano emergía en los momentos más inesperados. En poco tiempo descubrió que aquel clamor era mucho más que la duda sobre a "¿quién?" le exigía su alma sentir. Parecía ser una situación más seria y urgente, más aterradora que sólo la elección entre una mujer y otra.

Cuando comenzó a enfrentarse a sí mismo, mi amigo comprendió que todas las decisiones respecto a quién, dónde y cómo amar eran en realidad emociones que lo distraían y le impedían prestar atención al clamor interior. En el fondo, más allá de las dolorosas ambigüedades y ponderaciones, su propia alma se estaba ahogando, se hundía hasta donde la vida misma no podría alcanzarla. Pero cuando mi amigo escuchó el lamento dentro de sí, su elección se tornó sumamente básica y esencial: ¿cómo puedo recuperar el asombro de estar vivo?, ¿qué puedo hacer para impedir que se hunda mi corazón?

Una vez tras otra, el discreto valor de otros nos muestra que, si logramos permitir que el hondo lamento que nos acongoja salga a la superficie, frente a nosotros se desplegará la dirección y el siguiente paso que debemos dar para estar sanos.

- Encuentra tu centro y piensa en alguna decisión difícil que debas tomar.
- Respira lentamente y trata de relajar tu espíritu más allá de la decisión que debes tomar.
- Respira con claridad y trata de que el clamor interno emerja.
- Siente cuál es la posición básica de tu vida al nivel más profundo, y acepta —es decir, reconoce y permite que llegue a ti— lo que necesitas para estar bien.

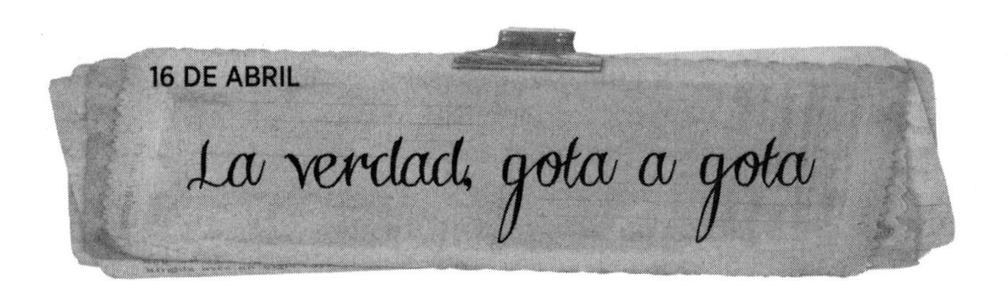

16 DE ABRIL

La verdad, gota a gota

La totalidad de nuestra atención a lo que está cerca,
es lo que hace que las aves salgan volando a través de la boca de Dios.

Los meses se relajan. El hielo que encapsula la rama doblada se derrite, la nieve gotea y luego, la rama vuelve después de su sueño mortecino. El árbol que se acerca a la primavera no enseña cómo dejarse llevar por la renovación. Porque ésa es la manera en la que se derrite el hielo que abraza a la rama rota. En otro lugar del mundo, pececitos brillantes se embuchan guijarros en el fondo arenoso del mar. Succionan trozos de comida de la gravilla y luego escupen el resto. Así peinan lo hondo estas pequeñas criaturas invertebradas y, de paso, nos enseñan a sufrir y seguir adelante, a tamizar lo que nos puede nutrir y dejar ir el resto. Y en lo alto de las montañas, lejos de los ojos de testigos, en una cueva con un goteo muy peculiar, se acumula el agua, el palpitar de la montaña. Así, el centro de la Tierra se muestra ante nosotros tal cual es: la claridad total, gota tras gota, acumulándose en el húmedo núcleo que mantiene viva el alma.

Sólo hay unos cuantos ejemplos de esa vinculación esencial que existe entre todas las cosas. En la práctica, si observamos algo con todo nuestro ser y atención —una planta, un árbol, el corazón humano, el vacío, los peces, incluso el gastado engranaje de un reloj—, ante nosotros se levantará el mismo núcleo de honda instrucción, en un idioma que está más allá de las palabras. Al parecer, tanto el mundo natural como el fabricado son una interminable red de lecciones individuales. Y cada lección está tejida con el mismo hilo hermoso que se oculta a la vista y que espera que le demos toda nuestra atención para revelarse al fin. Al jalar esos hilos descubrí, una y otra vez, la insondable y cotidiana forma en que son las cosas, esa forma de ser que se encuentra alojada en todo.

Así, cuando la confusión o el dolor oprimen lo posible, cuando la tristeza o la frustración encogen tu sensación de bienestar, cuando la angustia o el miedo te perturban y alejan tu paz, trata de prestarle toda tu atención a aquello que esté más cerca de ti. Trata de fijarte en la manera en que el polvo se levanta y vuelve a encontrar acomodo cuando le soplas. Observa las huellas del perro de tu vecino. Fíjate cómo, si las contemplas durante suficiente tiempo, se tornan en símbolos fortuitos. Contempla cómo aquella concha que trajiste hace tres años del mar se revela al fin como el rostro que te indica por dónde continuar. Observa con toda tu atención el siguiente territorio de la vida: fíjate cómo se pela y se exprime una manzana. Y después de algún tiempo, cada cosa que contemples te revelará otro sendero que va de vuelta al centro.

- Esta meditación se hace caminando. Encuentra tu centro y respira hondo. Al mismo tiempo, desciende hacia el otro mundo cercano.

- Cuando hayas encontrado tu centro, mira alrededor y enfócate en algo que parezca compartir el ritmo de lo que sientes. Puede ser el ligero contoneo de un arbusto o las volteretas de un vaso de plástico que rueda por la calle, empujado por el viento.

- Respira hondo y presta toda tu atención a ese tenue ritmo externo que está en sincronía con tu estado de ánimo.

- Respira y observa hasta que el ritmo que percibes y el ritmo que sientes revelen la verdad que tienen en común.

17 DE ABRIL

Un sabio momento de confianza

¿Si no puedes cruzar estando vivo?, ¿cómo podrás cruzar cuando estés muerto?
Kabir

En la película *Indiana Jones y la última cruzada*, hay una poderosa escena en donde se aprecia esa necesidad de enfrentarnos a lo que tememos para liberarnos de su alcance. Después de haber buscado el Santo Grial en todos los lugares que la lógica y la memoria sugerían, Jones permanece de pie ante un enorme precipicio. El Grial lo espera del otro lado, cruzando el interminable abismo que tiene frente a sí mismo. Su padre se encuentra herido y, para curarse, depende del Grial; desde donde se encuentra, le grita a Indiana todas las posibles interpretaciones de las pistas que tiene Jones para llegar a la reliquia.

Después de un sempiterno debate interior en el que el miedo lo fue inundando poco a poco, Jones, contra toda lógica, se atreve a caminar hacia el vacío que antecede al abismo. Al hacerlo, aparece una enorme piedra debajo de sus pies. Era un puente que había estado ahí todo el tiempo.

Es un momento de riesgo y confianza, un momento de sabiduría que se repite a lo largo de nuestras vidas a diferentes escalas. Una y otra vez, esa copa de donde necesitamos beber, la antiquísima copa sanadora de la integridad, nos espera más allá de algún insondable abismo que tememos cruzar.

A menudo, lo que nos hace acercarnos al borde son el clamor y las pistas que nos ofrecen los mayores y nuestros seres amados. Y, al llegar al precipicio, descubrimos que nada tiene lógica, que no hay hacia dónde ir. Pero entonces, el átomo del riesgo comienza a manifestarse en quienes se acercaron al límite.

Luego, cuando se han agotado todas las posibilidades, nos atrevemos al fin a dar un paso hacia el vacío. Algunas veces, el vacío es un abismo de intención o autoestima; otras, es un barranco en una relación, o un cañón de adicciones. Pero, invariablemente, este paso de locura y sabiduría que se emprende en el riesgo y aterriza en la confianza, nos revela una base que estuvo ahí todo el tiempo pero que sólo se hace visible cuando nos arriesgamos a pensar y a mirar de manera distinta, y cuando confiamos lo suficiente para enfrentar nuestros temores.

- Respira hondo y comprende que incluso el momento más breve de riesgo y confianza es un paso difícil.
- Encuentra tu centro y medita respecto a algún abismo personal. Puede ser una trinchera de necedad u orgullo que nadie puede cruzar, ese eco de dolor que te ha mantenido aislado, la vastedad que se despliega cuando temes hablarle a alguien con el corazón, o tal vez, tu falta de fe al creer que no eres merecedor de lo que te espera del otro lado.
- Inclínate con gentileza hacia tu abismo hasta que el miedo disminuya.
- Inclínate hacia tu abismo y, con tu respiración, ofrece un gesto de compasión silencioso para ti y para todos aquellos a quienes, en su profunda humanidad, batallan para emprender el arriesgado paso y para aterrizar con confianza.

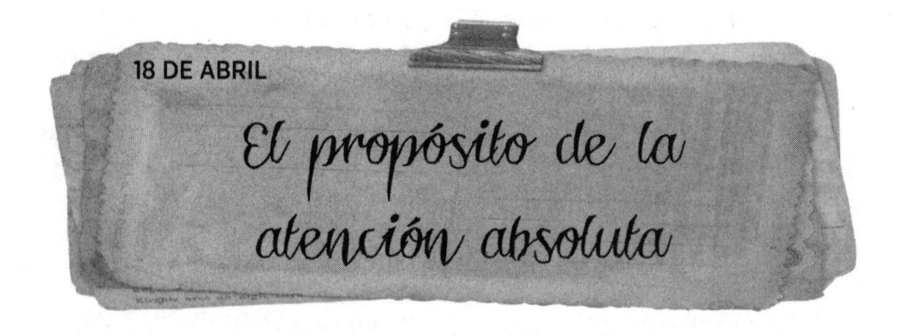

18 DE ABRIL

El propósito de la atención absoluta

Éste es el propósito permanente de la atención absoluta: encontrar mil maneras de ser traspasado para hacerse pleno.

Cuando me enfrenté al dolor de que me extrajeran una costilla completa, viví una experiencia amplia y útil de aprendizaje. Pasé semanas sintiendo que un corsé de dolor me constreñía en cada respiro. Pero al observar cómo un riachuelo invernal comenzaba a fluir tras el deshielo, me di cuenta de que si quería superar el dolor, tenía que parecerme más al agua y menos al hielo.

Porque cuando los árboles cayeron en el hielo, el río se quebró, pero cuando las largas ramas cayeron sobre el agua corriente, el agua abrazó su peso y fluyó alrededor. Los árboles y el agua invernal me enseñaron que el dolor es mucho más agudo y dañino cuando se le recibe con la tensión y la solidez del hielo. En ese momento, cada vez que respiraba me sentía quebrantado, pero cuando llegó el deshielo del temor y la tensión que sentía, se pudo absorber mejor el dolor. Y así como el agua del deshielo de aquel riachuelo, yo también pude fluir. No me había librado por completo del dolor, pero al menos, ya no me sentía quebrantado por completo.

Esto sucede en muchos otros aspectos de la naturaleza. Al abrirnos de manera total a nuestra experiencia íntima, podemos sentir y percibir la capacidad de resistencia de la vida que nos rodea. Al sentir nuestras heridas, podemos aprender de la ahuecada cepa a enraizar un tipo de verdura más discreta. Al sentir nuestro pesar, podemos aprender a rendirnos como aquellas hojas que están demasiado agotadas para seguir al viento. Al sentir nuestra ternura, podemos aprender de la oruga a soportar el recelo que antecede la aparición de las alas. Pero la única manera en que podemos aprender los secretos de supervivencia de los otros seres vivos, es estando ahí en el momento indicado sin negarnos a nada.

El agudo contrapunto al viejo dicho "Ojo por ojo" es esa insondable ley que nos guía hacia la completitud: "Una verdad del ser por otra verdad del ser." Así pues, el propósito de la atención absoluta es invitar a cada ejemplo particular de la fuerza de la vida que existe en todo lo que nos rodea, a manifestarse a través de la rendición personal: una verdad del ser por otra verdad del ser.

Sí, cuando sientas dolor, trata de ser como el agua que fluye. Cuando sufras cerca del fondo, aliméntate de lo que puedas y escupe el resto como lo hacen los fulgurantes peces del océano. Cuando te sientas abrumado, observa a las pequeñas aves que están aprendiendo a volar. Cuando te sientas acabado, observa cómo los animales recién nacidos abren sus ojitos húmedos. Imita su inocencia. Cuando hayas brindado tu atención absoluta, retornarás, gota a gota, a la marea de la vida.

- Ésta también es una meditación que se hace caminando. Medita sobre un dolor específico que te agobie.

- Al caminar, respira de manera constante y mira a través de la lente de ese dolor. No para convertir todo en tu dolor, sino para encontrar algo específico que te pueda ofrecer una enseñanza respecto al dolor.

- Busca algo que se parezca a tu pena. Puede ser una botella rota y abandonada, una delgada ramita quebrada, o una valla pandeada. Podría ser un arbusto que atraviesa el dolor de florecer.

- Respira de manera constante y mientras percibes tu dolor y observas, invita a esta manifestación de la vida a revelarte su secreto.

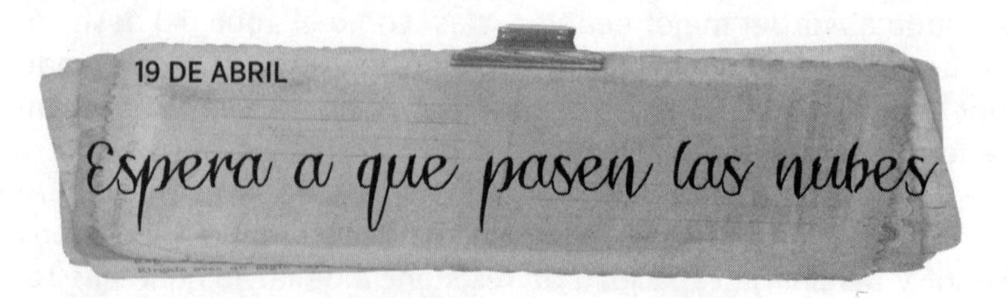

19 DE ABRIL

Espera a que pasen las nubes

El capullo a medio florecer espera hasta que pase la nube.

Hay días en que amanezco y hay una nube alrededor de mi corazón. Lo nubla todo excepto el peso que llevo dentro de mí. Pero el hecho de que no pueda ver la luz del sol no significa que ésta haya desaparecido. La verdad es que el corazón, así como la tierra, soporta todo el tiempo que las cambiantes atmósferas que lo cubren, vengan y vayan, interponiéndose entre quiénes somos y la forma en que vivimos el día a día.

Es por ello que, aparentemente, podemos definir la fe como ese esfuerzo que hacemos para creer en la luz cuando nos cubren las nubes. Y es que aunque parezca que el sol no saldrá nunca más, la verdad es que no ha dejado de brillar. De hecho, en este preciso momento, detrás de cualquier nube que nos cubra, el calor del sol continúa ardiendo.

Sería increíble interrumpir nuestro juicio cuando el corazón está nublado porque, en muchas ocasiones, el escepticismo de las conclusiones a las que llegamos surge de nuestra imposibilidad de ver. Es como creer que el entendimiento podrá evitar que las nubes pasen.

Pero ninguna nube es imperecedera. La Tierra y todo lo que en ella crece lo saben. Y a pesar de nuestro comprensible dolor, sucede lo mismo con el corazón y todo lo que en él crece.

- Si te es posible, siéntate fuera de casa y observa pasar a las nubes.
- Respira lenta y constantemente, siente cómo se abre y se cierra tu cielo.
- Date cuenta de que ni los árboles ni las flores colapsan cuando aparecen las nubes.
- Trata de sacar fortaleza de esta contemplación.

20 DE ABRIL

Aves y ornitólogos

Las aves no necesitan que los ornitólogos vuelen.

Pasamos demasiado tiempo deseando ser vistos y reconocidos: como personas inteligentes, buenas, atractivas, bellas, exitosas, populares o invencibles. Sin embargo, el espíritu no conoce espiritualidad, así como el agua que fluye no se sabe una corriente, el corazón no sabe que se expande gracias a la compasión, el halcón que extiende las alas no sabe que es un halcón y, ciertamente, de la misma forma, alguien que actúa con amor, no siempre sabe que está siendo gentil.

Desde que somos muy chicos nos enseñan que vivir con plenitud significa ser aceptado, y que para ser aceptados necesitamos ser vistos. Es por ello que medimos el éxito, incluso el amor en relación con lo mucho que destacamos.

No obstante, a lo largo del camino a veces descubrimos la dolorosa verdad: que sobrevivir de una manera interna y relevante —de una forma que nos mantenga vinculados a todo lo que ha vivido y que está vivo— necesitamos aprender con urgencia a aceptar a los demás.

Y con esto no me refiero a ser pasivos. Me refiero a morar en nuestra capacidad de ver y de confirmar el pulso común de la vida que encontremos en los demás, sin importar cuán diferentes nos parezcan.

Porque al hacerlo ya no necesitaremos ser distintos para ser valorados, ni necesitaremos que nos acepten para llegar a conocer el amor. En pocas palabras, no necesitaremos tener un público para volar. Lo único que tenemos que hacer para entrar en congruencia con todo lo valioso es desplegar la sinceridad hacia cada uno de nuestros perdurables días.

Las flores esperan la lluvia, nuestros corazones esperan al amor, y a pesar de nuestro deseo de ser vistos y reconocidos, brindar atención absoluta es lo que en realidad nos mantiene despiertos. Porque el brindar atención nos abre al amor, y aceptar que entre nosotros yacen semillas nos hace creer en el mundo. Entonces, despiértame con tu aceptación y el mundo nos hará germinar como hierba.

- Mantente inmóvil, cierra los ojos y aquieta tu mente hasta que sientas el aire en tu respiración.
- Al inhalar, ábrete a la sensación de que te presten atención.
- Al exhalar, ábrete a la sensación de prestar atención.
- Cuando respires permítete sentir cómo se funden ambas sensaciones —inhalar y exhalar— recibir y brindar.
- Cuando las sensaciones se fundan, piensa en lo que significa para ti estar despierto.

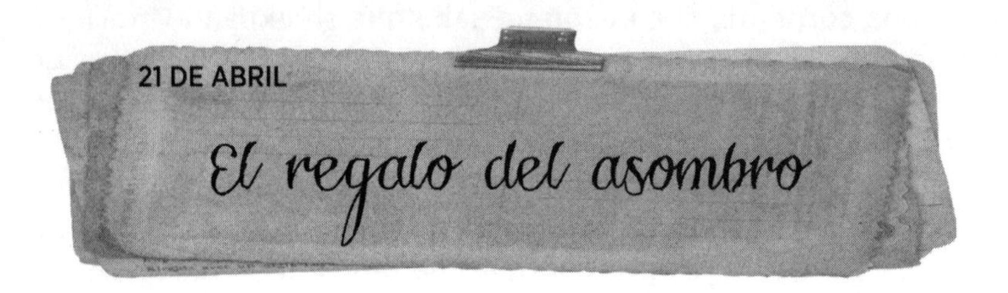

21 DE ABRIL

El regalo del asombro

Otro de los nombres de Dios es asombro.
Hermano David Steindl-Rast

Mientras te apresuras a llevar a cabo esos planes que te son tan queridos y que no le has contado a nadie, puede suceder que choques con alguien, que los víveres salgan volando y que, mientras recoges el puré de tomate, te enamores. O el segundo día que estás en la universidad estudiando lo que mamá y papá quieren, tal vez abras por accidente un libro acerca de Albert Schwitzer y descubras que te atrae mucho la idea de ir a África. O, tras entender la geometría al fin, decides convertirte en jardinero para experimentar el interminable gozo que produce la creación de paisajes. O tal vez, el fallecimiento de tu abuela abre en ti una veta que te hace desear conocer la historia de tu familia. En mi caso, el perder una costilla por culpa del cáncer me hizo descubrir al Adán que vive en mí.

Cada momento de interés, dolor o adversidad, puede lograr que nos asombremos ante la totalidad de la vida. Sucede así porque esos instantes rompen nuestros límites y nos dan la oportunidad de redefinirnos en relación con la noción mayor que se cierne sobre nosotros. El logro que significa esa repentina y frecuente apertura es la manera en que el alma se despliega sobre la Tierra.

Nunca podemos estar preparados para nada. Ninguna persona puede anticipar todo lo que sucederá en la vida. De hecho, prepararse demasiado es otra forma que tenemos de construir una barrera entre nosotros y la existencia. La verdad es que sólo podemos preparar la manera en que podríamos responder al regalo del asombro, ese regalo que se agita dentro de nosotros con más rapidez de lo que el reflejo puede resistir.

Gracias a Dios, la vida es asombrosa. Y Dios, quien es nuestra oportunidad de conocer la unidad, también vive en el asombro. Porque rara vez se presenta en nuestros planes, pero siempre surge de lo inesperado.

- Encuentra tu centro y reza para obtener la fortaleza de espíritu que te hará abrirte al asombro.
- Cuando exhales trata de eliminar la resistencia que le opones a lo inesperado.
- Cuando inhales trata de construir un pasaje para todo aquello que es más poderoso que tú.
- Comienza tu día.

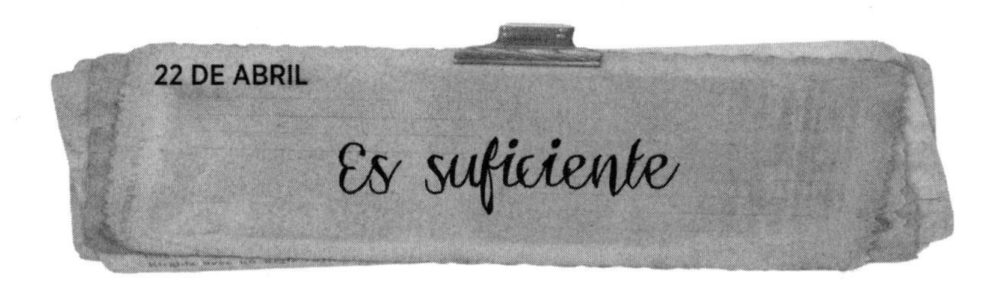

22 DE ABRIL

Es suficiente

Si no puedes ver lo que buscas entonces ve lo que está ahí.

Una de las cosas que más nos cuesta aceptar es el hecho de que por debajo de los sueños y las desilusiones, en realidad vivimos y respiramos la abundancia. Cuando se sufre, resulta muy difícil creer que todo lo que necesitamos se encuentra enfrente, alrededor y dentro de nosotros. Y a pesar de todo, así es.

Al igual que a los árboles calvos que aguardan el amanecer, algo tan grande y tan constante como la Tierra también nos sostiene y nos ayuda a girar con lentitud hacia la luz. Nuestra única tarea consiste en mantenernos enraizados y ser pacientes.

Esta sabiduría se presentó de una manera particularmente dolorosa para mí durante la crisis que tuve después de mi primer tratamiento de quimioterapia. Estaba en un Holiday Inn a las cinco de la mañana, después de haber vomitado cada veinte minutos durante veinticuatro horas. Estaba tirado en el suelo, abrazado al hueco de la costilla que me habían quitado tres semanas antes. Mi esposa, en medio de la angustia, el pánico y la desesperación, me increpó: "¿En dónde está Dios?" Y de algún lugar desconocido dentro de mí, a través de mi encorvado y pálido cuerpo, susurré: "Aquí... justo aquí."

La presencia de Dios jamás ha eliminado el dolor, sólo lo hace más soportable. Y ahora, cuando las cosas no salen de la manera en que las planeé, trato de besar lo que espera debajo de todo anhelo. Ahora, a pesar de que me enfado cuando se descompone el coche, trato de escuchar la hierba que yace en la cuneta apuntando hacia el cielo. Ahora, aunque me quejo cuando el jarrón se desliza entre mis manos y se quiebra, trato de ver más allá de mi reflejo en el agua de las flores. Ahora, cuando algo me duele, trato de recorrer el camino a través de la maraña de mis reacciones más normales, para llegar a la quietud de la experiencia subyacente.

No importa cuán grande sea el dolor o la emoción, el drama o la circunstancia. A pesar de lo misterioso que resulta que así sea, aquí tenemos todo lo que podríamos desear: no nos hace falta nada.

El humilde desafío de ser humano no implica estar de acuerdo o en desacuerdo con esta verdad. Eso sería tan inútil como argumentar contra la gravedad. Si llegamos a conocerlo, veremos que nuestro humilde camino consiste en echar raíces debajo de los miles de sueños y excusas que nos impiden asentarnos. Para llegar a ver lo que hay más allá, muy a menudo recibimos la invitación a ser más permanentes que aquello que queremos y anhelamos. Pero eso no es necesario porque sabemos que lo que está más allá es suficiente.

- Elige tu planta o árbol preferido y aunque no logres ver nada, obsérvalo crecer.
- Toma conciencia de que mientras tú lo ves crecer, la Tierra te transporta hacia el sol.
- Imagina que eres un árbol o una planta similar.
- Cierra los ojos y toma conciencia de que, aunque tal vez no logres verlo, estás creciendo y, al mismo tiempo, hay algo que te transporta hacia la luz.

Aunque no sea visible, siente este misterio y susurra en voz alta: "Estoy creciendo... algo me lleva hacia la luz... no me hace falta nada..."

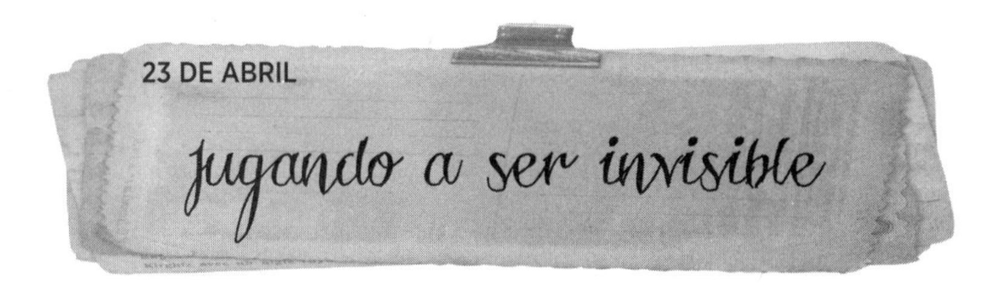

23 DE ABRIL

Jugando a ser invisible

Nunca habrá un "nosotros" si juego a ser invisible.

En la *Divina comedia* de Dante, la única diferencia entre los amantes que soportan el Infierno y los amantes que tratan de llegar al Paraíso, es que los amantes del Infierno carecen de un centro individual y, por eso, giran eternamente identificándose el uno con el otro.

A pesar de lo difíciles que son las relaciones, no podemos eludirlas o convertirnos sólo en el público o el recadero del amigo o pareja dominante. Así como muchas personas, yo he lidiado toda mi vida con este aspecto: siempre me he sentido temeroso de lo que podría suceder si expresara mis necesidades y preocupaciones, y cuando he llegado a hacerlo —aunque no siempre haya sido fácil o placentero— he podido ser yo mismo de una manera más integral.

Y entonces, siempre me siento más capaz de sentir y de ver el mundo que me rodea. Puedo aportar algo más a la relación y siento que la experiencia cotidiana me vitaliza con mayor facilidad.

El gran filósofo Martin Buber creía que se puede llegar a conocer mejor a Dios a través de las relaciones personales. Buber hablaba desde el corazón de esta paradoja. Él decía que antes de que pueda existir una relación verdadera, deben existir dos seres individuales capaces de relacionarse. La mayor parte de nuestra experiencia en la vida así lo puede confirmar porque, a menos de que trabajemos en nosotros mismos, no podemos llegar nunca a conocer a otros ni al espíritu divino del mundo en que vivimos.

No desaparezcas al respirar.

- Siéntate en quietud e inhala. Toma conciencia de que lo que conoce el mundo es la expansión de tu espíritu.
- Durante el día, si te llegas a sentir invisible, inhala lentamente y vuelve a presentarte a lo que te rodea.

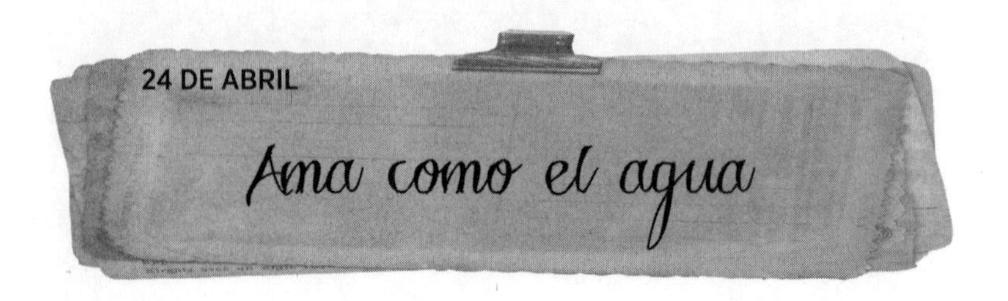

24 DE ABRIL

Ama como el agua

Sólo el amor, que no piensa en volver, puede suavizar el punto del sufrimiento.

Con su clara suavidad, el agua rellena cualquier oquedad que encuentra. El agua no es escéptica ni desconfiada. Nunca dice este surco es demasiado profundo o aquel campo está demasiado abierto. Y así como el agua, el milagro del amor radica en que éste cubre todo aquello que toca haciéndolo crecer sin dejar rastro. Es verdad, los rostros de las playas y los brazos de los acantilados se desgastan hasta el hueso, pero eso va más allá de la influencia del agua. Esto más bien tiene que ver con el paso de la vida, de la cual, el agua es tan sólo un elemento.

En lugar de transformarse, la mayoría de las cosas se rompen porque oponen resistencia. El discreto milagro del amor es que, al igual que el agua, no nos necesita para aceptar y comprender por completo cualquier situación a la que haya sido arrojado.

Claro que nosotros somos humanos y si no nos aman de la manera adecuada o con reciprocidad, nos resulta muy fácil sentirnos lastimados. Pero la verdad es que desperdiciamos mucha de la energía de la vida deliberando quién y qué será merecedor de nuestro amor cuando, en el sentido más elemental, no nos corresponde elegirlo de la misma manera en que a la lluvia no le toca elegir sobre qué lloverá.

Es verdad, tenemos que tomar decisiones: ¿con quién voy a compartir mi tiempo?, ¿de quién voy a aprender?, ¿con quién voy a vivir?, ¿con quién me casaré? Pero, más allá de todo este cuestionamiento, el amor no deja de ser elemental. No deja de permear todo lo que tiene frente a sí, y si pasamos toda la vida tratando de contener a esta poderosa y sutil fuerza, el dolor resultante será más dañino que el dolor que produce el ser rechazado o amado con mediocridad. Porque al amor, como al agua, se le puede maldecir pero, ¿con qué fin?

En realidad, entre más permitamos que fluya el amor, más tendremos para amar. Éste es el brillo interior que parecen compartir los sabios y los santos de todas las épocas: el de la cascada de su amor cayendo sobre todo lo que los rodea, no sólo gente, sino aves, piedras, flores y viento.

Más allá de todas las elecciones que tenemos por hacer, el amor, como el agua, fluye de vuelta al mundo a través de nosotros mismos. Éste es un extraordinario secreto que se encuentra disponible para todos. Sin embargo, de alguna manera se ha privilegiado la percepción errónea de que contener al amor alivia el dolor. Pero es todo lo contrario. Así como el agua humedece las cicatrices, el amor alivia nuestras heridas. Si nos abrimos a él, el amor recibirá la piedra arrojada con odio, y nuestras pequeñas lágrimas perderán algo de su brillo en medio de los grandes océanos de lágrimas, y la flecha liberada al fondo del mar, perderá su punta.

- Escoge un lugar tranquilo y, en un momento de meditación, ábrete al agua del espíritu que fluye a través de todo.

- Permite que la energía del amor surja de ti hacia los sencillos objetos que tienes enfrente.

- Siente la energía del amor en el aire que circunda la silla, la taza, el lápiz o ese trozo de ventana rota.

- Imagina que eres el lápiz o el trozo de ventana rota. Siente el aire sobre tu piel de madera o vidrio. Mira a este sencillo objeto como si fuera tu amante.

- Sin nombrarlo, sólo siente la intensidad de la atención que proviene de ti para dirigirse a ningún lugar en particular.

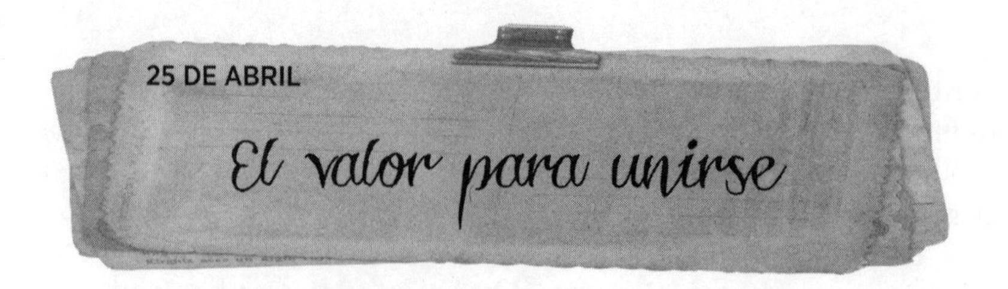

25 DE ABRIL

El valor para unirse

La verdadera historia viene de una fuente de amor que no se puede comprender con el intelecto, sino sólo conocerse como se conoce a una persona.
Coleman Barks

La vida de los tiempos modernos nos ha transformado en observadores porque siempre deja, al menos, una astilla de distancia entre nosotros y todo lo demás que conocemos. Es esta posición de observadores lo que desalienta a nuestros corazones, lo que le arrebata el color a la tierra y hace que las canciones acerca del tiempo suenen tan planas.

La visión de los nativos norteamericanos sobre este tema se relaciona con la curación. En su tradición, se insta a mostrar respeto por todos los aspectos de la creación, y a honrar, como si fuera un miembro más de la familia, todo lo que veamos: la roca, la lluvia, la valla, el hombre desconocido.

Al honrar todas las cosas como seres vivos, el valor de unirse al universo se convierte en una manera de ser que se puede dar incluso cuando estamos sentados. Cuando se conoce el mundo de esta manera, se anulan todas las metáforas porque el viento ya no es como la voz de Dios, el viento *es* la voz de Dios. Los recuerdos dejan de ser imágenes de nuestros seres amados volviendo a nosotros para convertirse en sus espíritus que nos visitan.

Hace falta valor para deshacerse de esa astilla de distancia que portamos alrededor del cuello, pero la recompensa es un mundo vivo, no muerto. Ese valor es el que permite que fluyan los jugos del mundo.

- Siéntate en quietud y encuentra tu centro.
- Después de un rato imagina que todo lo que te rodea —ventana, árbol, alfombra, cama, puerta— está vivo de la misma manera que las plantas.
- Al respirar, siente que las energías de esos objetos también respiran.
- Por medio de los latidos de tu corazón, aprovecha la oportunidad de recibirlas.

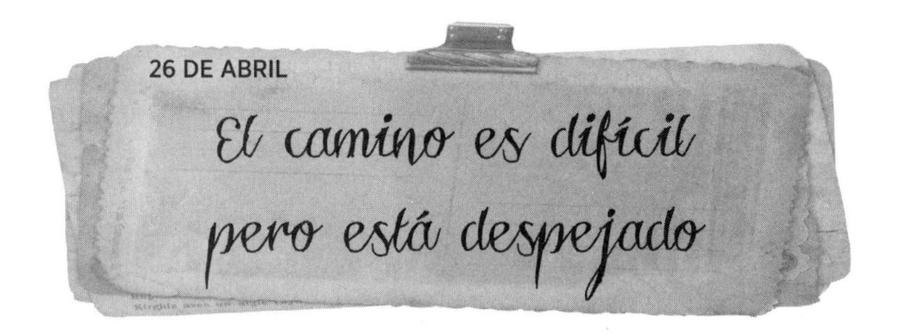

A pesar de que la travesía es más difícil, el camino está despejado.

El naturalista y ambientalista Kevin Scribner nos dice que los salmones encuentran su camino contra la corriente saltando una y otra vez sobre los surcos bloqueados hasta que encuentran la zona en donde la corriente es más fuerte. De alguna manera, saben que la libre corriente de agua significa que en ese sitio no hay obstáculo, y entonces se introducen con fervor a través de la hendidura porque, a pesar de que así la travesía es más difícil, el camino está despejado.

Esta lección es útil a la vez que desconcertante. Al enfrentar las adversidades internas y externas, el pasaje de la verdad se aproxima a nosotros con gran intensidad porque es claro y está despejado. Y así, en ese sitio en donde sintamos que la fuerza de la verdad fluye, es donde debemos poner todo nuestro esfuerzo.

Los caminos bloqueados del viaje pueden adquirir distintas formas para nosotros los humanos. Pueden ser ese deseo de evadir los conflictos con otros, eludir el riesgo del amor, o no aceptar el llamado del espíritu que nos convoca a participar de una manera más intensa en nuestros días. A veces, es más sencillo rozar los caminos bloqueados que entrar con fervor por el extraordinario pasaje despejado.

En este sentido, el salmón es un ejemplo natural de persistencia. Nos muestra que debemos seguir insistiendo hasta encontrar el camino libre de obstáculos y que, al encontrarlo, debemos trabajar aún con más ahínco para pasar.

Algunos dicen que es más fácil para el salmón porque la fuerza de su pasión por volver al lugar de donde surgió no se ve afectada por las interminables discusiones que a nosotros nos alejan de la verdad con tanta frecuencia. De cualquier manera, el corazón tiene la capacidad de levantarse más de una vez después de la caída, a pesar del daño físico. Y eso demuestra que nosotros también tenemos esa pasión. Como en el caso del salmón, nuestro camino no sólo depende de la forma en que enfrentemos lo que nos encontramos, sino de nuestra capacidad para lograr que todo nuestro ser atraviese las barreras.

- Encuentra tu centro y piensa en algo que has estado evitando. Puede ser tomar una decisión importante o pedir lo que necesitas en una relación.
- Respira con regularidad y explora la energía que contiene tu reticencia. ¿Contra qué te estás topando? Identifica la oposición. ¿Qué parte proviene de ti?, ¿qué parte proviene de los demás?
- Respira de manera constante y busca la corriente de la verdad en esta situación. Siente cómo el camino se abre ante ti con claridad y vigor.
- Por el día de hoy, sólo siente el poder del camino libre de obstáculos que se abre ante ti.

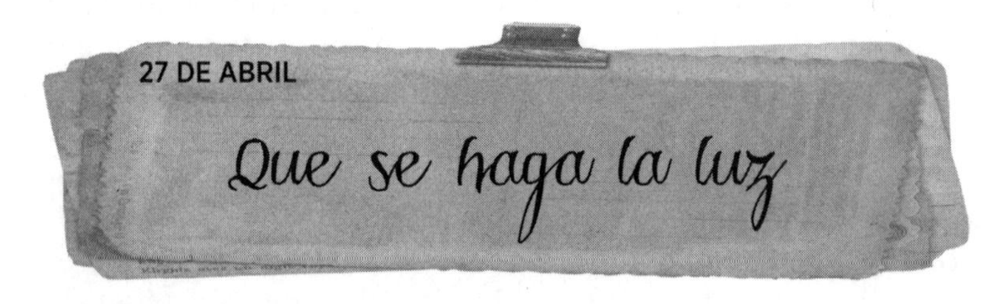

27 DE ABRIL

Que se haga la luz

Sólo confía en ti, y entonces sabrás cómo vivir.
Goethe

Antes de inventar la bombilla eléctrica, Edison se involucró en el proceso de imaginar cómo una corriente de energía imperceptible podía domarse y convertirse en luz. Como nos ha sucedido a muchos, primero le llegó la visión, y después de haber entendido lo que tenía en las manos, le tomó bastante tiempo encontrar el material adecuado para fabricar el filamento de la bombilla.

Más adelante, cuando le preguntaron si en algún momento había llegado a sentirse desalentado o había pensado que estaba perdiendo el tiempo, Edison dijo que no, que cada ocasión que había repetido el experimento había aprendido algo importante. Aprendió que había muchos otros materiales que no debían ser usados.

Esas lecciones son elocuentes y fáciles de cambiar de contexto, en especial, en el sentido de que todos buscamos nuestra vocación y el amor en el mundo. Estar dispuestos a visualizar lo que necesitamos es una herramienta llena de intensidad y realidad, y tan crucial como la confianza que tiene el espíritu para saber que algo funcionará, a pesar de que no hemos encontrado aún nuestro lugar o la persona a la que amaremos. De igual importancia es la perseverancia en tratar de encontrar lo que necesitamos para hacer que las cosas funcionen.

Pero, tal vez, lo más inspirador del viaje de Edison es que no creía que sus múltiples intentos fueran algún tipo de fracaso, sino situaciones inevitables, parte del proceso de descubrimiento.

Al final, después de todo, tanto el científico como el amante se ven desafiados a usar lo que se descubre y se vive en la luz.

- Encuentra tu centro. Al respirar, imagina lo que necesitas para vivir con mayor plenitud.
- Al inhalar, comprométete a encontrarlo hoy, sin prejuicio alguno respecto a lo que sucede.
- Al exhalar, comprométete a usar cualquier cosa que descubras.

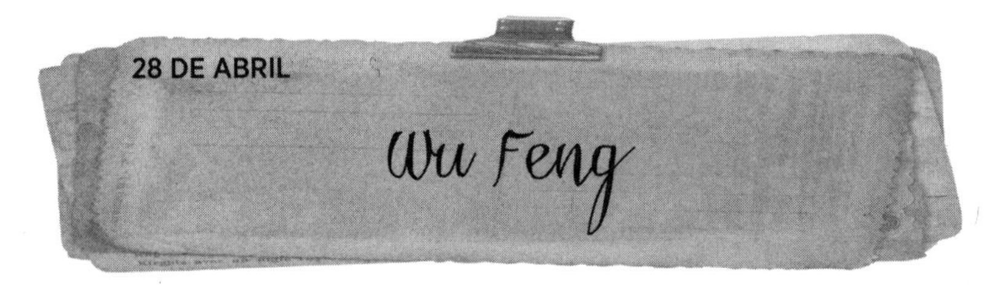

Al final, no basta pensar lo que sabemos. Debemos vivirlo porque sólo así, el amor se mostrará a sí mismo como el principio mayor.

Nuestra capacidad para encarnar lo que sabemos es una discreta necesidad de hacer que lo interior sea congruente con la manera en que enfrentamos los días y, así como el calor le permite al hielo derretirse e irrigar la tierra, ese antiguo acto de integridad, hace que el amor se muestre como el tipo de gravedad más intenso que existe.

Había un hombre muy tranquilo, y un día, llegó el momento en el que el valor cambió su vida para siempre. Su historia es muy inspiradora. Se llamaba Wu Feng. Él era un diplomático manchuriano del siglo XVIII. Su misión diplomática estaba asentada en las afueras de Taiwán, con una tribu de aborígenes, y Wu Feng se hizo amigo del jefe de la tribu. Una vez al año la tribu decapitaba a alguno de sus miembros como sacrificio ritual.

Cada año, Wu Feng le suplicaba a su amigo, con toda la compasión y reverencia que sentía por la vida, que abandonaran tal costumbre. El jefe siempre escuchaba con mucho respeto la solicitud de Wu Feng, y después de hacerlo, siempre hacía una reverencia, llamaba al miembro elegido para el sacrificio y lo decapitaba sin vacilación alguna.

Finalmente, después de vivir con la tribu durante veinticinco años, Wu Feng le rogó una vez más al jefe terminar con esos asesinatos innecesarios. A diferencia de las anteriores, en esa ocasión, cuando se convocó al miembro de la tribu elegido, Wu Feng tomó su lugar y dijo: "Si matan a alguien esta vez, tendrá que ser a mí."

El jefe miró a su amigo durante un largo rato directo a los ojos. Había desarrollado una gran estimación por él y no estaba listo para matarlo. Aquella práctica de decapitación fue abolida ese mismo día.

Claro que pudieron haber matado a Wu Feng, pero su valor nos muestra que llega un momento en el que la manera en que vivimos en nuestro interior adquiere prioridad. A todos nos llega un momento en el que el discurso se evapora y las palabras resultan insuficientes para hacer que el amor se externe. Sólo la presencia del alma que surge de nuestro interior puede atraer al alma de los otros.

- Respira y sé honesto contigo mismo. Es decir, mira las situaciones de tu vida como en realidad son.
- ¿Alguna de estas situaciones te está obligando a sacrificarte como el miembro de aquella tribu de aborígenes?
- ¿Estás involucrado en una relación en la que se te pide con frecuencia que niegues quien eres?
- Si es así, ¿podría el Wu Feng que vive en ti dejar de hablar para dar un paso al frente?
- Si la respuesta es sí, entonces sólo honra el hecho de que en tu interior mora un espíritu de encarnación.
- Por hoy, sólo haz la pregunta. Confía en que tu espíritu sabrá cómo y cuándo dar ese paso al frente.

29 DE ABRIL

Entre hojas jóvenes

Atrapada entre esas jóvenes hojas, el agua suena.
Soseki

Esta delicada observación que hizo el poeta japonés Soseki está llena de una tenue esperanza. La esperanza de que, incluso al principio, cuando todavía nos encontramos alojados en nuestra propia naturaleza, el regalo se muestre. Alojado en el vientre materno, duerme el niño ya formado. Alojado en el impulso de cuidar a alguien, crece la paz del amor manifiesto. Alojado en el borde del riesgo y el miedo, yace la autenticidad que hace que valga la pena vivir la vida.

Envuelta entre jóvenes hojas, el agua suena: el agua misma que alimentará a las hojas cuando se hayan abierto. El agua ya está ahí, exhortándolas a desplegarse y a crecer. Pero para creer que esto es posible, se requiere un tipo de fe que se mueva en oleajes mucho más grandes de lo que se pueda imaginar cualquiera. Aceptarlo no es tan difícil porque, así como el polvo le debe su camino al viento, a nosotros, como seres humanos, se nos pide que reconozcamos que hay algo mucho más grande que nos rodea y nos exhorta a desplegarnos.

La gravedad del espíritu jala a la esencia de quién somos y la insta a ser. Es nuestra tarea, como la de todas las criaturas hermanas, encontrar la abundancia del aire, el agua y la luz, y desplegar aquello que ya está dentro de nosotros.

- Siéntate en quietud e imagina que tu corazón es una hoja joven: verde y tierna, envolviéndose a sí misma.

- Al respirar, siente el agua de la vida que ya corre por tus venas.

- Ahora, respira de nuevo, ponte de pie, estira los brazos y descubre quién eres ahora que ya te has desplegado.

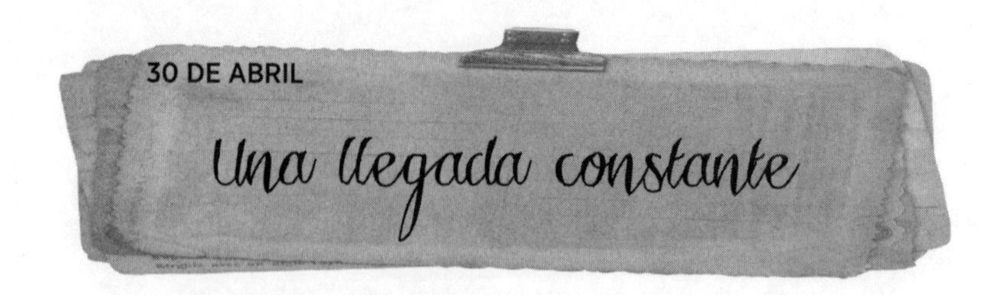

Aunque viajes por la vida en bote o escales hacia la senectud montando a caballo, cada día es un viaje, y el viaje mismo es el hogar.
Basho

Hace doce años cuando comenzó mi viaje por el cáncer, mi abuela estaba en agonía. Yo no sabía que tenía cáncer pero creo que ella sí estaba consciente de que su muerte se acercaba. Me di cuenta de eso porque cuando la visité en su cuarto del Centro Médico Kingsbrook, en Brooklyn, se sentó al borde de la cama y miró con los ojos entrecerrados hacia una distancia que sólo ella podía entender. Tenía noventa y cuatro años, y yo sentí que se estaba imaginando cómo sería la otra orilla. Así como cuando tenía diez años y cruzó el Atlántico en un barco de vapor que, repleto de gente, se movía con pesadez entre las olas.

La vida había sido una migración incesante para ella, una constante llegada a una nueva tierra. Tal vez por eso soy poeta: porque la migración corre por mis venas. Tal vez por eso entiendo el mundo de la experiencia como un vasto océano que nunca terminamos de cruzar, ni siquiera cuando estamos muertos.

Te pido que imagines que la vida de tu espíritu en la Tierra es una migración similar, una constante llegada a una nueva tierra. Dado lo anterior, debemos aceptar que, sin importar qué playa se extienda al frente, el oleaje y el empuje del mar nunca cesan. Al llegar a la cresta de la ola podemos ver hasta la eternidad, y el alma tiene una perspectiva propia, pero cuando estamos en el valle de esas mismas hojas, todos estamos perdidos aunque sea sólo por un momento. La vida del alma en la Tierra nos obliga a saltar en una balsa mientras tratamos de encontrar la lógica a la perspectiva que tenemos de la eternidad. La labor del peregrino interior consiste en mantener la eternidad en el ojo del corazón y de la mente cuando nos toca nadar de panzazo sobre los días que nos van pasando como olas.

- Siéntate en quietud e imagina que te balanceas con seguridad sobre el océano de la experiencia que nunca terminamos de cruzar.

- Respira hondo e imagina que cada día es una ola.

- Entra a tu propio ritmo y trata de sentir qué tipo de ola es el día de hoy.

- Si hoy estás en la cresta, mira a tu alrededor y absorbe todo lo que puedas de la vida.

- Si hoy vas de panzazo, reconoce las adversidades que enfrentas.

- Respira hondo y recuerda que se aproxima otra cresta. Piensa en la última vez que te elevaste y recuerda qué fue lo que alcanzaste a ver estando arriba.

1 DE MAYO

Entierra y planta

La culminación de un amor, de un sueño, del ser,
es la semilla anónima del siguiente.

Hay una diferencia muy pequeña entre enterrar y plantar. Porque muy a menudo necesitamos preparar a lo que ha muerto para que descanse y, así, surja una nueva vida. Y más adelante, aquello que preparamos para el descanso —ya sea un ser amado, un sueño, o una perspectiva falsa— se convierte en el fertilizante para la vida que está a punto de formarse. Cuando lo que ya vivió se une con la tierra, el viejo amor fertiliza al nuevo, el sueño roto fertiliza al apenas concebido, esa dolorosa forma de ser que nos mantuvo atados al mundo, fertiliza la postura interna más libre que está a punto de surgir.

Lo anterior resulta muy útil cuando se toman en cuenta las muchas formas del yo que habitamos en una sola vida. Un yo nos lleva hasta las últimas consecuencias de su existencia y luego muere. Y entonces nos vemos obligados a preparar esa amada piel para descansar, para unirse al espíritu de la tierra de donde surgió, para que pueda fertilizar a la nueva piel del yo que nos portará mañana.

Siempre que algo se pierde, se siente pesar, y siempre que algo nace, se siente asombro. Pero mucho de nuestro dolor en la vida proviene del hecho de que usamos una piel vieja e inútil, y nos negamos a dejarla descansar. O a veces, del hecho de que enterramos esas pieles con el objeto de ocultarlas y no de renunciar a ellas.

Por cada nueva forma de ser, hay un fracaso que se oculta bajo la lengua. Por cada ramita que sale a la superficie, hay un viejo trozo de madera que se agita oculta en la tierra. Por cada momento de gozo que germina, hay un instante de lucha que está echando raíz.

Vivimos, amamos y ponemos a descansar a todo eso que nos es tan amado. Y eso incluye enterrar la opinión que tenemos de nosotros mismos para que nuestras vidas puedan resucitar como si fueran nuevas.

- Trata de identificar algún aspecto de tu forma de ser en el mundo, que haya vivido más de lo necesario. Puede ser una forma de pensar o de sentir, de hablar o de relacionarse.
- Trata de comprender por qué sigues usando esa piel.
- En una hoja de papel describe ese aspecto que ha sobrevivido más tiempo del necesario, y pregúntate por qué sigues usándolo.
- Toma el papel y entiérralo simbólicamente en algún lugar especial. Agradece la ayuda que te ha brindado este desgastado aspecto para llegar al punto de tu vida donde te encuentras ahora.
- Sé gentil con el nuevo espacio que se ha abierto en ti tras el entierro simbólico.
- Riégalo y mantelo a la luz del sol.

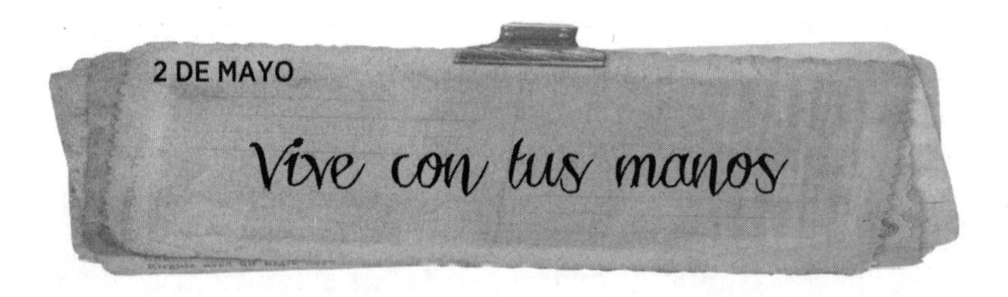

2 DE MAYO

Vive con tus manos

Vive con tus manos y tu mente aprenderá a inclinarse como la raíz.

Hace varios años, en una lectura de poesía en Nueva York, conocí a un joven. El muchacho estaba muy irritado porque acababa de ver cómo asaltaban a una mujer. Estaba tan molesto que escribió un poema ahí mismo. De pronto, atravesó el lugar una voz meditabunda: "Sí, claro, hacer un poema es mejor que frustrar el asalto." Sentí que no quedaba nada más que decir. Esta historia señala con una claridad dolorosa, la forma en que el pensamiento nos aleja del verdadero viaje de estar vivos. El análisis permanente, la resolución de problemas, la observación y la crítica de lo que se nos presenta, hacen que el cerebro se convierta en un áspero callo. En lugar de ayudar a que nos abramos con mayor profundidad al misterio de la vida, el intelecto, en su excesivo entrenamiento, deviene en un artefacto que sólo nos sirve para amortiguar la experiencia.

Tengo una amiga muy querida que ha estudiado casi toda la información que existe respecto al corazón, la mente y su danza en la psicología. Todo este conocimiento la condujo hasta un viejo sabio. El último consejo que aquel hombre le dio a mi amiga fue: "Vive con tus manos." Una vez abierta a esta perspectiva, mi amiga —quien no sabía absolutamente nada acerca del oficio de la construcción con piedra— se encontró edificando una capilla de piedra junto a una colina. Con esa construcción, mi amiga consagró la capilla que había estado esperando en su corazón.

Tengo otra amiga que, siempre que ve flores, siente la necesidad de tocarlas con gran delicadeza. La he visto acariciar pétalos amarillos con los dedos una infinidad de ocasiones. Mi amiga necesita tocar la belleza, y yo he podido ver cómo la naturaleza también la toca a ella. En ese momento de acercamiento mutuo, algo se abre en ella todavía un poco más.

Vivir con nuestras manos obliga a la mente a aceptar algo más que no sea ella misma. Es así como sanamos a los demás y a nosotros mismos. Gracias al Braille del corazón, todos volvemos a vivir.

- Elige un artículo pequeño y delicado que te fascine, y colócalo frente a ti para la meditación.
- Después de un rato, tómalo con lentitud entre las manos y examínalo con los dedos. Siente cada una de sus superficies con todo cuidado.
- Respira de forma constante y recibe la esencia de este delicado objeto en tu mente, a través de tus manos.

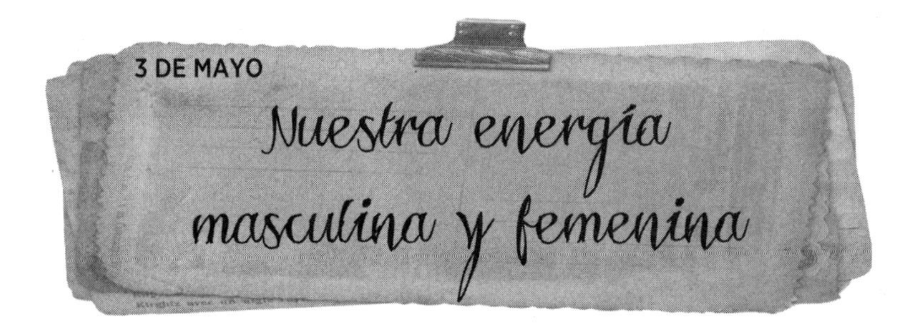

Así como de nada sirve cosechar si no podemos comer,
tampoco sirve de nada actuar si no podemos sentir.

En la actualidad se habla mucho de las energías masculinas y femeninas, y de la manera en que se nos ha enseñado a mantenernos sesgados hacia un solo tipo de energía para nuestro comportamiento en el mundo. Creo que la mayor parte de lo que se dice es verdad. Cuando nos domina el lado masculino somos excesivamente racionales y estoicos, y no mostramos nunca nuestros sentimientos. Esto ocasiona que cuando por fin sale a flote el lado femenino (el de la energía más profunda, creativa y receptiva), lo haga de una forma densa, sofocada y explosiva.

Por ello, no resulta extraño que las personas que son más reservadas y discretas —hombres o mujeres— se sientan vulnerables ante personas intuitivas y expresivas. Asimismo, las personas que son más proclives a sentirse afectadas por sus sentimientos encuentran la inexpresividad bastante sofocante. Claro que cuando nos encontramos los unos a los otros, los estoicos se vuelven nerviosos, en tanto que los apasionados comienzan a sudar más. Es parte de la vida: nos encontramos y comenzamos a presionar. Los agitados siempre quieren poner a girar a los inmóviles. Los discretos acallan el tamborileo. Los enloquecidos están destinados por siempre a invitar a bailar a las estatuas.

Por otro lado, también tenemos que enfrentarnos al roce de estas energías cuando ambas se manifiestan dentro de nosotros. Mi experiencia es muy elocuente en este sentido. Como hombre siempre he sido bastante activo y decidido. Sin embargo, como poeta, también he permitido que mi lado femenino me guíe y me conduzca por la intuitiva vida del sentimiento. Pero, obviamente, en el mundo exterior me entrenaron para ser práctico y no regodearme en los sentimientos durante mucho tiempo.

Sólo después de diez años de haber sobrevivido al cáncer y a una vida de persecución de logros excesivos, ahora puedo entrar y salir atropelladamente de la alegría. Al hacerme una persona más integral, al delinear con mayor precisión una línea que contuviera un balance de lo masculino y lo femenino, pude aprender a usar mis energías masculinas de manera distinta, en más congruencia con las femeninas.

Las cosas que me enseñaron a entender y a nombrar, ahora las puedo experimentar y sentir. Me enseñaron a esquematizar y articular en la lejanía, por ello, ahora lo puedo asimilar y absorber cuando está frente a mí. Porque así fue como nos aprisionaron a todos desde niños: enseñándonos a esquematizar y a articular todo guardando la debida distancia. Nos enseñaron a vivir a través de una perspectiva masculina que, cuando pierde el equilibrio, se vuelve seca e impermeable a toda pasión por la vida.

La diferencia está en pintar un ave y volar, en entender las posturas secretas del amor y sentir cómo late tu corazón. Muy a menudo, detrás del disfraz que nos ponemos para crecer y madurar, nos vemos atraídos a sólo observar la vida, a nombrar el sentimiento, a entender en lugar de experimentar. Sin embargo, así como se necesita de dos manos para formar un cuenco y llevar agua a la boca, así también requerimos de la energía masculina y de la energía femenina para beber la vida con plenitud.

- Encuentra tu centro y respira lentamente.
- Coloca una mano frente a ti con la palma hacia arriba, y medita sobre todo lo que contiene la mano: nervios, sangre, memoria táctil, el poder de tocar y sujetar. Medita sobre lo completa que es la mano como entidad.
- Coloca la otra mano frente a ti con la palma hacia arriba, medita sobre todo lo que contiene y sobre lo completa que es en sí misma.
- Respira hondo, junta tus manos y medita sobre los logros extraordinarios que se pueden realizar cuando ambas manos, en su completitud individual, trabajan en equipo.

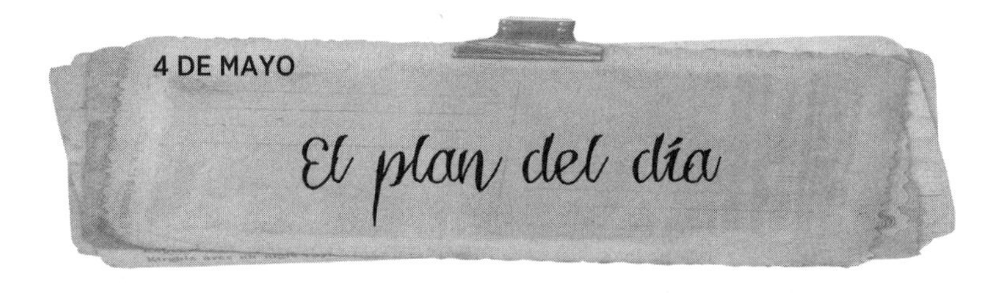

4 DE MAYO

El plan del día

¡Se me hace tarde! ¡Se me hace tarde para una cita muy importante!
¡No hay tiempo para saludar! ¡Adiós! ¡Se me hace tarde! ¡Se me hace tarde!
El conejo de Alicia en el país de las maravillas

Me despierto despejado y descansado. La luz inunda mi habitación. El día parece interminable y libre. Pero cuando preparo el café me doy cuenta de que hay tres recibos que no se han pagado, y luego, después de bañarme, noto que necesito un corte de cabello. Y como saldré a cortármelo, tal vez pueda aprovechar para pasar a recoger las camisas. Pero yo sólo quiero pasar un rato en el sol, así que pienso: "Bueno, cuando termine con todas estas diligencias, iré al parque." Y entonces me pongo a pensar cuál parque será el más adecuado y me decido por uno que está a cuarenta minutos de distancia. Al final, como quiero asegurarme de que me voy a divertir, le llamo a una amiga y acordamos vernos a las seis en el cine.

Ahora me tengo que apresurar para llegar a tiempo a cada sitio. Pero, por fortuna, cuando estoy cargando gasolina, escucho a un ave cantar y levanto la cabeza justo cuando una nube se abre. Y entonces, la luz inunda mi mente y boto todos mis planes como si fueran monedas cayendo al suelo.

Me río. Es increíble lo fácil que me puedo convertir en el esclavo de mi propio itinerario. Hoy no es necesario hacer nada de lo que había planeado. Boto todo y sigo al ave.

- Piensa en todo lo que tienes que hacer hoy. Trata de sentir a la multitud en tu entorno.
- Encuentra tu centro e inhala cada diligencia lentamente. Al exhalar, deja que salgan todas las labores urgentes.
- Ponte de pie y comienza el día como si fuera el primero y el último.
- Ahora bota todo lo que no sea necesario hacer.

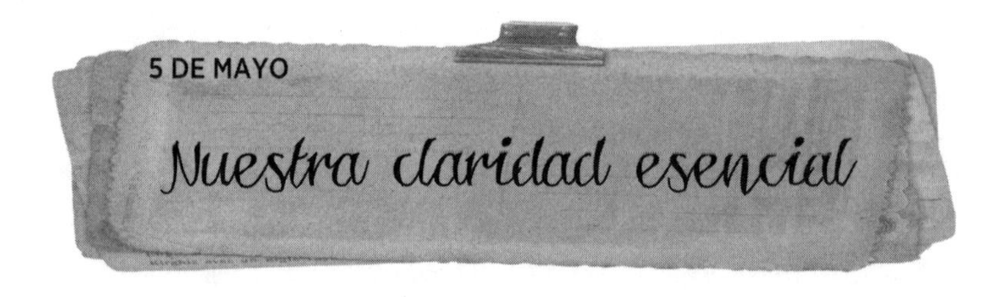

Como las nubes que se mueven sobre el agua,
los problemas me hacen olvidar la claridad.

El agua refleja todo lo que encuentra a su paso. Es algo tan normal que asumimos que el agua es azul cuando, en realidad, es incolora. Increíblemente, a pesar de que es suave y fluye —en todo océano, lago o charquito de lluvia—, el agua puede adoptar la imagen del mundo entero sin perder su claridad esencial.

Claro que no es tan sencillo para nosotros. Somos seres emocionales, y con mucha frecuencia nos perdemos en la imagen de todo lo que experimentamos. Sin embargo, la naturaleza del agua nos puede ayudar a comprender la naturaleza del dilema humano.

Como muchos otros, comencé viviendo en un hogar en donde, de cierta forma, mi labor consistía en ser el pararrayos que recibía las tensiones familiares de las emociones no expresadas.

Así fue como aprendí a resolver problemas, y a rescatar y cuidar gente. Asimismo, después de dos matrimonios e incontables amistades, también asumí que amar significaba hacerse cargo de las empañadas emociones de mis seres amados.

El peso de las emociones no expresadas de otras personas me impidió entrar en contacto con mi propio interior y claridad. Mi vida se llenó de turbulencia, y me la pasaba batallando para mantener la cabeza por encima de los nubarrones.

Pero el agua, el agua gloriosa, me ha enseñado que somos más de lo que reflejamos o amamos. Ésa es la misión de la compasión: aceptar todo con claridad sin imponernos y, al mismo tiempo, sin perdernos a nosotros mismos.

Es cierto, es una misión infinita e imposible. Y aunque no podamos ser tan cristalinos como el agua, siempre nos ayuda recordar algunos hechos de la vida. Por ejemplo, el hecho de que a pesar de que los seres vivos con los que tenemos que tratar se pueden convertir en problemas muy reales, no tienen por qué ser la corriente esencial de nuestra vida. Por debajo de las nubes, el único deseo del agua es fluir; y por debajo de nuestras tensiones y dificultades, el único deseo del espíritu humano es abrazar y mitigar.

- La próxima vez que un ser amado te hable de su frustración, desilusión o dolor, observa cómo reaccionas.

- ¿Estás resolviendo el problema o sólo aceptando lo que te dice?

- ¿Tratas de animarlo o de atestiguar su vivencia?

- ¿Te quedaste con su dolor en las manos o profundizaste en lo que se compartió?

- Si te es posible, recibe el dolor como si se tratara de una piedra que cae en la transparente profundidad de quien eres.

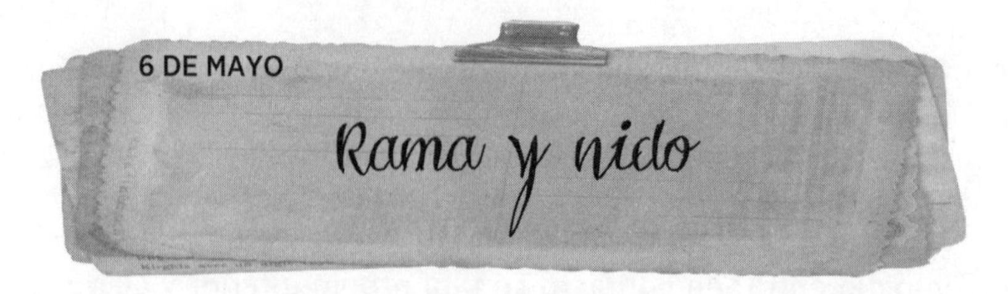

Creo que podría vivir con los animales.
No preguntan ni se quejan de su condición. No hay descontento.
Walt Whitman

Fue algo muy sencillo: vi a un petirrojo cargar una rama demasiado grande para su nido. Intentó usarla una vez, luego dos, y de alguna forma, su pequeño cerebro de ave supo que no serviría. Así que solamente voló y recogió otra rama.

Me acerqué y recogí la primera ramita. No había hendiduras en ella. La giré entre mis dedos y pensé en todas aquellas ocasiones en las que he intentado que algo demasiado grande funcione. Muy a menudo, las cosas que deseamos son como aquella ramita, demasiado grandes para usarse. Con mucha frecuencia deseamos algo que es demasiado grande, y entonces nos sumimos en la infelicidad que nos provoca aferrarnos a algo que no puede completar nuestro nido.

Fue muy aleccionador ver a una avecilla trabajando, cantando al mismo tiempo y dispuesta a dejar atrás lo que no le servía. ¡Ah, si tan sólo pudiéramos tratarnos los unos a los otros con una gentileza tan elemental!

- Medita respecto a tu vida como si se tratara de un nido que tienes que armar.

- Piensa en lo que buscas. Piensa en lo que, como un ave necia, quieres llevarte pero es demasiado grande para usarse.

- ¿Te sería posible armar tu vida con más meticulosidad si recogieras piezas más pequeñas que las que planeabas? ¿Piezas que sí encajen?

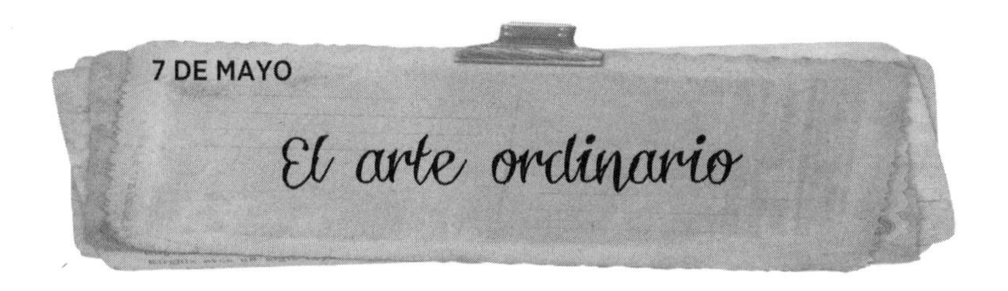

Antes de fijar tu mirada en algo, revisa a través de qué miras.

Era un hermoso y soleado día. Había manejado casi quinientos kilómetros para verla. Tenía noventa y cuatro años y había permanecido encerrada en una habitación durante casi ocho meses. Yo fui su primer nieto varón y le dio muchísima alegría verme. Pero después de un rato de platicar y ponernos al día, nos sentamos en silencio en el borde de su cama, y entonces ella se quejó de que el día estaba muy nublado.

Noté que nadie había lavado su ventana en casi un año. Cuando se lo mencioné, se rió como sólo un anciano de noventa y cuatro años puede hacerlo, y susurró con su acento ruso: "Ojo sucio, ve mundo sucio."

Sucede lo mismo con la mente y el corazón. Porque nuestro propio ser es la única ventana que tenemos en la vida y, con frecuencia, nos imbuimos en el ánimo que nos confiere una ventana sucia. Una ventana que nos hace creer que el fulgurante mundo está nublado.

Tal vez el propósito de toda buena relación sea ayudarse, el uno al otro, a mantener la claridad de la mente y del corazón. Tal vez la labor interior consiste en el ordinario arte del lavado de ventanas, tal vez consiste en hacer que el día sea lo que en realidad es.

- Siéntate en quietud hasta que encuentres tu centro.
- Ahora, usa la respiración para lavar las ideas que abruman a tu mente.
- Respira con regularidad y también lava la película que cubre tu corazón.
- Respira hondo y lava las conclusiones a las que llegaron tus ojos.

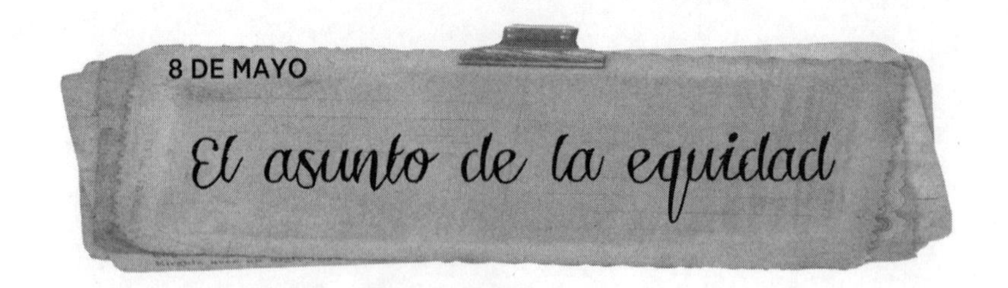

8 DE MAYO

El asunto de la equidad

Mientras continuemos considerando que la situación es injusta,
seremos prisioneros de lo que pudo haber sucedido.

Para la mayoría éste es un asunto muy difícil porque buena parte de la manera en que percibimos el mundo depende de una noción de equidad y justicia: los nobles conceptos humanos que rigen la forma en que nos relacionamos unos con otros.

Pero las leyes de la experiencia en el mundo natural, aquel en el que no tenemos más opción que vivir, no operan en concordancia con la equidad. Se podría decir que, más bien, el universo mayor —del que la humanidad es tan sólo una pequeña parte— es un sitio de posibilidades infinitas y ciclos interminables. Es un lugar donde las formas de vida van y vienen, un mundo que ha estallado y se ha reconstruido una infinidad de veces.

Es por ello que la tradición hindú tiene una divinidad conocida como Vishnu. Vishnu destruye y otorga vida, y, por lo general, lo hace en ese orden. Aunque la equidad y la justicia son hermosas gravedades respecto a las cuales todas las criaturas tratamos de convivir unas con otras —la tormenta y el germen, las termitas que devoran las bases de tu casa, la piedra errante que rompe tu parabrisas, la ola que agita tu pequeño bote—, estas moléculas de la experiencia no pueden comprender lo que es justo. Ellas sólo nos bombardean en el infinito baile cósmico de la vida que sigue y sigue.

Cuando lidié con el cáncer, en muchas ocasiones me dijeron que debía liberar el enojo que sentía ante la injusticia de haberme enfermado. Sentía muchísimas cosas —miedo, dolor, ansiedad, frustración, incertidumbre, agotamiento— pero, para ser francos, no sentía que tener cáncer fuera una injusticia. Porque ni a mí, ni a nadie le prometieron salud permanente. Una hormiga puede batallar por varios metros cargando la comida en su boca antes de que un pie cansado de caminar la aplaste. ¿Qué nos hace creer a los seres humanos que estamos libres de situaciones así?

Ahora sé que a lo largo de todos estos años, mis quejas respecto a la injusticia de la vida han provenido del ineludible dolor de vivir. Y aunque las quejas son comprensibles, siempre me han distraído. Me han impedido vivir con profundidad el dolor de mi colapso, así como reconstruir mi vida. De alguna manera, gritar "es injusto", siempre me ha obligado a quedarme estancado en el dolor.

Ahora te ofrezco la noción que me ha llenado de asombro en medio del dolor: que la vida no es justa, sino infinita en su capacidad para cambiarnos, y que no somos responsables de todo lo que nos acontece, sólo somos responsables de la manera en que lo recibimos y que nos abrazamos unos a otros en el camino.

- Si es posible, siéntate fuera de casa y observa cómo el viento se lleva el polen. Medita sobre el hecho de que algunos de estos granos de polen devendrán en flores, y las flores a su vez, se marchitarán y les darán paso a otras flores que aún no han nacido.

- Medita sobre el hecho de que la existencia humana, con sus inesperados sucesos, se produce más o menos de la misma forma que la de las flores.

- Respira hondo y trata de ver todos los sueños, errores, alegrías y dolores de tu vida como si fueran polen que viaja en otro tipo de viento. Algunos de ellos crecerán; otros no.

- No tienes que negar el dolor que produce la vida, pero trata de no incrementarlo al declarar que es trágico o injusto.

- Trata de entender el dolor que produce el cambio, con compasión más que con justicia.

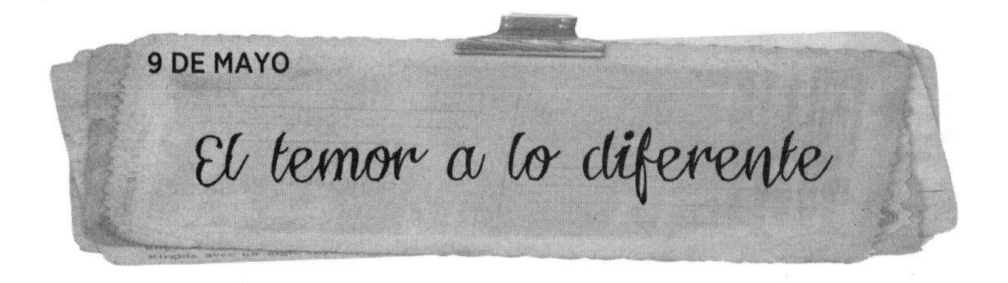

9 DE MAYO

El temor a lo diferente

La dicha radica ahí, en dirigir la mente hacia la unidad básica de todas las cosas,
y en evitar que se concentre en las diferencias.
Tejo–Bindu Upanishad

El ojo puede detectar lo que tenemos en común o enfocarse en lo que nos separa. El corazón puede sentir lo que nos une a todo lo demás, o puede volver a lastimarse recordando sus viejas heridas. Y la lengua puede alabar al viento o advertir la llegada de la tormenta; puede alabar al mar o temer la inundación.

No es que no existan las diferencias, la verdad es que el mundo está hecho de una variedad infinita de ellas. Es más bien que concentrarnos en ellas y temerles nos impide sentirnos bendecidos.

Resulta una paradoja, pero todo en la vida tiene su vínculo con el mismo centro, a través de su unicidad. A través de esa posibilidad de que ningún alma sea igual a otra a pesar de que todas respiran el mismo aire.

Cuando caemos en la trampa de creer que una creación es mejor que otra, nos alejamos del milagro de ser y entramos en lo que Seng-Ts'an, el sabio del siglo VI, llamaba la peor enfermedad de la mente: la infinita batalla entre el "quiero" y el "no quiero"; la infinita guerra entre el "a favor" y el "en contra".

- Enciende una vela y siéntate en quietud frente a una ventana.
- Relaja tu corazón y respira hondo.
- Observa todas las cosas que se pueden ver desde ahí: árboles, viento, nubes, las vibraciones de la ventana, gente caminando.
- Observa la vela y a la tenue flama que de ella surge.
- Respira con calma e imagina que esa misma flama surge del corazón de todo lo que ves.

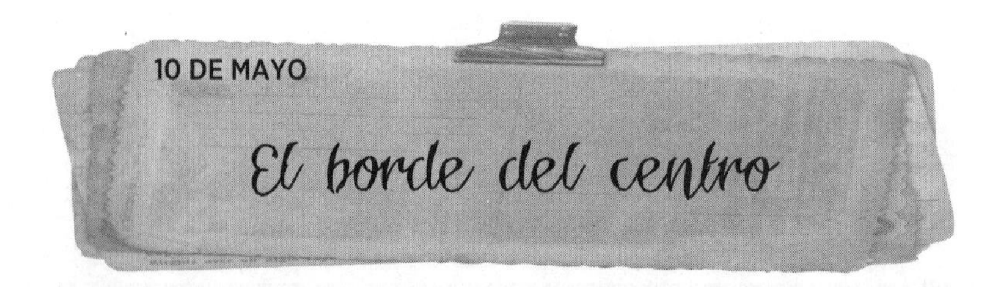

10 DE MAYO

El borde del centro

Toda tormenta tiene una especie de ombligo, un agujero en medio, por el que puede volar la gaviota en silencio.
Poema japonés anónimo, siglo XIV

Esta voz anónima nos ha dicho durante siglos que hay un pacífico y perdurable centro en el corazón de toda batalla. Sólo debemos llegar a él. Es una noción que afirman todas las tradiciones.

Sin embargo, aquí se presenta una paradoja más singular. Porque la gaviota no vive en el centro de paz, sólo vuela a través de él. Al parecer, nuestra misión consiste en sustraer el sustento de ese espacio eterno del centro, sin negar la experiencia de la tormenta.

Con mucha frecuencia somos arrojados a la tormenta y al centro. Estando ahí, sentimos cómo se exacerba nuestra humanidad. Cuando estamos en el centro, nos sentimos aliviados por estar en ese lugar espiritual que está conectado a la unidad del todo. Es por ello que encontrar el centro y extender nuestras golpeadas alas significa encontrar al Dios que mora dentro.

El problema radica en que vivimos en ambos lados de la paradoja. Porque no podemos llegar al centro sin atravesar la tormenta que lo rodea. Sin embargo, la tormenta de la experiencia humana sólo es soportable cuando se sabe lo que la gaviota sabe: que la tormenta sólo se puede sobrevivir estando en el centro. Las tribulaciones y los obsequios del amor se erradican en la manera en que atravesamos de la tormenta al centro, y de vuelta.

- Cierra los ojos y permite que tu inhalación invite a la gaviota de tu espíritu a ir a tu núcleo.
- Inhala profundamente y permite que tu respiración invite a la gaviota a ir a casa, a través de tu centro y hacia el centro del todo.
- Exhala profundamente y siente el límite de la tormenta, y el límite del centro.
- Comprende que tu respiración es ese límite.

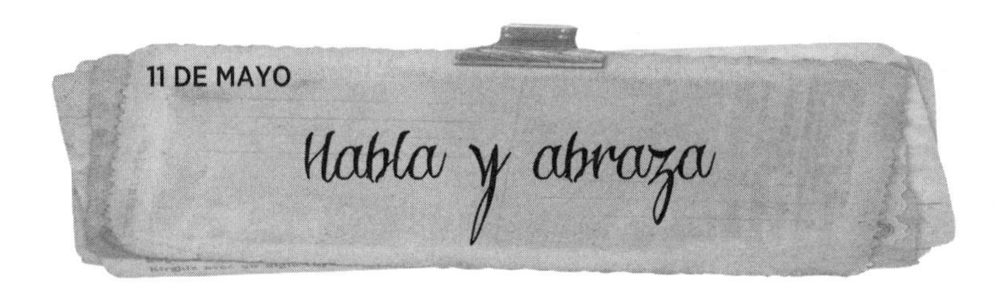

11 DE MAYO

Habla y abraza

El sueño despierta cuando piensa te amo. Y la vida comienza cuando dice te amo; y la alegría se mueve como si fuera sangre cuando abraza a alguien más con amor.

Aunque a veces la vida comienza en la cabeza, no es ahí en donde se puede llegar a conocer toda la alegría que produce. Todos hemos vivido esta diferencia. Sólo acuérdate de cuando eras adolescente y alguien te hizo sentir una emoción indescriptible por primera vez. Recuerda la primera vez que la presencia de alguien más te alejó del centro del universo. Recuerda la extraña pero conmovedora sensación que nadaba en tu cabeza y que te impidió borrar de tu mente el rostro de aquella persona. Como el titileo que se aviva con el soplo, recuerda la forma en que la real y problemática vida de la llama comenzó en cuanto se musitó la primera palabra.

Sucede lo mismo con la forma en que soñamos o nos amamos, o la manera en que lidiamos con nuestra fe en Dios. Los titileos de la vida continúan ardiendo en la cabeza sin incendiarnos del todo. Me ha tomado toda una vida aprenderlo. Cuando el fuego de la música despierta el alma del compositor, el amor suena dentro de nosotros, en donde nadie más lo puede escuchar. Y así como los compositores tienen que luchar para producir el lenguaje con el que se pueden interpretar sus canciones, nosotros tenemos que luchar para pronunciar el amor y para elevar los brazos con toda presteza.

Hablar y abrazar en un mundo que se empeña en entrenar sólo a la mente es un desafío bastante difícil. El problema se intensifica si no se ventila. En la actualidad, al vivir el día a día, a veces el imperceptible aliento que existe entre el pensamiento y el discurso, y entre el discurso y la aceptación, parece un abismo infranqueable. Es por ello que hemos invocado el mito de Cupido durante siglos para que nos recuerde la agitada presencia que logra rasgar el confinamiento de nuestras ideas y que nos fuerza a hablar y a abrazar.

Todos portamos un arco en el interior, y a pesar de que la punta de la flecha hiere, la coraza del pensamiento se quiebra y nos fuerza a temblar. Sí, es verdad, lo confieso: he tenido pensamientos profundos y he entonado melodías memorables. Pero todo ha sido como el ensayo que precede la majestuosidad del abrazo.

- Medita mientras abrazas una piedra e invitas a la presencia de todo lo que es más grande que tú a acercarse.

- Respira lentamente y permite que esta presencia moldee tus pensamientos.

- Respira hondo y permite que la presencia que ahora está envuelta en el pensamiento vibre en tu garganta.

- Nombra su presencia con una sola palabra. Pronúnciala en voz alta.

- Practica la encarnación. Siente la presencia del universo en ti y en la piedra, y piensa, pronuncia y toca al mismo tiempo.

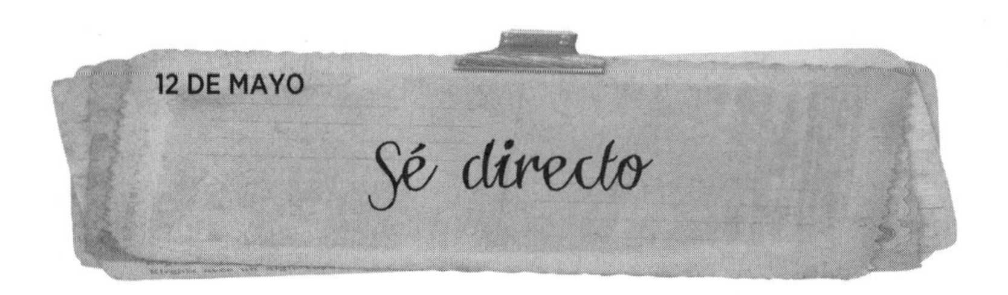

Debajo del cabello, todo mundo es calvo.
Susan McHenry

Gastamos demasiada energía tratando de cubrir quiénes somos. Y en el fondo, cada una de nuestras actitudes es un anhelo, el anhelo de ser amados. Atrás de cada enfado hay una herida que espera ser sanada, y atrás de cada nostalgia está el temor de que el tiempo se acaba.

Cada vez que dudamos si deberíamos ser más directos, nos cubrimos con algo sin saberlo. Es una capa extra de protección que evita que percibamos el mundo. Muy a menudo, si no nos deshacemos de ella, esa delgada cubierta deviene en apenas el principio de una soledad que hace que nuestras oportunidades de ser felices disminuyan.

Es como ponernos guantes siempre que vamos a tocar algo. Y luego, cuando ya olvidamos que fue nuestra elección usarlos, nos quejamos de que nada se siente real. Así, el desafío diario no consiste en vestirnos para enfrentar el mundo, sino en sacarnos los guantes para que todos los picaportes se sientan fríos, para que la manija del auto se sienta húmeda, y para que el beso de despedida se sienta como los blandos e irrepetibles labios de otro ser.

Al respirar permite que cada respiro desnude tu ser: de su actitud, su ánimo, su historia.

- Respira y siente tu piel bajo la ropa.
- Respira y siente tu ser bajo la piel.

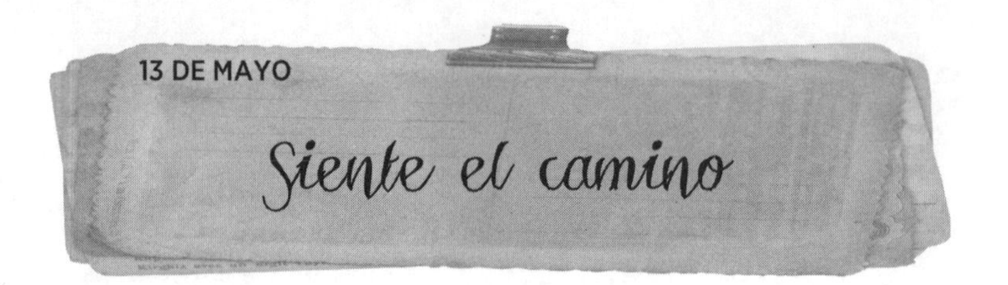

13 DE MAYO

Siente el camino

Sólo hay una emoción en lo profundo.

Yo solía resistirme, solía pelear contra la tristeza o evitar la ansiedad. Pero como ya muchos lo hemos aprendido, cuando esa gota de melancolía o angustia se incrusta en el corazón, cualquier intento por sentir otra cosa deviene en negación. Como la prolongada cuerda de la guitarra, cuando la mente recibe el ataque con la más ligera agitación, lo único que le queda por hacer es vibrar.

Todos conocemos las lágrimas que devienen en risa y la carcajada que se torna en un lamento despejado. Todos conocemos el enfado que se desmorona para transformarse en tierna soledad. O el fresco rostro de la indiferencia que se resquebraja y, tarde o temprano, muestra el miedo que lo mantenía unido.

Resulta sorprendente pero, así como los incontables tipos de flores surgen de la misma tierra, también el jardín terrenal de las emociones —en todas sus delicadas formas y colores— surgen de la misma tierra de corazón.

Lo anterior nos enfrenta a un hecho bastante difícil de aceptar: debajo de todo existe sólo una inefable emoción a la que todos los sentimientos reconocen como su hogar. Asimismo, lo que en realidad nos acerca al vibrante cosquilleo que es parte del estar vivos es sentir todos nuestros sentimientos de forma total. Y hemos de sentirlos a pesar de nuestros esfuerzos por ser felices en lugar de tristes, estar calmados en lugar de ansiosos, sentirnos lúcidos y no confundidos, ser tolerantes y no coléricos; a pesar de todas las formas en que esculpimos nuestras relaciones hasta que les damos vida, para correr de una a otra después, a pesar de ciertos sentimientos. Y llegar al vibrante lugar en el que logramos hacer todo lo anterior puede ser una experiencia bastante curativa.

Sin embargo, resulta difícil inclinarse a una tristeza que no deseamos y permitir que el tremor de la ansiedad nos alcance. A mí lo que me ha ayudado a enfrentar los sentimientos desagradables es un miedo específico que siento. Creo que si cedo a la tristeza, la ansiedad, la confusión o el dolor que se ciernen sobre mí, terminaré ahogándome en ellos. Temo que se apoderen de mi existencia. Temo convertirme en nada más que tristeza, ansiedad o confusión.

Pero casi siempre vuelvo a descubrir que si vivo cualquier sentimiento con la profundidad adecuada —es decir, intensa y completamente—, de alguna manera eso me abrirá el paso hacia la fuente común de toda sensación. En esa fuente los sentimientos aislados y soslayados no duran. Es por ello que la mejor manera de llegar a ella para sanar el dolor que nos pueda producir cualquier estado de ánimo es enfrentándonos a lo que sentimos, no eludiéndolo.

- Respira de manera constante y acepta que te puedes sentir seguro en este espacio de reflexión.

- En cuanto te sientas cómodo permítete sentir algún momento de tristeza o ansiedad que te haya estado agobiando. Trata de permanecer en ese sentimiento hasta que comience a diluirse. Observa cómo se reduce tu tristeza o tu ansiedad, incluso la más ligera, y reconoce este momento como el principio de la paz.

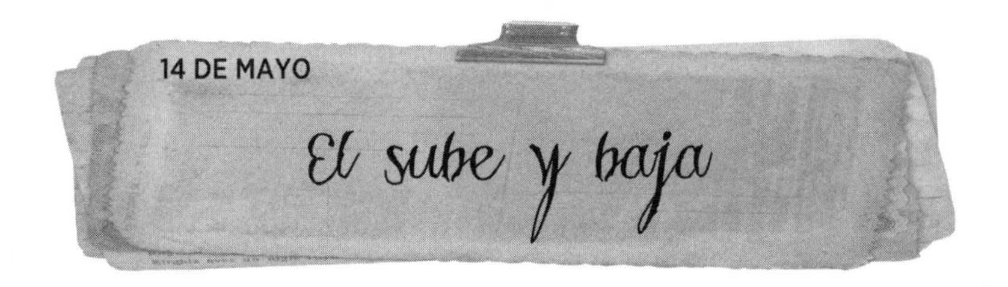

14 DE MAYO

El sube y baja

La mejor defensa es ser quien eres.

Con cuánta frecuencia nos vemos obligados a oponernos a otros. Es cierto que llegan momentos en los que el conflicto es inevitable. Porque sólo queda un lugar para estacionarse, sólo queda una dona, sólo queda una vacante de empleo.

Pero, la mayor parte del tiempo, en el plano interior, hay mucho más para compartir. Es algo más que jugar en el sube y baja. Es algo más allá de "para mantenerme, a mí o a mi noción de cómo me veo arriba, siento la urgencia de mandarte abajo".

Este tipo de circunstancia sólo me aleja del camino y me despoja de energía, porque me introduce en una batalla que, la mayor parte de las veces, ni siquiera importa. La verdad es que pasar el tiempo tratando de poner en su lugar todo lo que hay en el mundo no nos hará sentir más valiosos. La única respuesta ante la adversidad o la incomprensión es ser más intensos al ser quienes realmente somos: compartirnos más. De otra manera nos pasamos la vida reaccionando y contrarrestando las situaciones, sin darnos el tiempo necesario para ser.

Sólo fíjate en los árboles y en las flores. Ellos no se limitan los unos a los otros. Incluso cuando muchos de ellos tienen que compartir un espacio pequeño, cada uno se manifiesta y crece en todas las direcciones posibles para alcanzar su porción de luz.

- Siéntate en quietud y piensa en alguien que esté en una situación antagónica en relación a ti.
- Respira de manera regular y permítete sentir la tentación de desacreditar o menospreciar a esa persona y a la situación en la que se encuentra.
- Ahora, respira lentamente y busca la cuerda del corazón que te hace creer que sus opiniones contrarias están necesariamente vinculadas.
- Usa tu respiración más intensa para cortar la cuerda.

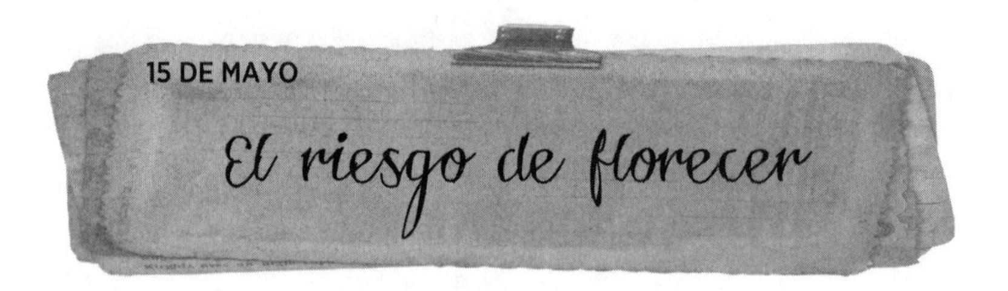

15 DE MAYO

El riesgo de florecer

Y entonces llegó el día en que el riesgo de permanecer encerrada en el capullo, resultaba más doloroso que el riesgo de florecer.
Anaïs Nin

Todos tenemos que enfrentar con frecuencia este dilema: si nos resistimos al flujo de los sucesos del interior, de repente todo se torna más hiriente que si saltáramos hacia lo desconocido. Por desgracia, nadie puede señalar el momento adecuado para saltar. La única autoridad que puede bendecir esa necesidad de ingresar a la vida es el Dios que vive dentro de nosotros.

Nosotros nos boicoteamos muy a menudo con esa necedad de aferrarnos a lo que ya conocemos. Pero podríamos aprender una instructiva aunque estremecedora lección si pensamos que en inglés a las rosas que se niegan a abrirse les llaman *bullets* (balas).

A estos capullitos los desechan porque jamás florecerán, porque se han ensimismado tanto que jamás podrán liberar su fragancia.

En nuestro caso, el hecho de ser espíritus en forma corpórea nos brinda la oportunidad de replegarnos y de florecer en más de una ocasión. Sin embargo, también les puede suceder a los espíritus que, replegados durante demasiado tiempo, se acostumbren a estar cerrados. A diferencia de las rosas, la cámara humana puede permanecer clausurada durante años, pero a pesar de eso, basta un respiro profundo que provenga del centro para ayudarnos a florecer.

Es asombroso que de antemano siempre consideremos el riesgo de florecer como una misión insalvable. Por otra parte, resulta muy aleccionador descubrir que, una vez cruzado el umbral del sufrimiento, la liberación es inevitable.

Tengo un amigo alcohólico que se encuentra en rehabilitación. Cuando le preguntan qué es lo que lo hizo dejar de beber, contesta: "Es que el daño de beber se hizo más grande que el daño de no beber." Todos podríamos decir lo mismo. Todos podríamos florecer en un instante: justo cuando el dolor de no florecer y de no amar se hiciera más grande que nuestro temor.

- Trata de identificar qué es lo que más te asusta de ser quien eres en el mundo.

- Mientras meditas, imagina que el Dios que vive en ti te brinda la calidez necesaria para enfrentar tus miedos.

- Observa lo que se siente poner al descubierto tu centro de manera segura, aunque sea sólo brevemente.

- Durante el día, sin decirle a nadie, vuelve a imaginar este momento de apertura: cuando estés en la oficina, en el autobús, formado en el supermercado.

- Observa lo que se siente poner al descubierto tu centro de manera segura, aunque sea sólo de manera breve, pero ante la presencia de otros.

- Repite esta meditación siempre que comiences a sentir que se reduce tu noción de las cosas.

16 DE MAYO

No se necesita permiso

Hay mil formas de arrodillarse y besar el suelo.
Rumi

Tengo un joven amigo que me cuenta sobre el momento en que le lee cuentos a su hijita. Mi amigo me dice que es un momento que no necesita confirmación alguna. Yo encuentro una gran sabiduría en su frase: un momento que no necesita confirmación alguna. Todos necesitamos entrar con frecuencia en contacto con la fuente de la vida. Es necesario para recuperar el optimismo y seguir adelante. Puede ser que lo hagamos a través del juego, de escuchar música, de meditar, pintar, amar, leer cuentos a nuestros niños o a los de nuestros amigos, incluso a nosotros mismos. Es el momento en que cerramos la mente como si fueran ojos cansados y dejamos que el corazón se rinda como se rinden los labios abiertos cuando tienen sed. Es el momento en que llegamos a la fuente común en donde no se necesita pedir permiso o aceptación, donde no tenemos que afrontar ningún rechazo o crítica. Porque la vivencia misma es la única autoridad que necesitamos.

Lo más curioso es que estos momentos surgen justo cuando nos olvidamos de nosotros mismos. Somos como los caballos que no se pueden sacudir las anteojeras, así que sólo vamos olfateando el camino hasta llegar a estas profundas piletas de donde podemos beber. Y entonces, al menos por un instante, estamos a salvo.

La verdad es que todos los días bebemos de esta inmensa paradoja: aunque el momento que vivimos lo compartimos con todo lo que está vivo, nadie lo vive de manera más directa que nosotros mismos. El único que puede decir lo que se siente estar vivo y ser tú, eres tú mismo. Nadie necesita permiso para estar vivo, para permanecer así, y para conocer el gozo de tocar la tierra con tu irrepetible mano.

- Camina bajo la sombra de un árbol y encuentra tu centro. Ahora mira hacia arriba.

- Al respirar trata de sentir la solidez con la que el árbol estalla desde la tierra, se eleva y deja caer sus hojas como lluvia.

- El árbol crece sin solicitar el permiso o la aceptación de alguien.
- Toca al árbol y mientras respiras con lentitud, aprende de él.

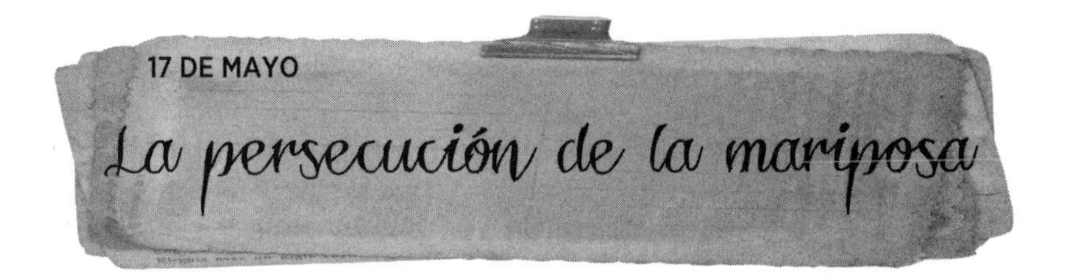

Tras la liberación, comenzamos.

Una vez, cuando tenía seis años, perseguí a una mariposa por casi toda una reserva hasta que la atrapé entre mis infantiles manos. Ya tenía a ese hermoso ser, pero ahora no podía verlo. Para admirarlo tendría que dejarlo ir. Mantuve mis manos cerradas lo más que pude; lo hice a pesar de la comezón en la nariz y el temblorcillo en la pierna. Las mantuve cerradas hasta que el oscuro revoloteo entre mis palmas me hizo abrir las manos. Entonces las magníficas placas de color se elevaron en contra de mis deseos.

Era una anécdota demasiado delicada para contarse a la hora de la comida. Luego hubo libros, tareas, carritos de modelismo que tenía que ensamblar, discusiones y enfado. Entonces olvidé que alguna vez hubo una mariposa. Y ahora, cuarenta años después, la anécdota despierta en mí como si fuera una revelación que llegó a las manos del peregrino mucho antes de que éste estuviera preparado para creer. En estos días, la persecución de la mariposa parece haberse convertido en un estilo de vida: el miedo a perder o a quedarnos fuera nos obliga a perseguir y a aferrarnos. Paradójicamente, al aferrarnos, perdemos. Una vez que se vive esa situación, se vuelve obvia.

Ahora me doy cuenta de que esta perspectiva fue lo que, durante mi enfermedad, marcó la diferencia entre el miedo y la fe, entre el terror y la presencia de Dios. Cuando terminé en una cama de hospital, perseguí el pulso de todo lo que sentía. Lo perseguía hasta el corazón y luego lo aprisionaba entre mis infantiles manos, tratando de verlo con la cabeza sumida entre ellas. Y claro, llegó un momento en el que ya tenía lo más hermoso atrapado dentro de mí, como cuando lo hice con aquella mariposa. Pero mientras tuviera toda esa belleza e intensidad de la crudeza de la vida aprisionada en mi pecho, en el rostro o en las manos, no podría verla. Si quería admirarla, tendría que dejarla ir.

De la misma forma que lo había hecho cuando niño, me empeñé en mantener la belleza aprisionada el mayor tiempo posible. Lo hice hasta que el palpitar me obligó a abrir el corazón y, entonces, esta maravillosa noción de la vida se elevó fuera de mí, en contra de mis deseos. Ahora sé que lo que estaba guardando con tanto recelo: era la presencia de Dios. Esa misma presencia que se torna en dolor, miedo y terror cuando no es liberada a tiempo.

Me tomó cuarenta años aprender esta vital lección: que las cosas más profundas laten en el interior. Que se vuelven oscuras y aterradoras cuando las mantenemos cautivas. Que nos procuran felicidad sólo cuando decidimos liberarlas.

- Siéntate en quietud y medita acerca de un dolor o miedo en particular que late dentro de ti.
- Forma un cuenco con tus manos, y colócalo sobre tu pecho, cerca del corazón.
- Siente cómo palpita el dolor en tu pecho como una mariposa, como un diminuto indicio de belleza que ansía su liberación.
- Cuando respires, abre las manos y déjalo ir.
- Déjalo alejarse de ti y elevarse hacia el exterior.
- Observa lo que se siente cuando lo liberas.

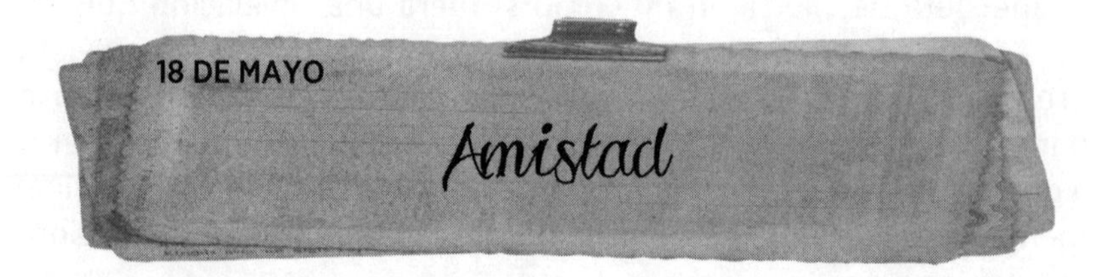

18 DE MAYO

Amistad

No hay nada humano que tenga el poder de hacernos mantener la mirada fija en Dios, con mayor intensidad que la amistad.
Simone Weil

Me siento bendecido por haber tenido amigos tan cercanos durante mi existencia en la Tierra. Mis amigos han sido un oasis cuando mi vida se ha convertido en un desierto. Mis amigos son un fresco río en el que me puedo zambullir cuando mi corazón está en llamas. Cuando estuve enfermo y no podía ponerme de pie sin comenzar a sangrar, uno de ellos me puso una toalla en la cabeza. Otro tocó a mi puerta, e inclinándose un poco, me dijo: "Seré cualquier cosa que necesites que sea, durante todo el tiempo que sea necesario."

Y hay otros que se aseguraron de brindarme libertad y que me extrañaron cuando estaba en busca de fragmentos de verdad que sólo me condujeron de vuelta a mis amigos. He dormido en el viento solitario en espera de una palabra de Dios. Y aunque es cierto que nadie puede vivir por ti, cantar desde la cumbre no es lo mismo que susurrar en el centro de un círculo que te condujo a la playa.

Los amigos honestos son puertas al alma, los amigos cariñosos son la hierba que le otorga suavidad al mundo. No es una coincidencia que la raíz germana de la palabra amistad signifique "lugar donde hay gran seguridad". Esta seguridad no descarta a Dios. Como lo dijo Cicerón: "Un amigo es otro yo." San Martín dijo: "Mis amigos son seres a través de los cuales Dios me ama."

No puede haber mayor o más sencilla ambición que la de ser un amigo.

- Encuentra tu centro y abre tu corazón a ese innombrable lugar en el que te puedes sentir completamente seguro.
- Después de un rato, mira alrededor en tu corazón y ve quién está ahí.
- Respira con gentileza y da gracias por los verdaderos amigos que tienes.

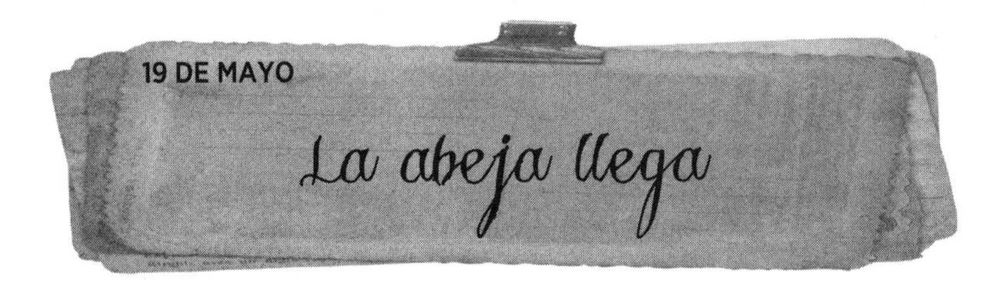

19 DE MAYO

La abeja llega

La flor no sueña con la abeja. Sólo florece, y la abeja llega.

Ha habido ocasiones en mi vida en las que he anhelado profundamente amar. En esas ocasiones me he reimaginado a mí mismo y me he reinventado para ser más deseable o para ser merecedor del afecto que busco. Pero al final, siempre termino descubriendo que lo único que puede lograr que el natural proceso del amor se manifieste es atender a mi alma.

Me acuerdo bien del primer descalabro de amor que tuve. Me sentía tan bien en ese sitio que, al igual que Narciso, me perdí en la noción de que en la belleza de ella se reflejaba todo excepto mi dolor. Así fue como renuncié a mi propia valía, y la convertí en la llave a mi noción del gozo.

Si hay algo que he aprendido a lo largo de los años es que aunque podemos descubrir y vivir la alegría con otros, el gozo, como si fuera una vaina de néctar, sólo se puede guardar en nuestro pecho. Ahora creo que es nuestra vocación echar raíces suficientes en esta vida para abrirle el corazón a la luz de la experiencia y, de esa forma, florecer. Porque al florecer podemos atraer a otros, porque siendo nosotros mismos desde lo más profundo se libera una fragancia que invita a los demás a probar nuestro néctar. Y entonces, tanto el amigo como la pareja, nos amarán.

Es como si el único objetivo de la existencia fuera prepararnos para ese amor. Al prestar atención a nuestro crecimiento personal nos volvemos quien somos de una forma inexorable. Y así como el pétalo del tulipán tiene la misma forma que la abeja, nuestra comprensión de nosotros mismos atraerá a un enjambre de seres que nos amarán. Un enjambre real que vencerá a toda fantasía. El universo continúa funcionando de esta manera: a través de la inesperada reunión de las almas florecientes.

Por ello, si te es posible, renuncia al anhelo de tener a alguien más y comienza a ser quien eres. Lo más seguro es que el amor llegue a ti en ese preciso momento en el que lo único que estés haciendo sea amarte a ti mismo.

- Identifica un rasgo personal que te haga sentir bien por ser quien eres: puede ser tu risa, tu sonrisa, tu capacidad de escuchar o el sonido de tu voz.

- La próxima vez que manifiestes este rasgo, observa la influencia que tiene en otros.

- Estos breves momentos son el inicio del amor y aún no se han definido bien.

- Toma un momento para agradecer tus dones y la posibilidad de recibir el amor de otros.

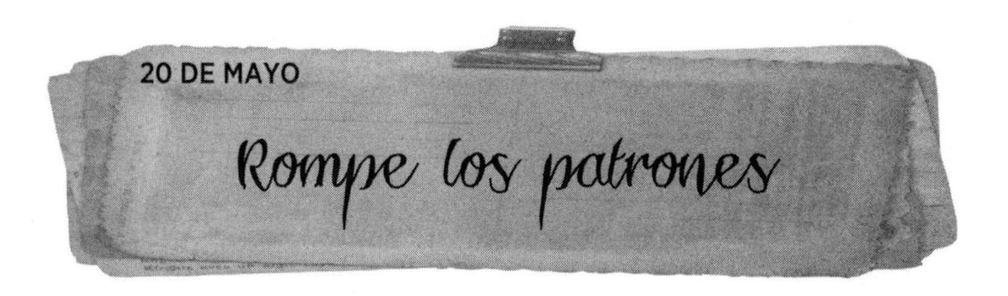

¿Qué yo me contradigo? Pues sí, me contradigo. Y, ¿qué?
(Yo soy inmenso, contengo multitudes.)
Walt Whitman

Nosotros fabricamos patrones de los que otros dependen, y luego sucede lo que jamás imaginamos: crecemos y cambiamos. Para mantenernos vitales tenemos que romper aquellos patrones que habíamos creado.

No debemos culparnos por ello. Es algo muy normal en la naturaleza. Observa la danza del océano y la playa, observa cómo construyen y desmoronan. Observa qué sucede todos los días.

Cuando alguien nos dice: "Estás algo cambiado", o "Eso no es típico de ti", podemos saber que estamos cerca de ese umbral del cambio. Ante este complicado dilema, debemos resistirnos a complacer a los demás, y también debemos evitar no ser nosotros mismos.

El desafío consiste en decirles a nuestros seres amados: "Soy más de lo que has visto, y mucho más de lo que estás dispuesto a reconocer. Trabajemos en nuestro amor y tratemos de conocernos de una manera más completa, el uno al otro." Claro que éste es un desafío que yo mismo no siempre puedo enfrentar, pero con el que siempre me mantengo comprometido.

- Ésta es una meditación introspectiva. Hoy, cuando interactúes con otros, observa los momentos en que te comportas de una forma en particular para ser complaciente con ellos, o en los momentos en que te impides ser tú mismo.

- Después de cada interacción, sólo respira lentamente una o dos veces y regresa a la completitud de quien eres.

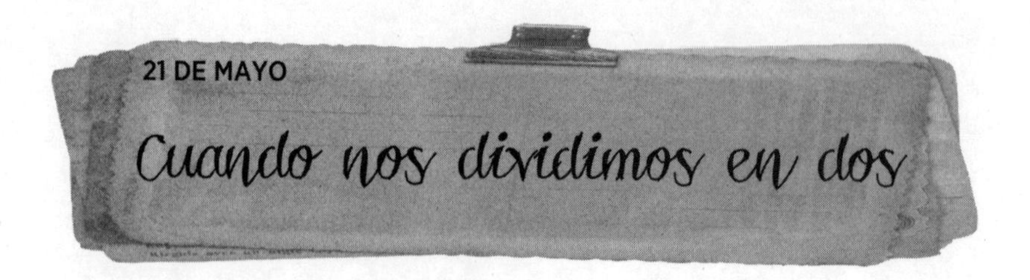

21 DE MAYO

Cuando nos dividimos en dos

El gusano perdona al arado que lo corta.
William Blake

La lombriz es una de las únicas criaturas que puede seguir creciendo cuando la cortan. Como un gran misterio, si cortas una lombriz en dos, cada mitad se transforma en una lombriz nueva y, entonces, tienes dos lombrices.

¿Qué es aquello en la vida de la lombriz que le permite crecer a partir del dolor?, ¿cómo podemos traducirlo al género humano? Bien, pues sin ir más lejos, se puede decir que la lombriz está en contacto con la tierra. De hecho, la lombriz come tierra y vive de ella, en el interior y en el exterior.

Tal vez, el secreto para recobrarnos después de ser lastimados, radica en vivir con más apego a la tierra, en hacer que nuestro corazón, nuestra mente y nuestro vientre siempre permanezcan en contacto —en el interior y en el exterior— con aquello que es mucho más extraordinario que nosotros.

Tal vez cuando nos cortan en dos, sólo una vida de humildad, de arriesgarse a convertirse uno con el suelo de la experiencia, sea lo que nos permita sanar y transformarnos en algo nuevo por completo.

- Encuentra tu centro y medita con gentileza respecto a un lugar en el que sientes que estás partido en dos.
- Inhala hondo y acerca el aire universal a esta blanda y cruda herida.
- Inhala con meticulosidad y permite que los elementos le inyecten a tu herida los átomos de un nuevo principio.

22 DE MAYO

El sentimiento más allá de la herida

Soportar la tensión entre los opuestos hasta que sabemos que hemos sufrido lo "suficiente", nos libera de la oscilación entre un extremo y el otro.
Helen Luke

A veces cuando pienso en mis padres y en el hecho de que me lastimaron, siento que el cielo invernal me arrulla, invitándome a sentir lo que ellos sintieron, a tratar de entender sus puntos de vista. Pero en medio de este sentimiento de empatía, de pronto el viejo hábito se inmiscuye y entonces comienzo a perder la certeza de mi herida como si sólo hubiese espacio para los sentimientos de alguien: los de mis padres.

Este tipo de contienda es muy común. Con gran frecuencia, sentimos algo por los demás y nos perdemos a nosotros, o tal vez, mutilamos a los demás sólo para sobrevivir. Es como la radio: sólo se puede sintonizar una estación a la vez. Sólo se puede recibir una perspectiva de la situación a pesar de que todas las emisoras están transmitiendo.Pero la compasión es un sentimiento mucho más profundo, y nos espera más allá de la disyuntiva que existe al elegir un partido. En la práctica, la compasión no nos exige renunciar a la verdad de lo que sentimos o a la verdad de nuestra realidad. Tampoco nos permite minimizar la humanidad de las personas que nos lastiman. En lugar de eso, se nos pide conocernos lo suficiente para mantenernos abiertos a la verdad de los demás, incluso cuando ésta o su incapacidad de vivir a su altura sea lo que nos lastimó en un principio.

Nada de lo anterior puede eliminar los hechos emocionales de la vida, ni exigirnos que continuemos en una situación de dolor. La compasión más bien nos ruega abrirnos como montañas que se abren al cielo, como montañas capaces de soportar todo tipo de clima.

- Siéntate en quietud y recuerda a alguien con quien hayas tenido alguna fricción.

- Respira hondo y permite que la verdad de tus sentimientos, y no sólo la verdad de tu posición, se eleve.

- Respira de manera regular y permite que los sentimientos de la otra persona, y no sólo su posición, se eleven.
- Deja que tu respiración apacigüe cualquier tensión que te esté socavando a ti o a la otra persona.

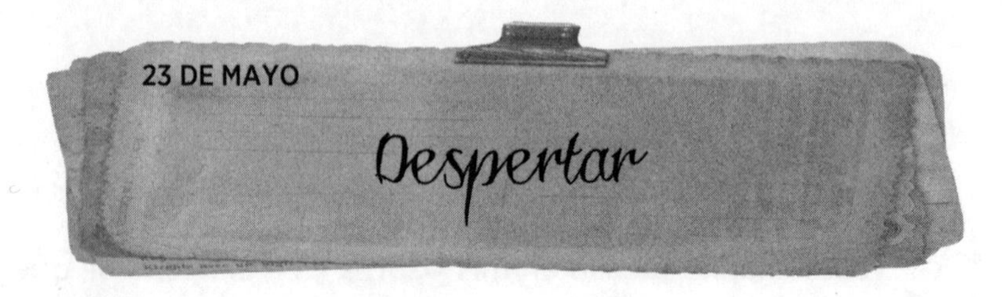

23 DE MAYO

Despertar

Siempre hay propósito en el ser, pero no siempre hay ser en el propósito.

Resulta muy sencillo perderse en el proceso de definir quiénes somos en relación con los que nos rodean. Recuerdo una ocasión en que regresaba a casa de la escuela. Estaba en cuarto año y noté que Roy, un compañero de clase que no me caía muy bien, iba caminando al mismo paso que yo, pero del otro lado de la calle. Hasta antes de notar a Roy, había estado imbuido en la alegría de caminar, al fin libre de la escuela y todavía un poco lejos del desencanto que me esperaba en casa. En cuanto noté a Roy comencé, sin decir ni una palabra, a caminar más rápido para pasarlo de largo. Por supuesto, él se dio cuenta de inmediato y caminó más aprisa. Cuando se adelantó un poco, sentí que me estaba quedando muy atrás, así que apreté el paso. Cuando lo noté, ambos corríamos hacia la esquina. Yo sentí que si no llegaba antes que él, me convertiría en un fracasado.

Ya he vivido lo suficiente en este mundo como para saber que así es como crecen las ambiciones. Primero estamos solos, disfrutando de alguna actividad. Pero de alguna manera, de repente llega alguien más y nos involucramos en una competencia de comparaciones, para luego correr con el único objetivo de no terminar siendo unos fracasados.

A partir de ahí nos fijamos que la meta más cercana se convierta en nuestro propósito, y si no podemos encontrar una meta, la gente comienza a pensar que perdimos el rumbo. Pero lo que debemos entender es que el objetivo se encuentra en la respiración misma, en el ser. Es como nos lo recuerda el artista humanitario Carol Hegedus: “Nuestro propósito está en ser aquello que con más pasión somos cuando estamos prestando atención a lo más profundo que hay en nosotros."

Así que, más allá de la preocupación por la carrera, el empleo y el retiro, nuestro propósito en realidad es vivir con plenitud, arder como lo que en verdad somos sin tomar en cuenta todos los nombres y títulos a los que aspiramos o que nos otorgan.

Imagina a Buda en su momento de iluminación, en el momento en el que ardió desde dentro. No sé si él se habrá dado cuenta de su fulgor porque, de hecho, cuando Buda se levantó del árbol Bodhi, dicen que, asombrado por su luminosidad, un monje se acercó a él y le preguntó: "Oh, Santo, ¿qué eres? Debes ser un dios."

Buda, quien no estaba pensando en otra cosa que no fuera el ser presente, respondió: "No... no soy un dios", y continuó caminando.

Pero el hechizado monje insistió: "Entonces debes ser un deva", y Buda se detuvo y dijo: "No... no soy un deva", y continuó caminando.

Pero el monje no se quedaría tranquilo: "¡Entonces debes ser el mismísimo Brahma!"

Y ante esto, Buda sólo susurró: "No."

El monje, confundido, le imploró: "¿Entonces qué eres? Dímelo por favor, ¿qué eres?"

Buda no pudo reprimir la alegría, y respondió: "Yo... estoy despierto."

¿Podría ser que, sin importar a quien nos encontramos ni lo que nos diga, nuestro único objetivo sea estar despiertos?

- Siéntate y medita sobre lo que te define.
- Siente lo que haces con tus días y di: "Soy algo más que mi empleo."
- Siente el lugar donde pasas tus noches y di: "Soy algo más que el lugar donde vivo."
- Siente a quien amas y di: "Soy más que mis relaciones."
- Siente todo lo que has sufrido y di: "Soy más que mi historia."
- Siente tu propio nombre y di: "Soy más que mi nombre."
- Siente cómo la respiración entra y sale de tu corazón y di, sin historia o nombre: "Soy la llama de la vida que habita este cuerpo."

24 DE MAYO

Razones de sangre

Si no sabes qué tipo de persona soy, y yo no sé qué tipo de persona eres, podrían prevalecer en el mundo las ideas que los otros dejaron y, entonces, al seguir al dios equivocado, podríamos perder nuestra estrella.

William Stafford

Así como el agua llena el cuenco, las costumbres de otros ocuparán nuestro espacio si nosotros mismos no lo hacemos con nuestra presencia. Durante mucho tiempo creí que ocultar mi personalidad era lo mismo que ser yo de manera discreta. Pero descubrí que no es así.

No significa que tengamos que pronunciar o gritar todo, sino que tenemos que estar presentes por completo, de la misma forma en que el acantilado acepta a la ola, como el tallo del trébol crece en el único espacio con luz que queda en el bosque, como el maíz suda su húmeda dulzura cuando nadie lo mira.

En realidad siempre hay dos razones de sangre para ser quienes somos. Ésa es la manera en que encontramos el amor y en que evitamos que las costumbres de los demás nos arrastren.

- Ésta es una meditación para caminar. Durante el día realiza una caminata lenta de cinco minutos.

- Al caminar, observa cómo se mueve el viento a tu alrededor. Recíbelo de frente y por completo.

- Cuando regreses para proseguir con tu día, piensa en cómo puedes afrontar el viento de los otros con tu corazón.

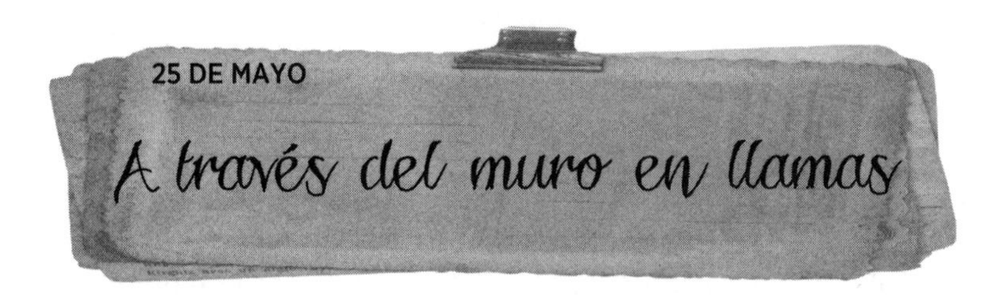

El hombre asustado en el bote que arde sólo tiene un camino para el resto de su vida.
Debemos cruzar con valor el muro en llamas para llegar al mar inmenso.

Después de vivir bastante tiempo, nos encontramos rodeados por una rancia manera de ser, de pensar o de amar. Es un comportamiento que está en llamas. En ese inesperado momento nos invade el miedo. Nos sentimos atrapados por los viejos hábitos en la vida, que ahora se nos caen encima. Sin embargo, éste es el pasaje del renacimiento que debemos atravesar si queremos que nuestra vida continúe. Es el momentáneo y lacerante cruce entre lo viejo y lo nuevo.

Resulta comprensible quedarse estancado frente al muro en llamas. Es lógico que no queramos enfrentar todo lo que arde a nuestro alrededor. Sin embargo, las costumbres rancias podrían continuar ardiendo por siempre. Esperar que el fuego mengüe rara vez da resultado; los años se nos podrían escapar si lo hacemos.

Así como el asustado hombre en el bote que arde, debemos confiar en que, al atravesar, el inmenso mar al que saltaremos sofocará cualquier cosa que se esté quemando. De eso se trata la fe.

Invadido por el miedo, y sin tratar de ser valiente, yo he dado traspiés y atravesado varios muros en llamas. Creo que la primera vez fue cuando me fui de casa. Debía hacerlo. Todo se quemaba alrededor y tenía miedo de no sobrevivir más allá de la flama de ira en la que me había criado. Poco tiempo después tuve que atravesar las llamas de la primera decepción amorosa. En ese momento, lo que estaba quebrado en mí casi estaba dispuesto a morir quemado vivo. Yo estaba seguro de que no había ningún otro sitio a donde ir y que no habría nada que pudiera brindarme consuelo. Cuando eso sucedió, más que saltar hacia el muro, en esa ocasión fue como caer en él. Pero por supuesto, cuando llegué al mar de vida que estaba más allá de mí, la existencia continuó y yo sané.

Tal vez el mayor muro en llamas por el que tuve que atravesar, fue el del desgarrador dolor del cáncer y la posibilidad de morir. Ahí, todo el mar parecía estar en llamas. Incluso después de saltar, cuando me alejaba más y más de las llamas, continuaba pensando que podría ahogarme. ¿Pero cómo podría haber sabido entonces que el inmenso mar era el vientre que albergaba una vida más profunda? Estoy seguro de que lo mismo le sucede a cualquier persona que trata de liberarse de una adicción, enfermedad o relación abusiva.

Y al parecer, el anillo de fuego más sutil es esa manera egoísta de pensar que siempre nos comienza a sofocar con el humo que genera. Porque, adonde quiera que vayamos, llevamos con nosotros ese egoísmo que arde parsimonioso. Entonces, ¿cómo podemos saltar del bote en llamas que somos? Bien, pues eso requiere que saltemos del bote del ego hacia el mar del espíritu. Este acto también exige que tengamos el valor para dejar atrás la necedad y los sueños de poder. Significa que tenemos que dejar que ardan las costillas del ego. Y saltar. Sobreviviremos, sobreviviremos y seremos arrastrados hasta una playa inimaginable.

- Encuentra tu centro y medita sobre alguna forma de ser, pensar o amar que se interpone entre tú y la plenitud de la vida. Podría ser algo que cargas en secreto, o tal vez una actitud crítica que te orilla a sentirte culpable. Incluso podría ser miedo a tus propios sentimientos.

- Respira hondo y piensa qué es lo que tendrías que hacer para cambiar esa conducta. Tal vez sólo necesitas darte permiso de ser espontáneo o de romper la rutina.

- Respira lentamente e imagina que atraviesas el muro en llamas que te rodea.

- Respira de manera constante y practica el salto. Sólo tienes que visualizar que lo haces una y otra vez.

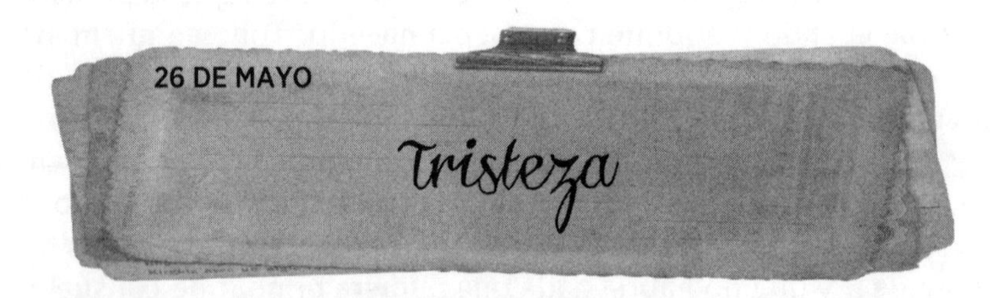

26 DE MAYO

Tristeza

"Lo mejor que se puede hacer cuando se está triste", respondió Merlín, "es aprender algo".

T. H. White

La idea no es hacer que la tristeza desaparezca, sino darle un contexto de vida distinto al que la está provocando. Así como el jengibre pierde su amargura cuando se le cocina en pan, la tristeza también se puede aligerar con otra vida.

Algo que resulta muy útil cuando se siente lo afilado de la tristeza o de una herida lacerante es aprender nuevas cosas. Es como echarle una cubetada de agua de vida al fuego del corazón.

Así que, cuando te canses de manifestar tu desazón, escucha música que no habías oído antes, pídele a alguien que te cuente alguna anécdota que haya sucedido antes de que nacieras, da un paseo por el camino que pasa por el arrecife desde el que siempre te has querido asomar.

Mira cosas nuevas a través de tus ojos tristes. Mira cosas nuevas que te mostrarán qué hacer con la nostalgia. La tristeza es la pintura, sólo tienes que encontrar un lienzo.

- Siéntate en quietud y respira de forma regular. Deja que tu tristeza surja con calma.
- Respira meticulosamente y permite que la silla te enseñe algo sobre la madera, que el muro te hable de desnudez. Deja que la ventana te enseñe cómo dejar que la luz pase.

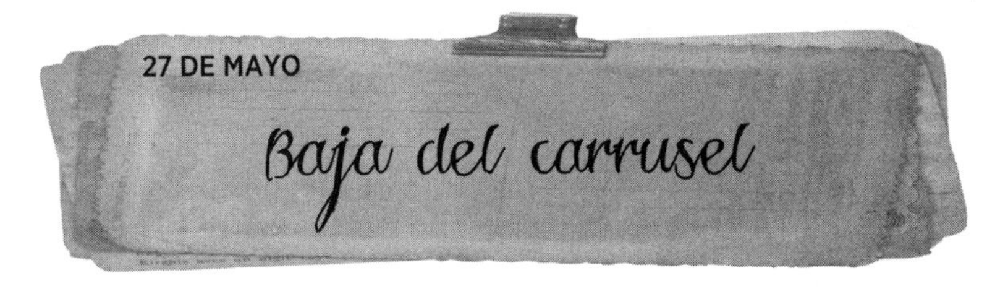

27 DE MAYO

Baja del carrusel

Ninguna cantidad de pensamiento puede detener el pensamiento.

Pensar demasiado es uno de los molestos reflejos del ser humano. A veces, cuando analizo un problema en extremo, o repaso lo que debo decir o hacer, me siento como la vaca que ahuyenta a una mosca que jamás se irá.

Todos lo hacemos, nadie se libra. Mi inseguridad me hace repetir todas aquellas características que deberían hacerme sentir seguro de mí mismo, pero, al mismo tiempo, mi baja autoestima continúa manifestándose.

Y entonces, ¿qué se debe hacer? Esto me recuerda aquella reflexión con la que Einstein nos señala que, para tratar de resolver un problema, no se puede utilizar el mismo razonamiento que lo ocasionó. Dicho llanamente, cuando el pensamiento no deja de dar vueltas, lo único que se puede hacer, así de difícil como suena, es bajarse del carrusel mental.

Todo esto queda en el terreno de la fe: saltar a medio pensamiento, creer que algún conocimiento más profundo tendrá un impacto en nosotros. La verdad es que pensar en ti mismo sin cesar no te brindará más confianza, así como pensar todo el tiempo en el sol no te calentará más, ni pensar en el amor logrará hacer que éste te abrace.

- Siéntate en quietud y encuentra tu centro.
- Permite que tu mente comience a hacer lo que acostumbra.
- Respira de manera constante. Con cada inhalación intenta detener tu mente a la mitad de un pensamiento.
- Con cada exhalación trata de abandonar el pensamiento e ir hacia el ser.

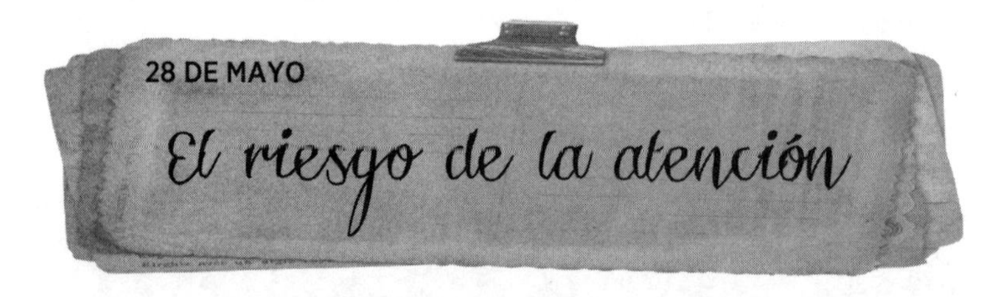

28 DE MAYO

El riesgo de la atención

Para la gota de lluvia, la alegría está en caer al río.
Ghalib, profeta sufí

Cuando lo pienso, me parece increíble que, de niños, somos uno con el todo. Claro que con el tiempo aprendemos a distinguir entre nosotros y los otros, entre el mundo que llevamos dentro y el mundo en el que nos movemos. Pero irónicamente, en todas las culturas, los sabios son gente que, después de toda una vida de experiencia, trata de volver a aquel estado fundamental de unidad.

Cuando pienso en los momentos en los que me he sentido más vivo, descubro que casi en todos ellos, lo que guardo dentro de mí se unió con lo que está en el exterior, y lo hizo de una manera tal que terminé olvidándome de mí. Todas ellas fueron vivencias sin tiempo, sin principio ni final. De hecho, los momentos más intensos que se producen cuando hacemos el amor nos permiten, con gran ternura, juntarnos a esa unidad que está más allá de nosotros mismos. También sucede cuando nos imbuimos en música extraordinaria o cuando visitamos lugares completamente abiertos. Es una sensación que también me ha invadido después de nadar o correr durante mucho tiempo, o después de largos períodos de sana soledad. He sentido la unidad cuando descubro qué es lo que debo escribir. Al parecer, el gozo surge cuando percibimos esa unidad.

No resulta raro, entonces, que el riesgo de amar, el riesgo que corremos al entregar toda nuestra atención, es lo que permite que lo eterno del interior se funda con lo eterno del exterior. En esos momentos de unidad, nosotros, como gotas del espíritu, nos unimos al inagotable río de un espíritu mayor.

Es por ello que el riesgo de estar presentes por completo es lo que nos abre a la unidad que fluye a través de todas las cosas, de la misma manera en que el arroyo primaveral fluye de tu acre a mi valla, a través de mi tierra, y de ahí, a la valla y a la tierra de mi vecino. Así como esa corriente de agua ignora todo lo que hemos construido a su paso, la integridad de la vida se mueve a través de todos nosotros, minando a su paso, todos los muros que nos empeñamos en construir.

Creo que siempre tenemos la posibilidad de elegir: seguir construyendo vallas, o ingresar a la corriente que las ignora.

- Respira lentamente y medita acerca de la unidad de todas las cosas.

- Medita respecto a tu aliento y piensa que es la porción de unidad que ahora fluye a través de la tierra de tu cuerpo.

- Cuando exhales, permite que la unidad, cual arroyo primaveral, salga de ti y continúe su camino hacia la vida de tu vecino.

- Respira y comprende que, en el flujo de la unidad, lo más amado atraviesa todo lo que le ponemos en el camino.

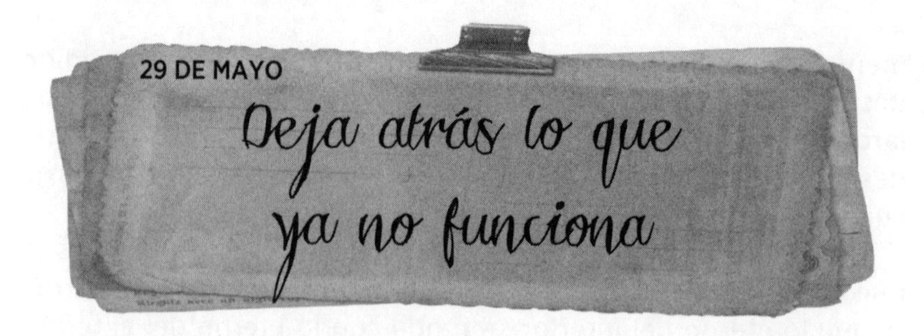

29 DE MAYO

Deja atrás lo que ya no funciona

El fuego más solitario de todos quema tu camino al interior.
Sabrás que has llegado cuando no quede nada más que pueda arder.

Este pasaje puede sonar bastante sombrío al principio, pero Moisés, Buda, Jesús, y los seres más iluminados que han vivido entre nosotros, nos han demostrado que la existencia es un proceso en el que tenemos que ir tirando todo hasta que sólo nos quedemos con lo indispensable.

Sucede de la misma manera en el viaje humano que en el del mundo natural. Cuando el centro se hace más fuerte, aquello que alguna vez nos protegió se convierte en una capa —como la corteza de un árbol o la piel muerta de la serpiente— que ahora es un estorbo. Y como nosotros somos espíritus que crecen dentro de cuerpos, tarde o temprano también nos veremos obligados a quemar nuestra vieja piel como si fuera un trapo atado a una vara. Lo tendremos que hacer para movernos con más ligereza durante el viaje a las profundidades del mundo interior, en donde las fuerzas de Dios nos convierten en uno solo.

Cuando tenemos que seguir avanzando, nos enfrentamos a una decisión de vida bastante complicada. Es como verte obligado a cortar la mesa de tu abuela para hacer leña y mantener calientes a tus seres amados, como renunciar a un empleo que ha sido estable y gratificante, para sentir de nuevo la vitalidad, como quemar un antiguo y conocido sentido del ser porque se tornó demasiado grueso y ya no te permite sentir la lluvia.

Siempre tenemos la necesidad de permanecer disponibles, y para eso, debemos dejar atrás todo lo que ya no es real. La definición interior de la palabra *sacrificio* así lo indica: dejar atrás, con reverencia y compasión, lo que ya no funciona, para permanecer cerca de lo sagrado.

- Siéntate en quietud y medita en ese sitio, al borde de ti mismo, que roza el mundo exterior. Siente cuán grueso es.

- Cuando respires siente el borde interior de ti mismo que roza con tu espíritu. Siente su blandura.

Cuando respires, reza para que el borde de lo que eres tenga la mayor delgadez posible, y solamente el grosor necesario.

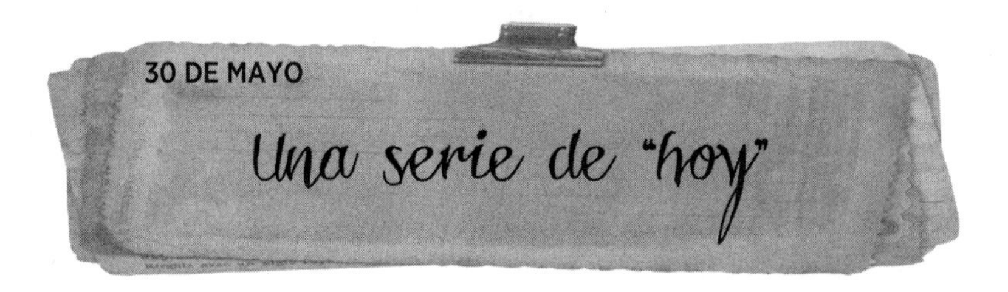

Una serie de "hoy"

Si no es hoy, ¿entonces cuándo?

Desde que sobreviví al cáncer aprendí a vivir con un chispeante trocito de verdad todos los días. A veces no me permite dormir, pero la mayor parte del tiempo me da gran alegría. Nadie me lo enseñó, no lo encontré y tampoco lo inventé. Sólo se me reveló de la misma forma en que un hueso roto nos hace volver a sentir la inmensa presión del aire. Y este trocito de verdad pregunta: "Si no es hoy, ¿entonces cuándo?"

Todo se sigue reduciendo a: "El mañana no existe, lo único que existe es una serie de *hoy*." Sin embargo a mí, como a mucha gente, me habían enseñado a soñar hacia adelante, a usar todo lo importante para llenar el futuro: "Algún día seré feliz. Cuando sea rico seré libre. Conoceré el amor cuando encuentre a la persona indicada. Cuando ese momento llegue, seré amoroso, feliz, genuino y honesto."

No obstante, haber estado a punto de morir secó la noción que tenía respecto al futuro. En la actualidad, a pesar de que espero vivir por mucho, mucho tiempo, hago planes y deseo llevarlos a cabo, no me queda más opción que soñar con el presente.

Como siempre lo había hecho, al principio dejo lo mejor de mí para un tiempo imaginario que todavía no llega, pero en cuanto escucho: "Si no es hoy, ¿entonces cuándo?", lo mejor de mí fluye de vuelta al único lugar que en verdad conoce: el ahora.

Todo esto me ayuda a entender, de una manera muy diferente, una historia sobre Jesús. Pienso en el joven y rico mercader que se acerca a él después de su sermón en la montaña. El mercader admira mucho a Jesús y se siente muy conmovido; quiere unírsele. Entonces le pregunta con toda sinceridad qué necesita hacer para acompañarlo.

Jesús abre los brazos y le contesta: "Ven conmigo ahora. Deja todo y ve."

El joven mercader tartamudea y dice varios "sí, pero...": no puede dejar su negocio así de repente, tiene que avisar, tiene que recoger ropa limpia. ¿Cuánto dinero debería llevar consigo?

Con los brazos aún abiertos, Jesús sólo le dice una vez más: "Ven conmigo ahora."

¿Cuántas veces no hemos hecho lo mismo? Posponer el amor, la verdad, el gozo, incluso a Dios. ¿Cuántas veces no nos hemos dicho a nosotros mismos: "Sí, pero...", cuando lo único que tendríamos que hacer sería abandonar todo e ir ahora?

- Respira con lentitud y medita sobre algo que te sea muy querido y para lo que hayas estado trabajando. Podría ser alcanzar la felicidad, conocer el amor, encontrar una pareja, aprender a tocar música o entender más a fondo la verdad de tu experiencia.

- Respira hondo y, por el momento, sueña con ello ahora. Con esto quiero decir que dejes de construir para el mañana.

- Por el momento, imagina que sólo hoy podrás conocer, lograr o habitar cualquier porción que hayas realizado hasta ahora, de ese proyecto tan querido.

- Inhala profundamente, toma la energía de todo lo que has planeado y cancelado, y devuélvela a tu vida hoy.

- En lugar de sentirte abrumado por el peso de esta actividad, trata de permitir que la energía te llene a lo largo del día.

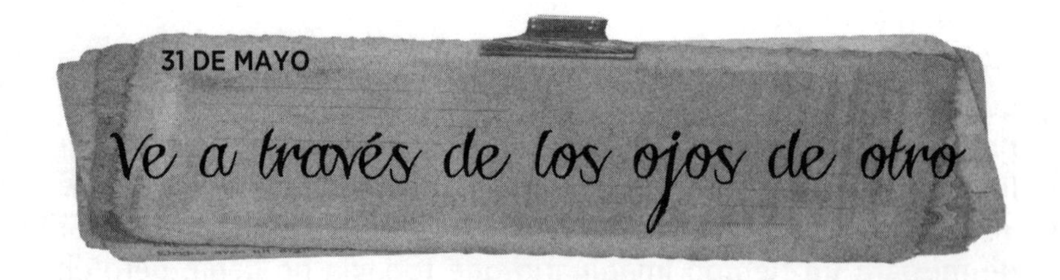

31 DE MAYO

Ve a través de los ojos de otro

Ahora no tengo otra opción más que ver con tus ojos,
para no estar solo, para que no estés solo.
Yannis Ritsos

Hay una historia sobre Gandhi que revela cuán profundo y atrevido era su sentido de la compasión. Sucedió durante una de sus famosas huelgas de hambre. Un hombre cuya hija fue asesinada se acercó a Gandhi lleno de ira, y le dijo que dejaría de pelear si Alma Grande (Gandhi) comía. Pero Gandhi sabía que la paz que se necesitaba era mucho más profunda, que iba más allá de sólo acabar con la violencia. Entonces, Gandhi le dijo al hombre que comería, pero sólo si el atormentado padre abrazaba al hombre que había asesinado a su hija.

Se dice que el hombre cayó hundido en el llanto, pero hizo lo que Gandhi le había pedido, y entonces, el conflicto terminó. Pedirle eso a una persona que está sumida en el dolor, a una persona que fue agraviada, es demasiado. Pero más allá de mostrarnos el enorme valor que se requiere para incorporar este tipo de amor a nuestra vida diaria, la petición de Gandhi revela una sabiduría irrefutable: que sólo cuando los agraviados hayan sido sanados —a pesar de lo que hayan hecho—, nosotros, como personas, también lo seremos.

Es difícil comprender cómo funciona esta noción, sin embargo, el misterio del perdón genuino radica en olvidarnos de contar las injusticias y las retribuciones, para recobrar el sentimiento de nuestro corazón. Y es por ello que me veo obligado a contemplar mi breve vida propia, mis desgastantes dolorcitos, y preguntar: ¿quién soy?, ¿por qué no puedo perdonar el mal que me han hecho?, ¿por qué no puedo, más que perdonar, comenzar a confiar de nuevo?

- Siéntate en quietud y comienza haciendo un espacio en tus sentimientos para otra vida.
- Ahora respira lentamente y piensa en alguien a quien no comprendas.
- Con cada inhalación permite que esa persona se deslice hasta tu corazón.
- Con cada exhalación trata de ver a través de sus ojos.

1 DE JUNIO

Camina hacia el norte

Camina lo suficiente, y cambiaremos de posición todos.

Pasamos la vida rodeados del todo, viajando sobre sus hombros. Y mientras tanto, nos turnamos para abrazar y ser abrazados, para caer y levantarnos, para escuchar y para decir lo que importa. Esto me recuerda a Nur. Ella también tenía cáncer. Era un ejemplo de fortaleza y una bendición llena de perseverancia. Recuerdo que cuando murió me sentí muy triste, sin embargo, ese día no hubo clemencia en la belleza de la luz, y eso me obligó a sanar. Esas desgarradoras horas de brillo me hicieron comprender que, sin importar hacia dónde volteara, la extraordinaria luz me seguiría para ser el paisaje de mi tristeza.

Este fenómeno también se produce de manera inversa. Llegué a vivir momentos de tal sencillez que todos mis problemas y limitaciones parecieron desaparecer aunque fuera sólo por un momento. Sin embargo estaban ahí, creciendo como los hongos lo hacen en la oscuridad. Así fue como aprendí que no importa cómo alegre mi corazón: mi sombra siempre se desliza expectante detrás de mí para convertirse en el paisaje de mi alegría.

Y luego, cuando traté de evadir el hecho de que tenía cáncer, se hizo muy claro que correr no podría salvarme porque siempre terminaría en una inmovilidad carente de lógica. Incluso un día que estaba descubriendo la sutileza de una tarde de febrero —solo y con las costillas vendadas—, tuve que aceptar que me puedo quedar un rato sentado, pero al final, siempre tendré que reunirme de nuevo con el río de la emoción.

Creo que sucede lo mismo con las muchas otras existencias que atravesamos: a donde quiera que vayamos nos espera lo contrario. Cuando estoy apesadumbrado, tú te ves radiante; cuando te sientes vulnerable, yo me siento invencible. Porque, ¿de qué otra forma podría explicarse el hecho de que, siempre que me siento desfallecer, caigo entre los brazos de alguien que los acaba de abrir?, ¿de qué otra manera podría explicar que, cuando al fin me libero de mi carga, en ese momento siempre cae entre mis brazos el pesado cuerpo de alguien más?

Es que de esa forma crecemos y sanamos. Todo el tiempo. Sosteniendo a alguien y dejando que alguien se convierta en nuestro apoyo. A lo largo de mi propia vida, he sido abrazado, he sido soltado, he herido a otros y también los he reconfortado. Y todas estas vivencias me han hecho aceptar, al fin, que las razones del corazón son sólo hojas de verano en el viento. Si te pones de pie con toda firmeza, lo demás, hará su nido en ti.

Pero no creas que me estoy quejando. Las cosas son así, como deben de ser, como sucede con la naturaleza que crece y se extiende. Todos perdemos y ganamos. La oscuridad corona a la luz, la luz inunda al dolor. La vida es una conversación que no tiene fin, un baile sin pasos, una canción sin palabras, una razón demasiado difícil de entender para cualquiera.

Podemos ser o ayudar a ser, no importa, porque la magnificencia continúa...

- Ésta es una meditación para caminar. Toma quince minutos de tu día para caminar en silencio. No importa si estás en la ciudad, el campo, un estacionamiento, en un prolongado corredor que lleva a una ventana llena de luz.

- Mientras estés caminando respira de manera regular y siente tu respiración en los pies.
Siente el aire que ya respiraron otras personas que no conoces.

- Cuando llegues a un espacio donde haya luz, no importa cuán pequeño sea, detente. Cierra los ojos, siente la luz en tu rostro y di para ti mismo: "Éste es mi hogar."

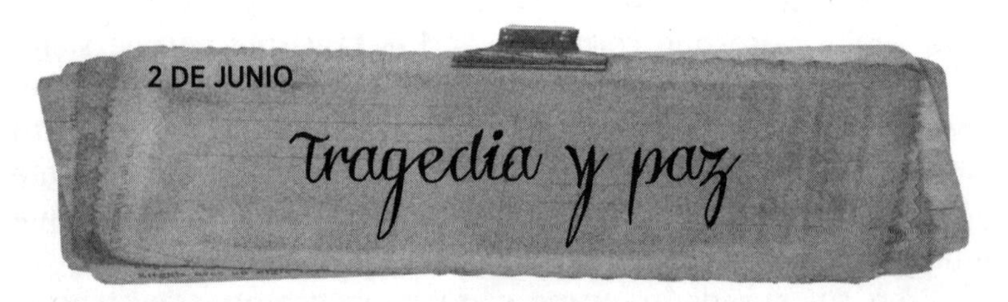

2 DE JUNIO

Tragedia y paz

Hay demasiadas huellas en el mismo lugar, porque el corazón es un sendero estrecho
y nuestros brazos son su única entrada.

A veces son tantos los recuerdos que atropellan mi corazón que se me hace imposible saber qué siento y por qué: mi primer amor riéndose en un parque cuyo nombre nunca puedo recordar, mi abuela muriendo cerca de sus sucios ladrillos en Brooklyn, la emoción que sentí cuando las Rocallosas me dijeron que regresara a casa para estar entre los vivos, los cansados y encorvados hombros de mi ex esposa bajo la lluvia, el viejo perro con el que vivía tratando de atrapar su cola... y miles más.

Todas esas vivencias en las que algo nos tocó en el fondo de lo que somos son una bendición, uno de los regalos de ser humano. Son eso que los sabios de todas las tradiciones han denominado Paz. Es el elusivo instante en el que todas las cosas devienen en una sola. Es lo que implica la naturaleza de estar vivo: que una vez que ya hemos labrado el suelo de nuestra experiencia, ya no podemos poner en orden los sentimientos y recuerdos.

Sin embargo, tal como nos lo recuerda Thich Nhat Hanh: "Nuestra mente del amor puede estar enterrada debajo de muchas capas de olvido y sufrimiento." Yo he aprendido que la diferencia radica en lo que nos enfocamos. Cuando me enfoco en el rastrillo de la experiencia, y en la manera en que sus navajas me rasgan a mí y a los muchos pies que me han pisoteado, entonces la vida de mi dolor se torna infinita. Pero cuando me enfoco en la tierra del suelo del corazón y la manera en que se le ha trabajado, entonces la mezcla de sentimientos que desafían mi anhelo de nombrarlos se hace eterna.

La tragedia perdura cuando no somos capaces de dejar atrás el agravio. La paz surge a la vida cuando aprendemos a vivir con el resultado de esta paz.

Encuentra tu centro. Al respirar, siente tu corazón palpitar en tu pecho con los miles de sentimientos.

Respira a un ritmo lento y permite que surja alguna de las vivencias que te han moldeado.

Por el momento, enfócate en el rastrillo de la experiencia. Enfócate en los actos que se ejercieron sobre ti.

Ahora enfócate en la tierra del suelo de la experiencia. Enfócate en cuál fue el resultado de que la vida te labrara.

Observa y siente la diferencia.

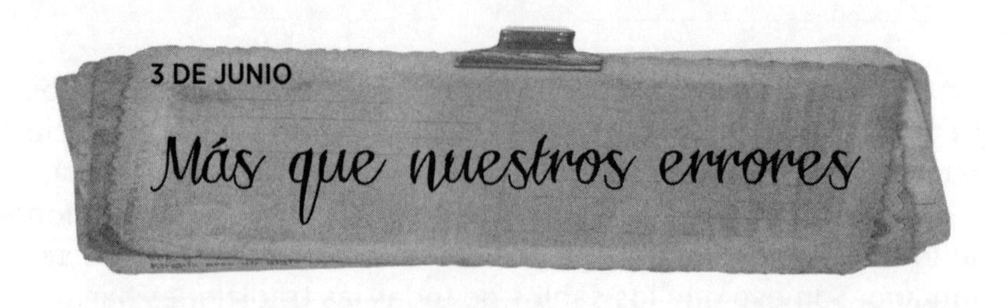

> Los búfalos se alimentaron de la hierba que se fertilizó con sus propios desechos.
> Esta hierba tenía raíces muy profundas en la tierra, era resistente a la sequía.
>
> **David Peat**

Aunque nos esforcemos por hacerlo, es imposible no cometer errores. Pero por fortuna, el aleccionador ciclo en el que echamos fuertes raíces, inicia cuando comemos de la hierba que se fertilizó con nuestros propios desechos, cuando digerimos y procesamos nuestra propia humanidad. Al igual que los búfalos, los humanos nos nutrimos con lo que germina en nuestro fracturado sendero. Aquello con lo que nos topamos y luego dejamos atrás es lo que fertiliza nuestro alimento. Nadie se libra de este ciclo.

A una bailarina le cae un tubo de drenaje en la pierna y, entonces, tiene que reinventarse. Mientras tanto, el conductor de la grúa que dejó caer el tubo tiene que ir a hacer trabajo social a un centro para veteranos de guerra lisiados. Un querido amigo se descubre varios tumorcitos bulbosos y sus tulipanes comienzan a hablar; cuando muere, su enfermera comienza a cuidar de un jardín. Las situaciones nos separan y nos unen con más rapidez de la que podemos asimilar. Pero, a pesar de las limitaciones, evolucionamos. Y aunque despedazamos gente y cometemos errores, de una manera bastante misteriosa, siempre terminamos siendo más que aquello a lo que dañamos. Así es. Porque crecemos del suelo de nuestros errores, y muy a menudo, algo o alguien, nos obliga a soltar lo que nos cuesta tanto trabajo dejar atrás.

Yo me he llegado a sentir tan destrozado, y he cometido tantos errores, que mi sentido de identidad ya germinó y se peló como una cebolla. Pero precisamente por eso, también he vivido más allá de la cantidad de vidas que tenía disponibles, y me siento viejo y joven al mismo tiempo. También por eso tengo un corazón hambriento que se agita con tan sólo sentir el aire. Ahora que estoy del otro lado de lo que he sufrido —desde la repentina canción de las aves hasta la paz envuelta en el gorgoteo de un arroyo fresco—, todo es peculiar e incierto. Ahora quiero esperar desnudo y de pie a todo viento; y aunque todavía tengo miedo de quebrarme, de alguna forma ya entendí que todo, incluso el miedo, es parte del ritmo de estar vivo.

Verás: a mí nadie me dijo que el corazón humano se pela como las serpientes mudan de piel, como los árboles sueltan corteza. Nadie me dijo que el corazón llora cuando se le abre por la fuerza, ni que canta cuando se le invita con ternura a explayarse. Ahora entiendo que todo lo que nos impide quemar la verdad como quemamos la comida, todo lo que engaña al corazón para hacerle creer que se puede esconder, todo lo que nos hace buscar en cualquier lugar menos en el corazón, es el mismo humo que nos aleja de la existencia.

Ahora entiendo que todo lo que nos hace volver, todo lo que nos hace construir una casa de paja, de dolor, de nada; todo lo que nos insta a ver otra vez como si fuera la primera, es la azulada llama que mantiene a la Tierra dando vueltas alrededor del sol.

- Enciende una vela. Siéntate en quietud y enfócate en la parte azul de la llama al mismo tiempo que meditas respecto a alguna pérdida que pese sobre ti. Puede ser una persona que murió o que ya no está en tu vida. Puede ser un sueño que se evaporó.

- Escudriña los sentimientos que rodean tu pérdida y encuentra algún detalle que valga la pena salvar. Tal vez se trata de la pluma o el libro que alguien usó. O su silla favorita. Tal vez es el trozo de una partitura o una herramienta de jardinería.

- Con este detalle en tu corazón, mira la llama azulada y medita sobre ese pequeño regalo que ahora portas y que es lo único que queda de lo que se fue.

- Ahora, si te es posible, usa este detalle para ayudarte a construir lo que está frente a ti.

- Trata de inyectarle aquel detalle que valió la pena salvar.

- Usa lo viejo como base para construir lo nuevo.

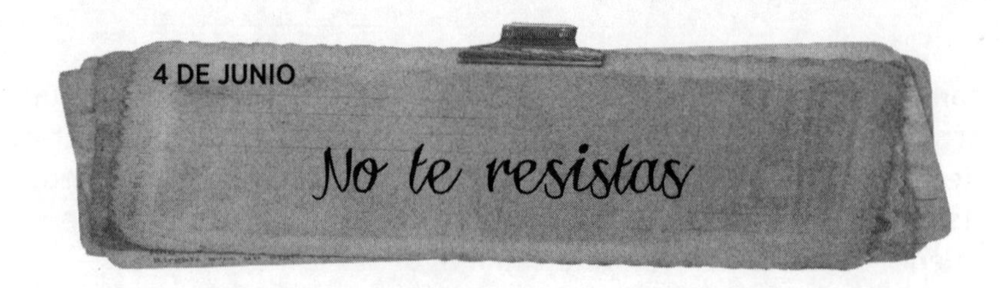

No te resistas

A lo ancho de las diez regiones del Universo, no hay un solo lugar en donde la Fuente de todo, no sea.
Hakuin

Hay una antigua historia sobre un joven que se está congelando en una carretera de Alaska. El joven quiere conseguir un aventón a Miami. Tiene tanto frío que apenas puede mantener el brazo estirado y sostener el letrero que él mismo fabricó. Después de esperar mucho tiempo, un amistoso camionero se detiene y le dice: "No voy hasta Miami, sólo llego a Fort Lauderdale." Desanimado, el joven suspira: "Oh", y rechaza el aventón.

Éste es un mito folclórico de la cultura moderna que nos advierte del peligro del perfeccionismo. ¿Cuántas veces no hemos rechazado el destino con el pretexto de estar esperando lo más adecuado?, ¿cuántas veces no hemos rechazado el camino que se nos presenta como un regalo porque no es exactamente lo que habíamos soñado?, ¿cuántas veces no esperamos a la pareja perfecta, el empleo perfecto, la casa perfecta?, ¿cuántas veces no nos martirizamos en pos de algún ideal imaginado?

¿Cuántas veces no perdemos de vista aquello que buscamos, sólo por insistir en el "todo o nada"?, ¿cuántas veces no hemos rechazado algo importante a pesar de la abundancia del sitio donde estamos y de las tantas oportunidades que podrían favorecernos?

- Si te es posible, siéntate fuera de casa y observa las nubes. Busca alguna que parezca un caballo. La encuentres o no, enfócate en lo que se siente buscar "algo muy específico".

- Cierra los ojos y respira con regularidad. Cuando hayas encontrado tu centro, abre los ojos y vuelve a mirar las nubes. Escoge una que te guste y observa qué forma tiene.

- Sea lo que sea que encuentres, observa lo que se siente "encontrar lo que ya está ahí".

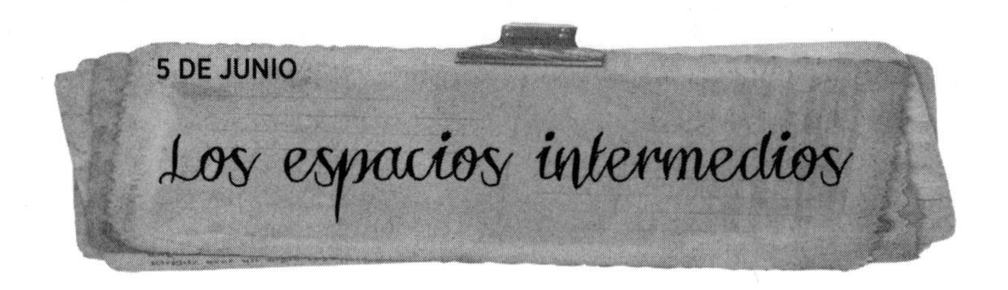

No es necesario buscar la verdad ¡Sólo deja de opinar!
Seng-Ts'an

Así como la vida está hecha del día y la noche, la canción está hecha con música y silencio, también las amistades —que son cosa de este mundo— tratan de estar en contacto y luego dejar un espacio intermedio. Claro que, como somos humanos, a menudo llenamos esos espacios con preocupación, imaginamos que el silencio es una especie de castigo o asumimos que el tiempo que no podemos estar en contacto con un ser amado se trata de algún cambio de opinión que no ha sido expresado como se debe.

Nuestra mente siempre se esfuerza en hacer una tormenta en un vaso de agua. En un instante podemos percibir el silencio como un rechazo, y luego construir un castillo de hielo con ese cubito que se nos ocurrió.

La única manera de liberarnos de las tensiones que tejemos alrededor de la nada es continuar siendo criaturas del corazón. Podemos conservar la claridad y la apertura si articulamos ese río de sentimientos que fluye sin cesar.

En la vida cotidiana, a esto le llamamos "ver cómo está el otro". Por desgracia, muchos de nosotros reducimos este concepto a una mera lista de supermercado: "¿Cómo estás?, ¿necesitas leche?, ¿huevos?, ¿jugo?, ¿papel higiénico?" A pesar de que podemos ayudarnos con este tipo de gentilezas terrenales, la verdad es que es mejor ayudarnos a salir adelante con las amabilidades de lo interior: "¿Cómo amaneciste hoy?, ¿necesitas aliento?, ¿claridad?, ¿apoyo?, comprensión?"

Cuando hacemos estas preguntas de forma directa, le ayudamos a la mente a desechar sus conjeturas. Y así, de la misma manera en que desempolvamos nuestros objetos de vez en cuando, también debemos quitar esa capa de recelo que nos cubre cuando estamos alejados.

- Medita respecto a lo que significan para ti las siguientes afirmaciones. Después, dilas a un ser amado:
- Te aprecio; a ti y a tu corazón.
- Deseo que el canal del corazón se mantenga abierto y libre entre nosotros.
- Te prometo que si llegaran a surgir conflictos o malentendidos entre nosotros, hablaré contigo de manera directa, y no permitiré que se interpongan ni que se extiendan sin que lo notemos.
- Me sentiría bendecido si pudieras hacerme la misma promesa.

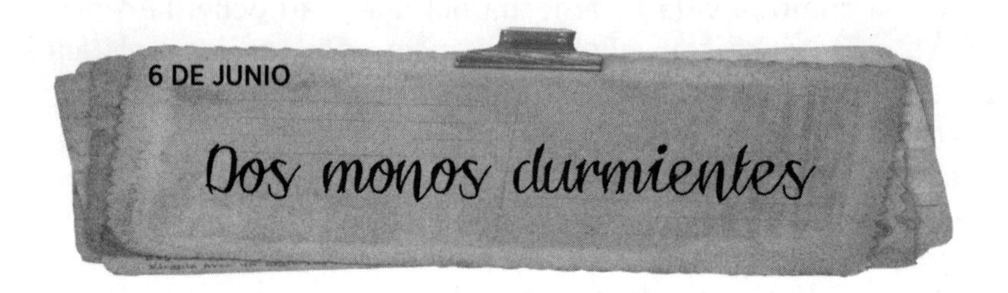

6 DE JUNIO

Dos monos durmientes

La ternura no elige sus usos. Se dirige a todo de igual manera.
Jane Hirshfield

Deambulamos hasta llegar a una esquina del zoológico de Central Park y, ahí, a pesar de las docenas de turistas que señalaban y golpeteaban en el vidrio, había dos monos en cuclillas en una base de piedra. Nos sorprendió ver que estaban profundamente dormidos, con las cabezas inclinadas frente a frente y sus pequeños cuerpos relajados.

Lo más asombroso era que sus delicadas manitas se tocaban y sus dedos estaban apoyados en los dedos del otro. Fue muy claro que lo que les permitía permanecer dormidos era ese diminuto toque de apoyo. Mientras continuaran en contacto, podrían olvidarse de todo lo demás.

Sentí envida de su confianza y su sencillez. Entre ellos no existía la pretensión humana de ser independiente. Era muy obvio que los monitos se necesitaban el uno al otro para sentir paz. Uno de ellos se agitó pero no despertó, y el otro, profundamente dormido, siguió tocándolo con los dedos. ¡Cuán intenso y gratificante es el toque de la vida! Cada mono estaba sumergido en sí mismo, soñando lo que quiera que sea que sueñen los monos.

Parecían viajeros milenarios en oración dentro de un lugar de descanso que sólo era posible porque se atrevían a permanecer vinculados. Es uno de los momentos más tiernos y aleccionadores que he presenciado en mi vida. Dos monos que envejecen con los dedos entrelazados, como si el toque del otro fuera lo único que los salvara del olvido.

Rezo porque quisiera tener el valor para ser así de sencillo, y para ser lo que tenga que ser.

- Siéntate con un ser amado en el que confíes, un amante o un amigo, y ábranse a todo lo que sea más viejo que ustedes.
- Oren de esta manera sin tocarse.
- Ahora entrelacen sus dedos con la sencillez que lo hacen los monos envejecidos, y ábranse aún más al misterio de la ternura.
- No observen ni traten de seguir el rastro de lo que sucede. Sólo manténganse conectados y sumérjanse en lo inefable.

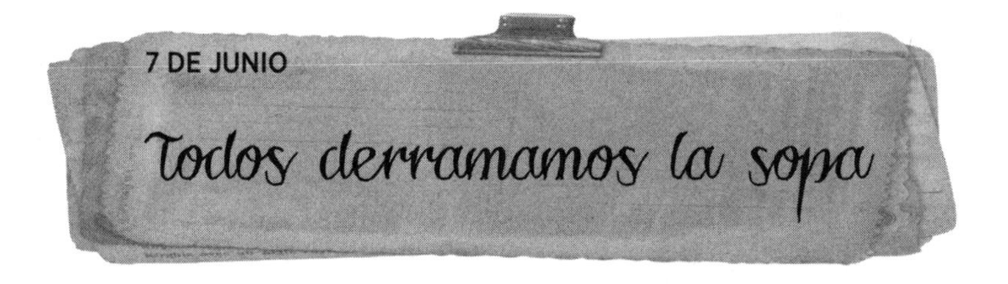

7 DE JUNIO

Todos derramamos la sopa

Querer cambiar al mundo sin haber descubierto antes el verdadero yo de uno mismo, es como tratar de cubrir el mundo con piel para evitar el dolor de caminar sobre las piedras y las espinas. Es mucho más sencillo usar zapatos.
Ramana Maharshi, sabio hindú

Todo mundo personaliza lo que le rodea y lo proyecta. Personalizar significa asumir que lo que sucede en el mundo siempre tiene que ver contigo. Un ejemplo extremo sería el del niño que no hace la tarea y al día siguiente se entera de que se desplomó un aeroplano en Dallas. El niño cree que, de alguna manera, es responsable del accidente. Otra versión bastante común y menos extrema es cuando tu pareja llega a casa de mal humor y tú, de inmediato, crees que es por tu culpa.

Proyectar es la acción contraria. Sucede cuando colocamos lo que nos pasa en el mundo que nos rodea. A veces sin saberlo, les atribuimos a otros nuestros miedos y frustraciones. En lugar de aceptar mi propia ira, te veo a ti como ira. El siguiente es un buen ejemplo: si yo le tengo miedo a los perros, entonces protejo a mis hijos, y sin preguntarles qué opinan al respecto, a ellos también los alejo de los perros. Un ejemplo más sutil sería cuando alguien llora, y nosotros decimos que no hay nada de qué preocuparse sólo porque nos sentimos incómodos por toda la emoción. O cuando insistimos en preguntarle a otra persona si se siente bien cuando, en realidad, quien no está bien somos nosotros.

La verdad es que nadie puede evitar personalizar ni proyectar. Digamos que sólo hay gente que está al tanto de estos procesos y gente que no; gente que puede detectar cuando suceden y gente que no. Sin embargo, la diferencia entre los dos grupos resulta crucial porque, si no podemos estar al tanto del fenómeno, corremos el riesgo de destruir nuestros vínculos. Estar alerta, en cambio, nos puede ayudar a lograr que nuestras relaciones sean más intensas.

Los humanos han derramado la sopa por toda la eternidad, y muchas generaciones han dado pretextos como: "Fue la Tierra, la Tierra se movió", y muchas otras generaciones han pensado: "Él lo hizo, y lo hizo a propósito."

Si quieres salvar al mundo, entonces, cada vez que derrames la sopa, di: "Lo siento, fui yo quien lo hizo."

- Encuentra tu centro y recuerda algún incidente que haya sucedido hace poco en el que tú hayas sido quien derramó la sopa.

- Respira con meticulosidad y observa con precisión lo que hiciste, y la manera en que afectó a otros.

- Respira con gentileza y acepta tu humanidad con gratitud.

- Si es necesario, enmienda tu error.

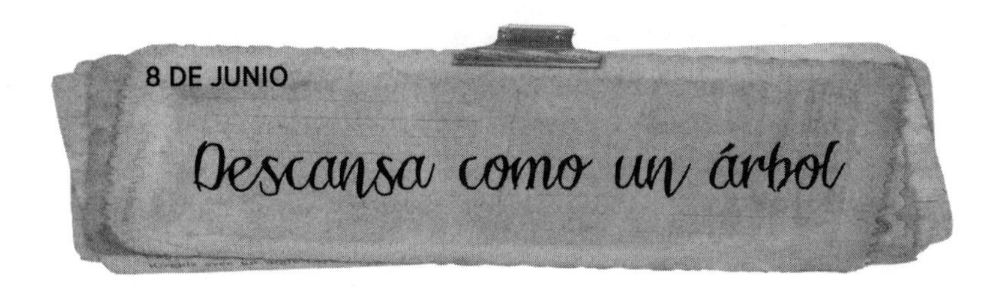

Alabanza y culpa, ganancia y pérdida, placer y pena, todos vienen y se van como el viento. Para ser feliz, descansa entre ellos como un enorme árbol.

El pequeño libro de Buda de la sabiduría

Siempre es bueno recordar lo anterior. Claro que resulta más difícil si sentimos culpa, pérdida o pena, pero es justo entonces cuando más necesitamos de esta sabiduría. Yo, como todos los demás, preferiría no experimentar las contracorrientes de la vida. Sin embargo, el desafío no radica en evadirlas, sino en aceptar que durante toda nuestra existencia tendremos que enfrentar una buena dosis de ellas.

Si eludimos los aspectos difíciles de la vida, sólo lograremos atrofiar nuestra capacidad de ser plenos. Y al hacerlo, nos volveremos como el árbol que nunca se abre por completo hacia el cielo. Por otra parte, afligirse por las dificultades sólo impide que éstas se vayan. Cuando así lo hacemos, somos como el gran árbol que con sus hojas hace una red para tratar de contener la tormenta.

Pero la naturaleza de la tormenta es seguir adelante, en tanto que la gracia del árbol es no tener manos. Nuestra bendición y maldición es aprender y reaprender cuándo es el momento indicado para alcanzar algo y aferrarse a ello, y cuándo es el momento de meter las manos en los bolsillos.

- Colócate junto a un árbol grande y viejo. Respira su sabiduría.
- Mientras observas cómo se mantiene el árbol de pie frente al viento, siente cómo te invaden la alabanza y la culpa; trata de mantenerte de pie como el árbol.
- Respira hondo y siente cómo te rodean la ganancia y la pérdida. Trata de abrir tu corazón como si fuera las ramas de un árbol.
- Respira lentamente y siente cómo el placer y la pena crujen por entre tus hojas. Trata de mantenerte inmóvil sin aferrarte a ninguno de los dos sentimientos.

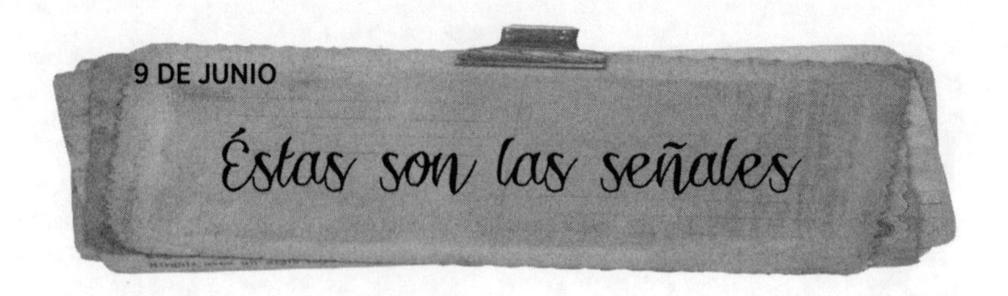

Éstas son las señales

Con frecuencia, el dolor es una señal de que algo debe cambiar.

A veces nuestro corazón y nuestro cuerpo nos envían mensajes a los que no les ponemos atención. Irónicamente, todos estamos tan conscientes del dolor que rara vez podemos ignorarlo. Sin embargo, rara vez escuchamos lo que ese dolor nos quiere decir. Es verdad que para que el resto de nuestra vida se revele ante nosotros, debemos sufrir gran pena, desilusión, pérdida y dolor del alma. Sin embargo, quizá el dolor también esté tratando de decirnos específicamente qué es lo que tenemos que modificar en nuestra vida.

Si comenzamos a pensar que el cuerpo es una especie de puente que nos transporta de la vida interior al mundo exterior, entonces, lo que el dolor hace es señalarnos qué parte del cuerpo está sufriendo más agotamiento. El dolor nos deja saber en dónde podríamos quebrarnos, y en qué parte debemos reforzar nuestra existencia y permitirle descansar para que la vida interior y la exterior, continúen coexistiendo.

Durante la batalla que libré contra el cáncer, me aquejaron una gran variedad de profundas y agudas dolencias. Aprendí a resistir y a liberar, aprendí a tolerar, es decir, a permitir que el dolor pasara a través de mí sin tratar de negar el tormento.

Los agresivos tratamientos de quimioterapia me estaban socavando. Yo me esforzaba por soportar la mayor cantidad de tratamientos, y todos mis conocidos me animaban a seguir adelante. Algunos de los que estaban más asustados que yo me dijeron: "Lo mejor es que ingieras la mayor cantidad posible de veneno para que tu cuerpo expulse el cáncer por completo." Y yo me mantuve aferrado a esta idea.

Pero cuatro meses después perdí la sensibilidad de los dedos de las manos y de los pies. La quimioterapia estaba dañando mi sistema nervioso; también había perdido los reflejos. Llegué a enfrentar el dilema de continuar o interrumpir el tratamiento, porque aunque sentía que el cáncer ya había cedido, la quimioterapia seguía siendo una especie de garantía. "Aguanta un poco más si te es posible. Resiste."

En menos de veinticuatro horas, estaba despierto en la madrugada con el peor ataque estomacal que había tenido. Ahí estaba yo, caminando en la sala a las tres de la mañana, tratando de soportar el suplicio, pidiéndole a Dios que me enviara una señal. La quimioterapia me había provocado una úlcera en el esófago. Me dio otro ataque. Me doblé de dolor: Dios dame una señal, ¿qué debo hacer? Quiero vivir.

Otro ataque. Me sucedió tres veces más antes de que comprendiera que el dolor era la señal. El mensaje era que debía detenerme. Había terminado. Ahí estaba yo, encorvado, con el esófago sangrante e insensibilidad en manos y pies. Y Dios me decía: "Éstas son las señales. ¿Acaso quieres más? Porque te puedo enviar más."

Al siguiente día le dije a mi dulce doctor que ya no dejaría que me inyectara de nuevo. Y entonces, todo acabó.

- Respira lentamente y medita respecto a algún dolor que te haya estado afligiendo. Puede ser físico, emocional, o incluso mental.

- En lugar de hacerte el fuerte y resistir el inicio del dolor, permite que éste se mueva a través de ti.

- Observa en dónde es más agudo el dolor. Mientras vaya menguando, trata de fijarte en dónde lo sentiste primero y en dónde lo percibiste por última vez.

- ¿Qué es lo que te dice el dolor sobre esa sección de tu cuerpo, corazón o alma, por la que atraviesa?

- ¿Qué podrías cambiar en tu manera de moverte, sentir o pensar, para fortalecer esa parte de ti que está padeciendo?

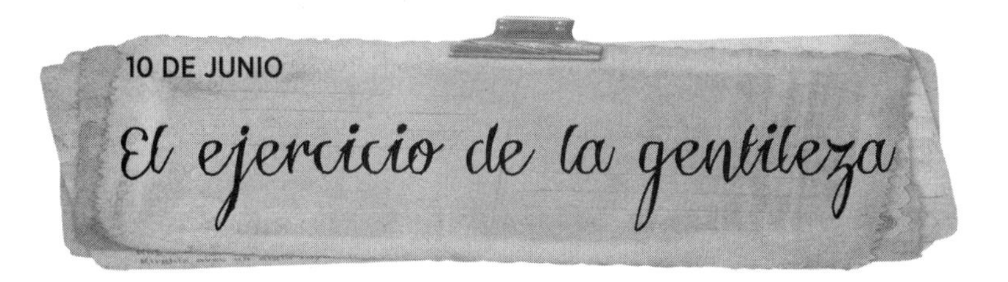

No tengo otro poder milagroso que no sea la obtención de una felicidad sutil.
No tengo más tacto que el ejercicio de la gentileza.
Oráculo de Sumiyoshi

Este sabio shinto de las colinas de Japón expresa lo que todos sabemos en el fondo del corazón, pero rara vez cumplimos. Yo me he esforzado mucho porque no deseo ocupar en el mundo el lugar que me asignen los demás, ya que eso siempre me ha causado ruido, confusión e inestabilidad. A veces, lo que me detiene es algún pesar o desconsuelo, algo que me obliga a recordar el ejercicio de la gentileza que devela al mundo silencioso.

La verdad es que, en lugar de olvidarme del asunto, siempre hay una parte no amada de mí que susurra con insistencia que puedo llegar a ocupar ambos lugares. Tontamente, por lástima o por orgullo, suelo escucharla y, al final, siempre descubro con gran desconsuelo, que tratar de ocupar dos lugares, no funciona.

Como un hermoso misterio, el extraordinario margen de todo lo que existe está cubierto con una corriente de velocidad y ruido. Sucede lo mismo con las preciosas piedras que no se pueden ver bien debajo del apurado rostro del río. Sólo cuando podemos inmovilizar al río del mundo y al río de nuestro rostro, las situaciones se tornan extraordinariamente claras.

- Ésta es una meditación para caminar. Respira hondo mientras paseas.
- Conforme aminores el paso, observa cómo se amplía tu campo de atención.
- Acércate a lo primero que te muestre su dulce felicidad.
- Respira frente a ello con calma y háblale gentilmente.

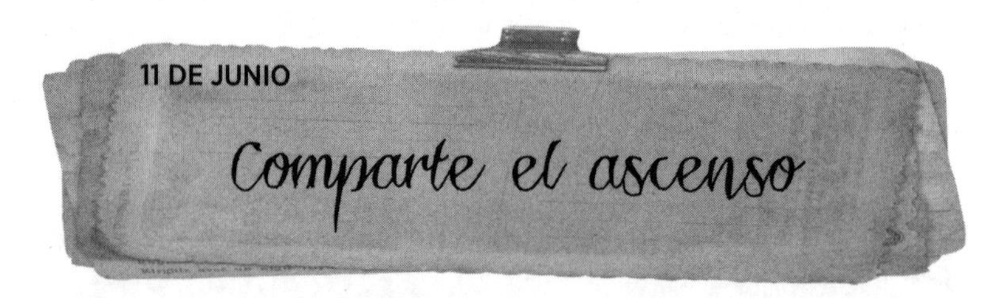

11 DE JUNIO

Comparte el ascenso

Quienes beben de la misma agua contemplan las mismas estrellas.

El ascenso fue largo. El día caluroso. Tom lo había previsto y congeló su botella de agua para mantener frío el líquido. Pero después de beber lo que se había derretido, se quedó con un trozo de hielo cascabeleando en la botella de plástico. Fue entonces que Bill, otro alpinista que no había sido tan precavido, le pidió a Tom que compartiera su hielo con él. Bill tenía bastante agua pero el sol la había calentado durante el ascenso.

Tom no tuvo ningún inconveniente en compartir el hielo. Trató de quebrar el trozo para pasar los fragmentos de hielo a la botella de Bill. Después de un rato de bastante frustración, a Tom se le ocurrió dejar que Bill vertiera el agua caliente en la botella que tenía los trocitos de hielo, para que pudiera beber el de ella.

Aquel instante cambió la vida de Tom. De repente se dio cuenta de que si permitía que las cosas entraran, sería capaz de compartir con mayor facilidad que si continuaba tratando de trozar algo para hacerlo salir.

Cuando descendía de vuelta al mundo, comprendió los tres misterios de la generosidad: primero, si hay tiempo, permite que el hielo se derrita. Pero si no hay tiempo, permite que las cosas se entibien, y sólo cuando sea indispensable, rompe lo que queda y reza todo lo que puedas para que puedas encontrar la manera de compartirlas.

Encuentra tu centro. Al respirar, abre las manos y permite que entre a ti todo lo tibio que te rodea.

Al inhalar permite que la energía de la vida deshiele tus planes para que tú seas bebible.

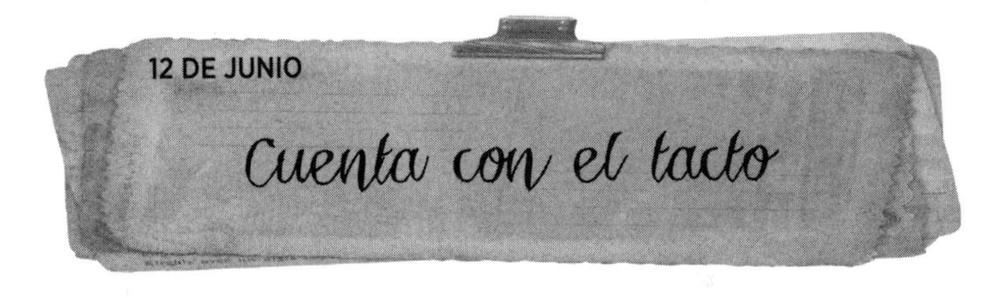

12 DE JUNIO

Cuenta con el tacto

Necesitamos contar con el tacto, no sumando, sino restando.

Cuando contamos con los ojos, paralizamos al corazón. Porque los ojos pueden ver con claridad lo que está fracturado sin sentir la fractura, y porque la mente puede calcular la pérdida sin tener que suturar la herida. Si no tocamos la vida que se desmorona frente a nosotros, podemos apresurarnos a reconstruirla antes de que el sueño en ruinas caiga por completo a la tierra. Aunque eso nos hace tan resistentes y enérgicos como lo son las hormigas, también nos impide vivir lo que construimos. Por desgracia, lo que nos hace precisos y eficientes también puede generar una existencia neurótica en la que no tocamos lo que vemos, en la que no sentimos lo que sabemos. Ésta es la manera en que la mente se salta el paso del corazón; es la forma en que se nos olvida que la sangre que aparece en los noticieros es real, que el lamento que viene de las calles proviene de algo vivo.

Recuerdo que cuando desperté después de la cirugía en la que me extrajeron la costilla, vi a una amiga muy querida al pie de mi cama. Me sentí orgulloso de haber vuelto en mí y la llamé. Pero ella miraba a la nada. En ese preciso instante me di cuenta de que ella ya lloraba mi muerte, y, mientras lo hacía, se había perdido mi resurrección. Mi amiga ya se estaba preparando para la vida que tendría sin mí y, por lo tanto, la intensa cercanía que nos esperaba ya nunca se pudo sentir ni usar. A veces creemos que la manera de protegernos es hacer un inventario de los sucesos y seguir adelante, pero la verdad es que de esa manera sólo apretamos más el hilo de la rueca.

Hace poco, otra amiga tuvo un sueño en el que ella y yo construíamos una casa con sólidas repisas para guardar todo aquello que amábamos. Ella trató de contar las repisas pero no podía ir guardando en su mente los números. Tuvo que empezar de nuevo a contar las repisas pero, en esta ocasión, fue tocando una por una. Misteriosamente, cuando lo hizo, las repisas comenzaron a multiplicarse. Su tacto hizo que existieran más repisas.

Es una lección de gran sencillez y profundidad: contar con las manos nos hace llegar más a fondo. Y entonces, los números les ceden el paso a las notas, y las sumas le ceden el paso a la canción.

- Siéntate en quietud y medita sobre tres cosas que te sean muy queridas. La primera podría ser el amor de una persona; la segunda, el amor que sientes por el mar, y la tercera, un tema musical que te hace sentir pleno.
- Cada vez que respires permite que la imagen y la sensación de estas tres cosas se eleven frente a ti, una por una.
- Continúa respirando y conforme estas cosas se deslicen hacia tu conciencia, cuéntalas una y otra vez.
- Continúa sintiéndolas hasta que los números —uno, dos, tres— se desvanezcan.
- Sigue respirando de manera constante y permite que los sentimientos de todas estas cosas que te son queridas se mezclen y se toquen entre sí.
- Lleva contigo durante todo el día, este ánimo que te insta a abrazar lo que te es querido.

13 DE JUNIO

En contra de nuestra voluntad

Tal como la caleta no se puede cerrar al mar que le da forma,
el corazón sólo se puede usar expuesto.

Una de las bendiciones del corazón más difíciles de aceptar es el hecho de que, en imitación a la vida misma, éste no dejará de surgir a través de la experiencia. No importa cuánto nos esforcemos en preservar o revivir lo que ya sucedió: el corazón no dejará de moldearse.

Lo mejor es que ésta es una excelente clave para la salud: que, a pesar de nuestra resistencia a aceptar que lo que perdimos se ha quedado atrás, a pesar de que a veces necesitamos revivir nuestras heridas para por fin suturarlas y cerrarlas, a pesar de los heroicos esfuerzos por preservar todo lo precioso, y a pesar de nuestros intentos por detener el flujo de la vida, el corazón siempre es más sabio. Lo es porque sabe que la única manera de recordar o de ser pleno es permitir que su fibra absorba lo mejor y lo peor de la vida.

A pesar de nuestra intención de no permitir que nos lastimen de nuevo, el corazón continúa conduciéndonos hacia la salud. A pesar de que vamos por ahí creyendo que podemos dirigirlo, en realidad, al igual que la tierra, el corazón no deja de reinventarse. Y a menudo lo hace en contra de nuestra voluntad.

- Busca tu centro y piensa en algún momento precioso que te gustaría conservar.

- Respira y permite que te inunde la vida que ahora te rodea: la calidad de la luz, la temperatura, los sonidos que van y vienen.

- Respira de manera constante y trata de no privilegiar a ninguno de los elementos anteriores. Tan sólo permite que la memoria hermosa y el momento se fundan en toda su ternura.

14 DE JUNIO

Nada en el amor

A veces pierdo de vista a ti y a mí; como el pez que no puede ver el océano;
es el precio que pagan los amantes por nadar en su amor.

La primera vez que nos enamoramos, la poderosa fuerza de la posibilidad nos sujeta y nos arrastra a lo más y más profundo de los días. Cuando dibujamos los vínculos del amor por vez primera, nos miramos el uno al otro con una frescura pasmosa, y podemos ver quién está frente a nosotros. Miramos al fondo de los ojos de nuestro nuevo amante, como miraríamos una abrumadora pintura en la que imaginamos que el pintor retrató con gruesos trazos los secretos de la existencia.

Por desgracia, conforme intimamos más y más, comenzamos a perdernos de vista de forma inevitable. Y entonces llega el día en que ya no podemos ver a nuestro ser amado como lo hacen los demás. Ahora miramos el interior de su rostro, de cerca. Ahora nadamos el uno en el otro como algún misterioso río en el que a veces nos vemos a nosotros mismos, a veces nos reconfortamos y a veces nos bebemos el uno al otro.

Tarde o temprano nos *introducimos* en la pintura que solíamos contemplar con el corazón palpitante. Desde adentro, logramos olvidar que la pintura alguna vez existió. Así es como llegamos a darnos por hecho, así es como llegamos a pensar que la magia se acabó.

Pero de la misma manera en que la recompensa por sentirse atraído al mar es nadar con las olas, la recompensa por sentirse atraído hacia la intensidad del otro es sentirnos más que vernos. Ésta es la paradoja de la intimidad. Cuando nos dirigimos hacia allá, podemos soñar lo que nos gustaría sentir, pero una vez que hemos llegado, sentimos desde el interior lo que ya no podemos ver.

- Siéntate en quietud con un ser amado.
- Tómense de las manos, cierren los ojos y recuerden el día que se miraron con intensidad. Permitan que esa imagen se mueva entre sus manos.
- Ahora, manteniendo las manos entrelazadas, miren a los ojos del otro libremente, y sientan aquello que existe entre ustedes en este momento.

Cierren los ojos de nuevo y permitan que la mirada y el sentimiento fluyan entre ustedes.

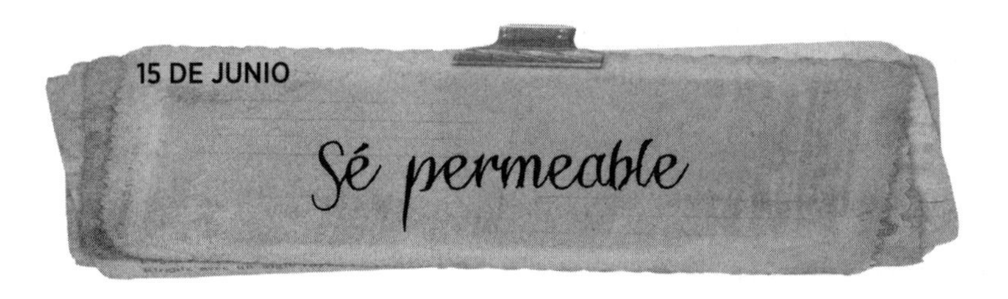

Sé paciente con todo lo que no se ha resuelto en tu corazón,
y trata de amar a las preguntas mismas.
Rainer Maria Rilke

Voy trotando por la ciudad un caluroso día de verano. Mis piernas me transportan con ritmo y sin mucha guía, por entre las pequeñas multitudes, junto a las rosas y a las paradas de autobús.

Comienzo a pensar en la batalla que he librado para no perderme a mí mismo. Cuando era más joven, cada vez que iba a alguna reunión tenía que registrarme antes de entrar para relacionarme con otras personas. Tenía que registrar mi existencia como si fuera un abrigo que dejas en el guardarropa. Y muy a menudo, para ser amado, tenía que fingir que era menos de lo que en realidad era.

Durante años guardé mi luz en una repisa para cuidar a otros. Como el bombero, siempre botaba cualquier cosa que estuviera haciendo y me apresuraba a ir al rescate. Por mucho tiempo me pareció que tenía que decidir entre permanecer abierto y perderme ante los otros, o cerrarme y abandonar a los demás. Pero hoy, mientras corro con libertad por las calles, pasando cerca de los demás pero sin liarme con ellos, comprendo que por fin estoy comprendiendo —tras muchos intentos— que puedo mantenerme cercano y permeable, cariñoso y presente, sin tener que responsabilizarme de la ansiedad de todos los demás y sin tener que desaparecer. O al menos, puedo intentarlo.

Sudo y respiro como un caballito. El día se va nublando y comienza a chispear. Me muevo por entre la hermosa gente y pido un *hot dog* con mostaza y chucrut. Mastico este sencillo alimento mientras la lluvia del cielo se encuentra con la de mi cuerpo. Y entonces, sudoroso, bajo la lluvia y con el penetrante sabor del chucrut en mis labios, siento el gozo. Los demás pasan junto a mí con su pesado andar. Pero hoy, hoy no hay tiempo para menospreciarse.

- Siéntate en quietud y recuerda alguna ocasión en la que te hayas extraviado a ti mismo en el problema de alguien más por completo.
- Encuentra tu centro y recuerda alguna ocasión en la que hayas mantenido la noción de tu yo interior, pero para hacerlo, hayas tenido que cortar a alguien más por completo.
- Respira intensamente y trata de que ambos sentimientos coexistan: compasión y conciencia de ti mismo.
- Inhala. Conciencia de ti mismo. Exhala. Compasión.

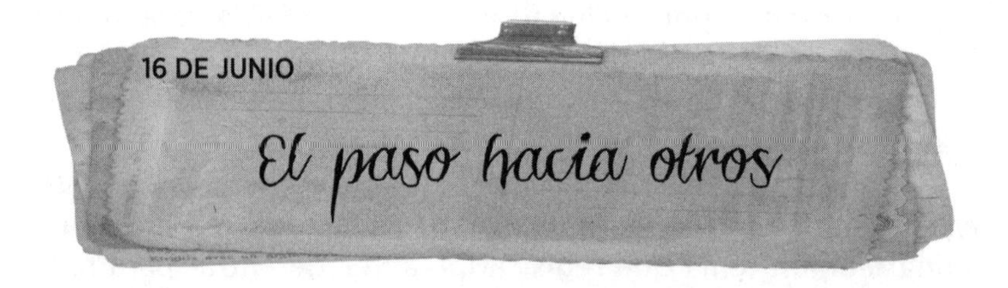

16 DE JUNIO

El paso hacia otros

Todas las promesas que hacemos desde la cuna hasta la tumba,
si lo único que quiero es a ti.
Bono

Muy a menudo creemos que para encontrar el amor se necesita cubrir muchos requisitos, cuando lo único que se necesita es que, tal como lo hace el hombre que da el paso entre bote y muelle, demos el paso entre lo que nos separa de lo que tenemos al frente.

Pero temerosos como somos, hacemos más grande el vacío a través de condiciones que se tienen que cumplir antes de dar el paso hacia esa otra persona. Es por ello que invertimos demasiada energía en generar antecedentes, estilos de vida y cuentas bancarias que por lo general sólo nos distraen de la necesidad pura y esencial que tenemos de ser abrazados. Andamos de arriba para abajo así, pero rara vez nos dirigimos de manera directa a lo que nos brindará amor.

Para conocer el amor tenemos que hacer algo más que entender: tenemos que aterrizar y entrar. Antes de dar el paso, el vacío que nos separa de los otros parece un cañón, pero si a pesar de ello damos el paso, al cruzar, las separaciones se verán mucho más cortas. A veces, después de cruzar, descubrimos que eso a lo que le temíamos es en realidad un puente inesperado desde donde podemos ver quién éramos y en quién nos estamos convirtiendo.

- Encuentra tu centro y enfócate en el vacío que existe entre tú y otros.
- Cuando inhales haz que lo que le pertenece a los otros se acerque más al vacío.
- Cuando exhales, extiende más de lo que eres hacia el vacío.
- Cuando respires permite que las líneas que los separan se desvanezcan.

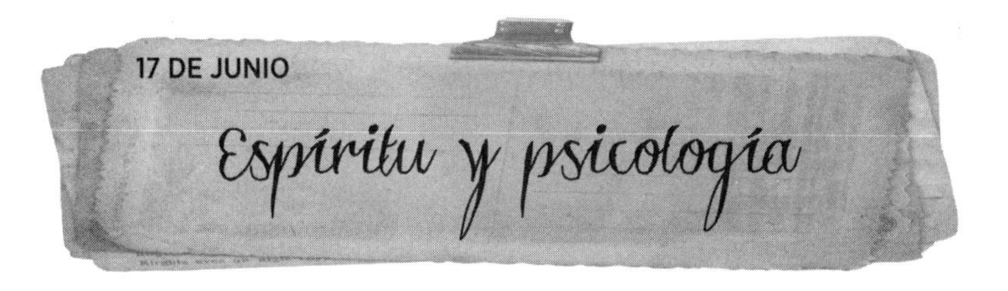

Hasta el agua más clara luce opaca en la profundidad.
Joel Agee

Somos como un inmenso e indomeñable mar que obedece a corrientes más hondas que rara vez se alcanzan a ver. Saber esto nos ofrece tres reflexiones que vale la pena mantener en la conciencia. La primera nos sugiere que, a pesar de que el ojo humano que está en Tierra no puede verlo, el más insondable espacio del océano es tan claro como la ola más superficial. La segunda, señala que la profundidad que alcancemos a ver depende de la calma o de la turbulencia que haya en la superficie. Y la tercera dice que, así como la profundidad y la superficie del mar son inseparables, también lo son el espíritu y la psicología de todos los seres humanos.

Nuestras hondas y agrestes corrientes son lo que nos hace elevarnos e hincharnos, mojarnos y chocar. Sin embargo, ese fundamento del espíritu permanece incólume ante las tormentas que agitan la superficie; obedece a un orden superior. Nosotros vivimos en el mundo y estamos sujetos a ambos siempre: a la profundidad y a la superficie, al espíritu y la psicología. Aunque nunca podemos ver hasta el fondo, en algunos días claros, cuando nuestra psicología está en calma, podemos conocer la profundidad que nos transporta. Cuando nos sentimos libres de la turbulencia y la ansiedad, podemos conocer el océano de Dios que crece en nuestro interior.

Así que, en el amor, en una relación, en la breve claridad que produce el vivir, puedo ver a través de ti, tan lejos como puede llegar mi visión. Y muto para siempre. Luego vienen los vientos del Este, y de pronto te agitas y tu profundidad se bloquea. Me pregunto quién eres. También sucede cuando uno se conoce a sí mismo; es inevitable. Observa cualquier sitio del mar y verás que nunca está quieto por completo. Refleja todo al extenderse y nunca desaparece. Pasa lo mismo con nuestros sentimientos, siguen cambiando la luz.

Ese grado hasta donde somos claros y visibles depende de lo calmados que estemos nosotros y el día. Pero nunca somos mutilados del espíritu, así como la ola de la superficie nunca es mutilada del piso del océano. El miedo a vivir surge cuando colocamos toda nuestra energía en el momento de la ola, en el turbulento instante de nuestra psicología.

Si la revelación es la breve experiencia de ver a través de la superficie, hacia nosotros y hacia otros, entonces la sabiduría es el recordatorio de esa visión en medio de la turbiedad del agua.

- Llena de agua un plato hondo. Agita el agua con tu mano y observa en silencio cómo se calma.

- Hazlo varias veces mientras piensas en las tormentas de tu vida que agitan tu mente.

- Las últimas dos veces que lo hagas, observa el agua del fondo y date cuenta de que lo que agita la superficie le afecta menos.

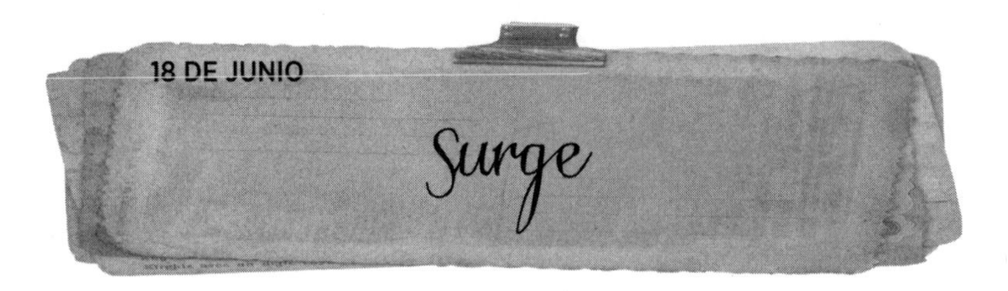

La noche pasará... Y tendremos trabajo qué hacer...
Todo tiene que ver con amar y no amar...
Rumi

Muy a menudo, cuando nos sentimos heridos, deprimidos o ansiosos, debemos enfrentar fuertes sentimientos que son como fantasmas sin cuerpo. Estos fantasmas tratan de meterse en nosotros y dominar nuestras vidas. Se reúnen en la cueva del dolor y avivan nuestras heridas como si fueran los pedernales de una fogata que los mantiene calientes.

Después de varios años de luchar para sacar mis sentimientos de aflicción, he aprendido que el otro lado de este asunto —tan importante para mi bienestar—, consiste en no dejar que la herida, la depresión o la ansiedad acampen en mi interior.

Debo confesar que me ha tomado todo este tiempo llegar a entender bien que el propósito de que estos sentimientos tan intensos salgan a la superficie, es vaciar con frecuencia los sedimentos del corazón y de la mente para que una nueva vida pueda encontrar su camino hacia mí.

Puede ser peligroso no dejar que estos sentimientos salgan. Pero una vez que se han sentido, también hay peligro en no permitir que se muevan con libertad en el interior. Porque así como los pulmones deben mantenerse libres para la siguiente bocanada de aire, los caminos a nuestros corazones deben permanecer libres para que pase el siguiente sentimiento que encontremos.

No hay libertad sino hasta que, de las cámaras de nuestro dolor, logremos que salgan bailando los fantasmas; hasta que, en la entrada a nuestra propia cantera, apilemos las heridas como piedras.

Encuentra tu centro y visualiza un sentimiento doloroso que te haya acompañado por demasiado tiempo.

A través de la meditación inicia un diálogo con el sentimiento y pregúntale por qué no te deja en paz. Pregúntale qué necesita para irse.

Respira de manera constante y reanuda tu vida conservando su respuesta.

19 DE JUNIO

Un horizonte más amplio

Los ojos sufren menos ansiedad cuando pueden mirar hacia un horizonte más amplio.

R. D. Chin

Ya sea física, arquitectura, formas orientales de meditación, o formas occidentales de oración, todo campo de cuestionamiento confirma el hecho de que entre más amplia es nuestra visión, sufrimos menos marginación. Es decir, mientras más vinculados permanezcamos a todo lo que es más extraordinario que nosotros, menos turbulenta será nuestra estadía en la Tierra.

Es por ello que resulta útil compartir nuestro viaje con otros. Porque al hacerlo nos convertimos en un coro de voces y la tensión de cantar *a capella* disminuye cuando descubrimos que no estamos solos.

Así como la luz deviene en calor cuando se le confina, la fricción entre los asuntos de nuestra vida enciende fuegos debido al aislamiento del encierro. Cuando atravesaba por mi experiencia con el cáncer, pude darme cuenta de este dramático hecho al unirme a un grupo de ayuda. Cuando estaba solo sentía el calor de la muerte. Pero cuando pude articular mi pena en un círculo de otras personas que estaban en el mismo sendero, mi corazón se pudo relajar y retornar a la luz de la vida.

Así que cuando veas que alguien camina echado al frente por el peso de la piedra que lleva en el corazón, sólo acércate y escucha. Cuando se tornen lacerantes los dolores de la vida, muestra tu atención y regálala. Los vínculos que formes con otros compensarán lo agudo del dolor. Cuando el peso de la situación aumente, acércate a quien quiera que esté cerca y distribuye el peso.

- Visualiza una situación que te esté causando estrés.
- Continúa visualizándola, inhala y mantente abierto hacia algo que forme parte de tu entorno y no sea estresante.
- Visualiza ambas cosas. Respira lento y descubre que reducir y ampliar forma parte del ser humano.

20 DE JUNIO

El aire después del dolor

Vive por el aire que viene después del dolor y entonces no tendrás razón para huir.

Hipócrates dijo que el placer era la ausencia de dolor. Cualquier persona que haya sufrido conoce la profundidad de esta verdad. Cuando me tuve que someter a todos los estudios correspondientes tras ser diagnosticado con cáncer, me aterró la idea del tormento. Con todos los doctores y enfermeras me presenté como Mark Nepo, alias, "Anestésieme por favor". Pero sucedió que en cada uno de los estudios surgió una razón médica para mantenerme despierto. De pronto comprendí que no había escapatoria.

Me tomó algún tiempo aceptarlo, pero en cuanto lo hice, comprendí que lo más aterrador de mi dolor era la posibilidad de que no terminara jamás. De que la vida se detuviera en alguno de esos momentos de suplicio. El terror ganó terreno porque yo no fui capaz de imaginar que tenía una vida más allá del dolor.

El momento de la catarsis llegó el día que me tuvieron que extraer otra muestra de médula ósea. No sé por qué, pero eran los peores estudios que me podían hacer. Sin embargo, ese día me iluminó alguna especie de gracia divina, y de repente, pude ver todo desde otra perspectiva. Pensé en que aquel desagradable procedimiento sólo duraba entre unos cuarenta y cincuenta segundos, y que yo ya estaba reacomodando toda mi vida, basándome en la anticipación y el rechazo a esos cincuenta segundos.

Descubrí que tenía otra opción. El dolor que sentiría en esos segundos seguiría siendo el mismo, pero yo tenía la oportunidad de anclarnos, a mí y a mi temor, al innegable hecho de que la vida continuaría para mí después de esos cincuenta segundos. Después del dolor, la luz volvería a iluminar el aire otra vez. Por primera vez sentí con el alma que yo era mucho más grande que el dolor. Y eso me otorgó mucho poder.

En muchas ocasiones, en medio de la desesperación, vemos el dolor como un calvario que no acabará jamás. De hecho, es eso lo que define los momentos de desesperación, creer que el dolor nos limita. Pero existe esa otra noción de la paz en la que podemos trabajar: en la creencia de que es nuestra vida la que limita al dolor.

- Encuentra tu centro y enfócate en algún dolor físico o emocional que te aqueje.
- Inhala y recibe todo aquello que es más fuerte que tu dolor.
- Exhala y libera el dolor para que se una al aire que permanece libre de dolor en el exterior.
- Con cada repetición, enfócate en los momentos libres de dolor e invítalos a expandirse.

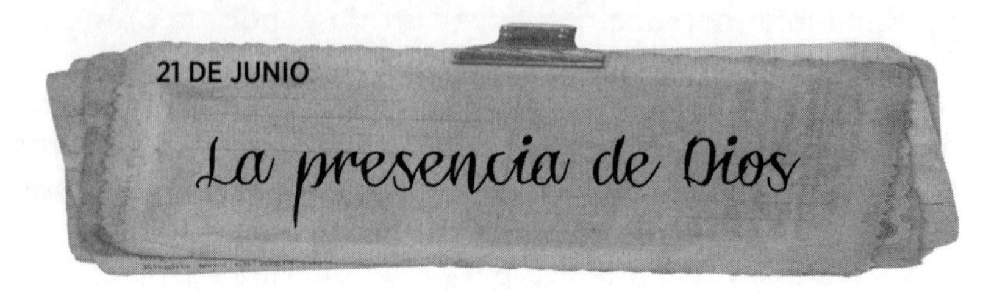

21 DE JUNIO

La presencia de Dios

Miré cien veces y lo único que vi fue polvo. La luz del sol interrumpió
y llenaron el aire briznas de oro.

Reflexiona sobre el hecho de que el sol ilumina nuestro mundo todo el tiempo. Sin embargo, la única manera en que podemos ver la luz es cuando refleja lo que toca. A pesar de que el sol quema y mantiene bajo su dominio a todo lo que está vivo, a pesar de que envía su poder a millones de millas de distancia, no se le puede detectar sino hasta que choca con una brizna de hierba o hasta que convierte la telaraña en un trozo de encaje dorado.

De esa misma forma, la presencia de Dios se mueve imperceptible entre nosotros, y sólo se hace visible en los breves momentos de la iluminación, en esos vitales instantes que también identificamos como amor.

Porque así como podemos contemplar la telaraña y no ver su verdadera belleza sino hasta que se revela a sí misma en la repentina luz, también podemos contemplar el rostro vecino, una y otra vez, y no alcanzar a ver la belleza del otro, sino hasta que uno, o los dos, se revela de repente. El espíritu también se muestra de esta forma, o mejor dicho, la gentileza del corazón nos permite ver y ser vistos.

Es lo que hace que nuestra búsqueda de amor sea una empresa tan humilde. Porque, ¿qué otra cosa puede hacer sino crecer en el aire y esperar?

- Toma algún objeto que te sea familiar, algo que veas todos los días —pueden ser tus zapatos, tu peine, un abrecartas— y colócalo fuera del alcance de la luz.
- Déjalo tranquilo por un momento y medita acerca de la presencia general del amor, de la forma en que lo vives.
- Después de un rato, mira el objeto conocido a través del ojo de tu corazón, y a la luz del sol.
- Observa cómo parece cobrar vida.
- Descubre que tu corazón está en el sol ahora.
- Siente cómo vuelve a la vida.

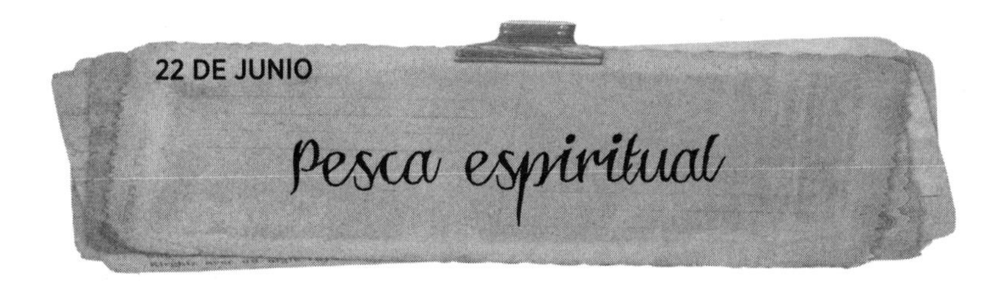

22 DE JUNIO

Pesca espiritual

La honestidad es la red con la que pescamos lo profundo.

A pesar de que nos han enseñado a hacer planes y a llevarlos a cabo, y a pesar de que cubrimos cursos de estudio prediseñados para obtener títulos y diplomas, la forma en la que vivimos la vida no es así en lo absoluto.

En lo personal, he sentido que la tarea de encontrar mi lugar en el mundo, es una especie de pesca espiritual. El vasto y misterioso océano de la experiencia continúa llamando, y ya sea con cubetas de preguntas o redes de honestidad, sigo arrastrando hacia afuera el alimento de los días. Sigo sacando conchas, perlas y algas que provienen de una profunda hondura que nadie puede ver. Y luego paso el tiempo limpiando lo que encontré y escuchando lo que me tiene que decir.

Así es como todos tenemos que pescar. Se requiere de quietud, paciencia y disposición a ser empujado por la corriente porque nunca sabemos en dónde yace lo vivo. El esfuerzo de conocernos más a nosotros mismos también se parece mucho a este proceso. Porque gran parte de lo que somos habita con pulcritud bajo la superficie y porque, si deseamos sobrevivir, tenemos que alimentarnos de ello.

Paradójicamente, nuestras verdades personales y sentimientos básicos viven bajo la superficie como los peces que no quieren que los pesquen. Pero la pesca espiritual produce un alimento espiritual, y la riqueza de comer lo que vive en nosotros radica en que primero debemos abrir la concha y en que comer lo que está debajo de nuestra superficie nos permite mirar con la perspectiva de lo profundo.

La verdad es que todas las personas que amé y todos los caminos a los que fui convocado llegaron a mí después de que pesqué en las aguas de mi espíritu, las mismas aguas que, en lo más hondo, son el océano de todo lo espiritual. Yo creo que todos estamos conectados ahí, y que sólo en la comunión de rescatar y tomar lo que vive en nosotros, podemos descubrir el propósito común del ser. Al comprometerse a llevar a cabo esta cándida práctica, la sabiduría deviene en esa fuerte red del corazón consciente por la que enjuagamos y reclamamos hasta las más pequeñas conchas: esos ocultos estuches que resguardan alimento y perlas.

- Busca el tramo de algún arroyo y camina a lo largo de la ribera hasta que el agua te convoque.
- Cuando eso suceda, acércate a su claridad en movimiento como si se tratara de tu alma. Con la mano abierta pesca lo que te quiera brindar.
- No importa lo que encuentres, puede ser una piedra, una rama, una conchita o un pedazo de basura, sólo sácalo y sujétalo con firmeza.
- Ahora medita y trabaja con este símbolo vivo. Escucha lo que sabe y cómo lo aprendió.
- ¿Qué riqueza te ofrece?

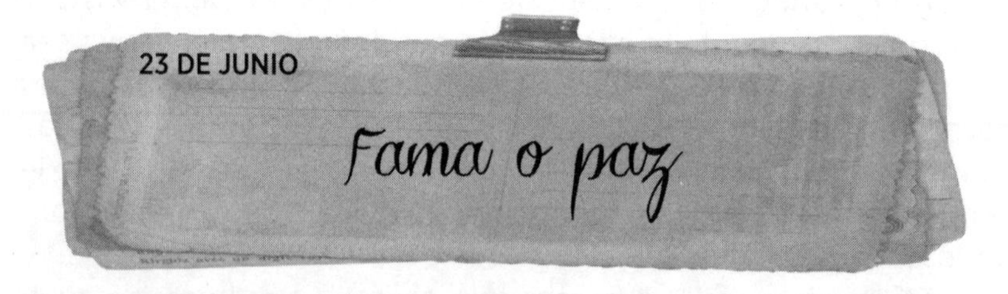
23 DE JUNIO

Fama o paz

Antes el vuelo del ave, que pasa y no deja rastro, que el paso del animal, que deja un recuerdo en el suelo.
Fernando Pessoa

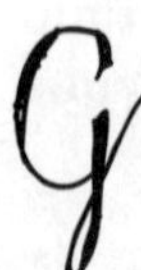
Gran parte de la ansiedad y del caos interior surge de vivir en una cultura global cuyos valores nos alejan de la esencia de lo importante. En medio de todo eso, está el

conflicto entre la definición externa del éxito y el valor interior de la paz.

Por desgracia nos motivan, incluso nos entrenan, para recibir la atención de otros, cuando en realidad, el secreto de renovación de la vida consiste en brindar atención. Desde sacar buenas calificaciones en los exámenes hasta colocarnos en los sitios indicados para obtener ascensos en el trabajo, nos han hecho creer que para tener éxito debemos captar la atención de los demás y lograr que piensen que somos especiales. Pero la verdad es que el umbral de todo lo extraordinario de la vida sólo se manifiesta si nos enfocamos en brindar atención, no en captarla. Nuestro entorno sólo cobra vida cuando nos atrevemos a ver y a reconocer que todo es especial.

Entre más nos empeñemos en captar la atención en lugar de brindarla, más intensa será nuestra desdicha. Porque esta actitud nos orilla a andar por el mundo con sueños de grandeza y con la necesidad de que nos confirmen todo el tiempo lo que somos, en lugar de caminar con la seguridad de que somos nosotros quienes debemos confirmar la vida. Nos hace anhelar ser amados cuando lo único que necesitamos es la medicina del ser amorosos.

Una de las razones por las que muchos nos encontramos solos en ese sueño de éxito es que, en lugar de buscar lo diáfano y verdadero, aprendemos a codiciar lo desmesurado y opulento. Una de las razones por las que vivimos tan alejados de la paz es que, en lugar de amar el sendero que nos llevará al gozo anónimo del espíritu, creemos que la fama nos reconfortará. Y mientras vivimos ocupados, soñando en convertirnos en una celebridad, reprimimos la necesidad de ver, brindar y amar, acciones que nos abren a la verdadera salud del ser celebrados.

Al final nos quedamos frente a un dilema: fama o paz, ser una celebridad o celebrar el ser, trabajar todos los días para que nos vean o dedicarnos a ver, construir nuestra identidad con la atención que podamos captar o encontrar nuestro lugar en la belleza de las cosas a través de la atención que podamos brindar.

- Siéntate en quietud y trata de respirar en el centro, justo debajo de tu necesidad de ser visto.

- Abre los ojos y sólo brinda tu dulce atención a todo lo que te rodea.

- Respira hondo y contempla la alfombra hasta que se vuelva en fibra. Mira tus llaves hasta que se hagan metal. Observa al pájaro hasta que sea canción.

- Permite que lo que ves te habite. Llévalo contigo durante todo el día.

24 DE JUNIO

Preguntas para los enfermos ~ 2

¿Cuándo fue la última vez que bailaste?
Pregunta formulada por un brujo nativo norteamericano a los enfermos

El principio del baile es manifestar lo que sentimos a través del movimiento. Esto le puede parecer muy obvio a cualquier niño, pero resulta bastante difícil de entender para una persona que esté acostumbrada a favorecer la actividad intelectual.

La energía constante que se necesita para bailar, para articular sentimiento y experiencia con gestos, resulta ser un método de sanación porque, así como el agua que se mueve por el río le da forma a su lecho, las experiencias y sentimientos que se mueven en los seres humanos los moldean. Si el agua no pasara por ahí, el lecho del río se secaría y se desmoronaría. Asimismo, si el sentimiento no pasara por el cuerpo, el núcleo de éste se haría añicos.

Sin embargo, a veces son demasiados los sentimientos que deseamos expresar, y entonces, nos resulta imposible dejarlos moverse libremente en el cuerpo. La verdad es que gran parte del padecer interior proviene del acumulamiento y la presión que guardamos. Según los practicantes de la espiritualidad, la encarnación es el acto constante a través del cual se libera ese acumulamiento.

Hay varias prácticas milenarias que nos pueden ayudar a vivir con mayor plenitud en nuestros cuerpos. Entre ellas se incluyen el arte chino de meditación en movimiento, conocido como tai chi, y el arte budista de la conciencia del espacio conocido como *maitri*, por nombrar un par. Una vez que nos hemos desbloqueado, el gesto de articular lo interior no sólo nos libera de la presión. Al liberar los gestos, aprendemos a bailar para imbuirnos más en nuestra vida.

No obstante, la mayoría de nosotros aprende a sentir, a atrapar y a sofocar los sentimientos en el corazón. Y si no se van, entonces tratamos de arrullarlos con la mente. Si a pesar de todo persisten, los sentimos como un palpitar en las sienes o un ardor en las entrañas.

A diferencia de la desgarradora construcción de capas de corazón, mente y cuerpo, la encarnación en sí misma no es nada más que sentir, en mente y corazón, la herida o el labio que tocas con la mano. La encarnación consiste en permitirles al corazón, mente y cuerpo, existir como una sola y milagrosa piel.

- Quédate quieto y respira con lentitud. Siente cómo se mueve el aliento a través de tu corazón.
- Cada vez que respires permite que el sentimiento de estar vivo entre a lo más hondo de tu cuerpo.
- Primero siente cómo entra y sale del corazón, luego, cómo entra y sale de los pulmones.
- Ahora permite que el aliento de estar vivo suba y salga por los hombros y la cadera, deja que se extienda a los brazos con cualquier gesto que decida.
- Repite el proceso hasta que el aliento que va del corazón a las puntas de los dedos se perciba como un solo movimiento continuo.

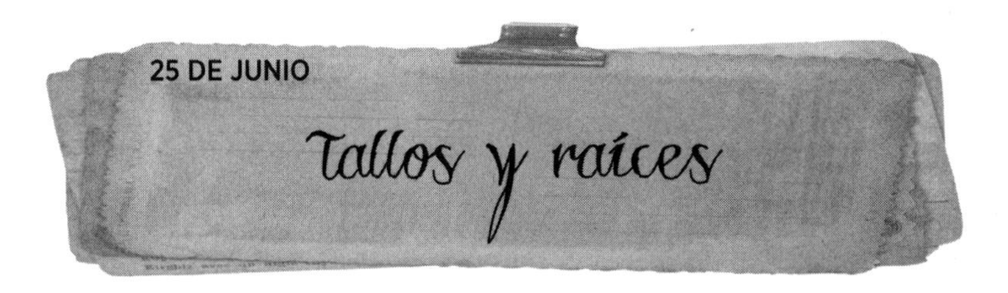

25 DE JUNIO

Tallos y raíces

El amor que mostramos salva al amor que ocultamos,
como la ramita al sol alimenta a la raíz invisible.

A pesar de ser un creyente en vivir con apertura, hay algunas partes de mí que se ocultan. No puedo evitarlo. Lo que sí puedo hacer es prestar atención a aquello —visible u oculto— que dirige mi vida. También puedo confiar en la inexplicable intuición de que, cuando estoy en apertura, la vida logra alimentar hasta lo que se encuentra ligeramente oculto.

Así como los verdes tallos de la primavera siguen conectados a sus oscuras raíces, así como las raíces crecen a la par de los tallos, así mi compasión alivia mi miedo cuando éste es invisible. Sin que yo lo sepa, mi amor alimenta el lado interior de la confusión. La luz que recibo mantiene vivas las raíces de mi alma.

A veces nos llegamos a preocupar tanto por lo inefable, por lo que se nos hace imposible solucionar y dejar atrás que se nos olvida que lo que somos a la luz del día puede sanar gradualmente aquella parte que ocultamos.

- Recuerda algún problema que te haya sido imposible resolver en lo personal.
- Rodéalo con tu aliento. Acepta que estará contigo por algún tiempo.
- Ahora déjalo ir y siente esa parte de ti que sucede sin dificultad.
- Con esta parte de ti, inhala con fuerza y reconoce que su fuerza natural suaviza lo que tú no puedes resolver.

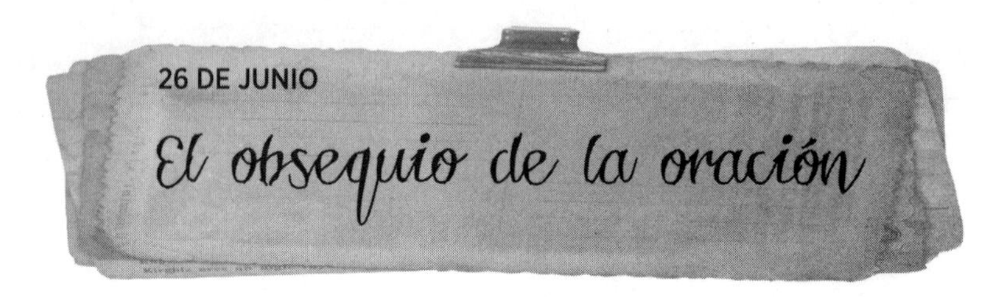

26 DE JUNIO

El obsequio de la oración

Orar no es pedir. Orar es un anhelo del alma. Es la aceptación cotidiana de la debilidad…
Y por ello, en la oración, es mejor tener
un corazón sin palabras, que palabras sin corazón.
Gandhi

Gandhi, el gran maestro espiritual, nos recuerda que la oración más profunda es más una señal de agradecimiento por lo que se recibió, que una solicitud o súplica por algo que aún no se vive. Este esfuerzo refresca el alma.

Implícita en la recomendación de Gandhi se encuentra la necesidad de ceder nuestra existencia en la Tierra. Al admitir nuestra debilidad, nos estamos quitando las máscaras que le mostramos al mundo y, al hacerlo, nos inunda lo sagrado.

Una vez vi a un hombre ciego meciéndose bajo el sol sin parar. Tenía una sonrisa eterna en el rostro. Había un silencio absoluto. A mí me pareció que era un sacerdote, un chamán, y que todo su ser estaba en oración, gritando en silencio que el día, a pesar de la ceguera, era un día con suficiente dicha.

Si sabemos cómo escucharlo, el corazón nos dice más allá de las palabras que, a pesar de la diminuta comprensión que tenemos de las cosas, nos rodea una luz extraordinaria, más extraordinaria de lo que nadie se haya podido imaginar. Cuando se le emplea como medio para mostrar gratitud, la oración nos puede conducir a esta luz.

- Encuentra tu centro. Al respirar, cierra los ojos y abandona todo cuestionamiento.
- Sólo respira y siéntete agradecido por el aire.
- Relájate y siente tu fragilidad e imperfección. Permite que el aire puro las llene.
- Respira hondo y lento. Desde tu tierno e imperfecto interior, no pidas nada, no brindes nada. Sólo siente en silencio cuál es el lugar que ocupas en la fibra del todo.

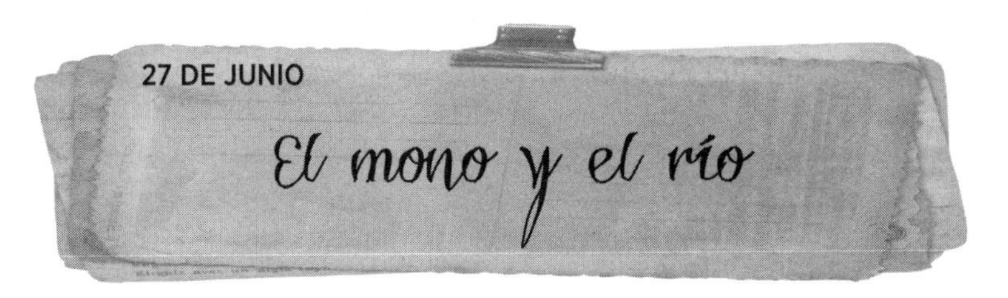

27 DE JUNIO

El mono y el río

Se cuenta que un gran maestro zen le pidió a un estudiante que se sentara cerca de un riachuelo y se mantuviera ahí hasta que escuchara lo que le quería enseñar el agua. Después de pasar varios días forzando su mente en aquel lugar, pasó por ahí un pequeño mono y, en un ataque de alegría, se puso a chapotear en el riachuelo. El estudiante lloró y regresó a donde estaba su maestro. El maestro lo regañó cariñosamente: "El mono escuchó, tú sólo oíste."

A veces, con las mejores intenciones, tratamos de estudiar el río sin siquiera mojarnos. Es una manera de ponderar la gran filosofía sin siquiera decir la verdad, de analizar el dolor sin sentirlo, de estudiar los lugares santos sin sacralizar el lugar en el que vivimos. De esa manera podemos construir una catedral a la orilla del lago, y pasar todo el día limpiándola. Podemos contar nuestro dinero u orar, sin gastar un quinto o sentir la presencia de Dios jamás. De esta manera podemos interpretar música o hacer el amor con gran maestría, sin sentir las notas, sin sentir la pasión.

El estudiante se puso a llorar porque el mono llegó palmoteando y gruñendo al río, y a pesar de ello, llegó justo en el momento de alegría. Y entonces el estudiante supo que toda su reverencia, devoción y meditación, no le habían servido para alcanzar el gozo que el mono consiguió.

Por supuesto: el río es el momento presente de nuestra existencia. Es la corriente que nos convoca a morar nuestras vidas. Y a pesar de lo cerca que lleguemos a estar de lo mucho que logremos conseguir con nuestro sensible corazón, lo único que nos conducirá al gozo será saltar al riachuelo.

Un día estuve en un pórtico cubierto, estaba junto a un lago que visité cada verano durante veinte años. Como lo habíamos hecho tantas veces, un amigo y yo veíamos la lluvia caer. De repente, como aquel sencillo y hermoso mono, mi amigo se conectó con la naturaleza, abrió la puerta corrediza, se despojó de sus ropas y saltó al lago lleno de agua de lluvia.

Yo observaba igual que lo había hecho el estudiante, y al sentir el pesar de estar siempre seco, me quité la ropa y también salté al lago. Y ahí estábamos los dos, en el centro. El agua nos llegaba hasta las orejas, cubría nuestros ojos, nos caía a cántaros. Era agua entrando en agua, vida entrando en vida. La lluvia caía sobre nosotros y sobre el lago, murmurando... gozo, gozo, gozo.

- A lo largo del día observa la forma en que interactúas con los demás y con la vida de tu entorno.
- Observa si sólo eres testigo de lo que sucede o si eres parte de ello.
- Si sólo eres testigo, coloca tu corazón en el riachuelo frente a ti. Hazlo de la misma forma en que mojarías tu mano con el agua corriente.
- Hazlo explayando tu corazón con cada exhalación y permitiendo que la vida entre en cada inhalación... Observa y sé... Abre y permite la entrada... Escucha y mójate...

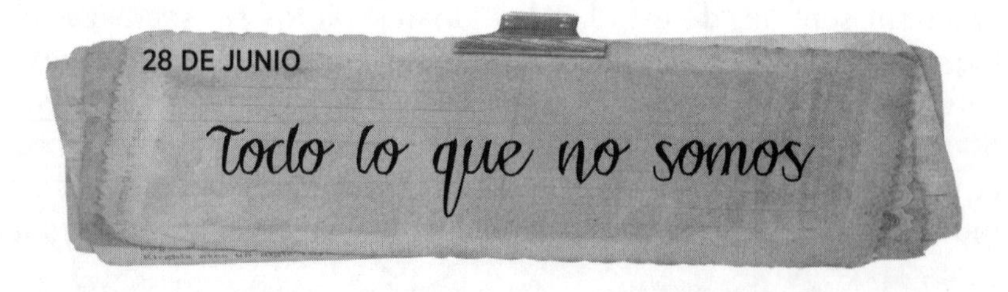

El discernimiento es el proceso con el que dejamos ir todo aquello que no somos.
Padre Thomas Keating

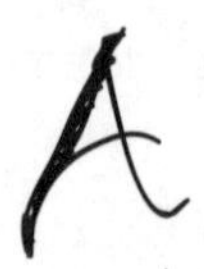A mí me resulta muy fácil identificarme de más con mis emociones y roles. Me es muy fácil convertirme en lo que siento. Soy un goloso... soy divorciado... soy deprimen-

te... soy un fracasado... No soy nada más que confusión y tristeza...

No importa lo que sintamos, nunca. Porque nunca somos nuestros sentimientos, nunca somos nuestros roles, traumas, valores, obligaciones ni ambiciones. Por desgracia, es muy fácil permitir que nos defina un solo momento de la confusión que nos aqueja. Es fácil porque es algo muy humano: sentir que lo que nos invade también nos consume.

Pero, en contraste, a menudo pienso en la forma en que Miguel Ángel esculpió, en la forma en que vio cómo, debajo de la piedra bruta, esperaba la escultura terminada. Miguel Ángel a veces decía que su trabajo sólo consistía en tallar el exceso de material para liberar la belleza que esperaba ser liberada.

A mí me ayuda pensar que el discernimiento espiritual es justamente eso. Afrontarnos a nosotros mismos, descubrir el significado que nos brinda la adversidad. Al hacerlo, todo el trabajo de la conciencia se comunica con un proceso a través del cual tallamos el exceso, nos deshacemos de todo lo que no somos. Encontramos y liberamos el gesto del alma que ya espera, completo, en nuestro interior. Por otra parte, la comprensión interior del ser es este mismo proceso, pero aplicado a nuestra vida en la Tierra. El sufrimiento, interior y exterior, son las herramientas con las que Dios libera la belleza que hemos albergado desde que nacimos.

- Siéntate en quietud. Al respirar, siente todos los problemas en tu interior.
- Respira de nuevo y permite que esos problemas se alejen.
- Respira hondo y acepta la inmovilidad que se acerca. Es la piel de tu alma. Está esperando, con toda su completitud, que talles el exceso de tus rasgos humanos.

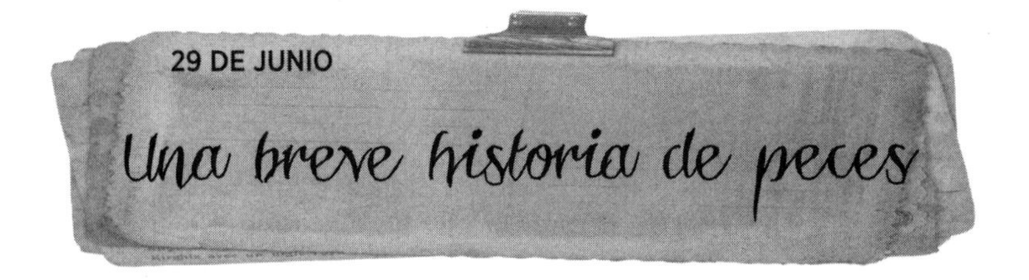

En el instante en que los peces aceptan que nunca tendrán brazos, les crecen las aletas.

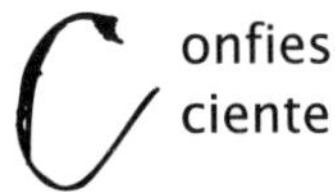Confieso que me sorprendió mucho despertar un día, consciente de esta sabiduría acerca de los peces. Parece una

especie de *koan* o un acertijo que se debe descifrar. Después de algún tiempo de pensar en ello, ahora creo que encierra la clave de la fe: antes de ser lo que debemos ser, tenemos que aceptar lo que no somos. Este tipo de discernimiento nos exige abandonar las abrumadoras fantasías que nos alejan de nuestra naturaleza, las que nos hacen trabajar con el objetivo de ser famosos en lugar de ser amados, de ser perfectos en lugar de compasivos.

Sin embargo, en el momento en que aceptamos lo que no es parte de nuestra naturaleza, nos deshacemos de la distracción que significa pensar en lo que podríamos o deberíamos ser. De esa manera, los recursos internos se liberan y pueden transformarnos en ese ser particular que ansiamos ser.

Este acto de aceptación representa un riesgo y a la vez, una liberación. Porque no podemos encontrar el crecimiento que espera en nuestro interior hasta que no renunciamos a lo que va contra nuestra naturaleza. Es una rendición que, sin advertirnos lo que sucederá enseguida, permite que la vida se abra con plenitud ante nosotros.

- Siéntate en quietud y permite que tu verdadera naturaleza crezca en tu interior.
- Sin tratar de nombrarla o entenderla, sólo cierra los ojos y respira tu naturaleza entre tus manos.
- Respira de manera regular y permite que tu verdadera naturaleza encuentre salida con los gestos de tus manos.
- Juega con esos gestos durante el día.

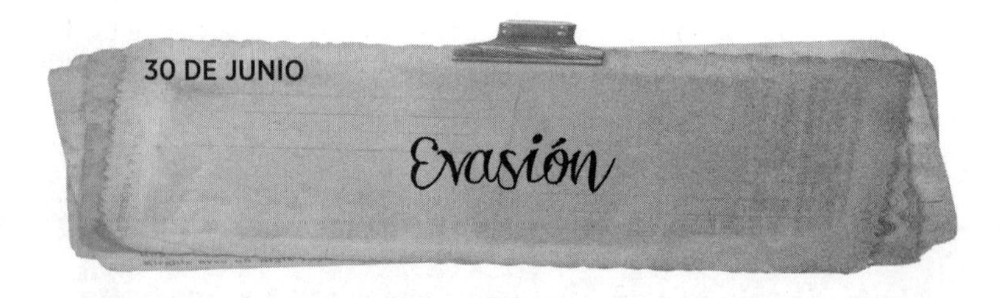

30 DE JUNIO

Evasión

A cambio de la promesa de seguridad, mucha gente construye una barrera entre ella y las aventuras de la conciencia que podrían iluminar su vida de una forma muy novedosa.

June Singer

La atracción que ejerce la certeza de las cosas es muy fuerte. A veces, la única manera de resistirse es negar lo que vemos, fingir que nuestras vidas no tienen por qué crecer o modificarse. Sin embargo, al hacerlo, el espíritu, que no sabe fingir, continúa en movimiento. Porque tal como lo dice el *Isa Upanishad*: "El espíritu es más ágil que la mente." Entonces, sufrimos como el perro sufre al extremo de la correa, corriendo y atados al mismo tiempo, fingiendo que no podemos actuar de una mejor manera.

Resulta interesante que tendemos a considerar la ignorancia como una inocente falta de conocimiento, pero el maestro budista Chögyam Trungpa señala que ignorar a alguien o a algo es una forma deliberada de evasión, un grave acto de negación consciente. Trungpa sugiere que el deliberado acto de la evasión es un crimen en contra de la esencia de las cosas, un crimen que puede costarnos muy caro.

La tensión que se produce cuando descubrimos que el espíritu está en movimiento y fingimos no darnos cuenta, puede ser desgarradora. Nos deja con la necesidad de aprender a discernir entre una inocente falta de conocimiento, y un deliberado acto de evasión. Ésta es la sabiduría interior que puede determinar si viviremos como el perro al final de la correa o si correremos libres en los prados de la vida.

- Siéntate en quietud y encuentra tu centro.
- Respira con lentitud y trata de sentir tu espíritu en cada inhalación. Siente el lugar en el que vive dentro de ti.
- En cada exhalación trata de sentir tu lugar en el mundo, hacia dónde te diriges con el paso de los días.
- Respira y continúa sintiendo tu espíritu, tu lugar.
- Sólo nota cualquier diferencia y contémplala a lo largo del día.
- Esa mirada sencilla y honesta hará que el vacío sea más estrecho.

1 DE JULIO

El fruto del corazón

El valor es el fruto del corazón.

El valor siempre implica cruzar un umbral. A veces existen opciones: entrar al edificio en llamas o no, decir la verdad o no, enfrentarse a uno mismo con ilusión o no. Aquí me voy a referir a otro tipo de valor. Es el tipo de valor que hace que los valerosos se sorprendan de ser considerados como tales. A menudo dicen: "No tuve opción. Tuve que entrar al edificio para sacar al niño." O "Tuve que renunciar a mi empleo para no morir."

Si bien existe una ineludible obligación de venerar la verdad a pesar de todas las consecuencias, a este nivel tan profundo de la voz interior, no se trata tan sólo de convocar a la voluntad, sino de seguir tratando de conocer la verdad.

Mi propia vida es un camino hacia el conocimiento de esa verdad. Muy a menudo he escuchado graves e inevitables llamados que pude haber ignorado; sin embargo, sólo pude haberlos ignorado bajo el riesgo de que algo fundamental pereciera.

Fue esta obligación de venerar la verdad la que me guió a través de la experiencia con el cáncer. Rechazar la cirugía del cerebro y aceptar la de la costilla; aceptar la quimioterapia y luego rechazarla. Cada una de las decisiones les sonaba valerosa e ilógica a mis doctores, y desde entonces me han considerado un héroe por sobrevivir, lo cual es el equivalente a decir que encontrar su nido, es el acto más heroico del águila. Asimismo, me han tachado de egoísta porque traté de buscar la verdad, lo cual equivale a culpar a la tortuga por ocultarse en su caparazón.

El valor de este tipo es resultado de ser auténtico. Está disponible para todos y su recompensa, más que el respeto, es la obtención de la alegría.

- Medita respecto a una decisión con la que estés lidiando.
- En lugar de enfocarte en el miedo por lo que podría o no suceder, trata de abrirte a lo que se siente verdadero.
- No planees una estrategia ni imagines las consecuencias de honrar la verdad, sólo permite que ésta crezca en tu interior.
- Durante el día, permite que lo verdadero te invada aunque no lo entiendas por completo.

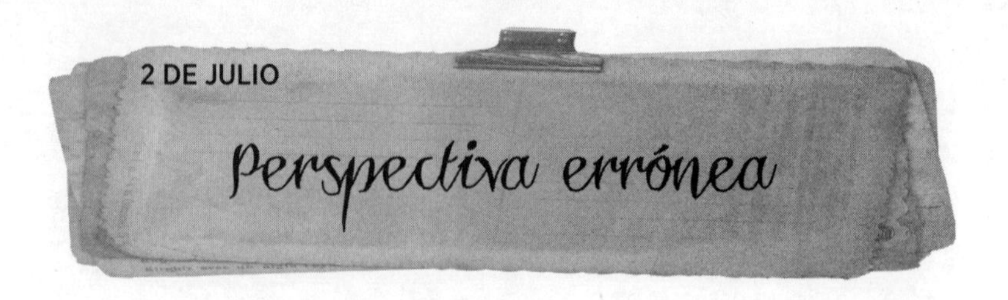

Perspectiva errónea

La mente compuesta de ignorancia o perspectivas erróneas,
sufre una enfermedad espiritual; contempla con falsedad. Mirar
con falsedad ocasiona que se piense, se hable y se actúe con falsedad.
De inmediato verás que a todos, sin excepción, los aqueja la enfermedad espiritual.

Ajahn Buddhadasa

En Pali, la antigua lengua fuente del budismo y el hinduismo, la palabra que se usa para decir "enfermedad mental" significa "perspectiva errónea". Debemos, sin embargo, tener mucho cuidado y no interpretar lo anterior literalmente. Es decir: "Si ves las cosas de una manera distinta a la mía, entonces estás equivocado." Aquí la sabiduría radica en la revelación de que nuestro bienestar mental depende de cuán claros y genuinos somos con el pulso de la vida misma.

Por otro lado, la salud mental en el corazón surge del sagrado vínculo entre nuestro más profundo ser y la fuente misma de la vida. En cuanto distorsionamos, limitamos o razonamos las cosas y las alejamos de lo que en verdad son comenzamos a experimentar la enfermedad espiritual de la que habla Ajahn Buddhadasa.

Este maestro budista de Tailandia nos recuerda que los pasajes de desequilibrio y pensamiento turbio son inevitables. No se pueden rodear como lo haríamos con un bache. No, estas distorsiones sólo se pueden minimizar y reparar. Por ello debemos aceptar que ser humanos nos hace distorsionar el regalo de vida y, por lo tanto, es necesario que hagamos el compromiso de aprender a refrescar nuestros vínculos con lo sagrado.

Con frecuencia, para sostener una "perspectiva errónea" llegamos a construir y a mantener un "comportamiento erróneo". Por ejemplo, cuando era joven y necesitaba aprobación y amor, sentía tanto pesar en el interior que asumí que la vida estaba en algún lugar "por allá", y no donde yo me encontraba. Y cuando me lo creí, enfoqué toda mi energía en llegar allá. Pero después de una difícil travesía, me encontré bloqueado. La gente de "por allá" no me dejó entrar, así que tuve que investigar quién era el celador y cuáles eran las reglas. Comencé a realizar todas las tareas que me encomendaron para complacer al celador y que me dejara entrar. Me llevó años entender que, a pesar del dolor, la vida siempre está en el lugar en que nos encontramos porque ahí nada se contiene. Todo el esfuerzo que realicé sin sentido, entonces, tenía como fundamento una perspectiva errónea. Como dice Buddhadasa: "A todos, sin excepción, los aqueja la enfermedad espiritual." Y mientras tanto, debajo de todo, nos espera con dulzura la vida sin distorsión. Dado lo anterior, todos debemos convertir en un ritual la práctica de no sólo mirar con cuidado, sino mirar de forma integral.

- Siéntate en quietud y piensa en alguien cuya aprobación busques.
- Si te es posible, medita sobre la razón por la que esa aprobación es tan importante para ti.
- ¿Qué es lo que crees que podrás conseguir con su aprobación?
- En lugar de buscar maneras de conseguirla, trata de entender de dónde proviene tu necesidad.

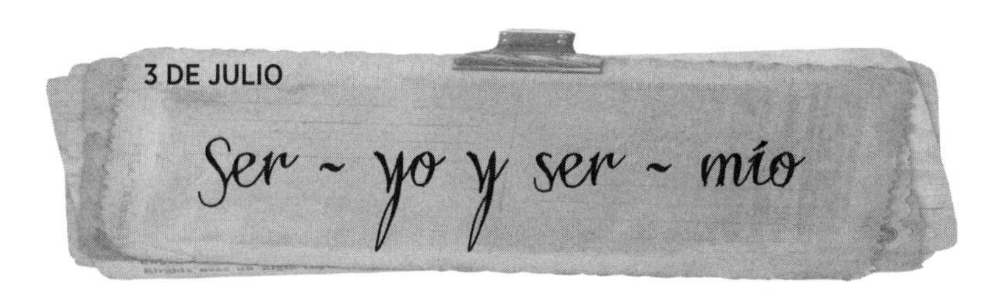

La playa tiene sed, mas no posee al océano que la mantiene blanda.
Así también, el corazón y todo lo que ama.

En Pali, la antigua lengua hindú, la palabra *ahamkara* significa "ser-yo", es decir, que tiene o produce el sentimiento de "yo". La palabra *mamamkara* significa "ser-mío", es decir, que tiene o produce el sentimiento de posesión, "mío". En el budismo se cree que los sentimientos ser-yo y ser-mío son demasiado peligrosos y mortíferos y, por lo tanto, se les considera una causa más de enfermedad espiritual.

Lo anterior nos indica que en cuanto comenzamos a separar lo indivisible, nuestra salud mental sufre. Es decir, las cosas más queridas en el mundo no se pueden poseer, sólo compartir. De hecho, este misterio llamado vida lo compartimos de la misma manera que las criaturas marinas comparten el océano. Aunque cada pez tiene su nido y una pequeña zona del fondo para habitar, ninguno puede vivir sin la profundidad que los invade a todos.

No es distinto en nuestro caso. Así es, podemos tener un reloj o un auto, pero nadie puede poseer el amor, la paz o la energía que debe fluir entre los corazones para que podamos sobrevivir.

En el momento que nos entregamos al ser-yo y ser-mío, nos vemos arrastrados a una vida de distracción y separación de lo que en realidad importa. Y cuando nos comprometemos a que las cosas sean "mías", damos inicio a una carrera de acumulación y almacenamiento. Ahora existe la necesidad de amurallarnos y aislarnos. Ahora existe la necesidad de hacer listas de todas las cosas del mundo que podrían ser mías. Ahora, los logros. Ahora, los seguros contra daños. Ahora hay posesividad, celos, envidia, la necesidad de proteger y de portar armas. Ahora, el secreto anhelo de conseguir lo que otros tienen y el derecho a demandar. El ser-yo y el ser-mío pueden enfermar hasta al alma más recia.

Estas entidades pueden incluso llegar a contaminar nuestra forma de amar. Cuántas veces no le hemos preguntado al ser amado: "¿Me perteneces?", sólo para sentirnos seguros. Justo en este momento, yo, como tú, batallo para tener cosas sólo para darles buen uso, para no guardar y racionar mi cuidado, sino para permitir que el amor fluya. Y es una gran batalla, eso es seguro. Pero, más allá de esta vibrante sensación de estar vivo, ¿qué es lo que en verdad me pertenece?, ¿a lo que me sigo abriendo?

- Encuentra tu centro y frente al ojo de tu mente, mantén la imagen de algo que sientas que te pertenece.

- Puede ser un curso que das, el jardín que cuidas o el niño que has criado.

- Respira hondo y piensa en la energía que gastas en resguardar y proteger eso en lugar de disfrutarlo.

- Respira de manera constante y trata de relajar el control que ejerces sobre ese objeto o persona especial. Observa si se mantiene cerca de ti pese a la liberación.

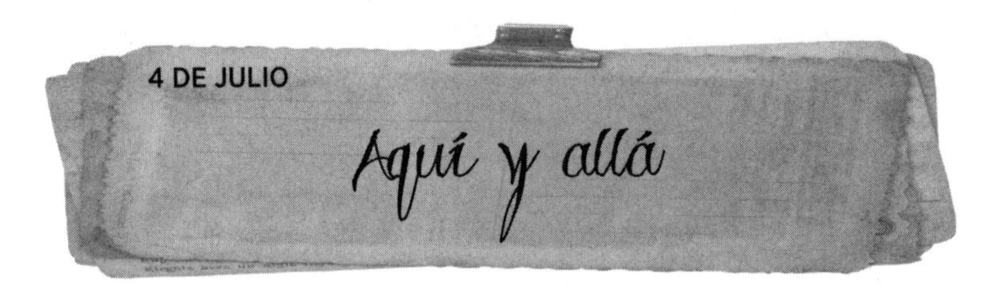

El aquí siempre está más allá del allá.

Recuerdo que una vez me senté durante un largo rato a la orilla de un lago y observe la otra orilla a lo lejos. Pude ver que la luz matinal inundaba el agua en la distancia. El efecto hacía que el otro lado luciera exótico. Todas las mañanas me sentaba en la misma orilla del lago y veía al otro lado. Imaginaba que ahí me aguardaba un misterio. El llamado se intensificó con el paso de los días. Finalmente, el séptimo día, tuve que ir hasta ese lugar. Me levanté más temprano de lo normal, atravesé el lago remando, atranqué el botecito y me senté exactamente en el mismo lugar que había estado observando.

Cuando miré alrededor, noté que el aura de otredad que había detectado desde mi vista cotidiana, había desaparecido. Me sentí algo molesto porque, aunque esta lejana orilla era hermosa y tranquila, el húmedo terrón por el que pasé la mano era igual a aquel que estaba en donde mi viaje comenzó.

De pronto empecé a reírme porque cuando volteé al lugar en donde me había estado sentando todos los días, pude ver que la luz matinal inundaba el agua en la distancia. Y entonces, el lugar en donde había vivido, lucía exótico. Ahora sentía que un misterio me aguardaba en el lugar de donde venía.

Con mucha frecuencia imaginamos que allá hay más oro que aquí. Sucede lo mismo con el amor, los sueños y el trabajo en nuestras vidas. Vemos la luz en todos lados excepto en donde estamos, y entonces nos lanzamos detrás de aquello que creemos que nos hace falta, sólo para descubrir, con toda humildad, que eso estuvo con nosotros todo el tiempo.

- Siéntate en quietud con alguien en quien confíes y a quien admires.
- Expresen algún punto de luz que alcancen a ver en la orilla del otro.
- Medita sobre la cualidad que el otro ve en ti y trata de percibirla por ti mismo.
- Inclínate ante el misterio del sitio en donde estás.

5 DE JULIO

Detrás de la falsa esperanza

Tenemos que mantenernos al tanto del otro.
Ángeles Arrien

Me ha llevado toda una vida entender por qué me resulta tan fácil desear en secreto que las cosas cambien, y luego impedir que el cambio se produzca. Por ejemplo, durante muchos años amé a un amigo que era incapaz de escuchar o de ser amable o paciente. Y en lugar de aceptar lo mucho que eso me lastimaba, "me quedé ahí", creyendo en secreto que mi amigo cambiaría, crecería, y algún día surgiría ante mis ojos como el amigo que siempre creí que podría ser.

Pues bien, eso no sucedió. Con esto no quiero decir que el cambio no sea posible, sino que el tipo de cambio que se inicia dentro de uno mismo, el más duradero y verdadero, tiene más posibilidad de producirse en una relación que no oculta sus defectos.

Mientras yo pudiera seguir soñando que mi amigo era como yo quería que fuera, el dolor de cómo éramos en realidad continuaría mitigándose. Pero ocultar la verdad nos impediría crecer. A él, porque tendría que seguir enfrentándose al efecto de su egoísmo. A mí, porque seguiría sin arriesgarme a decir lo que me hacía falta.

- Encuentra tu centro y medita sobre la verdad de una relación importante.
- Respira hondo y trata de relajar esa esperanza que tienes de que tu ser amado cambie.
- Respira de manera continua y siente toda la humanidad de tu ser amado, incluyendo espinas y todo lo demás.
- Acepta lo que surja, expresa lo que necesitas.

6 DE JULIO

Atestigua y abraza

Así como la calidez estival puede hacer a un grillo cantar,
la cualidad de ser abrazado revitaliza el corazón.

Los tiempos modernos nos han convertido en gente obsesionada con la resolución de problemas. Pero como la vida siempre nos reduce a lo esencial, ahora es claro que los sufrimientos más intensos del corazón y del espíritu no se pueden resolver. Sólo se pueden atestiguar y aceptar.

Esto ha significado una lucha constante para mí. Hace poco, después de estar de viaje por dos semanas, regresé a una tierna pareja que me susurró con cariño: "De verdad te extrañé." Mi reacción inmediata fue hacer un resumen de las maneras en que podía resolver el sentimiento: podía limitar mis viajes o llamar a casa con más frecuencia. En lugar de sólo sentir la imposibilidad de aceptar que alguien me quisiera lo suficiente para extrañarme, de inmediato traté de cambiar los hábitos que me obligaban a alejarme de la relación.

Muy a menudo, este reflejo que tenemos de salvar, rescatar y reparar, nos aleja de la ternura que se nos presenta. Porque con frecuencia la intimidad no surge de cualquier intento de eludir el dolor, sino de vivirlo juntos. No proviene de ir a hacer ejercicio, sino de estar juntos. La confianza y la cercanía se intensifican cuando abrazamos y nos abrazan. Física y emocionalmente.

Dolor a dolor, tensión a tensión, he aprendido que cuando todas mis estrategias fallan, la fuerza del amor se encuentra en recibir, no en negociar; en aceptarse, no en resolver los problemas del otro; en escuchar y reafirmarse, no en tratar de cambiar a nuestros seres amados.

- Siéntate en quietud y piensa en algo que te gustaría cambiar de un amigo o ser amado.
- Respira hondo y acepta el hecho de que no puedes vivir su vida por él o ella.
- En lugar de eso, exhala lentamente y acércate a la sabiduría de tu corazón que te indica lo que es amar a esa persona.
- Exhala con cuidado y libera tu deseo de eliminar su dolor.
- Inhala con cuidado y sólo abrázalo en tu centro, con todo y el dolor.

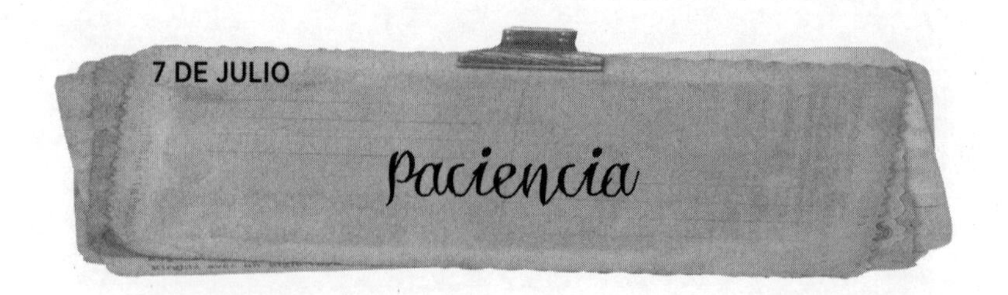

7 DE JULIO

Paciencia

Tengo solamente tres cosas qué enseñar: simplicidad, paciencia, compasión.
Estos son tus mayores tesoros.
Si tienes paciencia con amigos y enemigos,
estarás en congruencia con la manera en que son las cosas.
Lao-Tsé

La paciencia es la segunda enseñanza fundamental de Lao-Tsé. Es una sabiduría difícil de aceptar porque la espera implica perseverancia y es difícil sobrevivirla. Sin embargo, te puedo decir que esperar fue lo que salvó mi vida. Y fue sin duda la práctica más exigente y gratificante que he realizado.

Si no hubiera soportado la confusión, la indecisión, la ambigüedad, el dolor y la angustia de imaginarme lo peor durante aquellas sesiones interminables de estudios para el diagnóstico, nunca habría tenido el tratamiento correcto, el que me condujo a través de la experiencia con el cáncer. Si no hubiera esperado —algo que es muy distinto a eludir lo que se tiene que hacer— no habría podido escribir estas palabras para ti. Porque habría tenido que soportar tratamientos innecesarios que pudieron haber dañado mi memoria y mi capacidad para hablar.

El miedo nos obliga a actuar con demasiada premura. Y la paciencia, así de difícil como es, nos ayuda a ir más allá de nuestras conjeturas. Es así como los soldados cansados y sin municiones llegan a descubrir, en la inevitabilidad de la espera, que no existe una razón para lastimarse los unos a los otros.

Sucede lo mismo con los amantes extenuados y con los amigos que nos hieren y agobian. Con el tiempo suficiente, la mayoría de nuestros enemigos dejarán de serlo. Porque la espera nos permite vernos a nosotros mismos en ellos. La paciencia nos devasta con la ineludible verdad de que, en esencia, cuando le tememos a otros es porque nos tememos a nosotros; cuando desconfiamos de otros, desconfiamos de nosotros; cuando herimos a otros, nos herimos a nosotros; cuando matamos a otros, nos matamos a nosotros mismos.

Entonces, cuando te sientas lastimado, cuando tengas miedo o estés confundido, cuando sientas la necesidad urgente de encontrar tu lugar en la Tierra, aunque te sea difícil, espera... espera y, lo más seguro es que, aquello a lo que temes se irá diluyendo hasta perderse en la irremplazable belleza de las cosas como son... esa belleza de la que formas parte.

- Siéntate en quietud y recuerda alguna situación que ya hayas resuelto, que te haya exigido ser más paciente de lo que podías ser.
- Si te es posible, trata de recordar cómo veías la situación entonces y a la gente involucrada: cuando se inició el conflicto, cuando se te acabó la paciencia, cuando la situación se resolvió.
- ¿Cómo te cambió la espera?
- Si te brindó algo la espera, ¿qué fue?

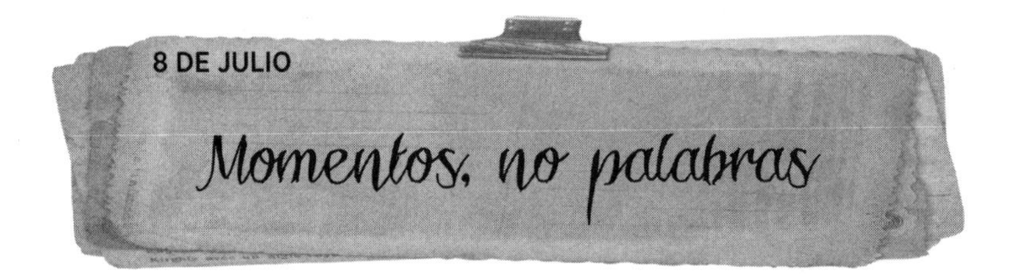

8 DE JULIO

Momentos, no palabras

Como la luna, ¡sal de atrás de las nubes! ¡Y brilla!
Buda

Cuando pienso en quienes me enseñaron a amar, lo que viene a mi memoria son momentos, no palabras. Desde que estaba en la primaria y Lorrie no dejaba de dar vueltas cuando acababa el recreo. Giraba para responder a un llamado más intenso, más divino. Reía con la cabeza echada hacia atrás y los brazos bien abiertos, tratando de abrazar el mundo.

Luego, el día que le dispararon a Kennedy, ahí estaba mi maestro de coro, el señor P., llorando por un hombre al que no conocía. Nos dejó ir a casa pero yo regresé a la escuela para escucharlo tocar el piano con desconsuelo en un salón que él creía que estaba vacío. Mi abuela, abriéndome las manos en las escaleras del sótano para decirme: "Éstas son las cosas más viejas que te pertenecen."

O los cambiantes rostros que vi al pie de mi cama cuando desperté después de la cirugía. O mi suegro regando nogales negros de quince centímetros que no crecerían por completo sino hasta ciento cincuenta años después. O el más viejo de mis amigos, quien siempre escucha como lo hace el lago.

Aunque las palabras pueden transmitir el amor, a veces más bien lo señalan. Sucede cuando se levanta algo que se cayó, cuando se le brinda espacio a una persona para que descubra por sí misma lo que significa ser humano y cómo perdonar los errores cuando se aprende a reconocerlos.

- Encuentra tu centro y piensa en tres personas que te hayan enseñado a amar.
- Respira y recuerda el momento que te reveló cada lección.
- Discute las enseñanzas con un ser amado.

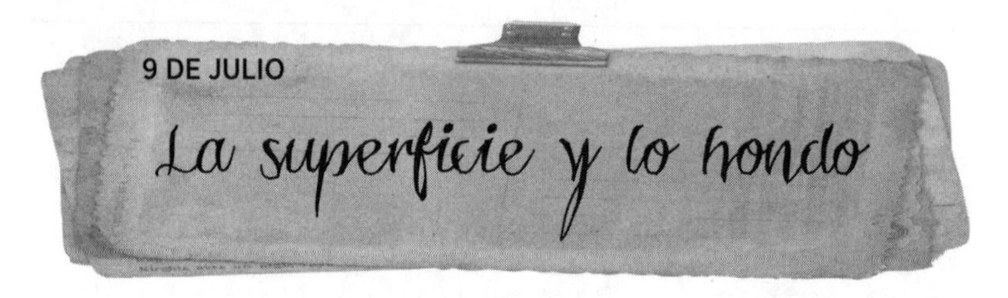

9 DE JULIO

La superficie y lo hondo

Cuando estés en lo hondo, recuerda la superficie.
Cuando estés en la superficie, recuerda lo hondo.

Cuando los días son turbulentos y agitados, el desafío consiste en recordar que la ola no es el mar. Aunque nos aporree, el maltrato pasará. Aunque nos arroje por ahí, si no oponemos resistencia, la sacudida pasará.

A veces nuestro miedo nos lleva por el camino equivocado y nos obliga a mantenernos cerca de la playa, cuando en realidad, el lugar más seguro es la profundidad, si acaso podemos llegar hasta allá. Todos los nadadores lo saben: si te quedas muy cerca de la costa, el oleaje y la contracorriente te van a vapulear. Si queremos conocer la hamaca de lo hondo, debemos nadar más allá de donde rompen las olas.

Mantente en tierra o llega a lo más hondo porque las medias tintas son lo que puede matarte.

- Siéntate en quietud y practica tu entrada a lo más hondo.
- Imagina que cada respiración es una brazada.
- Respira lentamente y atraviesa, brazada a brazada, el camino de la distracción.
- Cuando sientas que la vida te oprime, sólo déjate llevar...

10 DE JULIO

El anillo de seguridad

Aquel que ve a todos los seres en su propio ser
y a su ser en todos los seres pierde todo el miedo.
Isa-upanishad

Estaba sentado en una banca bajo el sol esperando a Robert cuando, de repente, una avispa grande aterrizó a mi izquierda, como a metro y medio. Contemplé cómo latía y se contraía su dorso anillado: el sol hacía que los anillos negros lucieran aún más oscuros y que los amarillos se vieran casi anaranjados.

El hallazgo me hizo pensar en mi madre porque si la avispa hubiera caído a unos metros de ella, habría enrollado la revista más a mano y, toda atemorizada, le habría pegado al bicho hasta matarlo. El miedo que tenía de que algo le picara la orillaba a matar montones de animalitos. No podía tolerar la incertidumbre de no saber si un ser vivo la lastimaría, y en el fondo de su fobia a ser herida, había construido una muralla, la muralla que la hacía darle periodicazos a todo lo que se moviera.

A casi cuarenta años de distancia, he podido comprender que todos tenemos esa incertidumbre porque no sabemos si la vida, o nuestro entorno, nos lastimará. Asimismo, todos tenemos un cambiante anillo de seguridad que, cuando llegamos a atravesar, nos hace propensos a herir a otros seres vivos bajo el pretexto de que lo hacemos en defensa propia.

Yo seguía sentado en la banca. La avispa, revoloteando, se acercó un poco más. Pero como yo había estado a punto de morir de cáncer y me sentía bendecido de siquiera estar vivo, permití que el animalito se acercara mucho más de lo que hubiera permitido en otras ocasiones. A través de una mirada más suave, más certera, pude ver que el animalito no estaba interesado en mí. Y entonces, tuve que admitir con vergüenza que, en muchas ocasiones, también había lastimado a otros sólo porque, al igual que mi madre, no podía tolerar la impredecible naturaleza de su proximidad.

Cuántas veces no imaginamos que algo representa un peligro cuando, en realidad, sólo está haciendo lo que le dicta su naturaleza. La avispa se acercó todavía más, y cuando estuvo casi junto a mi brazo, tuve tiempo para ahuyentarla con gentileza. Se quedó coqueteando conmigo un rato más, acercándose sólo lo suficiente como para que yo la volviera a ahuyentar. Y luego, se volvía a acercar.

Fue muy parecido al baile que tuvimos con nuestros seres amados y con desconocidos, por igual. ¿Cuántas veces no asesinamos alguna parte de nosotros al no permitir que algo avance o se acerque?, ¿cuántas veces no dejamos que el miedo y el periodicazo rijan nuestra vida emocional?, ¿cuántas veces no matamos o amedrentamos a todo lo que se acerca?

Todo esto me hace pensar en san Francisco de Asís, quien se quedaba tan quieto que los pájaros podían posarse en sus brazos como si fueran ramas. Y luego nos preguntamos por qué estamos tan solos, cuando casi nunca permitimos que la vida se acerque. Si tan sólo pudiéramos ver a la abeja, al ave o a nuestro enemigo como un breve centro de vida igual a nosotros, podríamos permitir que se fueran con libertad por su camino.

- Cierra los ojos y medita acerca de alguien que te parece impertinente o pesado. Observa lo que sientes pero, si te es posible, trata de señalar con exactitud qué es lo que te produce ese sentimiento. ¿La aparente impertinencia de esa persona surge de tu miedo o en verdad ella es así?

- Piensa con precisión qué es lo que tienes que hacer para mantenerte a salvo. Lleva a cabo sólo esa acción y, si puedes, enfrenta la impertinencia, el miedo que te produce y el hecho de que no volverá a suceder.

- Observa qué tan alejados hace tu miedo que mantengas a los demás. Fíjate lo cerca que pueden llegar a estar las cosas si les permites hacer lo que hacen cuando están más allá de tu anillo de seguridad.

11 DE JULIO

La luna y la gota de rocío

La iluminación es como la luna que se refleja en la gota de rocío
sobre una brizna de hierba. La luna no se moja y la gota no se rompe...
Y la luna y el cielo enteros se reflejan en una gota de agua perfecta.
Dogen

El misterio —en el amor, en el trabajo y en cualquier momento de unidad— radica en el hecho de que, como la gota de rocío y la luna, somos brevemente nosotros y todo al mismo tiempo. La naturaleza esencial no se modifica, sólo se hace mejor.

Los seres amados y los amigos que me han ayudado a permanecer vivo y a vivir con mayor plenitud llegaron a mi vida como la luna de Dogen: todo su amor, así de grande como es el cielo, llenó mi corazón; y a pesar de eso, no me convertí en ellos, me convertí más en mí mismo.

Cualquier acción o persona que te pida ser algo que no eres no es íntegra. Esa acción o persona sólo está tratando de satisfacer sus necesidades personales.

La verdad es que, así como la solitaria brizna de hierba, aun el tallo más pequeño de un corazón lacerado puede contener la esencia de todo lo vivo. La iluminación es el beso de cualquier cosa —la luna, la tormenta o la amabilidad— que nos abra a esa esencia.

- Encuentra tu centro y recuerda algún momento en el que hayas sentido el toque de algo vivo que no fueras tú. Puede haber sido en la naturaleza o en los brazos del ser amado.

- Respira hondo y piensa de qué manera te afectó ese toque.

- Después de algún tiempo, pregúntate ¿en dónde conservas ese toque de vida?, ¿cuándo lo necesitas más?

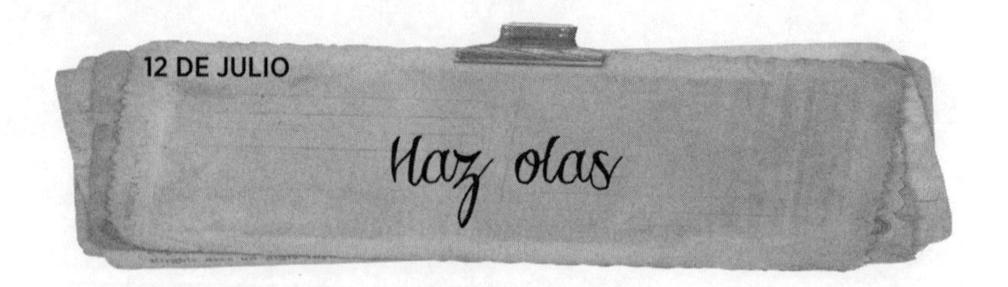

Haz olas

Yo haría cualquier cosa por ti. Tú, ¿serías tú mismo?

En el cuento clásico de Hans Christian Andersen, "La sirenita", Ariel renuncia a su hermosa voz a cambio de tener piernas. Esta fábula, inocente en apariencia, captura la forma en la que hacemos tratos con el diablo moderno. Porque, ¿acaso no nos han enseñado que la movilidad es libertad?, ¿ya sea que signifique moverse de un estado a otro, de un matrimonio a otro o de una a otra aventura? Acaso no nos han convencido que moverse hacia arriba, de puesto en puesto, ¿es lo que se define como éxito?

Por supuesto que no hay nada inherentemente malo con cambiar, variar, renovar o mejorar nuestra situación. El problema surge cuando nos piden que renunciemos a nuestra voz para movernos con libertad, cuando, para tener éxito, nos exigen callar lo que nos hace ser únicos. Cada vez que nos piden no hacer olas y renunciar a la posibilidad de bucear en lo profundo, estamos participando en un trueque: nuestro acceso a Dios, a cambio de un atajo.

La lección de Ariel respecto a las relaciones también es fundamental. En la superficie, su deseo de tener piernas nos parece dulce y conmovedor. Da la impresión de que son el amor y el anhelo de pertenecer lo que lo motivan. Pero, en la vida real existe un falso trueque que atrae y termina dañando a todo el que lo lleva a cabo. Porque, a pesar de lo mucho que queramos amar y ser amados, no es posible alterar nuestra naturaleza básica y seguir viviendo en el interior, en donde todo cuenta.

- Siéntate en quietud y piensa en tu historia de amor personal.
- Exhala y piensa en algún momento en el que hayas renunciado a un aspecto de ti mismo sólo para ser amado.
- Inhala y reconéctate con esta acallada parte de tu naturaleza.

13 DE JULIO

Ahora lo ves, ahora no lo ves

Dios me conduce a las tranquilas aguas que restauran mi espíritu.
Salmos 23

Acumular una historia emocional no lleva mucho tiempo. El niño se quema la mano en la estufa y entonces comienza su miedo al fuego; en un momento de ternura, la mano recibe un golpe y comienza el miedo al amor. Las asociaciones y los reflejos emocionales están arraigados en lo más profundo. A menudo, el corazón respira debajo de todo eso, como el blando y arenoso fondo que espera bajo el agua.

Por lo tanto, para mirarnos con claridad, debemos inmovilizar nuestras asociaciones mentales hasta que sean tan transparentes como el lago en sosiego. Cuando nos quedamos en suficiente calma y claridad, los otros pueden mirar hasta nuestro fondo. Y eso hace que el amor sea posible de nuevo. Sin embargo, paradójicamente, cuando alguien siente la necesidad de acercarse a nosotros, sus dedos agitan un poco las cosas y emiten ondas que llegan a todos lados. Esa agitación podría ocasionar que tanto ellos como nosotros perdamos de vista lo importante.

Lo anterior confirma la necesidad de conservar nuestros sentimientos el tiempo suficiente para que las asociaciones —es decir, las ondas— se apacigüen. Nadie puede escapar a esto. No importa cuán joven o viejo seas, cuán inocente o experimentado; si despiertas y te logras sentir vivo en cualquier tipo de relación que ha llegado a ser real de alguna manera, tus aguas se agitarán y las emociones vibrarán. Tal pareciera que la única manera que tenemos de llegar a conocer nuestra profundidad es esperar a que las asociaciones emocionales y los reflejos se apacigüen y nos volvamos otra vez tan claros como el lago. Sólo cuando lo agitado se calma, podemos volver a mirarnos con nitidez a nosotros mismos y a los demás.

Respira lentamente y permite que la agitación de tu corazón llegue y se vaya en cada respiro.

- Respira de manera constante y trata de esperar más tiempo de lo que dura tu reflejo de ira, ansiedad, envida o resentimiento.
- Respira de manera regular y trata de sentir la profundidad del corazón que espera en lo hondo.

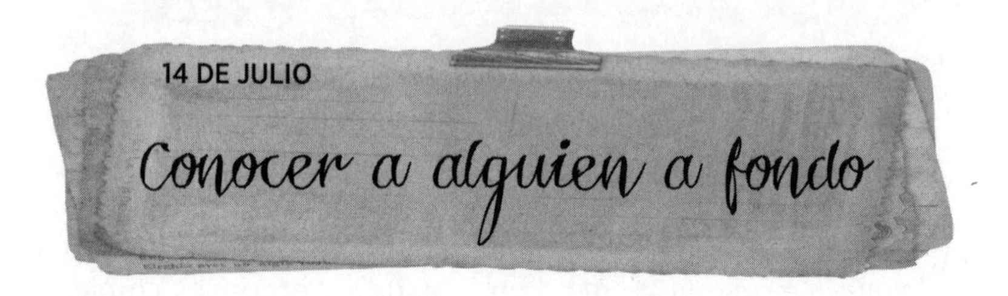

14 DE JULIO

Conocer a alguien a fondo

Conocer a alguien a fondo es como escuchar a la luna a través del océano o como lograr que el halcón deje hojas brillantes a tus pies. Parece imposible incluso cuando sucede.

Descubrir quiénes somos es como ir abriendo camino en la nieve, en lo alto de la montaña. Sin embargo, las amistades más profundas comienzan cuando miramos en los ojos del otro y descubrimos que ellos también han mirado ahí. A mí siempre me resulta sorprendente descubrir que alguien más puede ver lo que yo he visto. Siempre es muy aleccionador aprender que, aquellos que pensé que eran mi sendero y mi montaña, les pertenecen a todos.

En nuestro interior portamos universos enteros. Están ahí cuando rozamos a otros en el supermercado para alcanzar un frasco de mayonesa y leer el contenido. El drama entero de la vida se agita en nuestra sangre al mismo tiempo que nosotros bajamos al subterráneo para alcanzar el metro. Siempre somos demasiado conocidos y demasiado desconocidos.

Es por ello que conocer a alguien a profundidad es como tener un tesoro. Es lo que puede rasgar el cielo de todos los tiempos. Es lo que permite que la canción emerja del mar. Es lo que hace que el corazón se revele como una fotografía cuando alguien más lo toca.

Y aunque tal vez en el trayecto encontremos a alguien que ha estado ahí, en el lugar adonde vamos, o que se dirige al sitio en donde estuvimos, nunca debemos dejar de ser el guía que conduce al equipo entre la nieve en lo alto de la montaña. Porque sólo podemos conocer a otros cuando nos hemos atrevido antes a conocernos a nosotros mismos.

- Ésta es una meditación para caminar. Cuando te dirijas al trabajo o a la tienda, camina con paso constante y respira lentamente.
- Con cada respiro siente la interioridad que hay en ti.
- Conforme camines y respires, observa cómo los otros hacen lo mismo.
- Cuando tus ojos se encuentren con los de alguien más, date cuenta de que esa persona es tan profunda como tú lo eres.

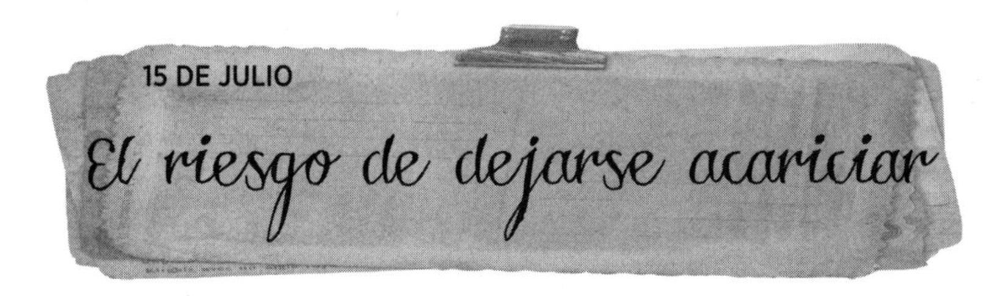

15 DE JULIO

El riesgo de dejarse acariciar

La caricia desangra al corazón, liberando así su presión.

Existen muchas razones por las que deseamos que nos toquen. La más sencilla y profunda es porque la caricia nos puede sanar. De la misma forma en que una gota de agua se extiende cuando la tocan, los padecimientos que nos agobian en la vida se diluyen cuando alguien nos abraza y nos ofrece alivio. La acumulación de pesares se libera cuando nos acarician con amor y sinceridad.

Más allá del habla, acariciar a alguien se convierte en el gesto común, en la energía que conecta todo lo vivo en nuestro interior, con todo lo que está vivo en nuestro entorno. Podemos no estar de acuerdo en algunas cuestiones. Podemos ser católicos, musulmanes, o judíos; conservadores o liberales; citadinos o rurales, pero seríamos capaces de derrumbar los sólidos muros con los que nuestras creencias nos han aprisionado, con tal de recibir el dulce toque de una mano compasiva.

Muy a menudo nos da miedo permitirles la entrada a otros porque tememos que nos lastimen. Sin embargo, a veces, conscientes del bálsamo que ofrece la caricia humana, buscamos ese contacto para que alivie asuntos que sólo nosotros podríamos remediar. Yo me he descubierto haciendo las dos cosas con mucha frecuencia. Aquí las preguntas serían cuándo y cómo debemos abrirnos para recibir la caricia. Porque en realidad, la necesidad de ser acariciados nunca cesa, de la misma forma en que nuestra necesidad de respirar tampoco fenece.

Cuando mi abuela estaba muriendo a los noventa y cuatro años, me sentí lisiado del corazón porque ella había vuelto a hablar en ruso, como en su infancia, y temí mucho que no pudiéramos volver a entendernos. Sin embargo, un viejo amigo se acercó a mí y me dijo: "Ambos pueden entender el lenguaje del toque humano." Después de eso acaricié en silencio el rostro y los brazos de mi abuela; ella frotó mis muñecas y, a pesar de que ella ya no podía abrir los ojos ni hablar, el lenguaje común del tacto nos acompañó hasta el momento de su fallecimiento.

A veces deberíamos aceptar que el corazón funciona mejor cuando sólo depende de los gestos. Porque más allá de las preocupaciones y el miedo a que nos lastimen, rechacen o se aprovechen de nosotros, más allá de la avalancha de pretextos y explicaciones, está el intenso y sencillo pulso que necesitamos que nos brinden para sentirnos plenos.

- Inicia una meditación con un ser querido que te haga sentir a salvo.
- Enfócate en un dolor que te haya estado siendo difícil soportar solo.
- Ahora túrnense. Uno de ustedes debe expresar de la manera más directa y sencilla posible, no las circunstancias del dolor, sino el sentimiento de soportarlo. El otro debe escuchar en silencio.
- Ahora, usando solamente las puntas de los dedos, el escucha debe reconfortar al hablante a través del sentido del tacto.

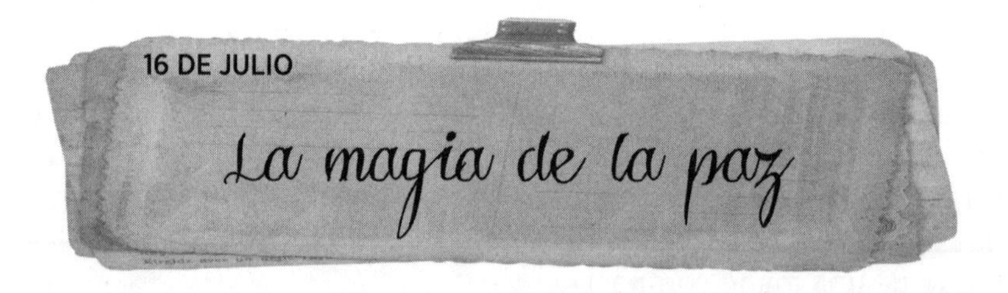

16 DE JULIO

La magia de la paz

Así como los pulmones se acuerdan de respirar aun en medio del sueño, el espíritu nos mantiene vivos aun en medio del sueño de nuestra voluntad.

Se cuenta que cuando Merlín estaba entrenando al joven Arturo en los bosques de Camelot, le dijo al joven que la única diferencia entre los magos y el resto de las personas era que los magos aceptan que la voluntad es sólo un sueño. Es cierto que podemos elegir qué ropa usar, qué auto manejar, incluso qué hacer cada día. Pero estas elecciones son sólo como las piedras que el pez hambriento se mete a la boca en el fondo del río mientras éste arrastra su pequeña vida.

A pesar de todo, nos enfocamos en esas nimiedades porque eso es lo que hacemos, porque son verdad y porque Dios forma parte de cada una de esas situaciones particulares. Pero sobrevivimos y, a veces, hasta prosperamos. No gracias a nuestros interminables planes, sino a pesar de ellos.

Lo que ahora quiero decirte es que una noche me encontré a Merlín en un sueño y le pregunté sobre la vida. Merlín quiso saber si yo conocía a Arturo y, después de un rato, me susurró: "Ve más allá de los muchos lenguajes del deseo... porque la paz depende de que luchemos contra la corriente o de que nos dejemos llevar por ella."

Ésta es una meditación para antes de dormir. Antes de quedarte dormido, respira de manera constante, y así como les confías a tus pulmones la labor de llevar aire a tu cuerpo durante toda la noche, confíale a tu espíritu la labor de traer paz a tu vida. Luego descansa sobre la profundidad que te rodea.

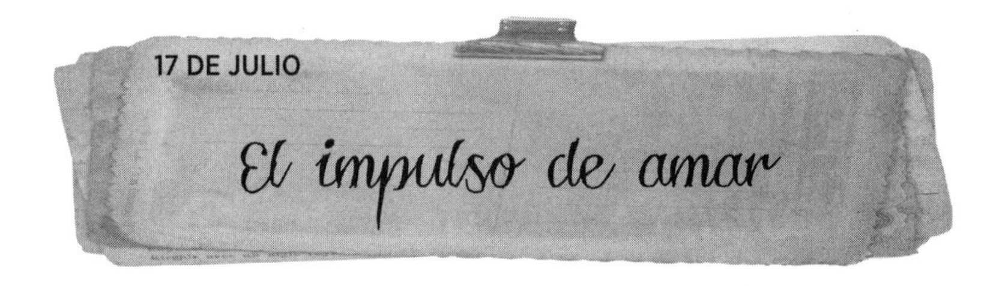

Si alguien me cortara en mil pedazos, cada pedazo de mí diría que ama...
Chris Lubbe

El hombre que dijo lo anterior es una persona de una espiritualidad muy profunda. Él nació en Sudáfrica y, como mucha gente, creció bajo el régimen del *apartheid*. Chris me dijo que sus ancestros le habían enseñado a evitar la amargura y los deseos de venganza porque el odio va devorando al corazón, y cuando el corazón está dañado, la vida se hace imposible.

De cierta forma, todos nos enfrentamos al mismo dilema que Chris: ¿cómo sentir el dolor de vivir y no negarlo ni permitir que nos defina? Al final no importa cuál es nuestra carga —*apartheid*, cáncer, abuso, depresión, adicción—, una vez que nos socava hasta el hueso, nos vemos frente a una decisión que nunca terminamos de tomar: convertirnos en la herida o sanar.

La primera vez que suceden, las situaciones terribles son muy difíciles de asimilar. Ya después de la segunda, la tercera y la cuarta experiencia de trauma, el impacto podría convertirnos en seres infames si decidimos no mantener vivo el amor. Tal vez el desafío más grande de estar herido sea no renunciar a nuestra naturaleza más amorosa para transformarnos en la vida y el camino de la herida.

Esta conmovedora afirmación del hombre sudafricano confirma que la naturaleza del espíritu humano es irreprimible. Tal como la enredadera y el arbusto seguirán creciendo hacia la luz a pesar de las muchas veces que los poden, el corazón humano siempre puede reafirmar su impulso de amar a pesar de que lo laceren muchas veces.

Encuentra tu centro y piensa en alguien a quien admires, que aún sea capaz de amar pese a la adversidad que enfrentó.

- Respira lentamente y abre tu corazón a la sabiduría de su ser.
- Ahora respira hondo y permite que el aliento de tu corazón enjuague tu dolor como la espuma del mar ablanda las huellas en la arena.

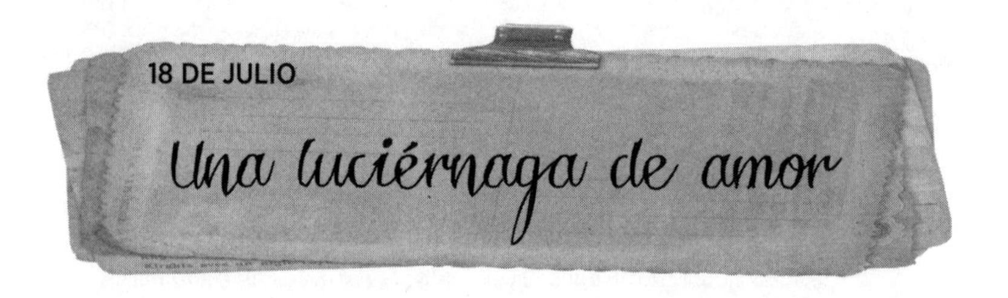

18 DE JULIO

Una luciérnaga de amor

Quién sabe que en lo hondo del barranco de la montaña de mi oculto corazón,
está encendida la luciérnaga de mi amor.
Abutsu–ni

La confesión que esta silenciosa mujer japonesa se hizo a sí misma hace casi mil años nos dice que las cosas más importantes comienzan tan al fondo que, al principio, apenas si las podemos escuchar. O que mantenemos lo valioso tan oculto que casi no tiene oportunidad de crecer. Tal vez el suspiro de su corazón atestiguó ambas situaciones. Por favor, lee sus versos. Ahora.

No son sólo palabras, son la nube en forma de corazón de un ser humano, de una mujer que se sorprende a sí misma viva en un momento que se ha repetido para todo aquel que ha conocido o ha querido conocer el amor. Y aunque no estoy seguro de cómo lo hacemos, en un instante, en el parpadeo de una herida inesperada, podemos alejarnos de nuestro sentimiento a una distancia inconmensurable. Pero si reconocemos la separación, entonces debemos preparamos para el arduo peregrinaje de vuelta a la unidad.

En algún lugar del camino surge una buena razón para aprender a sentir miedo de poner los sentimientos al descubierto, de que queden expuestos al crudo aire del clima exterior, como si la pequeña pieza de amor fuera a morir por la exposición a los elementos de la naturaleza, como si los sentimientos más profundos no fueran a sobrevivir ante la mirada de otros. Sin embargo, sabemos bien que nada puede crecer sin aire. Entonces, ¿qué haremos con la luciernaguita?

Hay una hermosa ironía en que la confesión de su ocultamiento, Abutsu-ni nos haya delatado. Porque, ¿acaso no es su luciérnaga la que revoloteó desde el barranco hasta arriba?, ¿desde la montaña de su corazón oculto, revoloteando hacia arriba para humedecer sus ojos y cosquillear en su lengua reticente? ¿Acaso no es su luciernaguita de amor la que ha mantenido iluminada la cola por más de novecientos años?

La luciérnaga no tiene que ser hermosa o inteligente, sólo honesta y auténtica. Porque muchos bailes comienzan con un viaje y la introducción de muchas canciones con algo de tos.

Respira hondo hacia tu corazón.

Cuando llegues ahí, respira lentamente y repite en voz alta las palabras de Abutsu-ni como si fueran tuyas.

Respira hondo y siente cómo la pequeña luciérnaga de tu amor revolotea dentro de la montaña de tu corazón.

Respira hondo y, con cada respiro, permite que la luciérnaga suba revoloteando por tu barranco, tu montaña y a través de tu garganta.

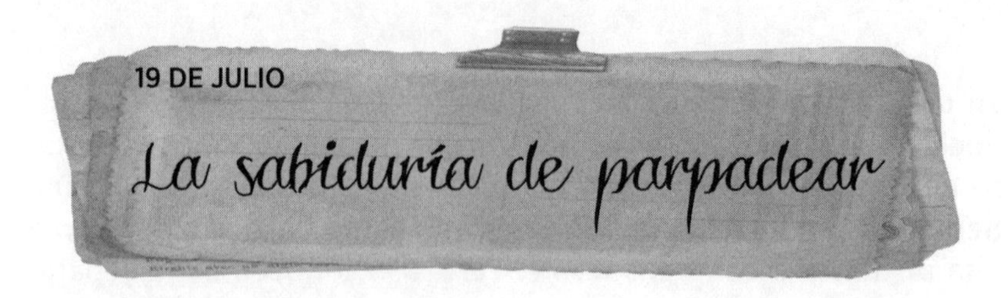

19 DE JULIO

La sabiduría de parpadear

Tras mucho dormir, necesitamos despertar. Tras mucho vivir, necesitamos dormir.

Parpadeamos como mil veces al día. Mil veces al día el mundo se oscurece. Mil veces al día, despertamos. No podemos evitar abrir y cerrar, es un reflejo incontrolable. En este preciso momento, mientras lees, tus ojos, con tu corazón y mente, están parpadeando, abriéndose y cerrándose sin parar. No importa lo que hagas, es parte de ser humano.

Sin embargo, mucho de este parpadeo depende de la forma en que definas lo que es el hogar. Puede ser en la apertura o en el cierre. ¿Tú ves la vida como una corriente de luz en la que se intercalan noches oscuras?, ¿o la vez como una corriente de oscuridad en la que se intercalan días iluminados? A pesar de que nunca habrá una respuesta precisa, resulta muy importante lo que cada quien opina respecto a la naturaleza de la vida. Porque eso puede aligerar o cargar nuestros días. Así que pregúntate con frecuencia, ¿para mí la vida es como un prolongado milagro del sentimiento en el que se intercalan momentos de ruptura?, ¿nos separamos con frecuencia de la luz eterna para caer en nuestra terrenal humanidad?, ¿o acaso concibo a la vida como una prolongada y dolorosa fractura en la que a veces se intercalan momentos de asombro?, ¿me cuesta trabajo salir de la oscuridad eterna brevemente y ver algunos destellos de luz?

Es obvio que en ocasiones nos sentimos de una forma y después nos sentimos de la manera opuesta. Incluso hay veces en que tomamos conciencia de que la vida es una combinación de ambos sentimientos. Pero lo que determina la alquimia particular entre esperanza y desesperanza, optimismo y pesimismo, fe y duda, es la manera en que vamos decidiendo qué debe prevalecer, de qué forma permitiremos que la luz o la oscuridad se conviertan en nuestro hogar.

Mi travesía ha tenido un poco de ambos. Al entrar a la cirugía estaba seguro de que la vida era tétrica y que no podría mantener los ojos abiertos. Pero cuando desperté, tuve la seguridad de que todo había cambiado mientras estuve anestesiado. De repente todo parecía estar bien y sólo cerraba los ojos si necesitaba descansar.

Sucedió lo mismo cuando perdí el amor. Me sentí enclaustrado y en tinieblas, incapaz de salir. Sin embargo, enamorarme siempre ha hecho que la vida se me parezca un intervalo cantado de luz en el que ni siquiera me dan ganas de dormir.

Tal vez la sabiduría del parpadeo radica en que nos mantiene en el punto medio, que evita que nos hundamos en la oscuridad y que nos quememos en la luz. Tal vez éste es el reflejo que nos permite encontrar la lógica de ser humanos.

- Medita con los ojos cerrados. Mantenlos así hasta que sientas la necesidad de abrirlos.
- Ahora medita con los ojos abiertos y mantenlos abiertos hasta que sientas la necesidad de cerrarlos.
- Repite la operación y acepta tu propia necesidad de despertar y descansar.

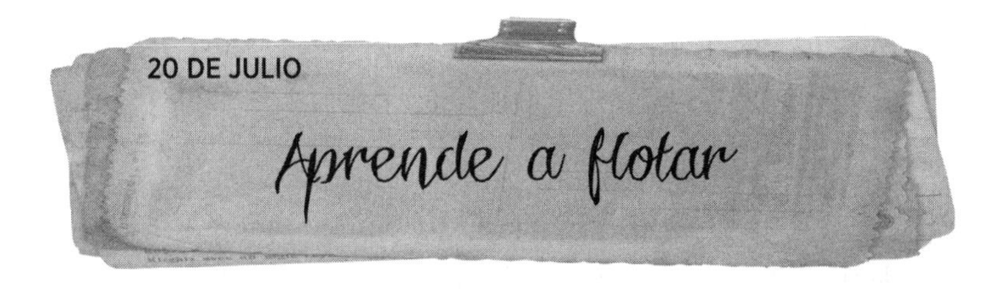

20 DE JULIO

Aprende a flotar

Cuando dejamos de lidiar, flotamos.

Cuando aprendí a nadar no me daba confianza adentrarme en lo hondo. No sentía confianza a pesar de que las voces de ánimo que escuchaba en la orilla me presionaban y me animaban a mantener la barbilla apenas arriba de la superficie. Era agotador, pero sólo cuando me cansé pude relajarme lo suficiente como para sumergirme hasta el punto en el que sentí que el balanceo de lo profundo era lo que me mantenía a flote.

Ya entendí que ésta es la batalla que todos tenemos que librar, la batalla entre la duda y la fe. Cuando nos vemos en medio de cualquier situación que nos sobrepasa, el reflejo es luchar con todas nuestras fuerzas contra la terrible sensación de que nos hundimos. Pero cuanto más nos resistimos, más sentimos nuestro peso y más nos agotamos.

Recuerdo que fue en un momento así cuando aprendí a flotar. Curiosamente, lo que en realidad necesitaba era permitir que la mayor parte de mi cuerpo descansara por debajo de la superficie para que la profundidad pudiera sostenerme. Casi cuarenta años después me parece que el ejercicio de encontrar la fe es muy parecido al de flotar. Necesitamos descansar lo suficiente en la profundidad de las cosas hasta que sintamos que algo nos sostiene.

Es muy difícil hacerlo, pero la esencia de la confianza radica en creer que, si te relajas, podrás flotar. Y a pesar de que podemos hacer el ejercicio de relajar el miedo y encontrarnos con lo profundo, en realidad la única manera que existe para aprender a relajarse es relajándose.

Una vez inmersos, una vez bajo la superficie, ya no resulta una casualidad que las situaciones se apacigüen, se aclaren y se sientan más ligeras. Tal vez la fe sólo implica correr el riesgo de descansar bajo la superficie.

El hecho de que no podamos permanecer ahí sólo confirma que, para vivir en plenitud, nada más debemos atrevernos a estar siempre en lo profundo; y que el hecho de que para sentir que algo nos sostiene antes debemos enfrentar la sensación de hundimiento, ello significa "confiar en el universo".

- Llena la tina con agua tibia.
- Mantén la mano abierta con la palma hacia arriba y con el dorso apenas sobre la superficie del agua. Siente el esfuerzo que se requiere para mantener la mano sobre la superficie.
- Respira lentamente y relájate. Permite que tu mano entre al agua. En cuanto se relaje, percibe tu encuentro con lo profundo.
- Continúa respirando lentamente y mantén la mano en el agua. Sumérgela en lo profundo y permítele descansar bajo la superficie.
- Practica este movimiento que va más allá de la sensación de hundimiento.
- Detecta la sutil atención que se requiere para entender que algo ha comenzado a sostenerte.

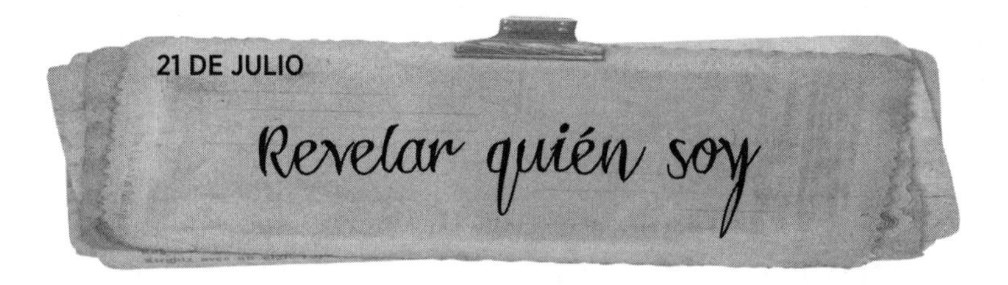

Ningún ave puede volar sin abrir las alas, y nadie puede amar sin exponer el corazón.

Quizá es una de las leyes del interior más antiguas. Tan inescapable como la gravedad: no hay manera de elevarse a algún espacio más amplio que tú sin revelar lo que mantienes pegado al pecho.

Siempre que titubees en revelar quién eres, imagínate como un ave sobre el techo con las alas pegadas a los lados. Involucrarse en una relación sin abrir el corazón es como saltar del techo sin extender las alas.

Es verdad que los polluelos siempre vacilan la primera vez que salen del nido, pero una vez que prueban el aire, de manera natural se despliegan y se elevan, se pliegan y aterrizan. Así es su vida. Así es la nuestra también.

Por supuesto, la paradoja es que debemos confiar en que el poder para elevarnos y aterrizar depende de que revelemos lo que ocultamos. Cuando por fin lo hacemos, estos tiernos secretos se transforman en nuestras alas.

- Si te es posible, siéntate en quietud fuera de casa. Observa cómo las aves se despliegan, se elevan y luego aterrizan.
- Respira libremente y cuando las aves emprendan el vuelo, abre y relaja el corazón.

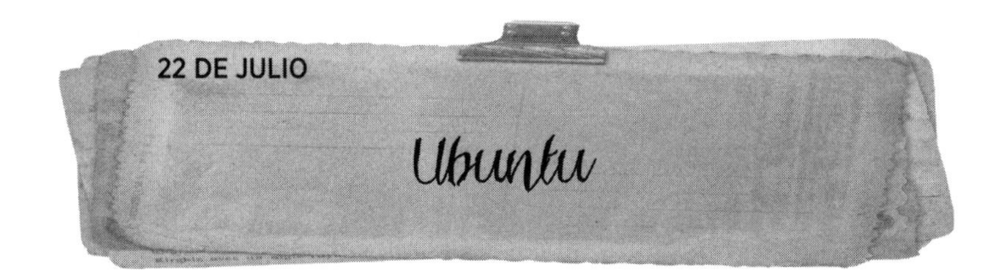

Ubuntu: Soy porque tú eres, tú eres porque yo soy...
Una profunda manera africana de ser

Conocí a un hombre en Sudáfrica durante el invierno. Después de pasar varios días juntos le pregunté sobre *ubuntu*. Él me dijo: "Es una costumbre espiritual africana." No me explicó, más bien repitió el significado lentamente y con profunda reverencia: "Significa... Soy porque tú eres; tú eres porque yo soy... *ubuntu.*"

Y eso es algo en lo que siempre he creído, que en el espacio en llamas de nuestro sufrimiento más hondo, en la liberación de los temores más primigenios, en la conocida paz de los gozos más hondos, somos el otro. Lo sentí en los pabellones de cáncer, en los ojos de las acongojadas madres que se sentaban frente a mí. Nadie deseaba los oscuros elementos que crecían en el interior... *ubuntu.*

Me he encontrado esta noción en todo sendero, en todo camino... en la idea del yo-tú de Martin Buber, la idea de que Dios sólo puede aparecer si mantenemos real lo que hay entre nosotros... en el regalo de Jesús, "en donde dos o más se reúnen, ahí estoy yo...", en la compasión de Buda, en el numinoso amor que las piedras antiguas manan si todavía existe suficiente gente dispuesta a postrarse ante ellas; *ubuntu*... soy porque eres, incluso en la forma en que vivimos, gracias a la respiración de las plantas; eres porque yo soy, incluso en la forma en que las plantas viven gracias a nuestra exhalación.

Recuerdo que varios años después de que Robert me ayudara a sobrevivir al cáncer y yo le ayudara a él a sobrevivir al alcohol, estábamos en un parquecito comiendo sándwiches con los dedos entumidos como dos pajaritos lastimados. Robert levantó de repente la cabeza, y dijo: "Tuve cáncer", y entonces tomé su mano y le ofrecí mi respuesta: "Y yo fui alcohólico." *Ubuntu*... porque nos necesitamos los unos a los otros para complementarnos.

- Siéntate en quietud en un lugar público hasta que tu respiración y el aire que respiras se fundan en uno solo.
- Respira de manera constante hasta que tu corazón y el corazón de quienes te rodean se unan en uno solo.
- Continúa respirando lentamente hasta que sientas la interconexión de todo lo vivo en cada respiración.

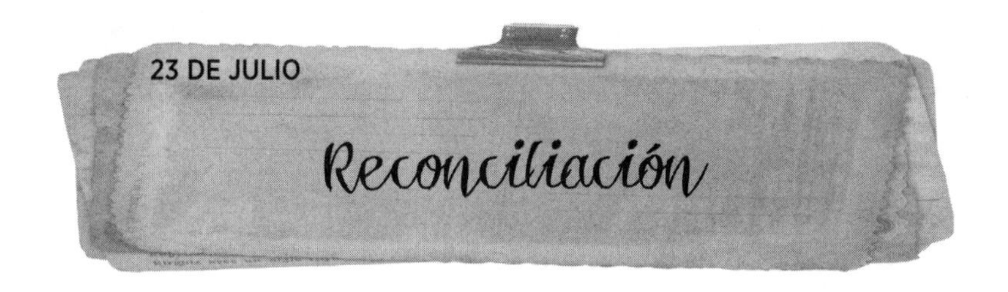

Somos el escenario y todos los actores.

Una de las contribuciones más importantes de la psicología es la forma en que nos ha ayudado a comprender cómo revivimos las heridas y los vínculos con personas diferentes a las que herimos o con las que nos vinculamos. Este fenómeno tiene varios nombres; entre los más conocidos están "proyección" y "transferencia". En términos básicos, consiste en revivir una y otra vez lo que se hizo o se dijo, o lo que no se dijo ni se hizo, hasta que logramos reconciliarnos. Esta reconciliación se llama *cura*, *rendición*, *liberación*, incluso, *perdón*.

El ejemplo típico es el de la persona que, habiendo sido tratada a gritos, luego va y patea al perro. Lo más curioso es que las experiencias que más revivimos son las del amor expresado con torpeza. Por ejemplo, cuando fui niño tuve que soportar que ignoraran con frialdad mis sentimientos más genuinos. Cuando trataba de mostrar que eso me lastimaba, mis padres consideraban que intentaba chantajearlos y entonces me daban la espalda. Yo me quedaba mal porque me hacían sentir que había tratado de engañarlos.

Después de esa experiencia me hice demasiado sensible al dolor de la gente que me rodeaba, sin embargo, ahora, en ocasiones, me he descubierto en el papel de hombre seco e inalcanzable. Es decir, me he descubierto reviviendo el papel de mis padres y el mío propio. La sensación que esto me produce es bastante desagradable por decir lo menos.

Pero, así como los gérmenes tienen que seguir su camino, los actores de nuestros dramas no nos dejarán en paz sin haberse hecho escuchar antes. Lo peor es que seguimos tratando de lastimar a alguien que ni siquiera está enterado de lo que nos sucedió en el pasado; tratamos de volver a montar la representación de lo que sucedió con los actores que tenemos a la mano. Lo seguimos haciendo hasta que, con humildad, reconocemos lo que se siente lastimar. Ése es el primer paso hacia el perdón.

Yo me he sorprendido haciéndole a otros lo que me hicieron a mí. Claro que nunca de una manera tan abyecta o cruel. Pero esos momentos han sido suficientes para hacerme temblar, para darme cuenta de lo fácil que es ser cruel cuando se tiene miedo y de lo difícil que resulta aceptar que todos somos capaces de actos atroces. Esos momentos han sido suficientes para ver que al erradicar acciones así, comprenderemos que la verdadera gentileza respira justo a lado de la aceptación.

- Medita respecto a alguna insensibilidad de la que hayas sido víctima, ya sea en la infancia, en una amistad o relación.
- Respira lentamente y permite que la persona que te agredió se desvanezca. Enfócate en la naturaleza del acto mismo. Pudo haber sido rechazo, traición, indiferencia, una crítica exacerbada, un dejo de ira o muestras de alienación.
- Respira hondo y piensa en la última vez que te manejaste de la misma forma insensible con alguien más. Trata de recordar qué fue lo que te orilló a actuar así.
- Ahora respira muy hondo y permite que se alejen todas las sombras de insensibilidad.

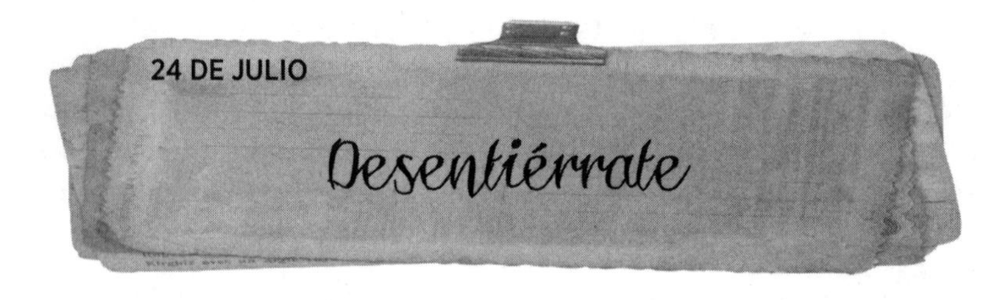

24 DE JULIO

Desentiérrate

¡Toda la oscuridad! Caminaré ¡hacia la luz!
Job

A veces hay demasiadas cosas que pensar, que entender, que analizar; demasiadas consecuencias que agotar en la mente; objetos que limpiar, desempacar o reparar antes de salir a jugar.

A veces, el mejor uso que le podemos dar a la voluntad es sólo abandonarla y desenterrarnos de todo lo que nos cubre, aunque sea por una hora. A veces debemos salir de abajo de las telarañas que tejimos, de las tareas a las que nos comprometimos, de los problemas que debemos resolver. Cuando regresemos, seguirán ahí y tal vez algunas de ellas, a falta de alguien que las sostenga, tan sólo se vendrán abajo.

¿No crees que sería lindo?

- Siéntate en quietud y deja de solucionar problemas.
- Con cada respiro suelta una preocupación y siente que tu ser permanece intacto.
- Respira con libertad y comprende que tu ser está completo, resuelvas tus problemas, o no.

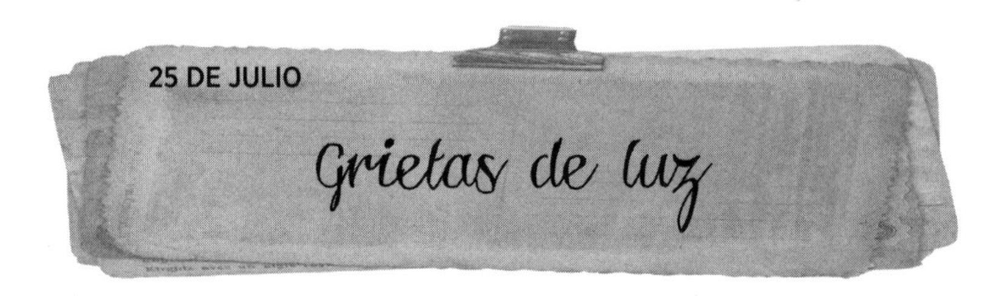

25 DE JULIO

Grietas de luz

El alma humana es para Dios lo que la flor es para el sol; se abre cuando éste se le acerca, y se cierra cuando se aleja.
Benjamin Whichcote

Dios, al igual que el sol, extiende su luz sobre todo: sobre la colina abierta, sobre la planta que crece junto a la ventana, incluso sobre la hierba a la que le llegan algunos rayos de luz por entre las grietas hasta debajo del pórtico. La misma fuente de espíritu mana sobre nuestras vidas a pesar de lo diferentes que son entre sí y a pesar de cualquier circunstancia. Por lo tanto, aunque nuestra experiencia y percepción de Dios en el mundo pueda ser limitada y diferente, aunque pueda llegar a cambiar, no define ni limita a la fuente.

Pese a que el sol aparece y luego desaparece todos los días, en realidad es la tierra la que gira y provoca la noche. Asimismo, cuando parece que no podemos encontrar a Dios, la verdad es que somos nosotros quienes, en el caos de la existencia, giramos o permitimos que nos hagan girar sin cesar.

Por fortuna, a diferencia de la hierba que crece bajo el pórtico, nosotros sí nos podemos mover hacia la luz.

- Ésta es una meditación diurna. Siéntate en quietud en tu habitación y observa cómo se mueve la luz del exterior por entre los árboles.
- Después de un rato, continúa respirando hondo. Levántate lentamente y sal a la luz.
- Camina directo hacia una zona a donde llegue la luz.

- Inhala lentamente y siente su calidez en todo tu cuerpo.

- Permanece ahí.

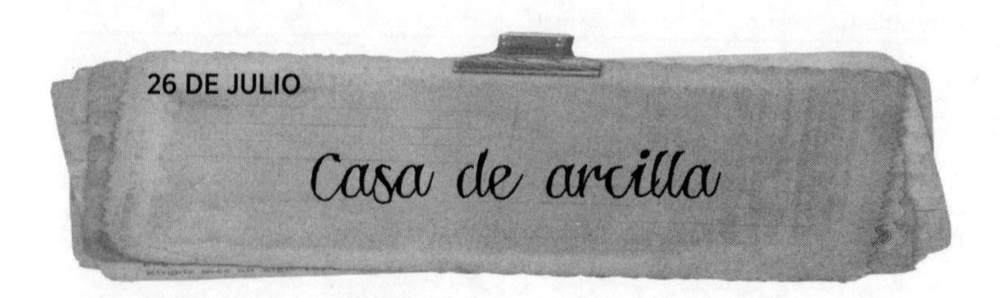

26 DE JULIO

Casa de arcilla

La única razón por la que no abrimos nuestro corazón y nuestra mente a otras personas es porque ellas nos provocan una confusión que no nos sentimos suficientemente valientes ni cuerdos para enfrentar.

Ane Pema Chödrön

Cerca de Puhaditjhaba, en Qwa Qwa, Sudáfrica, había una casa de arcilla. El techo era plano y estaba fabricado con placas sueltas de fierro corrugado amarradas con un apretado alambre que cubría toda la parte superior de la casa. A cada extremo del ceñido alambre alguien había atado una enorme bolsa de arena. Las dos bolsas colgaban con pesadez a ambos lados de la casa. Entonces me pareció que el peso de las bolsas de arena impedía que el techo saliera volando.

Al principio, pensé: "No tiene clavos ni tornillos, qué inseguro", pero, por alguna razón, esa imagen se quedó conmigo hasta que comprendí que la gente que vivía ahí podía abrir su casa al cielo cuando el clima fuera maravilloso. Aquella humilde casa de arcilla era la imagen perfecta de la adaptabilidad y el balance: una manera de sobrevivir a las tormentas y de abrirse a los cielos. Entonces comprendí que las pesadas bolsas de arena eran, en realidad, un sostén genuino además de práctico.

Aquello me hizo reflexionar, ¿cuántas cosas no juzgo con antelación?, ¿cuánto de mi dolor proviene del hecho de que rasgo lo que antes sujeté obsesivamente a pesar de que necesitaba ver el sol?

- Siéntate en quietud en tu casa e imagina que la habitación en la que te encuentras no tiene techo, que la luz entra con crudeza por ahí.

- Respira lentamente y piensa en el techo que llevas sobre el corazón mientras existes en el mundo.

- Imagina cómo serían los días claros si no tuvieras encima ese techo de emoción.

- Cuando inhales, trata de sentir el peso del lugar donde está atado tu techo.

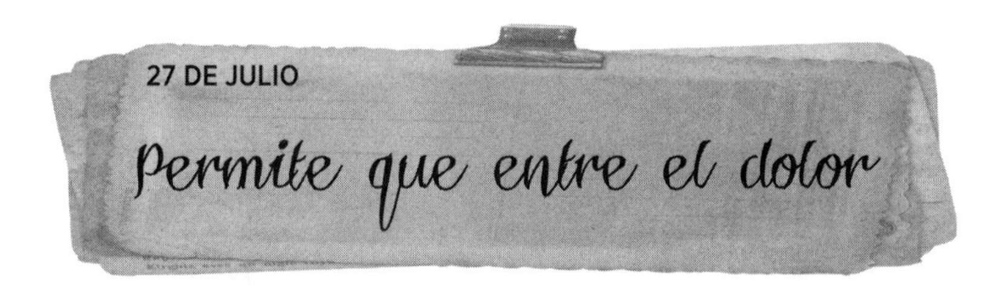

27 DE JULIO

Permite que entre el dolor

Me estoy convirtiendo en agua. Permito que todo enjuague su dolor en mí,
y que refleje tanta luz como yo lo hago.

Otra de las interrogantes con las que lidio con frecuencia es la de cómo permitir que los otros entren en mí sin convertirme en ellos. Cómo abrir la puerta de la compasión sin que la gente y las cosas que nos importan nos dominen.

Todo nos lleva de vuelta a Jesús y a Buda, al milagro que esos espíritus nos enseñaron: que hay un elemento básico y claro en cada uno de nosotros, un elemento que es como el agua, que puede brillar sin nombre, que puede permitir que ingresen el dolor y la pena profunda de los otros, sin que nos convirtamos en ese dolor y pena.

Hay muchas tradiciones que hacen referencia a esta posibilidad a la que se le llama amor cuando se hace por alguien más, y compasión cuando se hace por todos los seres vivos. La tradición budista tibetana tiene una práctica de meditación que se llama *tong-len*. Esta práctica indica que debemos inhalar el sufrimiento del mundo, mantenerlo en ese inquebrantable sitio de compasión y luego exhalarlo de nuevo hacia la luz.

Su belleza radica en que asume y confirma que hay algo eterno e indestructible dentro de todos nosotros y que, si tan sólo lográramos rendirnos a ese sentimiento, podríamos ser sanados con el mundo.

- Siéntate en quietud hasta que encuentres tu centro.

- Respira de manera constante y trae a tu mente y corazón el dolor de algún ser amado.

- Respira hondo, inhala el dolor de esa persona y llévalo hacia el centro de compasión que todos tenemos.
- Cuando hayas sentido el dolor de otros, lo habrás transformado hasta cierto punto.
- Ahora, exhala luz.

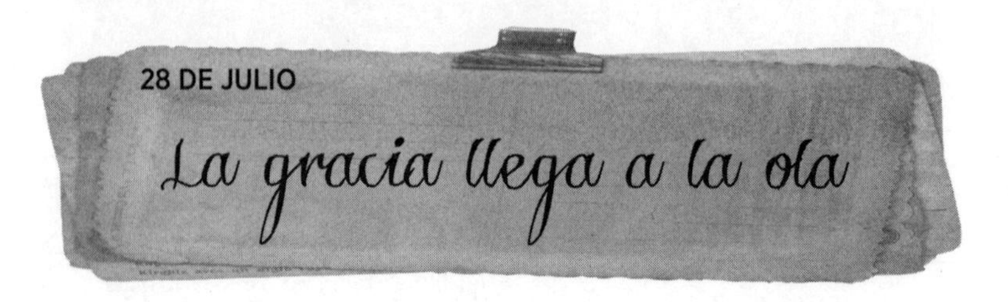

28 DE JULIO

La gracia llega a la ola

La iluminación en una ola es el momento en que ésta comprende que es agua. En ese instante, desaparece todo temor a la muerte.
Thich Nhat Hanh

De una manera muy semejante a la de las olas comunes, nosotros, los seres humanos, nos reunimos con pasión y salimos de una casa más grande, de ese mar de espíritu infinito. Entonces, tras ser disparados desde una profundidad insondable, nos preparamos, nos ondulamos, llegamos a una cresta, lo rociamos todo y finalmente nos replegamos hacia aquel sitio del que venimos.

La gracia llega a la ola con gran intensidad cuando ésta se da cuenta de lo que está hecha. Como la ola se elevó de la misma agua sobre la que romperá, su temor de concluir mengua de alguna forma. Porque ya es parte de eso a donde va. ¿Podría ser que tú y yo, así como las olas, llegáramos a experimentar tal iluminación en cuanto comprendiéramos que todos estamos hechos de la misma agua? Saber eso, tal como las olas saben del viento, ¿podría disminuir nuestro temor a la muerte?

Creo que yo viví algo similar cuando me estaba recuperando de la cirugía de costilla. En ese momento, estaba desvinculado de toda diferencia, desilusionado de las maneras en que me podría sentir distinto a los otros. Pero en medio de aquel agotador y aturdido estado pude ver que todos estamos hechos de lo mismo y que la vida antes y después de mí tal vez no sea tan diferente a las luces y las sombras que parpadean sobre mis células en este instante. Como la ola consciente de que es agua, yo comprendo durante un breve instante que mi piel es una frontera demasiado delgada y que cualquier lugar al que vaya será igual al lugar en donde estoy. Como ser humano ahora estoy consciente de este inmenso mar de espíritu y mi temor a la muerte ha menguado aunque, incluso ahora, mi deseo es no morir.

En la actualidad pienso que otra lectura para esta experiencia sería decir que la iluminación es el momento en que comprendemos que estamos hechos de amor. En ese instante desaparece todo el miedo a vivir. Porque la gracia llega al corazón cuando éste descubre de lo que está hecho y de dónde salió. En ese momento la gracia nos alivia, nos asegura que a pesar de toda la alegría, de toda la adversidad que se presentó en el camino, ya somos parte del lugar al que nos dirigimos. La iluminación para un corazón en la Tierra es el momento en que aceptamos que el amor es lo que nos convierte en olas a todos, una y otra, y otra vez.

- Respira lentamente y medita respecto a la ventana más cercana. Observa que afuera de la ventana se junta el mismo aire que adentro.
- Respira lentamente y medita respecto al hecho de que tu boca es como esa ventana. Observa que el mismo aire se reúne afuera y dentro de ti.
- Respira hondo y siente la esencia de todo. Entra y sal de la ventana que eres.

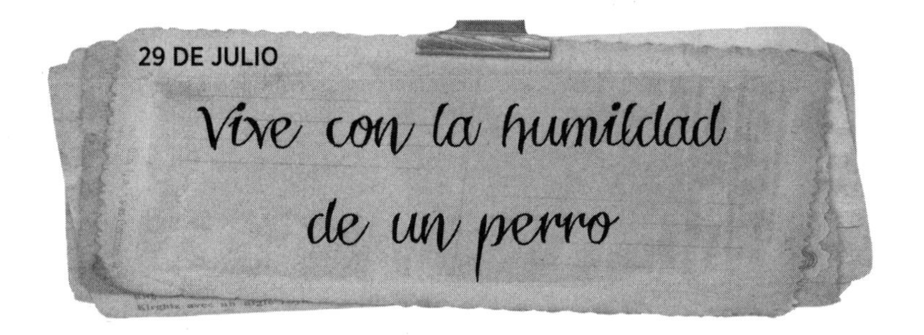

29 DE JULIO

Vive con la humildad de un perro

Vive con la humildad de un perro y el mundo cobrará vida en tu hocico.

El día que traje a casa a mi *golden retriever*, era todavía una cachorrita. Yo no sabía que se convertiría en mi maestra. Tenía siete semanas y durmió acurrucada en mi camisa durante todo el camino a casa. Pude escuchar el ritmo de sus breves exhalaciones, eran como un pequeñito viento animal que le brindaba calidez a mi corazón. Día con día fui entendiendo su presencia: pura, completa y constante. Nunca había conocido a una criatura que pudiera involucrarse de esa forma con el momento presente, que se integrara con tanta inocencia a cualquier cosa que tuviera enfrente. Si estaba rodando sobre la hierba, entonces el mundo se convertía en la hierba y en la sensación misma del giro. Si giraba alrededor del tapete para echarse, la vida se convertía exclusivamente en el anhelo de acurrucarse y suspirar. Llegué a envidiar la habilidad que tenía mi perrita de ser plena en donde quiera que estuviera.

También llegué a entender la forma en que podía conocer el mundo a través del tacto, y en especial, de su hocico. Carente de la vacilación que infesta a los humanos, ella metía el hocico en todos lados, y ese conocimiento inmediato de las cosas le brindaba gran dicha.

Aquella perrita, incapaz de pronunciar palabras, me enseñó que existe un inefable sentimiento fundacional que proviene de permanecer conectado de manera directa con la tierra, una humildad que surge de tocar todo lo que vivimos. Este vínculo directo es lo que ayuda a brindarle vida a las cosas, es algo refrescante. De esta manera, la energía del mundo puede fluir a través de cualquier momento al que nos atrevamos a ingresar por completo.

- Ésta es una meditación para caminar. Encuentra tu centro y camina al ritmo de tu respiración.

- Conforme vayan surgiendo los detalles de tu entorno —la luz sobre una rama, el fulgor de un charco, el moho que crece sobre una piedra—, trata de tocar las sencillas cosas que te convocan.

- Respira hondo y comienza a husmear con el corazón.

30 DE JULIO

Cuando el camino esté bloqueado

Cuando el camino esté bloqueado, retrocede y míralo completo.

Todos somos una montaña que otro debe escalar y, muy a menudo, nuestro camino al amor se ve interrumpido por un contratiempo o problema, o por algo inesperado que requiere atención inmediata. A estos sucesos inesperados de la vida, por lo general les llamamos "obstáculos".

Con frecuencia, lo que se atraviesa en el camino tiene que ver con otra persona: la necedad que se desploma como un árbol y bloquea el paso hacia donde queremos ir, la nostalgia que surge como una inundación inesperada que empantana el camino entre nosotros, o simplemente sucede que, al dirigirnos a descansar al claro que preparamos, algo oculto en la maleza nos muerde.

Es por ello que en la vida cotidiana siempre nos enfrentamos a este dilema: mirarnos como la necedad, el pantano y la mordedura que bloquean el camino o retroceder y contemplar a la persona de manera integral, de la misma forma en que admiraríamos una montaña en su completitud y con el vértigo que su majestuosidad nos produciría.

Cuando algo obstruye nuestra cercanía, surge la oportunidad constante de alzar los ojos y contemplarnos totalmente, de hincarnos y levantar el árbol caído, de cruzar el camino inundado o de armarnos de valor y aventar al bicho mordiscón. Tenemos la oportunidad de continuar escalando para beber del agua que mana del otro, para saciar nuestra sed como si el otro fuera un arroyo de montaña. De saber que el amor, como el agua, surge con ligereza de entre los lugares más escarpados.

- Encuentra tu centro y piensa en un ser amado: amigo, pareja o familiar. Enfócate en su actitud más necia.
- Sin negar la dificultad, inhala y amplía la visión de tu corazón. Si puedes, retrocede y admira a la persona en su completitud, con todo y la necedad.
- Respira hondo y siente la dificultad que esa persona presenta, y la integridad de su espíritu, lo que te hace amarla.

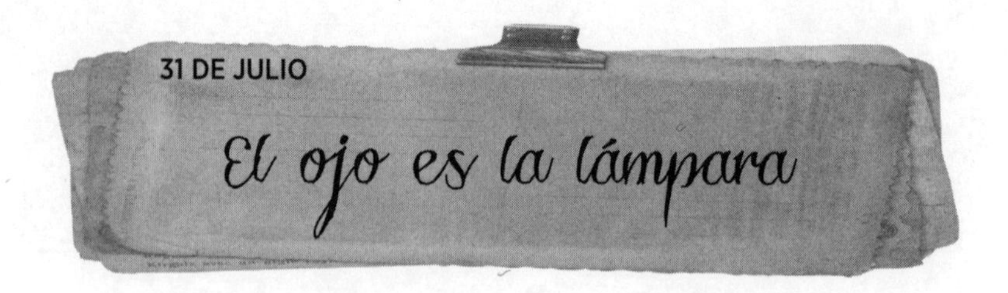

31 DE JULIO

El ojo es la lámpara

La lámpara del cuerpo es el ojo. Así que si tu ojo es bueno, todo tu cuerpo estará lleno de luz.
Jesús

Jesús sugiere que el ojo que es claro, deja entrar la luz. El hecho de considerar que el ojo es un instrumento que deja que entre la luz, y no sólo que observa la del exterior, es lo que abre el corazón de la materia. Para sobrevivir debemos considerar a nuestro corazón como algo que permite que la realidad de otros ingrese en nosotros, y no sólo como un instrumento que va encontrando el camino entre los anhelos y los miedos de los demás. Permitir que otros entren y que nosotros podamos salir, es parte esencial de ser auténtico.

Hay una liberadora paradoja que con mucha frecuencia paraliza nuestro corazón porque nos hace sentir la inminencia del dilema. Tiene que ver con la tensión que se crea entre el riesgo y la seguridad. A veces, nuestra temeridad al explayarnos se considera una manera peligrosa de poner en riesgo la seguridad, en tanto que mantenerse enclaustrados resulta una forma de permanecer seguros. Esta paradoja refleja una noción de existencia intramuros y extramuros. La vida detrás de los muros es segura, la vida afuera, no lo es. Claro que esta creencia nunca reconoce los sofocantes peligros del muro mismo. Porque la máscara que se usa cuando el rostro ya ha crecido se convierte en un muro que provoca rozaduras y lacera.

La paradoja es que, en términos interiores genuinos, el único camino a la seguridad verdadera, a ese mar de paz interna, se logra agitando las arenas de la temeridad. Porque el riesgo no es lo que nos despoja de la seguridad, es lo que nos la brinda. Sólo corriendo el riesgo de abrirnos podremos habitar y recibir la fortaleza de lo que es pleno.

Lo anterior plantea la interrogante de cómo definir la autoprotección. ¿Será ocultando quién eres o siéndolo?, ¿será protegiéndote de todo lo que ves o permitiendo que entre la luz?, ¿será preparándote para enfrentar todo lo que pueda lastimarte o abriéndote a todo lo que te pueda sanar?

- Cierra los ojos y limpia el pizarrón de tu mente con el borrador de tu aliento.

- Ahora mira hacia afuera y observa el primer rayo de luz. Fíjate en lo que ilumina.

- Coloca el objeto frente a ti y comprende que la luz que absorbió ahora se mueve a través de tu pantalla de riesgo y seguridad.

- Siente cómo entra. Acepta la luz.

1 DE AGOSTO

El dolor de llegar a ser

Para el capullo significa abrirse por completo en cada etapa de su florecimiento.

Resulta muy inconveniente juzgar el lugar donde nos encontramos en relación con nuestro destino final. Porque en realidad, esta tendencia forma parte de la aflicción que se sufre cuando se anhela llegar a ser algo. El mayor problema consiste en ver siempre la etapa de desarrollo en la que nos encontramos en oposición al paisaje imaginario de lo que deseamos. Porque cuando se plantea así la comparación, a pesar de que el lugar donde estamos se encuentra más cercano en el aspecto temporal, nunca llega a ser lo suficientemente bueno para nosotros.

La rosa común permanece lo más abierta posible en cada momento de su lento florecer. Pasa lo mismo con nuestra vida, ya que en cada etapa del despliegue nos extendemos lo más posible. Porque el corazón humano florece con gran lentitud y sólo se le considera incompleto cuando se le compara con el amante soñado o con el padre o la madre que nos gustaría ser.

Vernos como flores resulta muy conveniente. Si una flor decidiera abrirse con más rapidez —cosa que no puede hacer— se rasgaría. Sin embargo, los humanos sí podemos hacerlo y con mucha frecuencia nos presionamos para lograrlo; y entonces, terminamos rasgados de algún lugar que nadie puede notar. Cuando nos obligamos a florecer con más rapidez o de una manera más intensa que la natural, al final, terminamos frustrados. Porque la naturaleza se toma su tiempo y la mayor parte de nuestras dificultades son fruto de la impaciencia.

Antes de mi experiencia con el cáncer tenía mucha tenacidad como artista. Me presionaba muchísimo. Creo que el impulso creativo en mí era intenso e irreprimible; y sano, después de todo. Pero a pesar de ello, tenía la necesidad secreta de lograr cierto tipo de grandeza, y eso me presionó hasta que comencé a rasgarme. Al final, lo que hizo que se rasgara por completo la flor de mi mente fue el incesante y despiadado empuje que me obligaba a medirme —con toda premura— contra alguna versión imaginaria de mí mismo.

Yo no creo que la gente se cause cáncer a sí misma, pero creo que aquella parte de nuestro cuerpo que debilitemos será la primera que cederá ante la enfermedad. No fue coincidencia que el cáncer atacara al hemisferio creativo de mi cerebro.

Quizá uno de los remedios que más nos cuesta aceptar para el dolor de crecer es la idea de que cualquier lugar del camino, con toda su imperfección y parcialidad, es un florecimiento en sí mismo. Todo cuanto hayamos hecho al final del día es más que suficiente porque es el sueño hecho realidad.

- Cierra los ojos y medita sobre una rosa amarilla común que florece.
- Respira hondo y no esperes a que la rosa esté abierta por completo para admirar su belleza.
- En lugar de eso, enfócate en los pétalos amarillos que están a punto de abrirse. Observa su belleza ahora.
- Respira hondo y mírate como a la rosa. No esperes a que llegue algún final imaginario para contemplar tu propia belleza.
- Más bien inhala y aprecia la hermosura que hay en ti y que está a punto de abrirse.

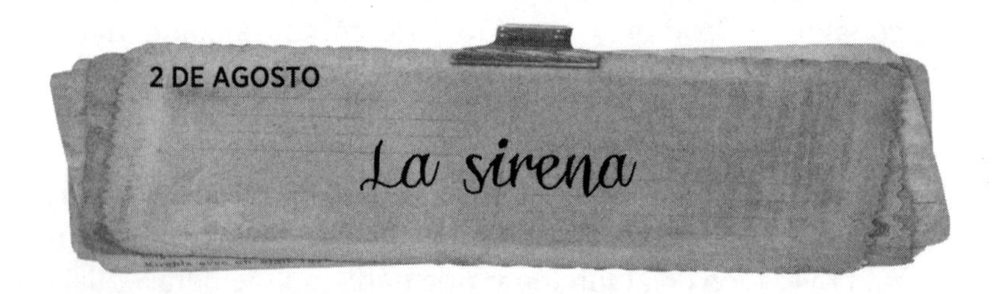

2 DE AGOSTO

La sirena

Una sirena encontró a un joven que nadaba, lo eligió para ella; ciñó su cuerpo al de él,
rió y se sumergió olvidando, en su cruel felicidad, que hasta los amantes se ahogan.

William Butler Yeats

Tenemos el intenso deseo de compartir nuestras experiencias más íntimas con nuestros seres amados, pero a veces, como la sirena, olvidamos que no todos pueden ir a donde nosotros vamos. Así es, los humanos compartimos el misterioso hecho de que nadie más puede imbuirse por completo en nuestra profundidad. Tenemos que viajar solos hasta allá porque es el lugar en donde comulgamos con Dios.

El muchacho puede visitar la profundidad de la sirena pero no puede vivir ahí porque se ahogará. Y la sirena puede visitar al joven en tierra pero no se puede quedar ahí porque se sofocará. Para sobrevivir, debemos regresar a nuestro elemento más esencial. A veces juzgamos a otros por no acompañarnos, incluso llegamos a considerar que esa incapacidad es un rechazo cuando, en realidad, es obvio que si permanecemos fuera de nuestro elemento por mucho tiempo nos sofocaremos o ahogaremos.

El terreno vivo de una relación existe en la superposición de la naturaleza de cada uno. La sirena y el joven siempre regresan a abrazarse en el punto en donde lo profundo y el aire se encuentran. La sirena tiene la responsabilidad que el amor le confiere, de llevar sus tesoros a la superficie en donde los puede compartir, así como el joven tiene la obligación de enjuagar sus tesoros en el oleaje que les es común. Ésta es la manera en que toda auténtica relación deviene en un hogar al que regresamos después de la solitaria comunión con Dios.

Lo anterior se volvió más claro para mí cuando llevé a Anne, mi pareja durante veinte años, en silla de ruedas hasta el quirófano en donde sería intervenida para contener el cáncer. Fui tan lejos como me lo permitieron y luego la vi hacerse chiquita conforme se alejaba atravesando las puertas de vidrio. Comprendí que al final, todos debemos atravesar solos las puertas de vidrio de la experiencia y que funciona igual en cada caso: ya sea un problema con Dios no resuelto, o con nuestros padres muertos, o si se trata de la imposibilidad de lidiar con las limitaciones de nuestra propia humanidad. Nuestro trabajo de compasión será la guía para nuestros seres queridos, pero sólo hasta donde podamos acompañarlos; y lo seguirá siendo si estamos ahí, esperándolos, cuando regresen. Lo único cierto es que nadie puede ir más allá de la puerta de vidrio en nuestro lugar, ni siquiera para acompañarnos.

Compartimos la misma soledad esencial, ya sea en tierra o en mar, en la sociedad de la comunidad o en el aislamiento de la independencia. Asimismo, en el viaje entre las profundidades y las alturas que nutren el alma, y en las caricias que los otros nos brindan y que nos mantienen sanos, nos rendimos ante el milagro del amor.

- Inicia un diálogo con un ser amado. Identifiquen algo que les gustaría compartir a un nivel más profundo.

- Analicen si eso es posible y señalen, cuando sea posible, qué acciones serían necesarias para compartir de una manera más integral y qué aspectos están fuera del alcance de la naturaleza de quienes son.

- Ahora, en meditación, sumérjanse en ese lugar hasta donde nadie más puede llegar y traigan algún pequeño regalo que puedan compartir a la superficie.
- Cambien de posición y repitan todo el proceso.

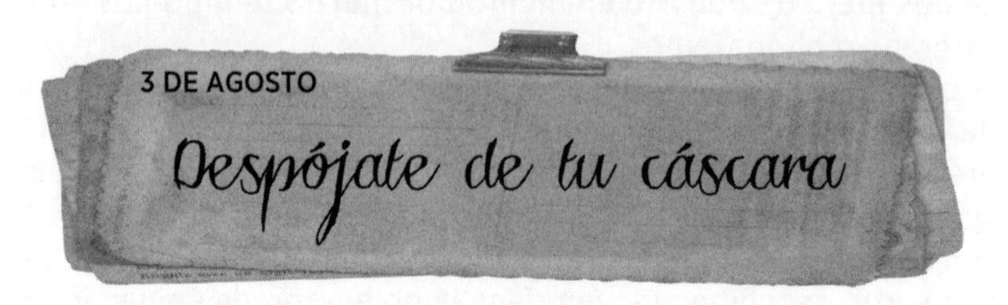

3 DE AGOSTO

Despójate de tu cáscara

Estos cuerpos son efímeros, pero el habitante que en ellos mora es eterno.
Bhagavad Gita

La mayoría de los vegetales y frutas crece cubierta por una cáscara que tenemos que retirar si deseamos comer su dulzor y madurez. Hay varias lecturas sobre este hecho que nos remiten a la travesía humana, pero tal vez una de las mejores es la que hace referencia a la forma en que, lo que somos, crece dentro de la envoltura que es la voluntad.

A menudo, para proteger las semillas del esfuerzo, el deseo, la pasión y la curiosidad, las envolvemos en grandes designios y planes ambiciosos que rara vez tienen algo que ver con el dulzor y la madurez de lo que crece en nuestro interior. Sin embargo, es importante recordar que, así como el maíz no puede madurar a menos de que pase varios meses envuelto en su hoja, nosotros también necesitamos incubar nuestra alma bajo varias capas de lo que podríamos llegar a ser.

No hay nada de malo en esto; la mayor parte de las cosas de la vida necesita un recipiente protector para crecer. Pero cuidado, porque si la fruta de nuestro ser permanece cubierta por demasiado tiempo, también podríamos salir heridos. Si a pesar de haber madurado nos quedamos encerrados en viejos planes, podríamos echarnos a perder y pudrirnos en el interior.

A pesar de que sabemos bien que la cáscara que nos cubre nos ayuda a crecer, quizá cada movimiento que realizamos, cada cambio de pareja o de empleo, es sólo un esfuerzo por librarnos de ella. Y quizá sigamos intentando despojarnos de esa envoltura aunque lleguemos a darnos cuenta de que lo que debemos dejar atrás es nuestra forma de amar, y no aquellas cosas o seres que amamos.

La lección más importante radica en saber que aunque necesitamos hacer planes, trabajar en pos de objetivos e imaginar los posibles futuros, nada de eso nos puede preparar para el momento en que la madurez llegue. Cuando el alma se hincha como sucede con la fruta madura, todas las fantasías, ambiciones y quejas absurdas, se transforman en una cáscara inútil.

Al llegar a la madurez, al momento en que somos capaces de sentir compasión y gozo, entonces todos los sacrificios y postergaciones para lo que vendrá en el futuro provocan que nos comencemos a pudrir por dentro. Nuestros delicados sueños sobre el mañana tienen una función específica que se verá cumplida cuando, como la sedosa capa que mantiene la brillantez del maíz, desaparezcan en el instante que el corazón estalle como el grano al calor.

Como nadie puede adivinar ni controlar el momento en que el dulzor madurará, lo único que nos queda por hacer es tratar de que aquello que nos cubre no nos defina. Debemos evitar que así sea a pesar de que la cáscara nos haya ayudado a crecer. De esta manera, podemos esforzarnos el lapso suficiente y desear convertirnos en el mismísimo sol durante algún tiempo, antes de madurar y estallar justo en el sitio donde nos encontramos, y siendo portadores de nuestra pequeña dosis personal de sol. Así que sueña lo que quieras, planea cómo construirás tu versión de las pirámides, desarrolla una estrategia para acumular y gastar varias fortunas. Porque lo único que importa es el dulzor, el dulzor que se incuba en nuestros sueños y sufrimientos, y que, al final, siempre sale al exterior.

- Elige una fruta, tal vez puede ser una manzana o una naranja.
- Respira lentamente y siente la cáscara que te separa de la fruta.
- Agradécele a la cáscara por haber traído la fruta hasta ti.
- Ahora retira una parte de la cáscara y come algo de la fruta.
- Hazlo de nuevo y, al mismo tiempo, medita respecto a alguna cáscara —puede ser un plan, un sueño o un anhelo— que te haya ayudado a ser quien eres.
- Ahora cierra los ojos y pela una parte de tu propia cáscara. Agradécele haberte ayudado a llegar tan lejos.

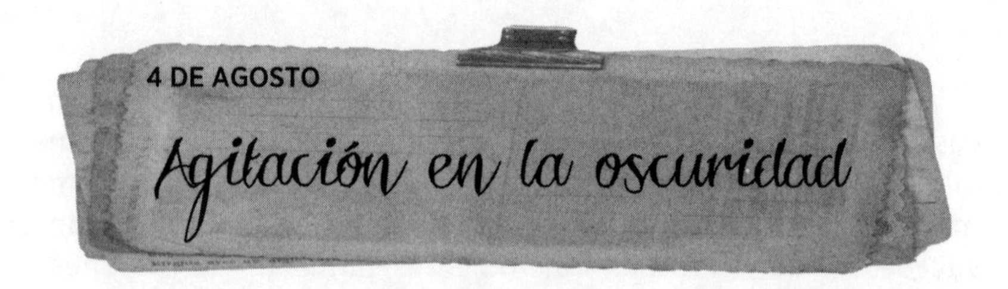

Cuando la oscuridad está quieta, la luz comienza a moverse.
El secreto de la flor dorada

¿Cómo podemos enfrentar la agitación de la oscuridad?, ¿cómo atravesamos la maraña de confusión, nostalgia y obstáculos que surge cuando intentamos entender el camino hacia el mañana? Parecería natural enfrentar los problemas como si la vida se tratara de un camino excesivo, como si pudiéramos ir deambulando por él sin dañarnos. Sin embargo, la reflexión que nos ofrece el texto chino implica algo que es mucho más sencillo, pero también mucho más difícil de comprender. Que la agitación es oscuridad en sí misma, y que sólo cuando podemos mantener las manos quietas queda espacio suficiente para que entre la luz.

En muchas ocasiones he analizado en mi mente, una y otra vez, las palabras de alguien más. Pero éste es un proceso que sólo genera enredaderas incoherentes: ¿qué quiso decir?, ¿qué habrá significado todo lo que no dijo?, ¿qué debo hacer ahora?, ¿responder o no responder? La maleza del pensamiento crece y obstruye el camino de la luz.

Me da risa pensar en todas las horas que he ocupado en mi vida para tejer historias que nunca se hicieron realidad, y que más bien terminaron cubriendo mi corazón como lo hace la maleza. Es como si la luz, esa paciencia infinita, decidiera no entrar a la fuerza al corazón. Parece que prefiere esperar el tiempo necesario hasta que nos abramos, y ella pueda, con alegría, llenar cualquier pequeño espacio que hayamos liberado.

Las agitaciones de la oscuridad siempre lo cubren todo. Yo pasé años cubriendo las agudas lesiones que me había hecho en la autoestima. Lo hice con la agitación del logro, hasta que mi corazón quedó cubierto con una gruesa capa de éxitos. Y fue sólo hasta que hice a un lado esos logros, que la luz comenzó a entrar. Sólo entonces pudo llegar hasta mi adolorido núcleo la calidez universal. Sólo cuando dejé que las energías oscuras descansaran, pude comenzar a sanar.

- Piensa en alguna situación a la que le sigas dando vueltas en tu cabeza.
- Respira hondo y, si te es posible, deja de pensar en ello.
- Permite que tu aliento se deshaga de esos oscuros pensamientos para que la luz del ser alcance al adolorido centro que desea ser abrazado.

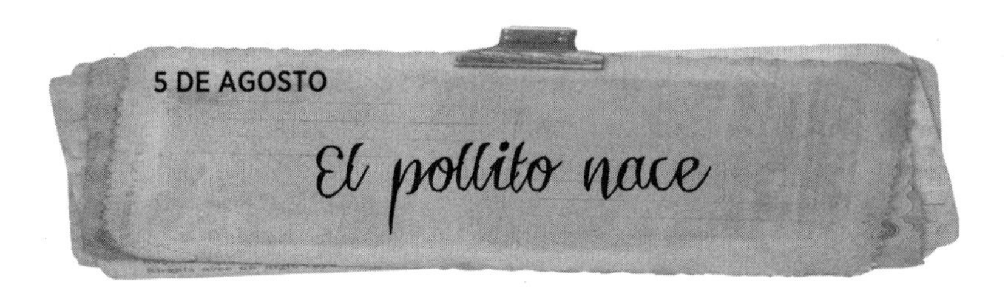

5 DE AGOSTO

El pollito nace

Toda grieta es también una salida.

Cuando nos encontramos en medio de grandes cambios, resulta muy útil recordar la forma en que nacen los pollitos. Desde el punto de vista de este animalito es una batalla aterradora.

Al principio, se encuentra confinado y enroscado —sin haberse formado aún por completo—, dentro de ese cascarón oscuro. Poco a poco, el pollito se alimenta y se estira dentro del contorno de su cápsula. Después comienza a sentir el hambre y la presión. Y luego, el pollito se empieza a morir de hambre y a sentirse sofocado dentro de su mundo: ese espacio que se encoje y se encoje.

Finalmente, el crecimiento del pollito provoca que el cascarón se cuartee y se destruya empezando por el cielo. El animalito se va abriendo camino por entre las grietas y empieza a comerse el cascarón. En ese momento, el pollito sigue creciendo pero aún se encuentra muy débil, tiene hambre, está acalambrado y se le ha quebrado el mundo. Seguramente siente ganas de morir. Sin embargo, justo en el instante en el que se derrumba todo de lo que ha dependido el pollito es cuando nace. Así es: no ha muerto, sólo salió al mundo.

Es una lección muy intensa porque la transformación siempre implica la ruptura de las cosas de las que hemos dependido. Nos quedamos con la sensación de que nuestro mundo ha llegado a su fin porque, en realidad, así es.

No obstante, el pollito nos ofrece una gran sabiduría: que la única manera de nacer, estando vivos, es comer nuestro propio cascarón. Cuando nos enfrentamos a cambios muy fuertes en nuestro interior, en una relación o respecto a nuestra vocación, por ejemplo, de alguna manera tenemos que engullir todo lo que nos ha enclaustrado, nutrido e incubado. Así, cuando la nueva vida se cierna sobre nosotros, la vieja ya estará en nuestro interior.

- En la próxima oportunidad que tengas, observa cómo nace algún ser.
- Si te sientes motivado por esta noción, trata de involucrarte más en ella. Ve a un zoológico, a una granja, a un acuario; visita unos viveros o camina por el piso en donde tienen a los bebés recién nacidos en algún hospital cercano.
- Cuando seas testigo de un nacimiento de algún tipo, fíjate cuáles son los detalles del alumbramiento que más te conmueven.
- Piensa que el nacimiento es como un maestro. Trata de detectar si el nacimiento describe algo que está a punto de nacer en tu interior.

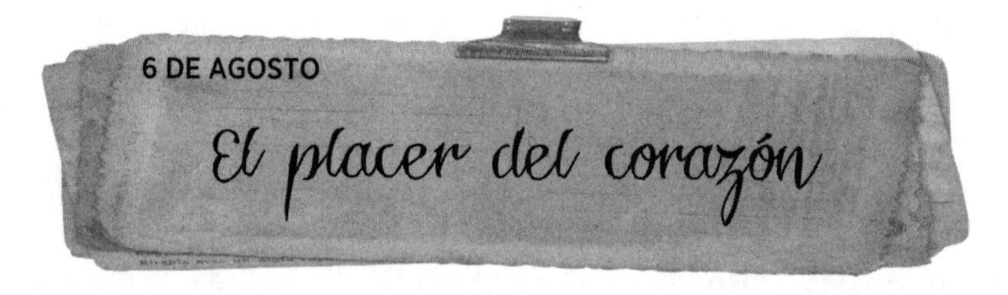

6 DE AGOSTO

El placer del corazón

Nacemos con la necesidad de emitir nuestro crudo llanto en el interior del otro.

Somos tan tímidos en lo que respecta a nuestra sexualidad, que muy a menudo nos perdemos las sutiles enseñanzas que llegan a nosotros en medio de los momentos de intimidad genuina. Por ejemplo, la intensa sensibilidad que se alcanza durante el orgasmo es una paradoja muy dulce porque, a pesar de que todos celebramos ese momento y anhelamos repetirlo una y otra vez, nadie es capaz de soportar el éxtasis durante mucho tiempo.

Este climático momento nos revela mucha información sobre las limitaciones humanas, y sobre los momentos de vida más profundos. No es casualidad que sintamos el deseo de desnudarnos y mostrarnos vulnerables en presencia de otro que, a pesar de todos nuestros miedos y hábitos de defensa, queramos ser abrazados y acariciados justo en el momento en que nos sentimos sensibles a un punto insoportable.

Ésta es la definición que el corazón le da al placer, y aunque para sentirnos completos necesitamos de este momento de exposición y liberación, también debemos aceptar que no podemos soportarlo durante mucho tiempo. Es por ello que los lamentos del éxtasis y los de la agonía con mucha frecuencia suenan igual. El hecho de que necesitamos sentir esa sensibilidad total, esa vulnerabilidad que hay en la unión con otra persona, es prueba de que nadie puede vivir esta vida solo. Así, la intimidad genuina no puede suceder si no hay confianza. Por otra parte, si permitimos que nuestros cuerpos lleguen a ese momento de sensibilidad extrema pero, al mismo tiempo, limitamos al corazón, entonces no podemos llegar a experimentar el éxtasis: sólo alcanzamos ese eco más sutil denominado clímax.

Por otra parte, el momento del éxtasis, aquel en el que no se oculta nada, no sólo se tiene que vivir a través del sexo. Se puede experimentar al ser, hacer y ser genuinos en todas nuestras relaciones personales. En ese momento estático en el que nos dejamos ver y abrazar por completo. Es entonces que el corazón ensaya todos sus regalos: ser quien en realidad somos, no ocultar nada, confiar, ser íntegros y atestiguar la completitud del otro.

Ésta es una meditación en la intimidad que se debe compartir con un ser amado.

Siéntense uno frente al otro y respiren lentamente hasta que encuentren, de forma natural, un ritmo común.

Mantengan el contacto visual y sujeten con gentileza la cabeza, el uno del otro.

Sigan sus rasgos con las puntas de los dedos. Háganlo con lentitud y ligereza. Permitan que los muros que los separan se adelgacen.

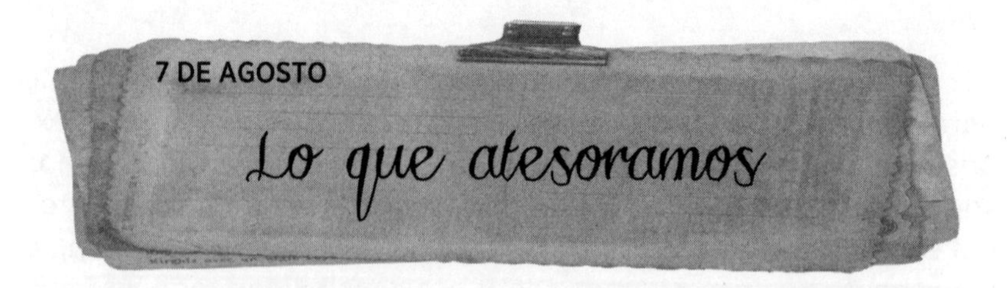

Lo que atesoramos

El río no puede contener toda el agua que por él pasa.

En nuestra travesía por el tiempo, todos enfrentamos el dilema de elegir lo que debemos llevar con nosotros y lo que debemos dejar atrás. Es muy difícil tirar algo a la basura pero, si no lo hacemos, terminaremos ahogados debajo de una enorme carga que nosotros mismos habremos creado.

El río es un buen ejemplo. El río no es el dueño del agua que por él se apresura, sin embargo, no podría estar más íntimamente vinculado a ella porque la fuerza de aquello que lo recorre es lo mismo que le da forma. Pasa igual con todo lo que amamos. Porque, en realidad, no existe razón alguna para aferrarnos a lo que más nos importa porque, de alguna forma, eso ya nos moldeó.

Así, el propósito del sentimiento es liberar las poderosas sensaciones que dormitan en nuestro interior. A veces, los libros, las tarjetas y las conchitas, cumplen con esa función. Sin embargo, por momentos acumulamos más cosas de las necesarias porque no nos queda claro que lo que esos objetos representan ya vive en nuestro interior. Muy a menudo, el obsequio más útil que nos podemos brindar es el de extender nuestra vida en apertura, así como lo hace el río.

- Piensa en algún recuerdo que tenga gran significado para ti, y medita respecto al sentimiento que te produce.
- Toma conciencia del sitio en ti donde vive este sentimiento.
- Pondera qué tan vivo es este recuerdo para ti.
- Piensa en la razón por la que lo conservas.

8 DE AGOSTO

Déjate llevar como el pato

Debajo de lo que trato de ver, se encuentra oculto lo que necesito.

Sucedió hace muchos años pero lo recuerdo con gran claridad. Iba caminando por la orilla de un lago al mediodía, y de pronto, ahí bajo el sol, como a unos diez metros, había un pato que dormía acurrucado. Tenía el brillante copete acomodado junto al cuerpo y se balanceaba sosegadamente sobre el roce del agua.

Esta breve escena me conmovió porque descubrí que en ella había una lección sobre la confianza. Aquel patito no estaba consciente de sí mismo, sólo dormitaba en el seno del mundo. Fue una enseñanza silenciosa y muy profunda. Si tan sólo todos nos pudiéramos conmover por completo ante este misterio de la vida, entonces podríamos ser renovados.

Claro, es obvio que tarde o temprano el pato despertaría y comenzaría a nadar en el agua como es su costumbre, sin embargo, la habilidad de esta pequeña criatura de entregarse con tanto abandono fue lo que permitió que, aunque sea durante unos minutos, su tiempo en la Tierra fuera pleno y lo inundara esa paz a la que sólo la renunciación nos puede conducir.

Rara vez he podido dejarme llevar de esa manera, sin embargo, los momentos de abandono total que he logrado han cambiado mi vida de manera fundamental. Cuando padecí de cáncer, de alguna forma caí del trampolín de mi miedo y entré al quirófano como el patito porque ése era el umbral que me llevaría al otro lado. Asimismo, cuando me he sentido sólo y con miedo de salir de mi ensimismamiento, lo único que ha logrado enjuagar mi agobiado corazón han sido las zambullidas que me he dado en el océano del amor de alguien más. En esa búsqueda actual que realizo para encontrar una sabiduría que me sustente, a veces tropiezo y niego todo lo que sé de una manera tan brutal, que de pronto me encuentro flotando en un esquema más profundo que no tiene sabiduría ni carece de ella: sólo reafirma la vida.

- Cuando te sientas cansado, siéntate en quietud y exhala el fastidio del día.

- Con cada exhalación trata de deshacerte de una tarea no cumplida, de una contusión en tu camino, de una angustia o miedo que ha estado creciendo.

- No analices ni resuelvas los problemas, sólo exhálalos.
- Cundo te sientas con ligereza suficiente, mírate como aquel patito y siente el roce del misterio en tu entorno. Siente cómo te sustenta.
- Durante diez segundos ríndete, afloja toda la resistencia y permite que el agua de la vida te transporte.

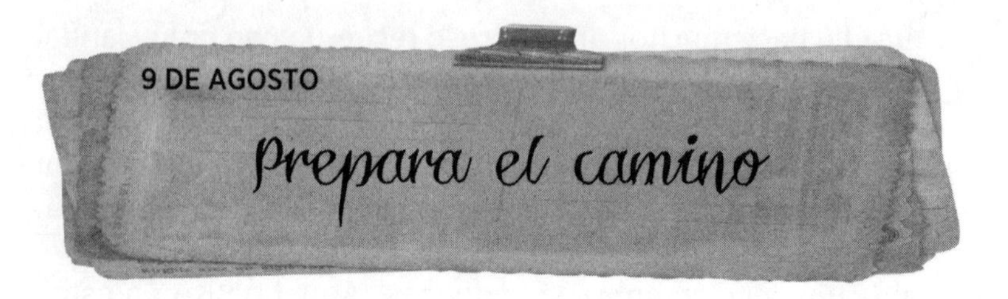

9 DE AGOSTO

Prepara el camino

Mientras no hayas experimentado la vivencia de morir y por lo tanto de crecer, continuarás siendo sólo un huésped acongojado de la oscura Tierra.
Goethe

Morir no es algo malo. Las células lo hacen todos los días. Es una paradoja, pero así es como vive el cuerpo. Los caparazones se caen, las pieles se mudan, nuevos elementos crecen; así nos mantenemos llenos de vida. De la misma manera, las formas de pensar también mueren, y si nos negamos a que crezca lo que está debajo de ellas y a que se convierta en nuestra nueva piel, sufriremos demasiado. Porque lo que más nos hace sufrir es esa necedad, la que nos impide entender que lo que crece por debajo de la vieja piel debe emerger. Asimismo, cada vez que pensamos que ya no hay nada en el fondo, estamos alimentando más al miedo. Y es ese momento —en el que pensamos que hemos dejado de crecer— el que puede ser mortal en verdad.

Cuando nos oponemos a este proceso nos convertimos en el huésped acongojado que se lamenta como un cuervo humano. Si tratamos de impedir que emerja lo que toda vida debe afrontar, entonces incrementaremos el dolor de vivir. Imagina qué pasaría si a los árboles nunca se les cayeran las hojas, si las olas no dieran vuelta en sí mismas, si las nubes nunca descargaran su lluvia para luego desaparecer.

Lo digo para recordártelo a ti tanto como a mí: las muertes pequeñas previenen las grandes. Lo más importante es esperar con calma debajo de todo lo que, en la superficie, ya está preparando el camino.

- Siéntate en quietud y piensa en todos los tú que has sido. Respira de manera regular y piensa en el nuevo ser que ha estado creciendo debajo del viejo.
- Ahora cierra los ojos y medita respecto a todo lo nuevo que está creciendo en tu interior justo ahora.
- Respira de manera constante y ve soltando los viejos hábitos de tu mente que pudieran estar impidiendo tu crecimiento.

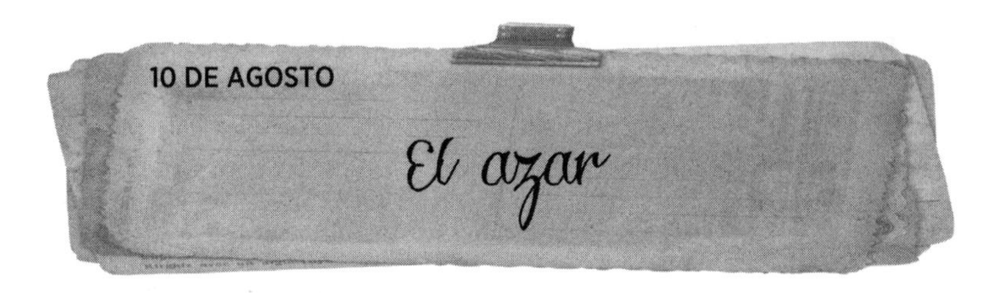

10 DE AGOSTO

El azar

El azar es ese instante en el que el caballo, corriendo a toda velocidad, tiene las cuatro patas separadas del suelo al mismo tiempo.

Este es el significado original del término. Se refiere al misterio de la pasión sin riendas, a la elevación que es producto de la inmersión y el abandono totales. Sin embargo, en nuestro tiempo, "al azar" significa carente de plan, método o propósito. Se refiere a lo aleatorio y nos ayuda a detectar todo lo que, aparentemente, está fuera de nuestro control o más allá de nuestra voluntad. Si nosotros no provocamos algo, entonces debe haber sido accidental.

No obstante, nuestras vidas están repletas de oleadas inesperadas de amabilidad que parecen haber salido de la nada. Justo cuando sientes sed, alguien llena una taza y te la hace llegar. Justo cuando estás tan solo que quieres morder ese hueso dentro de ti que nadie conoce, alguien se ofrece a darte un aventón o te acomoda la bolsa de víveres que tienes a punto de caer. Justo cuando sentiste que no había nada que pudiera levantar tu cabeza triste del solitario sendero, los ciervos tartamudean del otro lado del camino, exactamente al mismo ritmo de Handel.

Entonces, ¿qué podemos aprender del caballo que corre al azar? Piensa que toda su energía y su deseo se elevan durante el breve momento en que se habita a sí mismo por completo y que, entonces, logra volar. Volar para luego volver a tocar el piso. Y volar otra vez. Y tocar el piso de nuevo. Porque el momento del azar es aquel en el que no nos guardamos nada, en el que entregamos todo lo que somos a cualquier situación que se nos haya presentado. En ese denso instante, estamos más cerca de volar de lo que cualquier humano podría estarlo. Nos elevamos brevemente con pasión por la vida, y esa pasión extrae todo lo que está en nuestro interior para ayudarlo a encontrarse con el mundo cotidiano.

Yo pude vivir esta experiencia en muchas ocasiones cuando, postrado en la cama de algún hospital, enfrentaba al cáncer. Era un tiempo en el que no podía guardarme nada, ni las lágrimas, ni el dolor, ni la frustración, ni la ira. Me encontraba al azar, separado del suelo a pesar de no poder siquiera salir de la cama. Curiosamente, eso fue lo que me lanzó al flujo de las vidas que me rodeaban.

Porque, así como el dolor del cuerpo les indica a otras células que deben viajar al área afectada, la genuina experiencia que vivimos al azar les indica a otras vidas que deben acercarse a socorrernos. Así como la sangre fluye de las partes del cuerpo que están sanas hacia las que están lastimadas —sin que ninguno de los participantes esté al tanto del encuentro—, asimismo funciona el cuerpo del universo. Fluimos para socorrer a otros sin siquiera saber a dónde nos dirigimos. Es algo muy misterioso pero la fuerza de la vida se cura a sí misma de esta manera. Por lo tanto, eso a lo que llamamos "casualidad", "suerte" o "coincidencia" es sólo la vida que circula y se cura a sí misma a través nuestro y en nosotros.

- Hoy haz algo al azar.

- Si un espacio iluminado por el sol capta tu atención, no te guardes nada. Ve ahí, ponte de pie y eleva tu rostro hacia el cielo.

- Si te empieza a llover, ábrete a esa posibilidad aunque sólo sea por un momento.

- Si escuchas música en vivo en la calle, busca de dónde proviene y escúchala en silencio por un rato.

- Si ves algo hermoso, sonríe lentamente. Si se sigue viendo hermoso, date el gusto de reír por el privilegio que has tenido de verlo dos veces.

- No te guardes nada y permite que lo que te llega a tocar modifique tu camino.

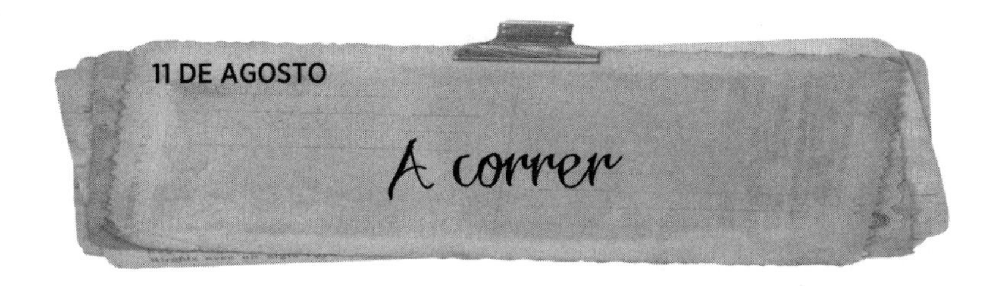

Ver, requiere tiempo.
Georgia O'Keeffe

Un día de mayo iba corriendo cuando vi un seto muy bien podado. Con mucho brío y en contra de la simetría de éste, crecían desaliñadas unas flores, azules y salvajes, que no obedecían a diseño alguno. La imagen me hizo sonreír porque yo he pasado muchos años resistiéndome a que me moldeen y me poden, y claro, me fascinó ver esa mata azulosa colgando del seto.

Después, otro día de junio, iba corriendo y vi que un hombre mayor estaba podando aquel mismo seto. El hombre estaba inmerso en la actividad: cortaba con cautela y retrocedía unos pasos; el sudor le escurría, como si el mundo entero dependiera de la diligencia de sus actos. Su preocupación me conmovió. Nos saludamos desde lejos y, sin palabras de por medio, se hizo evidente que no se trataba del seto, sino de que el hombre necesitaba algo qué cuidar. Entonces me di cuenta de que yo mismo había vivido así desde que sobreviví al cáncer.

Un día de agosto, iba corriendo y llegué hasta una estilizada fuente de la que manaba agua a borbotones desde un núcleo invisible. El agua llegaba lo más alto posible se estiraba sin brazos hasta no poder más; cuando más cerca estaba del cielo, comenzaba a caer de nuevo sobre sí misma, y el chorro que se elevaba siempre reemplazaba al que menguaba. Con la respiración agitada y cubierto de sudor, comprendí que eso era lo que significaba ser libre.

- Siéntate en quietud y haz un llamado a esa parte de ti que se resiste a ser podada. Dale afirmación.

- Respira hondo y haz un llamado a esa parte de ti que necesita cuidados. Abrázala.

- Respira libremente y haz un llamado a esa parte de ti que, tras alcanzar lo alto, cae de nuevo sobre sí misma. Bendícela.

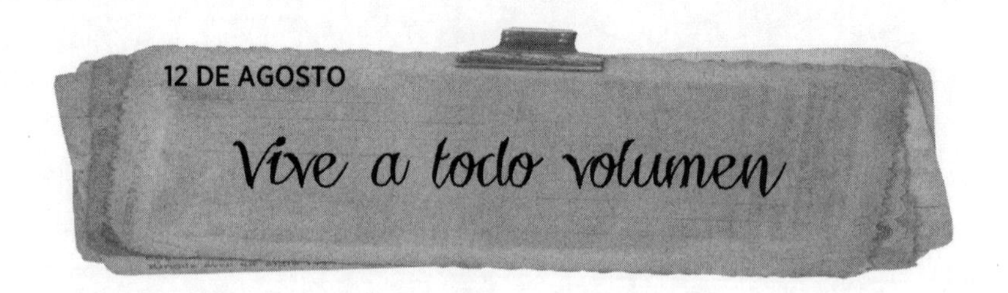

Estamos aquí para vivir a todo volumen.
Balzac

Desde muy temprana edad sabemos que el llanto y otros ruidos nos pueden ayudar a abrirnos camino en el mundo. Ése es el objetivo principal de articular el pensamiento. Todo lo que manifestamos se transforma en sustento, en una vena de expresión con la que afirmamos nuestra vitalidad y el hecho de que somos un elemento de la vida que acelera toda su variedad y majestuosidad.

Pero pronto, muy pronto —tal vez en la escuela, en casa o cuando nos arriesgamos por vez primera a perseguir una noción de amor que no creemos que pueda existir en nuestro interior—, comenzamos a creer que el objetivo del llanto y de los otros sonidos que emitimos es ser escuchados. Entonces, todo cambia.

Porque ahora queremos que nos reciban, que nos acepten, que nos aprueben. Pero imagina qué pasaría si las aves sólo cantaran cuando se les escucha, si los músicos sólo tocaran cuando consiguieran aprobación, si los poetas sólo hablaran cuando se les entendiera.

Muy a menudo me he enfrentado a las expectativas y la desaprobación de otros para reencontrar mi voz y para regocijarme como el ser vivo que soy. Por supuesto que ser escuchado brinda un gozo y una riqueza muy particulares. Pero yo he llegado a descubrir que lo más importante es expresar quién soy y hacer que mi voz resuene en el mundo. Debido a que el deseo de que ser aceptado nunca nos abandona, siempre he tratado de mantenerme alejado de las reacciones ajenas, al menos lo suficiente para que mi voz pueda salir a la luz.

Debo contarte acerca de un anciano que conozco. El anciano llegó aquí desde Italia y pasó toda su vida trabajando como plomero. Es un hombre dulce y bueno que cada vez que se ríe —lo cual es muy frecuente— llora. Nunca le ha importado quién lo vea, ni si lo entiende o no. Ese hombre mantiene limpias y libres sus tuberías. Ese hombre vive a todo volumen y, sin saberlo, me ha enseñado a amar el mundo.

- Sal a la calle y, si puedes, escucha los pájaros, escucha la nitidez de su canción.

- Observa que, al parecer, nada se interpone entre su impulso a cantar y su canto.

- Respira, observa lo que sientes y detecta cualquier vacilación que te impida articular a todo volumen el sentimiento, porque ese titubeo es una enfermedad humana.

- Trabaja en deshacerte de la vacilación. Inhala y siente lo que se eleva en ti. Cuando estés en la cúspide del respiro, cierra tu mente como si fuera un ojo. Exhala y permite que el sentimiento resuene hacia el exterior. No te preocupes si el sonido es aún muy débil.

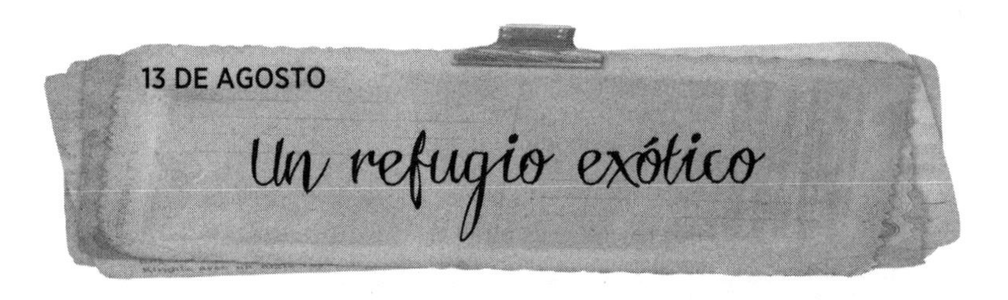

> Tal vez por eso me gusta tocar a la gente con tanta frecuencia,
> porque es otra manera de hablar.
> **Georgia O'Keeffe**

Estaba lejos de casa y me sentía adolorido y vulnerable. De pronto, a través del impetuoso viento de la playa, vi una enorme roca rodeada por el violento y agitado mar. La roca estaba cubierta de todo tipo de criaturas: el archibebe, la gaviota, el cormorán, el león marino, la foca, el pelícano, la nutria. Todos se habían refugiado ahí del vapuleo del mar. Unos treparon, otros volaron, otros más se arrojaron a sí mismos sobre la roca. Vivieron juntos, se recostaron los unos junto a los otros, y encontraron ese oasis de viento y sol: demasiado cansados para pelear, acabados por el embate de las húmedas, húmedas horas.

Entonces comprendí que es así como los heridos encuentran el camino a casa, que es así como nos encontramos el uno al otro, hasta en este libro. Todo sobreviviente, de lo que sea, está familiarizado con el vapuleo del mar, y la roca que se convierte en su refugio, es sólo un lugar expuesto en donde, por fin, nos aceptamos el uno al otro, demasiado cansados para continuar pensando en territorios, demasiado agobiados para hablar de otra manera que no sea a través de una simple caricia.

El grupo de ayuda al que asistía cada semana era uno de esos refugios. Los pabellones de recuperación también lo son, los miles de tranquilos consultorios para terapia son uno de esos refugios. Porque para quienes hemos sufrido, la tolerancia no se trata de posición política, ni siquiera de principios. Porque para quienes hemos sufrido, quienes nos hemos echado sobre la roca, sobre el refugio bajo el sol, cualquier ser extenuado a nuestro lado forma parte de la familia.

- Encuentra tu centro e imagina que este momento es una roca a la que has trepado desde tu sufrimiento.
- Respira hondo y percibe la paz momentánea en medio del vapuleo cotidiano.
- Abre el corazón y ve si hay algún conocido en tu roca.
- Si piensas en alguien en particular, siéntete en libertad de charlar con él o ella respecto a este ejercicio.

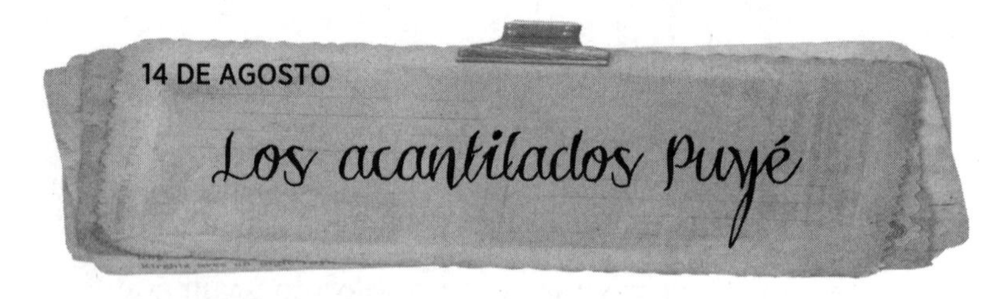
14 DE AGOSTO

Los acantilados Puyé

Creí que podría llegar a ser sabio, pero la sabiduría está mucho más allá de mí.
Está lejos todo lo que ha sido, y muy en lo profundo. ¿Quién lo descubrirá?
Eclesiastés 7, 23-24

Humildad proviene de la palabra *humus*, que significa "suelo". Este concepto implica mucho más que sólo agachar la cabeza. Nos permite vincularnos con todo lo que tiene más edad que nosotros y, por lo tanto, nos ofrece una perspectiva alentadora en medio de las preocupaciones cotidianas, y muchas veces, una perspectiva que va más allá de nuestra comprensión.

En una ocasión que visité a una amiga en Nuevo México, pude vivir con gran intensidad el concepto de la humildad. Manejamos durante una hora hacia el Norte de Santa Fe, hasta que llegamos a los acantilados Puyé. Estos acantilados son viviendas de piedra en las que unos mil quinientos indios han habitado por doce generaciones. Trepamos hasta la cima y, acariciada por el viento de lo que parecía ser el extremo del mundo, Carol dijo: "Somos hermosamente insignificantes..." Nos imaginamos a los ancianos, ochocientos años atrás, eligiendo este sitio, pensando que su vastedad mantendría a todos conscientes de la existencia del Creador.

El viento arreció y azotó los pequeños agujeros en donde los espíritus nativos vivían y, entonces, estos comenzaron a cantar al unísono con el viento. Pensé en la confesión que había hecho Carl Jung cuando dijo que su vida sólo tenía sentido en relación a los siglos, y comprendí que todo aquel que alguna vez buscó la verdad del espíritu, ha vivido de la misma manera: mirando desde su oscura y ahuecada caverna la majestuosidad de todo lo que existe.

¡Cómo trepamos por las adversidades de la vida exterior hasta el precipicio de la humildad para luego morar ahí, al borde del misterio! ¡Cómo trepamos por nuestro sufrimiento hasta donde podamos tallar una casita, una casita en la que la conciencia de que somos tan pequeños como grande es el universo nos produzca vértigo!

Oh, como lo padecieron los que subieron antes que yo, he padecido el ascenso para vivir en lo alto del muro y esperar. Ahí nos quedamos, juntos y solos, erosionados por los días hasta el punto de ser lo que somos. Ahí, en los acantilados interiores en donde las humildes criaturas se reúnen para contemplar lo que no se puede contemplar ni entender; ahí donde, como halcones, desplegamos los brazos para probar el aire milenario. Desplegamos la mente como árboles enraizados en el límite para aceptar el fin del conocimiento que llega como el sol, no para instruirnos, sino para calentarnos y ayudarnos a crecer.

Oh, nos inclinamos hacia la vastedad y desplegamos el corazón en el pecho, palpitante bajo el viento, como algo humano que está a diez centímetros de su canción.

- En la próxima oportunidad que tengas, viaja a un espacio natural abierto. Puede ser la cima de una montaña, una playa, la ribera de un lago extenso o el centro de un campo abierto.

- Ahí, medita en silencio y permite que el viento rodee tu sutil aliento con la sensación de todo aquello que es más viejo que tú.

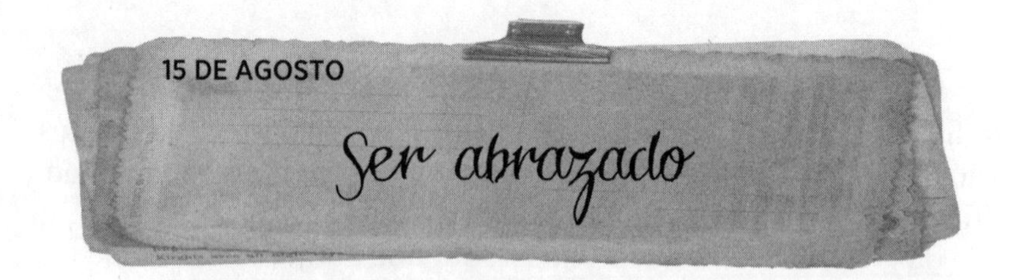

15 DE AGOSTO

Ser abrazado

Quizá la oración más corta y poderosa en la lengua humana es: ayuda.
Padre Thomas Keating

Mientras más tiempo dejamos pasar sin decir lo que necesitamos, una fría y rígida coraza que no podemos ver se comienza a formar entre nosotros y el mundo. Ni siquiera tiene que ver con conseguirlo, sino con admitir, en especial para nosotros mismos, que tenemos necesidades.

Pedir ayuda, la consigamos o no, rompe la coraza que se construye en el mundo; solicitar incluso aquellas cosas que nadie puede brindar nos hace sentir aliviados y bendecidos. Porque admitir nuestra humanidad le permite al alma salir a la superficie, así como el delfín salta hacia el sol.

Uno de los más dolorosos obstáculos que podemos encontrar es el sentimiento de aislamiento que está tan diseminado en el mundo moderno. Ese sentimiento que sólo se puede romper con la disposición a ser abrazados, con el tenue valor que se necesita para exponer nuestra vulnerabilidad. Porque así como el agua rellena la oquedad y la luz cubre la oscuridad, la gentileza envuelve lo suave, y lo suave es perceptible.

Así que aceptar que tenemos necesidades, pedir ayuda, mostrar nuestra blandura, es todo parte de las oraciones sin palabras alrededor de las cuales se envuelven amigos, desconocidos, viento y tiempo. Permitir que nos abracen es como retornar al vientre materno.

- Respira y trata de bajar la guardia por un momento.
- Respira lentamente y siente cómo se abren más tus poros al mundo.
- Inhala hondo y permite que el aire y el silencio se acerquen.
- Inhala meticulosamente y permite que te abrace lo que es.

16 DE AGOSTO

Vacía tus bolsillos

Por favor recuerda que lo que eres, y no lo que sabes, es lo que sana.
Carl Jung

Es muy difícil recordarlo, para mí es una batalla de todos los días. Porque incluso cuando lo llego a comprender lo suficiente para abrir mi corazón como una esponja, llega a mí un ser amado que sufre, y entonces comienzo a vaciar mis bolsillos en busca de algo que sé que le ayudará. Pero sucede con mucha frecuencia que lo único que ese ser amado desea es que abra mi corazón como esponja sólo para él o ella. Lo único que quiere es que lo escuchen y lo abracen.

Es muy sencillo verlo en otras manifestaciones de la naturaleza. Las estrellas abrazan la oscuridad con su luz, los ríos mantienen viva a la Tierra con su humedad, el viento nos saca las nubes de la cabeza.

Estos son los maestros que abre el corazón: aquello que espera en nuestra naturaleza para que le demos vida. Estos son los elementos que nos curan y que se curan entre sí.

Cuando mis bolsillos están vacíos, cuando ya saqué todo lo que tengo, encojo los brazos y reconozco la ignorancia de mis actos. De esa manera tan humilde, comienza la verdadera labor del amor.

En algún momento durante el día piensa en ti como si fueras energía vital y no como si fueras un objetivo que se debe lograr o un obstáculo a vencer. Siente que ya no llevas nada más en tus bolsillos.

17 DE AGOSTO

Todo ser es una flauta

El sufrimiento nos convierte en instrumentos, para que estando ahí, desnudos y huecos,
la vitalidad imperceptible se pueda escuchar a través de nuestra abreviada vida.

A veces no podemos conseguir lo que queremos, y a pesar de que eso puede ser doloroso y decepcionante, sólo será devastador si así lo permitimos. El mundo gira alrededor de posibilidades infinitas, es por ello que la naturaleza es una reserva de salud. Sin embargo, si el corazón está constreñido o la mente se aferra al dolor, lo maravilloso se reduce a nada. De manera opuesta al incontable número de huevecillos que desova el pez y a la infinita cantidad de células que florecen para curar una herida, nosotros llegamos a aferrarnos a un anhelo único que saciará nuestro apetito. A partir de ese punto, la desesperación y la crisis quedan a tiro de piedra.

La flagelación a la que nos sometemos por la semilla que no prendió deviene en una ocupación lastimosa, y el círculo vicioso se hace cada vez más elusivo: entre más rechazamos el misterio, más responsables nos sentimos de lo que nos acontece. Así es, entre más nos distraemos analizando estrategias fallidas, más eludimos los verdaderos sentimientos de pérdida a los que nadie puede escapar y que conducen a una vida plena.

Pero incluso cuando logramos aceptar este hecho, seguimos destinados al caos y al dolor que surge cuando nuestro anhelo es el amor. Porque una vez que nos volcamos a amar a otra persona, siempre parece que, al irse, se lleva consigo lo que somos. La verdad es que sí toman una parte importante de nosotros, pero lo que alimenta al corazón desde el interior es infinito, y todo lo que está vivo, sana.

Lo anterior se evidencia aún más en el esplendor de los árboles. Sus interminables curvas de corteza, las protuberancias del tronco, los hacen parecer sabios. Sin embargo, por sorprendente que parezca, la piel de un viejo árbol no es más que un mapa vivo de sus cicatrices. ¿Será acaso que las cortaduras se vuelven cicatrices y las cicatrices devienen en divinas y calladas muescas en las que las aves hacen su nido?

En cada lugar que queda hueco cuando lo que anhelamos escapa, se libera un espacio más profundo en el que los misterios pueden cantar. Si tan sólo lográramos sobrevivir al dolor de sentirnos vacíos, podríamos alcanzar a gozar la experiencia de que alguien cante a través de nosotros. Es peculiar y sublime, toda alma es una flauta viva que la Tierra ahueca para que produzca canciones más y más profundas.

- Siéntate en quietud y medita respecto a una relación que sientas que te ha hecho perder una parte de ti. Puede ser una relación romántica, una amistad o un vínculo familiar.
- Respira con regularidad y contempla los sucesos. ¿Cómo fue?, ¿fue un rechazo?, ¿sumisión?, ¿renunciaste al derecho a elegir lo que tu alma necesita?, ¿o tal vez tu ser amado se alejó o murió?
- Respira hondo, más allá de lo correcto y lo incorrecto, y junto a la herida, bajo la pérdida, busca y ve si puedes sentir la hendidura expuesta que produjo el rompimiento.
- Si no puedes darle un nombre, lleva contigo esta nueva presencia y pasa el día tratando de conocer la profunda canción que quiere ser interpretada a través de ti.

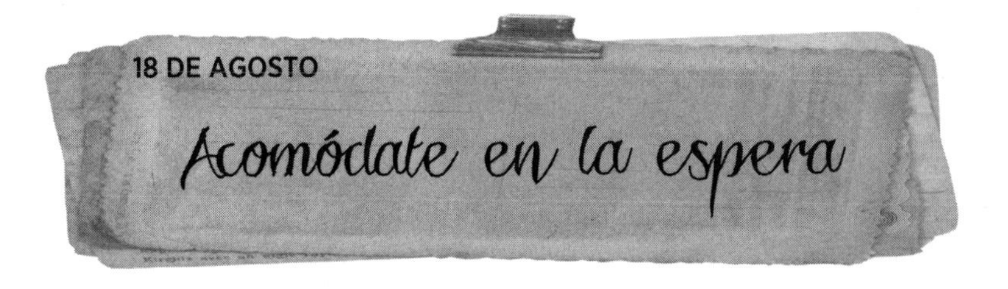

Serénate en la unidad de las cosas y las perspectivas erróneas desaparecerán por sí mismas.

Seng–Ts'an

Mientras escribo esto, estoy sentado en el parque Bryant, en la ciudad de Nueva York. Es verano y los altos robles se sesgan hacia el sur por alguna razón. Es mediodía, todo mundo está encorvado por el calor. Hay profesionales del *pic-nic*, turistas alemanes, viejos dormitando e indigentes que murmuran al mismo tiempo que los gorriones revolotean y gorjean un mensaje indescifrable.

A veces la vida parece una enorme sala de espera sin destino. En ella, algunos caminan con frialdad de un lado a otro en espera de que la aflicción termine, otros desean que suceda algo bueno. Y hay algunos más que temen que pase algo malo. Los ambiciosos hacen planes mientras el tiempo pasa. Yo soy cada uno de ellos.

Acomodarnos siempre ha sido una lucha, acomodarnos en la espera y en el peso de las cosas hasta que descubrimos que no hay otro lugar a dónde ir.

Tal vez el desafío más grande que se presenta, una vez entendido lo anterior, es renunciar a alcanzar, y sólo abrirse como la almeja que espera en el fondo hasta que la vida, con todos sus disfraces, entra por el centro, medio cerrado lo que somos, y lo inunda todo.

Dios entonces nos invade como una gema brillante que cae al lago, y el pasado ondea detrás de nosotros, y el futuro ondea al frente. Y respiramos en eternidad.

- Puede ser que esta meditación tome algún tiempo. Siéntate en quietud y trata de meditar hasta que tu noción del tiempo comience a desvanecerse.
- Respira y permite que las imágenes del pasado y las esperanzas del futuro, surjan y fluyan.
- Cuando te vayas tranquilizando más allá de la espera, permite que el pasado, el futuro y tu noción del tiempo, emerjan.
- Al comenzar el día, evita ir detrás de la vida. Evita irte o llegar. Sólo deja que la vida entre a ti.

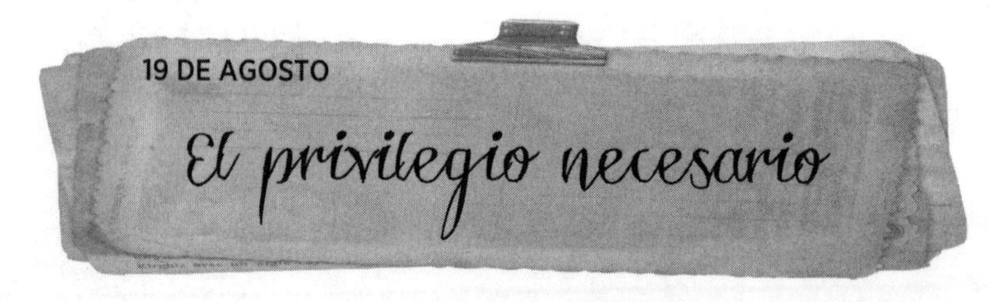

19 DE AGOSTO

El privilegio necesario

No sentir es impedirle al corazón que respire.

Es muy común que luchemos contra la tristeza como si se tratara de un germen indeseable y que suspiremos por la felicidad como si fuera un Edén prometido cuya entrada dependiera de la única falla secreta que tenemos que enmendar para ser dignos. Hasta la constitución intenta rescatarnos del arduo viaje de la individualización, asegurando lo que ningún gobierno puede: la contención del alma. La constitución sugiere que la felicidad es un derecho inalienable, y al mismo tiempo, transmite la idea de que experimentar la tristeza nos merma de alguna forma.

Por otra parte, claro que no es erróneo decir que sufrir significa sentir hasta lo más hondo, porque sentir así y estar conscientes es lo que nos abre hacia el gozo y la pena. La capacidad de sentir hasta lo más hondo es lo que revela el significado de la experiencia.

Si tienes sed, no puedes meter la cara al riachuelo y decir: "Sólo voy a beber el hidrógeno y voy a dejar el oxígeno." Porque si los separas, el agua ya no será agua. Sucede lo mismo con la vida del sentimiento. No podemos beber sólo felicidad o sólo pena y que la vida siga siendo vida.

La verdad es que así como los pulmones aprovechan el aire que respiramos, el corazón aprovecha las experiencias que vivimos. Es por eso que vivir es sentir. Es nuestro derecho. Sentir hasta lo más hondo es nuestro privilegio necesario.

- Recuerda el momento más reciente de felicidad que has tenido y lo que te condujo hasta él.
- Recuerda el momento más reciente de tristeza y lo que te condujo hasta él.
- Permite que cada respiro una a ambos sentimientos de la misma forma en que los ríos convergen y llegan al mar.
- Sin tratar de separarlos, siente cómo se unen la felicidad y la tristeza en lo más hondo de tu ser.

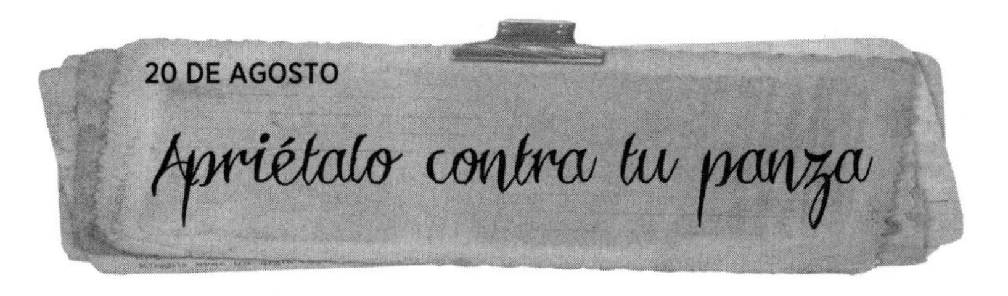

20 DE AGOSTO

Apriétalo contra tu panza

La contienda interna —contra la mente, las heridas y los remanentes del pasado— es más terrible que la contienda exterior.

Swami Sivananda

Vi a una nutria marina dando vueltas por la bahía. Tenía una tortuguita o un cangrejo apretado contra la panza. Por momentos, la nutria se volteaba y nadaba de espaldas para comer un trozo y luego volvía a apretar al animalito contra su panza y nadaba un poco más.

Esta imagen permaneció conmigo durante días hasta que comprendí que yo siempre había vivido como la nutria. Cada vez que nadaba en lo profundo, apretaba contra mi panza la parte de mi concha que todavía no me había comido. Pero claro, es imposible nadar con libertad si tienes que sujetar con fuerza caparazones y restos.

Así es, tratar de avanzar y comerse el pasado al mismo tiempo puede provocar úlceras. En cuanto lo comprendí, me detuve y afronté la tristeza de las viejas heridas que apretaba con tanta fuerza contra mi panza.

Así entendí, una vez más, que el trabajo de integrar la experiencia interior con la exterior, de alcanzar la unidad, tiene que llevarse a cabo paso a paso. Entendí que para enfrentarnos a nosotros mismos tenemos que hacer una pausa en el camino y dejar de mordisquear la debilitada alma que cargamos.

- Quédate quieto y observa si hay alguna tensión entre lo que haces y lo que eres, alguna tensión que surja de un cuidado que quieres proporcionar al mismo tiempo que te mueves.
- Si sí hay una tensión, detente y revisa lo que traes en la panza. Haz lo que tengas que hacer para prestar atención a dónde te diriges.
- Respira hondo y permite que tu atención interior y tu atención exterior vayan en la misma dirección.

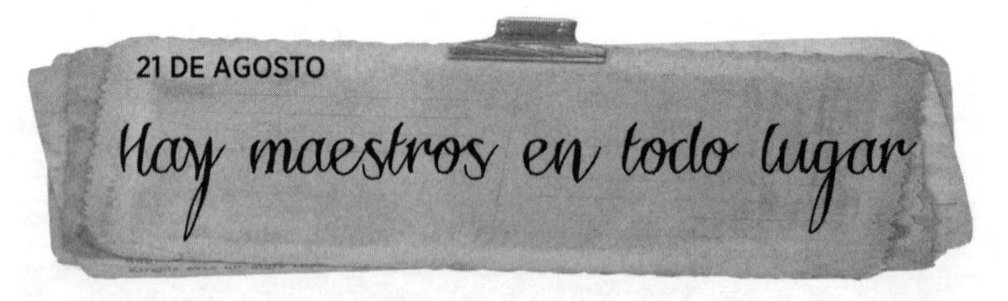

21 DE AGOSTO

Hay maestros en todo lugar

Los maestros surgen de algún lugar en mi interior que está más allá de mí, tal como la tierra oscura que, no siendo la raíz, abraza a ésta y alimenta a la flor.

Muy a menudo nos sentimos independientes y creemos que estamos a cargo sólo porque tenemos la bendición de poder ir a donde queramos. Pero, en realidad, estamos tan arraigados como los arbustos, los árboles y las flores lo están a un suelo invisible que se encuentra en todas partes. La única diferencia es que nuestras raíces se mueven.

Claro que tomamos decisiones, tomamos muchas decisiones todos los días, pero lo que nos nutre para hacerlo es el mismo suelo sobre el que caminamos. Lo que nos nutre son los apacibles maestros que están en todos lados. Sin embargo, el orgullo, la confusión, el egoísmo y el miedo nos impiden detectarlos y, por lo tanto, nos vemos obligados a cargar solos con todo el peso.

Pensando en lo que significa escuchar a los maestros apacibles, me acuerdo del gran poeta Stanley Kunitz. Una ocasión, siendo muy joven, Kunitz se preguntaba qué haría con su vida a continuación. De pronto escuchó a unos gansos cruzar el cielo nocturno y, de alguna forma, supo de inmediato lo que tenía que hacer. También recuerdo a un hombre que conozco cuya profunda depresión lo estaba extinguiendo poco a poco. Al final, cansado de las interminables cavilaciones, escuchó a unos pajaritos entonar una canción inesperada entre la nieve. Comprendió entonces que era un músico que necesitaba encontrar y aprender a tocar el instrumento que el destino le había deparado.

Desde la lógica del hombre independiente que está a cargo, las experiencias como las anteriores son sólo historias demenciales y poco confiables. Pero el suelo de la vida en el que crecemos habla un idioma distinto al que nos enseñan en la escuela. En realidad, rara vez se pueden ver la verdad, el amor y el espíritu de la eternidad. Asimismo, la claridad del ser casi nunca se deja conocer a través de las palabras.

Llevo poco tiempo en la Tierra, pero cuando pensé que estaba a punto de morir, sentí cómo la luz del espíritu eterno me llenaba de forma inesperada. Y así como el agua bombea y sube por la delgada raíz y hace que las hojas de la planta crezcan hacia la luz, a mí, a pesar de todo el miedo y la obstinación, la posibilidad me produjo exaltación y me dirigió hacia sueños que jamás hubiera imaginado.

Los maestros apacibles están en todos lugares y se manifiestan de distintas formas: a través de pajaritos en la nieve, del graznido de los gansos en la oscuridad o de la brillante y húmeda hoja que abofetea tu rostro en el instante que cuestionas tu valor. Cuando creemos que estamos a cargo, las lecciones de los maestros se diluyen y parecen accidente o coincidencia. Pero cuando tenemos el valor para escuchar, el cristal que se rompe del otro lado de la habitación nos ofrece un camino que sólo se puede escuchar en las raíces de lo que pensamos y sentimos.

- Respira de manera regular y acepta que la única manera de prepararse para las enseñanzas inesperadas es mantener el corazón y la mente apaciguados y receptivos.

- Respira hondo y con lentitud. Entiende que así como el cuerpo debe realizar flexiones para ejercitar, el corazón y la mente deben calentar y mantenerse abiertos al espíritu de la vida.

- Respira a fondo y de manera constante. Estira los pasajes de tu mente y tu corazón, y acepta que eres un capullo que aún está por florecer.

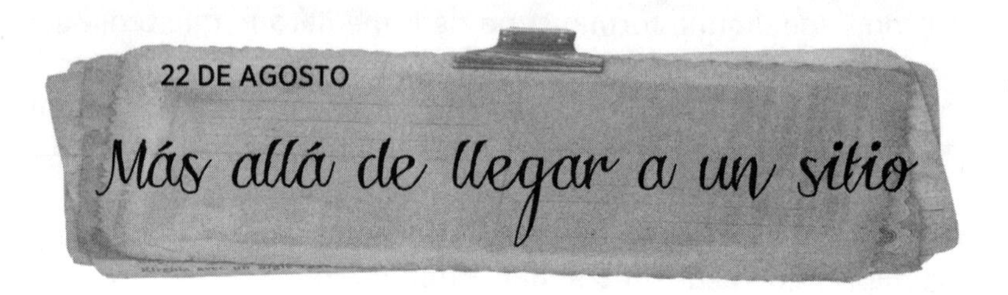

22 DE AGOSTO

Más allá de llegar a un sitio

Sólo me pierdo cuando voy a algún sitio en particular.
Megan Scribner

Una amiga viajaba por Europa. Iba en tren de ciudad en ciudad. A pesar de sus planes, su interés la llevó a distintas direcciones y ante ella se abrió un camino que no pudo haber previsto. Cada punto de descubrimiento la conducía al siguiente como si una lógica invisible la guiara. A pesar de que no estaba segura de dónde estaba, nunca se sintió perdida en esa etapa de su viaje. Sólo se sentía extraviada cuando necesitaba llegar a cierta estación a una hora determinada. Entonces sentía que estaba fuera de lugar y siempre al límite de donde se suponía que debía estar.

Lo anterior le hizo comprender que entre más estrechas eran sus intenciones, más perdida, demorada y extraviada se sentía. En cambio, el amplio espectro de sus designios siempre le brindaba una sensación de descubrimiento. Sin importar en dónde tuviera que estar, parecía que entre más se abría a la posibilidad y al cambio, cada momento al que llegaba la esperaba con algún tesoro para que ella lo encontrara.

Claro que hay ocasiones en que necesitamos encontrar el camino, pero con frecuencia, la imagen que tenemos de destino de llegada es sólo un punto de inicio al que nos aferramos sin necesidad. Cuando podemos liberar ese sentimiento de que tenemos que llegar a un sitio, disminuye el peso de estar extraviado. Una vez que nuestra intención está más allá de llegar y más allá del temor de no hacerlo, entonces, el verdadero viaje comienza.

- Ésta es una meditación para caminar. Escoge un lugar cercano a donde te gustaría caminar. Puede ser la banca de un parque, una cafetería del centro, un jardín cercano.

- Escoge una ruta sencilla y comienza a caminar.

- Conforme camines, ábrete a cualquier cosa que capte tu atención: el canto de un ave, un destello de luz o tal vez el sonido de los niños jugando. Síguelo.

- Practica el ejercicio de abandonar tu ruta original para descubrir otro trayecto que te pueda atraer y que esté fuera del plan.

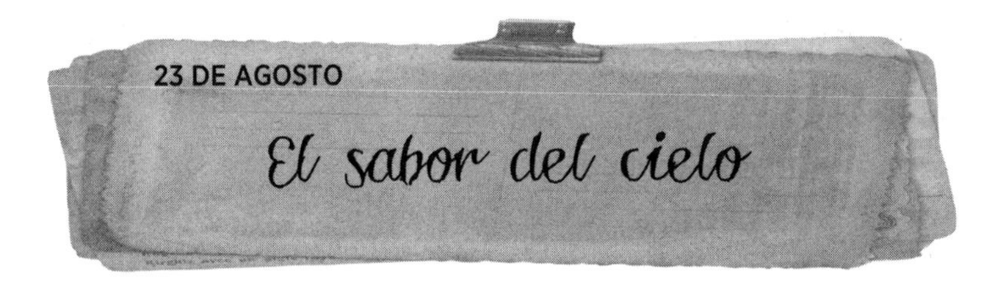

23 DE AGOSTO

El sabor del cielo

Sucede así con las puertas mágicas, no las ves aunque pases junto a ellas.
Anónimo

A menudo sucede que no sabemos lo que en realidad pasa cuando atravesamos una transformación. Porque mientras nos mantenemos a flote, es casi imposible ver el océano que nos transporta; mientras sufrimos la aflicción del cambio, es casi imposible ver el nuevo rostro en que nos convertiremos. Mientras sentimos que la experiencia nos suelta la mano, rara vez imaginamos qué podremos sujetar cuando la tengamos libre. Conforme los días bañan nuestro corazón podemos sentir que algo invisible nos rastrea, sin embargo, no podemos imaginar cuán frescos sabrán la leche, el cielo y la risa cuando retornemos al sentimiento de ser nuevos.

- Siéntate en quietud y piensa en alguna dificultad que estés enfrentando en la vida.

- Respira a través de la dificultad y bendice esa oculta parte de ti que está esperando su turno para salir al mundo.

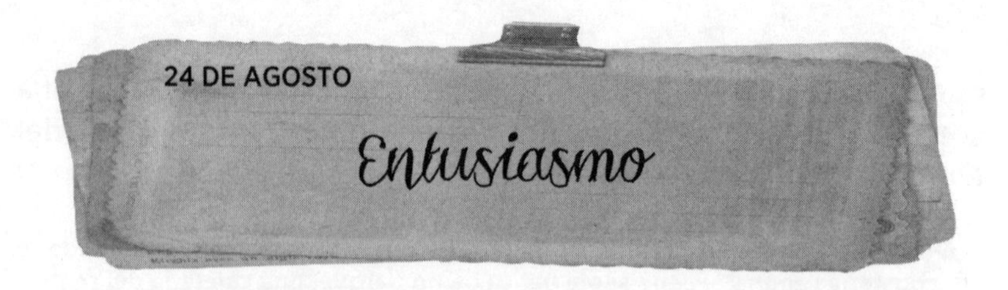

24 DE AGOSTO

Entusiasmo

Somos seres humanos: nuestro ser es infinito como el viento,
nuestro hogar, lleno de oquedades.

Resulta muy difícil aceptar que no hay respuestas en la vida, pero es aún más difícil aceptar que nadie tiene lo que creemos que son las respuestas. Nadie. Parece que lo único que existe es un retorno a la totalidad en la que todo se ve y se siente, y la desordenada secuela que se sufre cuando la claridad ya no está y todo discurso ha fallado.

Básicamente, así como tenemos que parpadear miles de veces al día, lo humano en nosotros tiene que parpadear a nuestra esencia de manera continua. Con este parpadeo podemos llegar a conocer nuestras limitaciones porque tenemos que considerar que los dones no siempre están ahí: están, no están, están, no están. No hay manera de escapar: a pesar de la oscuridad, lo único que podemos ver es el misterio de la verdad de la misma forma en que sentimos la calidez del sol cuando tenemos los párpados cerrados.

¿Entonces qué nos queda? Bien, tenemos que afrontar la infinita y mecánica tarea de cubrir o descubrir el entusiasmo, es decir, lo que significa ser uno con la energía de Dios o lo divino. La palabra entusiasmo, de hecho, proviene del griego *en* (uno con), y *theos* (lo divino).

A pesar de nuestras infinitas limitaciones, parece que los dones de la atención, el riesgo y la compasión, nos permiten ser uno con la energía del todo. El resultado es el entusiasmo: esa profunda sensación de unidad.

Por sí mismo, el entusiasmo no es un estado de ánimo que podamos adquirir a voluntad o a la fuerza. Más bien, es como las ondas que aparecen después de que la piedra cae al agua, y sólo se puede experimentar después de que nos hemos sumergido en la vida.

Como el árbol que planea sobre la corriente de aire que no puede ver, como el pez que nada con la marea de una profundidad insondable, como una nota interpretada en una canción a la que no ve, todos tenemos la necesidad de arriesgarnos a matar de hambre al ego —eso en nuestro interior que cree que puede dominar al mundo— para que la invisible música del ser se eleve y nos transporte. Con humildad recurrente, el entusiasmo, esa momentánea unidad con la energía del universo, se convierte en el sonido de Dios que se mueve a través del arpa del alma.

Es una práctica misteriosa, extenuante y sencilla: caminar cuando podemos, y quedarnos quietos cuando no. Sangrar la oscuridad que se construye en el interior y cambiarla por la luz que aguarda siempre. A pesar de todas nuestras limitaciones, el desafío más crucial de ser humano es aparecer como una rosa.

- Escoge un momento durante el día y siéntate en quietud fuera de casa con los ojos abiertos.
- Al respirar, toma conciencia de cada parpadeo.
- Espero que te reconforte saber que el sol no deja de brillar, las aves no dejan de cantar, ni los capullos dejan de florecer cuando parpadeas.
- Mientras respiras y parpadeas, espero que te reconforte saber que tu espíritu no deja de brillar, tu corazón no deja de cantar y tu vida no deja de florecer a pesar de que no puedes ver.

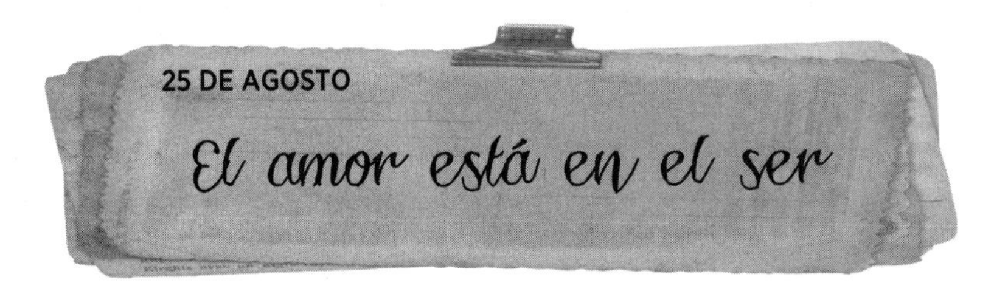

25 DE AGOSTO

El amor está en el ser

El centro que una vez vi ahora me rodea, un paisaje en el que ahora vivo y que ya no inventaré.

Si aquellos a quienes amo no me reconocen a pesar de mi alma expuesta,
ya no me retiraré para mostrarme de otra forma.

No tienes que hacer nada para que te amen. No tienes que actuar, no tienes que lograr nada, no tienes que ganar una medalla y nadie tiene que atestiguar que hiciste una buena obra. Me ha tomado casi medio siglo aprenderlo y llegar a creer que así es. Sigo trabajando en eso hasta la fecha porque los mensajes que recibimos y que nos hacen pensar lo contrario, son bastante fuertes.

Siendo chico escuché a mi padre decir mil veces: "No me digas que te esforzaste, sólo enséñame lo que lograste." Sin embargo, la vida me ha mostrado que no debe ser así. En mi corazón, ahí en donde de verdad cobra vida el espíritu del mundo, no importa lo que logre. Lo único que importa es cuánto me esfuerce. Porque el amor y la sinceridad nacen de ese esfuerzo.

Lo anterior me llevó a otro descubrimiento del corazón: los otros no se sienten decepcionados de que seamos lo que somos. Durante buena parte de mi vida adulta he escuchado: "Tienes que pensar en los demás." Es una especie de advertencia que te dice que no debes escuchar a tu corazón porque eso podría molestar a otros. Por supuesto que la compasión comienza cuando se toma en cuenta a los demás, pero su enojo no es razón para acallar tu amor.

No tienes que hacer nada para que te amen, y ser quien eres no resulta decepcionante para los demás. Tienes que repetírtelo con frecuencia. Sólo sé quien eres y ama lo que tengas enfrente.

- Encuentra tu centro y con cada respiración haz a un lado tus logros.
- Respira hondo y con cada respiración haz a un lado todo aquello que no has logrado.
- Siéntate en el centro de tu ser sin el uniforme de niño bueno y entiende que eres tan esplendoroso como una montaña o un río.

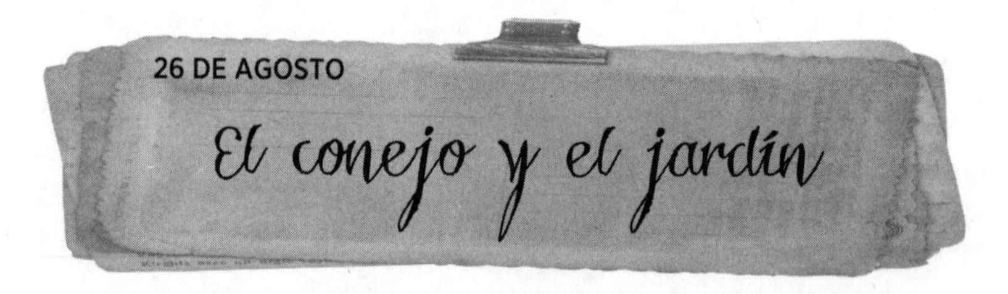

26 DE AGOSTO

El conejo y el jardín

El único verdadero viaje de descubrimiento no consiste en buscar nuevos paisajes, sino en mirar con nuevos ojos.
Marcel Proust

En la película *Fenómeno*, el personaje de John Travolta hace hasta lo imposible para sacar de su jardín a un latoso conejo. Hasta llega a colocar una reja de un metro de altura. Pero, de todas formas, el animal sigue mordisqueando todo lo que el hombre planta.

De repente, una noche despierta y se da cuenta de que ha estado haciendo las cosas mal. Sale sigilosamente al jardín bajo la luz de la luna, abre la entrada y se sienta en el pórtico a esperar.

Para su sorpresa, en cuanto se empieza a quedar dormido, el conejo se escabulle y sale del jardín. El conejo había estado atrapado ahí, y el hombre, en sus intentos por mantenerlo afuera, le había cerrado todas las rutas de salida.

¿Cuántas veces no hemos levantado barricadas y rodeado con vallas nuestra vida para protegernos de la pérdida y el dolor, pensando que podemos mantener el pesar afuera, cuando, en realidad, todo eso está atrapado adentro, alimentándose de nuestras raíces?, ¿cuántas veces no lo hemos hecho cuando lo único que necesitábamos era abrir la puerta y dejarlos salir?

- Encuentra tu centro y piensa lo que estás tratando actualmente de mantener fuera de tu corazón. Puede ser un miedo a lo que pudiera pasar, un recuerdo de lo que fue o la verdad de una situación que atraviesas.
- Cierra los ojos, abre la puerta de tu corazón y espera. Respira y espera.
- Respira lentamente y dale al conejo la oportunidad de salir de tu jardín.

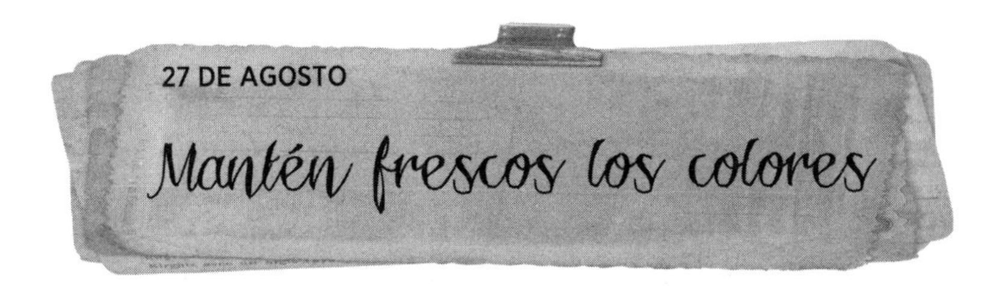

No sé si se acaba el día, si se acaba el mundo,
o si el secreto de los secretos ha vuelto a mi interior.
Anna Akhmatova

Mientras más tiempo vivo, más difícil me resulta distinguir entre las emociones fuertes. Se entremezclan justo en el punto donde cada una empieza. Sin embargo, entre más lejos voy, más fácil me es diferenciar cuando siento de cuando no siento. Porque creo que eso es lo único que importa. No sentir me margina, hace que el mundo se vuelva blanco y negro, y que yo me torne de un seco color gris oscuro. Sentir es lo único que me mantiene en escena, sentir es lo que conserva los colores frescos.

El otro día fue muy húmedo. Fui a comprar víveres y el anciano que los empacó tenía la mirada perdida. Por la pesadez de sus ojos plateados supe que era viudo, y cuando levantó el queso cottage *light*, en realidad veía a su esposa flotando enfrente. El refresco, el pescado y los panquecitos se empezaron a acumular sobre la banda. Tomé de su mano el queso cottage y él me miró, todavía un poco mareado de estar ahí.

Me he esforzado durante mucho tiempo para sentir las vidas de los demás, y gracias a ese proceso descubrí que todos somos así. Es triste, mucho más que sólo triste. Es el suelo del corazón en donde todos nos reunimos. A veces la piel de la mente se rasga y dejamos de ser seres individuales; cuando el discurso se agota, nos convertimos en pruebas inmóviles de amor. Aquel día salí de la tienda sintiendo lo que todos deberíamos sentir en el corazón, pero me fue imposible saber si eso significaba que estaba en problemas o que había pisado suelo santo.

- Siéntate en quietud y respira más allá de los nombres que les damos a las emociones.

- Respira lentamente y trata de sentir la agitación que se eleva en tu interior. No decidas si es felicidad o tristeza.

- Respira con regularidad y trata de sentir el lugar del espíritu en donde todos los sentimientos nacen.

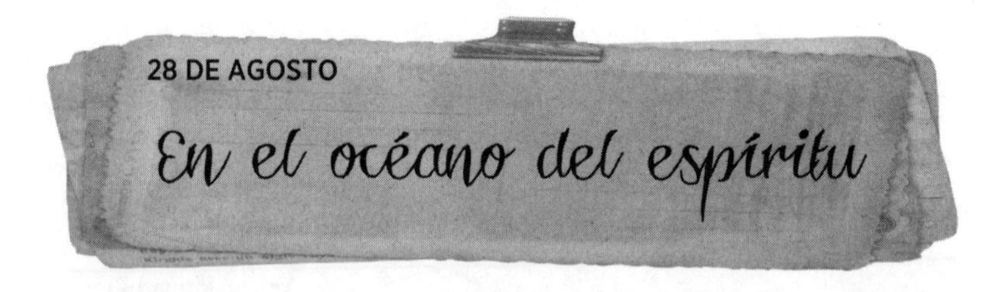

28 DE AGOSTO

En el océano del espíritu

Aunque el viento le da vida al árbol, el árbol no es el viento.
Y aunque la vida nos da vida, no somos la fuente.

En todos lados recibimos ejemplos de la forma en que los elementos que transmiten la vitalidad se mueven dentro de nosotros y nos dan vida. Piensa en los peces que conforman el mar, que dependen de él. A pesar de que el mar también se puede encontrar en todos los peces, ninguno de ellos puede albergarlo a él. Piensa que el árbol que no tiene control sobre el movimiento del viento es igual al pez que no tiene control sobre el movimiento del mar.

De una manera muy humilde, esta reflexión nos brinda una manera de entender la vasta vida del espíritu. Porque al igual que los árboles y los peces, nosotros, los seres humanos, tampoco tenemos control sobre el movimiento de la gracia. Las almas, como los peces, conforman el océano de todo espíritu y dependen de ese elemento, y a pesar de todo, aunque en cada alma se puede encontrar el océano de la gracia, ninguna puede albergarlo.

Si llegamos a comprender este concepto, tendrá un impacto en la forma en que vivimos. Porque no importa a través de qué lente espiritual mires, ni los nombres que prefieras darle al misterio: los seres humanos conforman el mundo de Dios, dependen del mundo de Dios, y aunque a Dios se le puede encontrar en cada ser, ninguna vida individual puede albergarlo.

Si negamos esta verdad, nos destruiremos a nosotros mismos porque el orgullo y la obstinación nos harán creer que podemos albergar y controlar más que cualquier otro ser humano. Sólo si llegamos a reconocer la relación elemental que existe entre el alma y el espíritu —la relación de la vida individual y la corriente de la vida— podremos recibir la bendición y la energía de toda la vida.

Si evaluara con honestidad los intentos que he hecho de amar y ser amado, tendría que admitir que el concepto anterior también aplica para las situaciones del corazón. Porque, ¿qué no todas nuestras pasiones y anhelos son pececitos que conforman un mar de amor?, ¿qué no dependemos del amor que nos rodea para volver a vivir? Y sin embargo, aunque al océano del amor se le puede encontrar en todos los corazones, ninguno puede albergarlo. La verdad es que, tal como Jesús lo afirma, la esencia del amor es más grande que todos los corazones que aseguran albergarla.

¿Y cómo nos ayuda todo esto a vivir? Por mi parte, puedo decir que saberlo me ha hecho sentir como un árbol que enfrenta el viento de pie. Y así como sólo es posible escuchar el vigor del viento gracias a los árboles que lo enfrentan de pie, sólo podemos conocer a Dios inclinando nuestra alma hacia el viento de la experiencia.

- Observa cómo pasa el viento a través de algún árbol que conozcas.

- Observa hasta que se haya ido el viento y fíjate que, a pesar de que se ha ido, las ramas oscilan ligeramente.

- Observa que lo que parece aire inmóvil es sólo un viento tenue.
- Medita respecto a la similitud con la que se mueve la vida del espíritu a través de nosotros.
- Siente la fuerza de la vida como un sutil viento que se mueve a través de tu respiración.

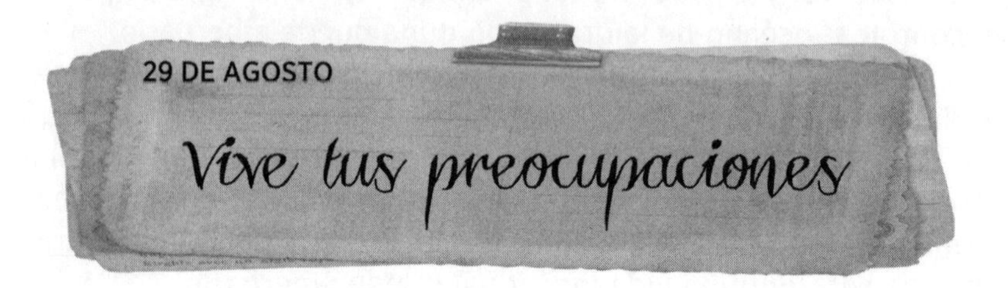

29 DE AGOSTO

Vive tus preocupaciones

Vive, te digo, vive tus preocupaciones y tu espíritu
se levantará de su fiebre, y querrás a otros como sopa.

Durante el tiempo que enfrenté el cáncer, gracias a la interminable serie de procedimientos médicos, análisis y espera de resultados, aprendí a lidiar con las preocupaciones.

En muy poco tiempo descubrí que el miedo adquiría poder siempre que yo permitía que el presente imaginara que sucedía algo malo en el futuro; algo como dolor, pérdida y aflicción. Pero a pesar de haber descubierto esto, estaba demasiado acongojado para evitarlo. Muy pronto me di cuenta de que la preocupación era el eco mental del miedo, la repetición detallada de todo lo negativo que podría o no suceder.

Al final, ya extenuado, por fin pude deshacerme de la aprensión y las preocupaciones por un momento y supe que podía aterrizar de nuevo en la vida tal como era: decorada con adversidad y gozo por igual. Descubrí que, a pesar de todas las circunstancias, el momento que vivía era el único lugar seguro. Estando ahí podía buscar a otros para alimentarme de su amor y su cuidado. En gran medida, lo que me ayudó a seguir adelante fue ese momento que siempre surge después del miedo y el ponerme en contacto con otros en cuanto la preocupación menguaba.

- Piensa en algo que te preocupe y utiliza tu respiración para convertirte en una bandera.
- En cada exhalación agita las manos para abrirlas y permite que la ráfaga de preocupación pase a través de ti.

- Aunque sea muy breve, siente el momento en que la preocupación abandona tus manos.

- Si durante el día te sientes angustiado o temeroso, exhala lentamente y abre las manos.

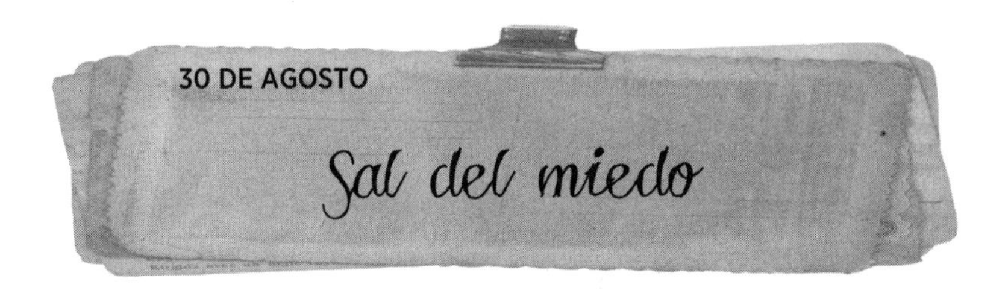

Siempre tendré miedos, pero no necesito convertirme en ellos porque hay otros sitios dentro de mí, desde donde puedo hablar y actuar.
Parker J. Palmer

El miedo es el sentimiento que se apodera de nuestra vida con mayor rapidez. Es como si surgiera de la nada y, en un abrir y cerrar de ojos o mientras tragas saliva, lo infectará todo.

Jacques Lusseyran, el joven invidente francés, nos explica que lo único que realmente le había impedido ver era el miedo: "Hubo momentos en que la luz se apagó casi al punto de desaparecer. Sucedía cada vez que tenía miedo. Si en lugar de dejarme llevar por la confianza, si en lugar de arrojarme a las situaciones, vacilaba, calculaba, pensaba en el muro, la puerta entreabierta, la llave en la cerradura, o si me decía a mí mismo que todos estos objetos eran hostiles y estaban a punto de golpearme o rasguñarme, entonces, sin excepción alguna, me lastimaba o me golpeaba. La única manera de moverme con seguridad por la casa, el jardín o la playa, era pensar lo menos posible en la acción o no pensar en ella en lo absoluto. Y entonces, podía moverme entre los obstáculos como lo hacen los murciélagos. Lo que la pérdida de mis ojos no había logrado, el miedo lo hizo. *El miedo* me cegó."

Debemos temerle a la ceguera más que a nada y recordar que sólo arrojándonos sin vacilación al siguiente centímetro de lo desconocido, podremos construir la confianza en la vida que estamos a punto de iniciar.

- Siéntate y coloca tres objetos pequeños frente a ti. Cierra los ojos y encuentra tu centro.

- Practica moverte por entre lo desconocido. Alcanza sin vacilación cada uno de los objetos.
- Con cada respiración escoge uno y colócalo en un lugar cercano.
- Continúa haciéndolo hasta que alcances los objetos con la facilidad con la que respiras.

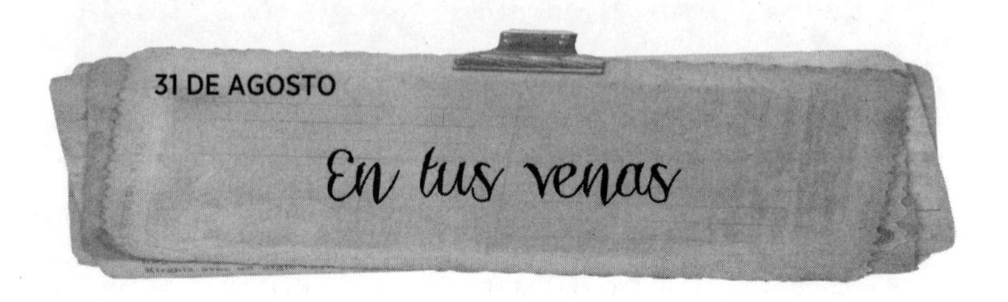

31 DE AGOSTO

En tus venas

Olvídate de la iluminación. Siéntate en donde estás
y escucha cómo canta el viento en tus venas.
John Welwood

Cuando apenas comenzaba mi carrera, deseaba con toda el alma convertirme en poeta. Veía esa imagen de mí como si fuera una colina que tuviera que escalar para mirar desde la cima. Pero cuando llegué hasta arriba noté que hacía falta algo, así que tuve que escalar hasta la siguiente colina. Al final me di cuenta de que no tenía que seguir escalando para convertirme en poeta: ya lo era.

Me sucedió lo mismo con el amor. Tenía el profundo anhelo de convertirme en amante, pero al trepar por las relaciones como si fueran colinas, de nuevo me di cuenta de que había sido un amante todo el tiempo.

Entonces quise hacerme sabio, pero después de mucho viajar y estudiar, fue en los días que pasé atado a la cama con cáncer que descubrí que ya lo era. Mi problema era que todavía no conocía el lenguaje de mi sabiduría.

Ahora comprendo que todas estas encarnaciones cobran vida en nosotros cuando nos atrevemos a vivir los días que tenemos al frente, cuando nos atrevemos a escuchar cómo canta el viento en nuestras venas. Portamos el amor y la sabiduría en nuestro interior como si fueran semillas. Y los días nos hacen retoñar.

- Siéntate en donde quiera que estés y sólo respira.
- Con cada respiración trata de definir todo eso que aspiras ser.

- Respira de manera constante y nombra tus relaciones también: padre, madre, hija, hijo.

- Siéntate en donde estás sin que ningún nombre te opaque, y escucha al viento en tus venas.

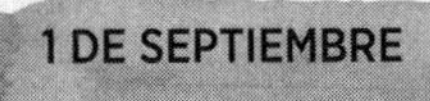

1 DE SEPTIEMBRE

Kikaku y Basho

No debemos abusar de las criaturas de Dios. Debes voltear el haiku. No es: La libélula; despoja de sus alas árbol pimiento. Sino: Árbol pimiento; devuélvele sus alas, sé libélula.

El maestro japonés Basho en respuesta al poema de Kikaku

La destrucción o la sanación del mundo dependen de la manera en que se despliega el significado de la reflexión de Basho. Éste nos dice que la elección entre construir y destruir es lo que marca la diferencia. Con certeza, las breves indicaciones del poeta nos revelan el camino de la historia humana, en el que, incesantemente, un peregrino destruye mientras otro construye.

Como ejemplo podríamos analizar las acciones de los dos exploradores que moldearon al mundo que ahora conocemos: Cristobal Colón y Carl Jung. Colón atravesó el océano con el objetivo de destruir y de apoderarse de todos los tesoros que encontrara a su paso. Jung, por su parte, atravesó el océano interior para construir, con cualquier barrera que encontrara, los tesoros que, de todas formas, ya poseía. Debemos preguntarnos qué fue lo que hizo que uno de ellos pisara un continente que jamás había visto y proclamara: "¡Esto es mío!", y lo que hizo que el otro se inclinara y exclamara con humildad: "Aquí es a donde pertenezco..."

Tal vez la diferencia es que cuando Colón llegó al Nuevo Mundo estaba explorando el exterior con un espíritu específico de conquista, y cuando Carl Jung alcanzó el inconsciente, exploraba el interior con un indeterminado espíritu de amor. Es evidente que ambos estaban comprometidos con su búsqueda, pero mientras la intención de Colón era dividir y poseer, la de Jung, en el mismo espíritu de Basho, era unificar y pertenecer.

Debemos ser cuidadosos porque en nuestro interior conviven ambos impulsos: el de dividir y poseer, y el de unificar y pertenecer. Como si fuéramos arquitectos, construimos y destruimos sin parar, con la rapidez con la que parpadeamos. Pero, dado que la conciencia depende de que los ojos se mantengan abiertos, la sanación depende de mantener la unificación.

En el amor, en la amistad, en la búsqueda del aprendizaje y el crecimiento, en el intento por entendernos, ¿cuántas veces no hemos hecho lo mismo que Kikaku?, ¿cortarle las alas al espíritu antes de que tenga la oportunidad de liberarnos?

- Siéntate en quietud y medita respecto a alguna búsqueda en la que estés involucrado actualmente. Tal vez busques entenderte a ti mismo, tener una relación más profunda, o tal vez sólo quieras una casa nueva o un mejor empleo.
- Observa con cuidado cuál es tu enfoque de trabajo en esta búsqueda.
- ¿Estás enfocado en construir o en destruir?
- ¿Estás brindando alas o arrancándolas?

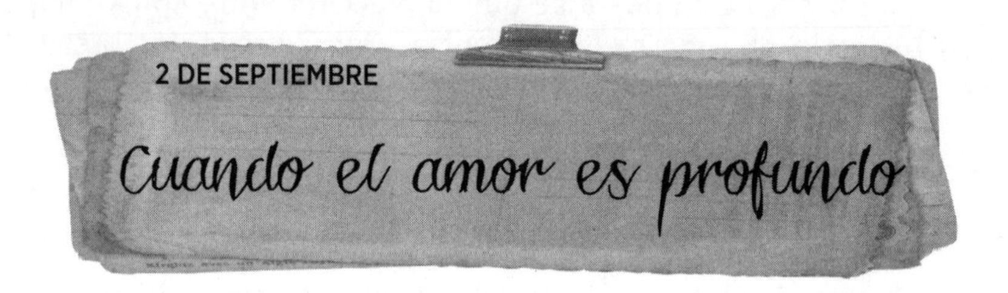

2 DE SEPTIEMBRE

Cuando el amor es profundo

Cuando el amor es profundo mucho se puede lograr.
Shinichi Suzuki

A pesar del énfasis exagerado que hace nuestra cultura en el concepto de producir, existen un lugar y un tiempo precisos para hacerlo. La verdad es que ya queda muy poco que no *podamos* hacer. En la mayoría de los casos no es que no podamos producir algo, sino que carecemos de la habilidad para visualizar el sueño ya realizado o de la confianza para llevarlo a cabo.

Yo recuerdo que cuando era chico, mi abuela me animaba a visualizar hasta los sueños más pequeños, a ver cómo podían pasar de mi mente a mis manos. Señalando mi frente, la abuela me decía: "Míralo aquí", y luego tomaba mis manos y concluía: "Ahora míralo acá." Entonces se reía y decía: "Muy pronto estará ahí." Al final, se volteaba para buscar cualquier cosa en la habitación.

El hecho de que podamos sentir algo en el interior y luego construirlo en el mundo es una característica asombrosa del ser humano. En el fondo parece que todas estas energías del espíritu son iguales porque, ¿mi abuela no me estaba creando a través de su amor?, ¿nosotros no ayudamos a que otro nazca en el instante en que lo motivamos a mirar con el corazón?, ¿no le ayudamos al mundo a nacer cada vez que le brindamos a alguien la confianza para crear lo que su corazón contempla?

De alguna forma fuimos creados para involucrarnos en un enfrentamiento con la tierra, la madera, la arcilla, el mármol. Este enfrentamiento implica darles forma, atrapar el aire, las notas, las palabras y el color, y convertirlos en señales. Fuimos creados para abrazar a los otros seres humanos —esas interrogantes que también respiran como nosotros— y luego temblar al separarnos. Yo sigo viviendo como si mi existencia fuera una proclamación de que vale la pena vivir. La vida me hace preguntarme, ¿de qué nos vamos a enamorar esta noche?, ¿a qué color le entregaremos nuestro ser?, ¿qué instrumento musical seremos ahora?

- Cierra los ojos y visualiza la transformación de un sueño a un hecho real. Puede ser el sueño de una relación sólida, el de una casa o el de construir algo imperecedero con tus manos.
- Respira hondo y visualiza el sueño existiendo íntegro en el mundo.
- Respira hondo y quédate un rato acompañado de esa visión. Entra a ella y rodéala.
- Ahora abre los ojos y mira tus manos.
- Siente cómo se mueve el sueño completo hacia tus manos abiertas.
- Siente cómo palpitan tus palmas con la energía del sueño que espera ser realizado.

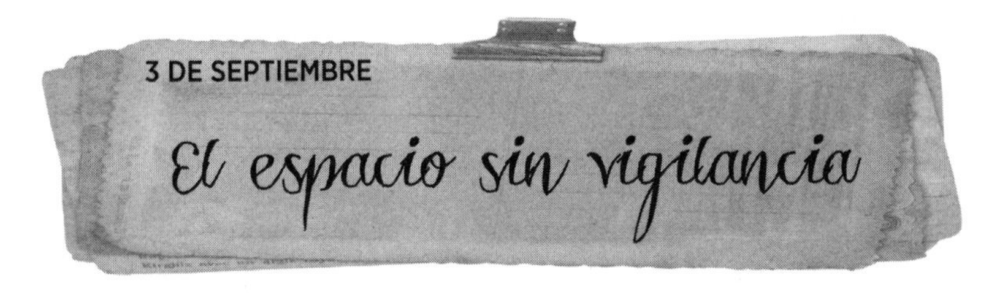

3 DE SEPTIEMBRE

El espacio sin vigilancia

Me esforcé tanto en complacer que nunca me di cuenta de que nadie me estaba mirando.

Al igual que todos los otros chicos de la escuela, yo imaginaba que mis padres estaban sentados por ahí en algún lugar donde nadie podía verlos, observando y juzgando todos mis actos, como esos detectives que se ocultan tras ventanas polarizadas. El hábito no cambió mucho cuando llegué a la edad adulta. Andaba por la calle con la preocupación constante de qué pensarían los demás respecto a lo que hacía o dejaba de hacer. Esto sucede cuando las semillas del estar demasiado consciente de uno mismo nos abruman. Porque a partir de ese momento, la continua y fastidiosa observación de nosotros mismos cohíbe la espontaneidad y la posibilidad de gozo, y nos produce la nerviosa incertidumbre de si lo que hacemos está bien o es un error.

Precisamente, la carga que implica el hecho de que otros nos observen y juzguen es lo que provoca que nuestra necesidad de lograr objetivos se vuelva exagerada y se convierta en un anhelo de fama. En muchas ocasiones, llegué a fantasear que el futuro, reunido como si fuera un público, se maravillaba con todo lo que había logrado con tan poco. En esos momentos ni siquiera importaba cuáles habían sido los logros, con sólo sentir que toda esa vigilancia me aprobaba, me sentía aliviado.

Comprendí que mi público se había ido el día que desperté con hemorragia después de una cirugía, y rodeado de montones de ángeles en forma de palomillas respirando junto a mí. Lloré en lo profundo, no porque me acababan de quitar una costilla, sino porque estaba en medio de una batalla contra el cáncer. Lloré, no sólo porque me acababan de hendir físicamente, sino porque también me habían horadado más allá de donde acababa la noción que tenía de que era observado. De alguna manera, el espacio sin vigilancia pudo respirar un poco, y aunque no podía explicárselo a nadie, mis sollozos eran sollozos de alivio y contenían el agua de un espíritu que, despojado de su caparazón, ablandaba la tierra.

Han pasado los años y ahora paso largas horas al sol contemplando cómo el abeto, agobiado con su propio peso, cae al lago. El acto parece enfatizar la mímica de Dios. Nadie dice nada; el público de observadores se ha ido y ahora puedo sentir cómo pasa la vida de esa forma tan apacible y vibrante que tiene, sin que nada interfiera. Ahora, en la noche, cuando el perro duerme y la lechuza contempla lo que nadie más ve, a veces me quedo parado en el pórtico y siento que la miel nocturna baña las estrellas, que cubre la tierra, los árboles, las mentes de los niños que dormitan; siento que la quietud evapora todas las nociones de fama y las arroja al espacio sin vigilancia que aguarda a que la luz llegue. En ese silencio libre de distorsiones, la presencia de Dios es un beso. Es ahí donde comienza la paz, en el espacio sin vigilancia.

Siéntate en quietud y con tu respiración aleja a todos los ojos que parecen observarte.

- Encuentra tu centro y con la respiración aleja todas las opiniones de los compañeros de trabajo y amigos.

- Enfócate en el espacio sin vigilancia que yace dentro de ti. Con la respiración aleja el ojo juzgador de tus padres o abuelos; el ojo que vive con tanta tenacidad en ti.

- Desde el espacio sin vigilancia, inhala y siente cómo la atención de la vida te conecta a todo.

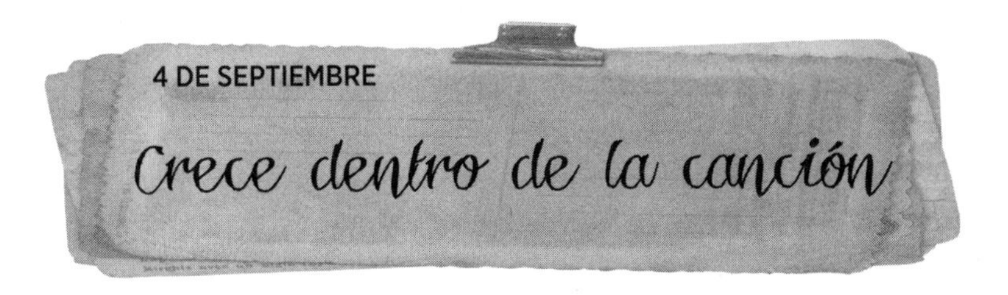

4 DE SEPTIEMBRE

Crece dentro de la canción

Lo que queda detrás de nosotros y lo que queda delante es poca cosa comparado con lo que queda entre nosotros.
Ralph Waldo Emerson

Vi a una mujer embarazada cantando y me imaginé el efecto que el ritmo de su canción tendría en la vida que se gestaba dentro de ella. Imaginé que la canción acercaba más el alma de su hijo aún no nacido, al tiempo que le esperaba en el mundo. Tal como lo hace la luz con la raíz que se fortalece bajo el suelo.

La observé cantar y entonces comprendí que la vida en su interior crecía con la tonada. Miré alrededor porque estábamos en un círculo de canción y el canto de todos acercaba a sus almas un poco más al tiempo que les esperaba en el mundo. Al cantar, el hombre nervioso se fue relajando, la mujer insegura también comenzó a perder esa sensación que tenía de que valía poco. Y yo, yo pude dejar de lacerar mis heridas cuando mi boca estuvo abierta y mis ojos cerrados.

En ese momento comprendí que la letra de la canción no era importante, que el esfuerzo de cantar es una manera de abrir los conductos entre lo que crece en el interior y lo que crece en el exterior.

Ahora creo que es muy importante que cantemos cuando estemos embarazados de nuestros sueños, nuestros problemas y del anhelo de amor y de verdad. Es fundamental que atendamos a la semillita del espíritu con el mismo cuidado que le brindaríamos a una vida que se gesta en nosotros. Es esencial que cuidemos nuestro cuerpo porque es el portador de la vida que se forma mágicamente en nuestro interior conforme pasan los días.

- Encuentra tu centro y medita con las manos sobre el vientre. Imagina que estás embarazado con una versión de ti mismo que crece en tu interior.
- Respira hondo y cuando te sientas cómodo, articula tu aliento y permítele emitir cualquier sonido que desee.
- Respira lenta y concienzudamente. Comprende que la voz de tu aliento es una canción.
- Respira y canta mientras tus manos abrazan al espíritu que se gesta en tu interior.

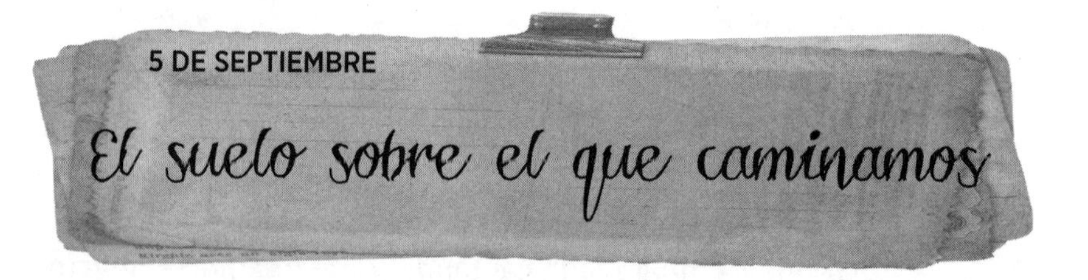

5 DE SEPTIEMBRE

El suelo sobre el que caminamos

Caminante no hay camino, se hace camino al andar.
Antonio Machado

Escuché con mucho cuidado mientras él describía los primeros pasos de su hijita. La animó a mirarlo todo el tiempo y cuando ella dejó de hacerlo, tropezó. Dio el traspié cuando perdió el enfoque, cuando tomó demasiada conciencia de los pasos que estaba dando.

Temí que él declarara su supremacía paternal, que dijera que, sin su amorosa presencia, su hijita no podría hacerse camino. Pero para mi sorpresa, él entendía aquellos pasos de una forma muy profunda, con la sabiduría que nos afecta a todos.

Miró a la nada y, con toda calma, ofreció su reflexión: "Mi hija me ayudó a entender que, cuando dejo de buscar la verdad, tropiezo. Cuando pierdo el enfoque de lo que realmente importa, caigo."

Esta anécdota se quedó conmigo desde entonces. Porque, ¿no crees que siempre estamos dando nuestros primeros pasos?, ¿acaso no descubrimos un misterio de fortaleza cuando miramos al frente y nos enfocamos en un sentido más hondo de la verdad?, ¿acaso el balance no es en realidad la habilidad para caminar con naturalidad como aquella pequeña?, ¿caminar sin pensar demasiado en todo lo que es más grande que nuestro miedo?

- Siéntate en quietud y piensa en algún aspecto de tu personalidad que te gustaría modificar. Tal vez te gustaría ser más amoroso, tener menos miedo, tener más confianza en ti mismo, desconfiar menos de los demás, ser más comprensivo, menos crítico.

- Respira de manera regular y, sin preocuparte mucho por cómo lo harás, camina con tu corazón hacia el terreno en el que crecerá.

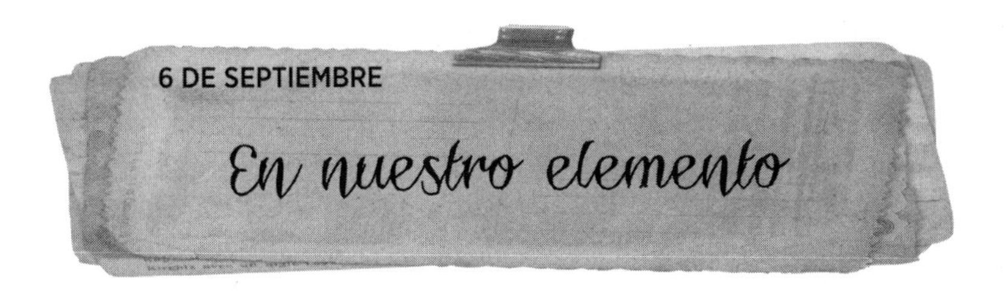

6 DE SEPTIEMBRE

En nuestro elemento

El pez no puede ahogarse en el agua. El ave no cae del aire.
Todas las criaturas de Dios deben vivir en su propia naturaleza.
Matilde de Magdeburgo

En algún momento de la Edad Media, en un remoto sitio de Alemania, la introspectiva visionaria Matilde de Magdeburgo llegó a la sabia conclusión de que vivir en nuestro propio elemento es la manera más segura de alcanzar la prosperidad, la salud, la paz y el gozo internos.

Sus ejemplos son asombrosos porque lo único que tenemos que hacer es colocar al pez en el aire y al ave en el agua para evidenciar los peligros que conlleva tratar de ser lo que no somos. Por supuesto, al pez y al ave les queda muy claro cuál es su sitio, cosa que no sucede con los seres humanos.

Parte de la bendición y del desafío de ser humano radica en que debemos descubrir la naturaleza que Dios nos otorgó a cada uno. Ésta no es una misión abstracta impulsada por la nobleza, sino una necesidad imperiosa. Porque la única forma de prosperar sin ansiedad es viviendo en nuestro elemento; y como los humanos son los únicos seres vivos que pueden ahogarse y a pesar de eso ir a trabajar, caerse del cielo y seguir doblando la ropa limpia, resulta imperativo que encontremos el elemento vital que nos hace cobrar vida.

Recuerdo con inmensa claridad lo mucho que sufrí siendo adolescente porque mi madre insistía en que me hiciera abogado y mi padre quería que fuera arquitecto. Por alguna razón, a mí me quedaba claro que lo que necesitaba era convertirme en poeta porque había algo en la poesía que me hacía sentir vivo. El único que me entendía era mi amigo de la infancia, Víctor, quien tras haber reunido los requisitos necesarios para ingresar a los estudios preliminares de medicina, descubrió que deseaba ser florista porque había algo en las flores que lo hacía sentir vivo.

Pero no se trata de ser poeta, florista, doctor, abogado o arquitecto; se trata de la genuina vitalidad que está más allá de cualquier ocupación, la vitalidad que tenemos que perseguir si nos interesa descubrir de qué estamos enamorados. Si de repente sientes energía y emoción, además de una sensación de que estás viviendo la vida por primera vez, entonces, lo más probable es que estés muy cerca de encontrar la naturaleza que Dios te otorgó. Porque, finalmente, gozar de nuestro trabajo no debe ser un premio adicional sino un signo de intensa salud.

- Siéntate en quietud e inhala la naturaleza que Dios te dio. Está tan cerca de ti como el aire lo está del ave.
- Inhala y medita respecto a la actividad que te hace sentir tu propia naturaleza cada vez que te involucras en ella.
- Haciendo a un lado el empleo que tienes ahora, ¿de qué manera podrías ser tú mismo y vivir con más intensidad, todos los días?
- Durante el día involúcrate en algún gesto de vitalidad que te ponga en contacto con tu propia naturaleza.

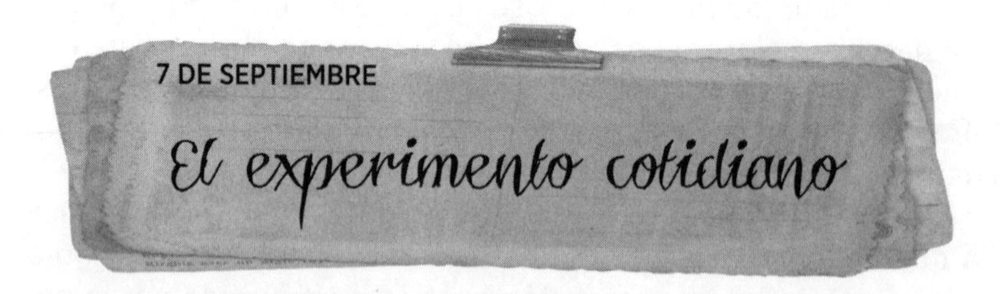

7 DE SEPTIEMBRE

El experimento cotidiano

Eres el laboratorio y cada día es el experimento. Ve y encuentra lo nuevo e inesperado.

Joel Elkes

Cada vez que hablamos con alguien, surge ante nosotros un mapa de expectativas respecto a la manera en que debemos interactuar. Nos sentimos confundidos y a veces recibimos una pista. Compartimos el dolor y a veces recibimos una pista. Compartimos un anhelo y a veces nos dan un plan. La verdad es que no debemos subestimar el poder de estos mapas silenciosos porque las infinitas gravedades de la expectativa que nos mantiene alerta son lo que gobierna la mayor parte del pensamiento. Lo más delicado es que esas mismas gravedades nos despojan de energía cuando las negamos y cuando las aceptamos, también.

En realidad, más allá de todos los planes, de la presión y de la expectativa, más allá de la sutil guía y el estímulo que casi todo mundo nos brinda, el siguiente paso en la interacción con el mundo siempre es inimaginable y, además, nadie lo ha dado. Por lo tanto, nuestra misión espiritual consiste en mantener vivo el asombro del peculiar explorador que somos.

A pesar de que yo atesoro ese asombro, también debo confesar que casi toda mi vida he sido obediente. He hecho lo que se ha esperado de mí, y hasta un poco más; todo en pos de ser amado. Claro que también he sido rebelde y he hecho exactamente lo opuesto a lo que se me sugirió con sutileza; todo en pos de bloquear cualquier tipo de control que alguien más pudiera tener sobre mí. Sin embargo, el paso más fresco siempre lo he dado cuando he tenido el valor suficiente para aterrizar justo al límite de lo poco que sé, cuando he respirado aire nuevo, cuando he podido asimilar nuevas sensaciones: sin responderle a nadie y sólo en pos de lo que siempre es factible.

- Esta meditación se debe hacer de pie. Encuentra tu centro y trata de asimilar el hecho de que, a pesar de que todo el que ha vivido ha caminado, nadie ha dado jamás el paso que tú estás a punto de dar.

- Inhala con lentitud y respira la paradoja.

- Exhala todos los pensamientos que tienes respecto a dar un paso.

- Sólo respira y, con un paso, lánzate a lo desconocido.

8 DE SEPTIEMBRE

Más perdurable que la niebla

Estar cerca de algo hermoso y no vivirlo es la forma más sutil de tortura.
Robert Johnson

Siempre llegan esos momentos en los que, por alguna razón, la rosa pierde su color, la música ya no nos conmueve, o la dulce y delicada alma que tenemos enfrente ya no ablanda nuestro corazón.

Encontrar el significado de las cosas y luego perderlo es tan natural como colocarse bajo la sombra y luego sentir la luz porque las nubes ya se disiparon. Sin embargo, esta misma situación puede devenir en un calvario cuando llegamos a creer que en verdad fue la rosa la que perdió su color, que la música fue lo que dejó de ser conmovedor o, lo peor de todo, llegar a la conclusión de que la persona que tenemos enfrente en verdad dejó de ser dulce y delicada.

Porque, francamente, si existe algo peor que no ver, es ver y que lo que veas no te conmueva. Claro, las cosas y la gente cambian —el temperamento de nuestras necesidades también se modifica— pero resulta imposible que reconozcamos el cambio o la pérdida si no podemos reconocer y aceptar que a veces somos incapaces de sentir lo que vemos.

Muy a menudo, las tragedias de la vida comienzan cuando reacomodamos nuestra situación —cuando cambiamos de pareja, de religión o de empleo, por ejemplo— para darle significado a algo que dormita en nuestro interior.

Esto me recuerda a un hombre que construyó una casa en un acantilado junto al mar. En cuanto la terminó, la niebla la cubrió durante un largo mes. El hombre maldijo el lugar y se mudó. Una semana después de que el hombre abandonara la casa, la niebla aclaró. Somos humanos, la niebla rodea nuestros corazones y, a menudo, la vida depende del apacible valor que se necesita para esperar a que claree.

- Siéntate en quietud y piensa en algo de tu vida que parezca haber perdido el significado que tenía para ti.
- Respira y permite que las inhalaciones refresquen tu corazón.

- Permite que las exhalaciones refresquen tu mirada.
- Comienza tu día. Trata de pensar de vez en cuando en ese algo que había perdido el significado. Míralo con frescura.

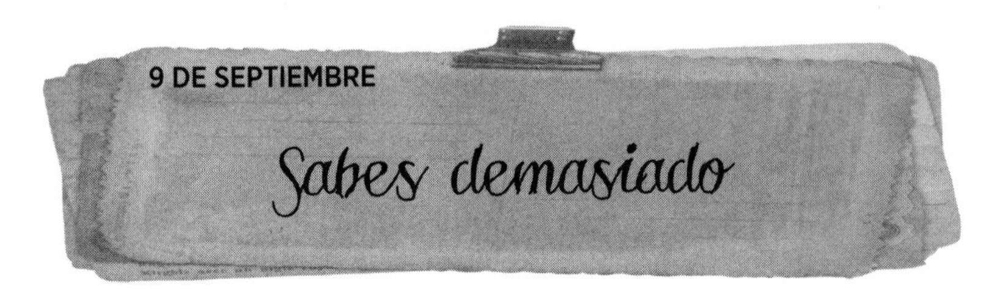

Dos científicos atravesaron la mitad del mundo para pedirle a un sabio hindú que opinara sobre sus teorías. Cuando llegaron, el sabio los condujo con amabilidad hasta el jardín y les sirvió un poco de té. A pesar de que las tacitas estaban llenas, el sabio siguió vertiendo té. La bebida se estaba derramando. Los científicos, incómodos, le dijeron con gentileza: "Su santidad, las tazas están llenas." El sabio dejó de verter y dijo: "Sus mentes son como las tazas. Ya saben demasiado. Vacíenlas y regresen después. Entonces, hablaremos."

Leroy Little Bear

Saberse la fecha de cumpleaños de todo mundo no es lo mismo que sentir el asombro del nacimiento. Asimismo, ser un experto en todas las posiciones que existen para hacer el amor no es lo mismo que ser apasionado. Fue el gran intelectual, Northrup Frye, quien señaló que entender los principios de la aerodinámica no tiene nada que ver con vivir la experiencia de volar.

Si alguna vez te sientes aletargado o alejado de la esencia de lo que sabes, quizá es porque tu mente está tan llena como las tazas de aquel sabio. Tal vez, como el pescado hacinado en la pecera, tus pensamientos ya no tienen espacio para moverse. Quizá lo único que necesitamos de vez en cuando es deshacernos de todo lo que no es importante, permitir que Dios, como un viento vigoroso, nos despeje la mente hasta que quede como una pecera vacía.

Información no significa sabiduría. A pesar de que la mente es una herramienta extraordinaria e irremplazable, sólo puede almacenar en lugar de sentir, y clasificar en lugar de entender; como el castor, puede construir una presa con todo lo precioso. Si no puedes hablar con la boca llena, ¿entonces cómo crees que podrás pensar con claridad si tu mente está repleta de información no digerida?

Pero, ¿qué podemos hacer para vaciar la mente? No pensar de más, dejar de acumular y clasificar. Elegir la tarea más importante de la inagotable lista de pendientes y llevarla a cabo con toda concentración después de haber roto la lista.

Todas las tradiciones de sabiduría nos recomiendan permanecer quietos, nos dicen que la quietud puede vaciar los espacios que ocupa el conocimiento inútil. ¿Pero cómo comenzamos? Pues bien, cada vez que descubras que estás tratando de arreglar tu vida en tu cabeza, detente, observa alrededor y fíjate en qué lugar cae la mayor cantidad de luz. Después de hacer este ejercicio durante una semana, haz un trato contigo mismo: cambia cinco teorías sobre cómo vivir, por una hora de existencia no planeada. Luego bébete un té.

- Si tu mente fuera una maleta en la que sólo cupieran cinco cosas, ¿cuáles guardarías?
- Cuando enfrentas alguna adversidad, ¿cuántas veces le das vuelta al asunto en tu mente?, ¿por qué?, ¿qué pasaría si pensaras en ello sólo una vez?
- ¿Tu mente clasifica, archiva y reproduce información cuando te vas a dormir?
- Cuando te despiertas, ¿puede tu mente asimilar con mayor facilidad lo que tienes enfrente?
- Si es así, trata de brindarle a la vida, dos veces al día, la sensación de que te acabas de levantar.
- Hoy lleva contigo sólo una de las cinco cosas. Deja la maleta en casa.

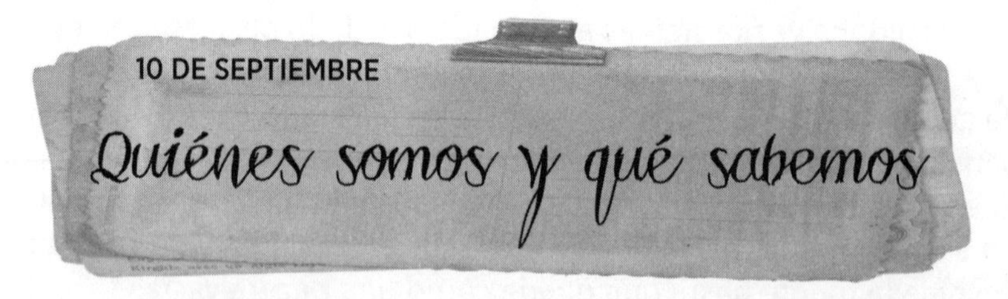

10 DE SEPTIEMBRE

Quiénes somos y qué sabemos

> Llegar a la comprensión a través de ser uno mismo se llama naturaleza.
> Llegar a ser uno mismo a través de la comprensión se llama cultura.
> **Confucio**

Aparentemente podemos aprender a través de un proceso de dos vías. Ser quienes somos nos ayuda a conocer más acerca de la vida, y lo que aprendemos en la vida nos ayuda a ser más quienes somos. Si observamos la forma en que nos comportamos en la actualidad, podremos ver que somos producto de distintas mezclas de naturaleza y cultura. Por ejemplo, siendo niño, me quemo la mano con la estufa y comprendo los peligros del calor: cuando la experiencia es mi maestra, entonces soy hijo de la naturaleza. Cuando soy adolescente escucho a mis amigos platicar sobre sus fracasos amorosos y ese conocimiento moldea mis intentos en dicho ámbito. Ahora, la maestra es la comprensión, entonces soy hijo de la cultura.

Debo confesar que cuando encontré estas definiciones cambió la percepción que tenía de mí mismo. Porque de inmediato noté que, a pesar de que siempre me había jactado de ser un hombre profundamente involucrado con la naturaleza y la experiencia, en realidad era bastante cultural y tenía una fuerte tendencia a ser más bien un observador. Desde ese momento me pareció muy claro que ambos tipos de aprendices corremos peligro. Los aprendices de la naturaleza corremos el riesgo de negarnos a convertir la experiencia personal en comprensión. En ese caso, nos volvemos aquel ser frívolo que nunca logra vincular las heridas y las alegrías a una misma lección, el que siempre vuelve a caer en el error. Por otra parte, los aprendices de la cultura corren el riesgo de no convertir la comprensión en experiencia. En ese caso nos convertimos en el tipo serio que toma toda la información en cuenta pero nunca actúa, el que nunca se involucra en nada. Pero, cuidado, porque si dejamos de aportar lo que somos a lo que sabemos, en ambos casos podemos llegar a sufrir un lapso de la realidad. Este tipo de problema es una enfermedad crónica que yo, en lo personal, ya he padecido con bastante frecuencia.

Efectivamente, así como las aves vuelan y mudan sus plumas, las arañas se descuelgan y atrapan a su presa, las serpientes reptan y mudan de piel; así, los humanos se preocupan por otros y aprenden. Y así como el ave no puede encontrarle buen uso a su viejo plumaje, así como la araña se descuelga y se atora en su propia red, y la serpiente ignora su piel del pasado, nosotros conservamos el conocimiento en espera de que nos sea útil. No obstante, su utilidad sólo resulta válida cuando algo nos importa.

- Encuentra tu centro y respira. Contempla tu vida y trata de descubrir si eres un ser natural o cultural en lo que se refiere al aprendizaje.

- Respira de manera constante y pregúntate quién es tu principal maestra: ¿la experiencia o la comprensión?

- Piensa cuál es tu mayor fortaleza y cuál otra podrías utilizar más en tu vida.

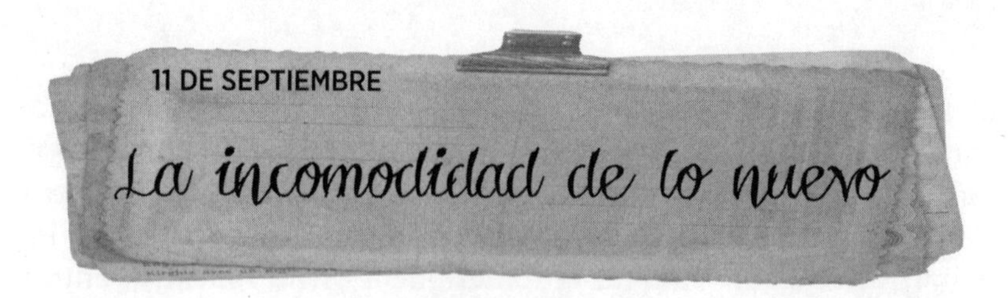

11 DE SEPTIEMBRE

La incomodidad de lo nuevo

La ansiedad es el vértigo de la libertad.
Kierkegaard

Tal vez la primera vez que sufrimos este tipo de confusión es cuando aprendemos a caminar, cuando nos alejamos de la pared o la silla, de los amorosos brazos de papá o mamá. Pero sin duda, la posibilidad de caminar bien vale la incomodidad que se padece en la transición.

La confusión aparece de nuevo cuando nos enamoramos por primera vez, cuando dejamos que nuestro cariño atraviese los muros a los que lo habíamos acostumbrado. De igual forma, la habilidad de amar más allá de los muros bien vale la pena el vértigo que implica dar estos nuevos pasos.

La verdad es que toda experiencia nueva tiene un vértigo de libertad que debemos superar. Cada vez que nos salimos del área de comodidad que conocemos tenemos que aclimatarnos a lo nuevo. Es el pasaje que conduce a todo aprendizaje. No debemos temerle ni darle mucha importancia, sólo hay que seguir enfocados en el aprendizaje.

Cuando puedas, observa cómo vuelan los pajaritos. Fíjate en la manera que los repentinos vientos los obligan a bajar y a virar con brusquedad. Los pajaritos, sin embargo, se acostumbran pronto y continúan volando.

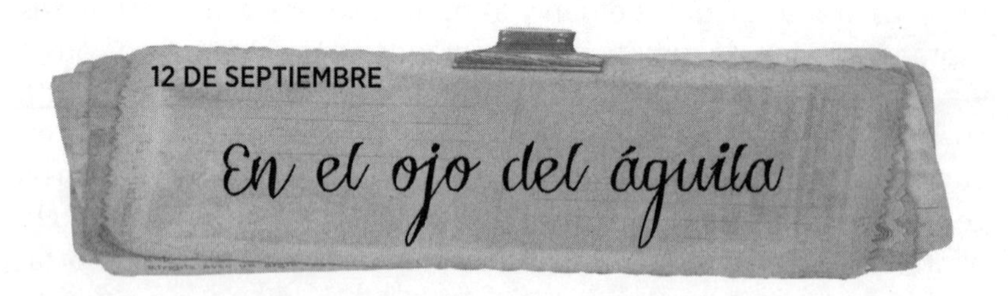

12 DE SEPTIEMBRE

En el ojo del águila

La vastedad del infinito cielo se refleja en el rabillo del ojo del águila.
Precisamente de la misma forma en que, cuando el corazón se anima, refleja al universo.

Tal como la luna refleja la luz del sol para aquellos que están mirando hacia otra parte, el corazón que se explaya le lleva amor a quienes luchan contra la oscuridad. Pero no olvidemos que la luna no es la fuente de la luz, sólo la refleja. De la misma forma, a pesar de la magnificencia del corazón, éste no es la fuente del amor, sólo es un conducto para las fuerzas que a veces no logramos ver cuando estamos en la penumbra.

Yo ya me di cuenta de que toda la gente a la que he admirado a lo largo de mi vida, a la que he tratado de imitar, es como la luna que aparece por la noche. A pesar de que en secreto yo también quería ser así, descubrí que lo que les permitía a esas personas brillar en medio de mi oscuridad era su apertura, algo que no tenía por qué copiarles ni envidiarles, algo que sólo tendría que descubrir en mí mismo.

De pronto pienso en mi abuela, cuya inmensa calidez de inmigrante me permitió contemplarme de la misma forma en que la luna te permite ver tus manos en la oscuridad. También tenía un profesor visionario que lograba exponer la verdad frente a nuestros jóvenes y confundidos egos, y que alimentó mi inclinación a buscar lo que de verdad importa. Y también estaba aquel sacerdote de setenta años que dirigía mi grupo de ayuda. El amor en él era tan genuino que su corazón reflejaba todas las situaciones con el mismo detalle y compasión: el dolor y la gracia, el temor y la esperanza, la confusión y la certidumbre.

Lo que quiero decir con esto es que preocuparse por otros significa elevarse por encima de todo lo demás sin abandonarlo. Cuando algo nos importa recibimos la verdad que mora más allá de las palabras y, entonces, el sentimiento de lo inefable se refleja en nuestros corazones llevándoles alivio a quienes nos rodean.

- Siéntate con alguien en quien confíes y juntos describan el corazón de una persona a la que admiren.
- ¿Qué beneficios han recibido de la gracia de esa persona?
- ¿En qué parte de ti vive esa gracia?, ¿te beneficia en algo?
- Mediten respecto a la calidad del corazón que admiran e invítenlo a explayarse a través de ustedes.

13 DE SEPTIEMBRE

Criaturas de sabiduría

Muéstrate y nadaré hasta ti.

Somos espíritus dentro de un cuerpo, vivimos como las ballenas o los delfines, siempre nadando cerca de la superficie, por siempre atraídos a la luz del exterior, luz que no siempre alcanzamos a distinguir. Y así como el agua roza los ojos de estos peces cuando entran y salen de lo profundo, los días rozan nuestra mirada dándole forma.

Suceden tantas cosas al mismo tiempo, más allá de lo que le mostramos al mundo, que nuestros sentimientos, pensamientos y expresiones salpican a quienes están en la superficie. Por ello, cuando las miramos directo a los ojos, las personas se vuelven criaturas de sabiduría, pletóricas de lo inefable. Nosotros, por otra parte, seguimos siendo espíritus-peces que emergen para buscar amor y aire.

A veces no tenemos el tiempo ni el valor necesarios para quedarnos frente al otro y ver cómo emerge su verdad. "Esto es lo que necesito, que esperes hasta que yo llegue ahí, fresco desde la superficie." Porque después de todo lo que padecemos para encontrarnos, es necesario que esperemos y esperemos hasta que nuestros seres amados salgan a la superficie con su sabiduría.

- Siéntate frente a un ser amado, ambos encuentren su centro, con los ojos cerrados.
- Cuando estén listos, mírense a los ojos en silencio.
- Inhalen la sabiduría del otro. Luego hagan una reverencia recíproca.

14 DE SEPTIEMBRE

Sencillo como el pez

He sido un pez: en búsqueda del fondo cuando estoy en la superficie; en busca de la superficie cuando estoy en el fondo. Y lo que he sentido, pensado y hablado, es el listón del mar de Dios que pasa por mis agallas.

Un pez ordinario que se abre camino con la nariz en el fondo del mar es un maestro de lo profundo, y como sucede con los maestros más trascendentes, él ni siquiera se da cuenta de las lecciones que imparte. Sin embargo, en su diminuta y eficiente agalla, mora el misterio de cómo vivir siendo un espíritu en la Tierra.

Como todos sabemos, hasta el pececito más pequeño ingiere agua mientras nada y su agalla transforma esa agua en el aire que le ayuda a vivir. A pesar de que existen detalles biológicos que explican la mecánica de este proceso, su esencia continúa siendo un misterio.

La pregunta es, ¿cuál es nuestra agalla?, ¿será el corazón, la mente, el espíritu, la combinación de los tres? Sea lo que sea, al igual que los pececitos, debemos convertir en agua el aire para vivir. En nuestro caso, eso significa transformar la experiencia en algún tipo de sustento, transformar el desconsuelo en asombro, el corazón fracturado en gozo.

Nada más importa porque, así como el pez, debemos continuar nadando para sobrevivir. Debemos nadar a través del paso de los días. Ni el flujo de la experiencia ni la necesidad de asimilarla son procesos que se puedan detener; al contrario, debemos enfocar todos nuestros esfuerzos en aprender el secreto de las agallas, el secreto de transformar lo que nos llega a través del aire.

Entonces, ¿cuál es tu agalla? En mi caso es el corazón, y el amor deviene en el invisible rastro que voy dejando. No importa cuál sea la tuya, es más importante nadar en la existencia y respetar tu agalla, que descubrir cómo funciona.

- Siéntate en quietud y respira lentamente.
- Al respirar observa que lo que te mantiene vivo es esa transformación del aire en aliento.

- Continúa respirando lentamente y mientras lo haces, abre tu corazón al misterio de cómo la experiencia se transforma en sentimiento, y la aflicción en asombro.
- Inhala hondo y echa a andar tu agalla.

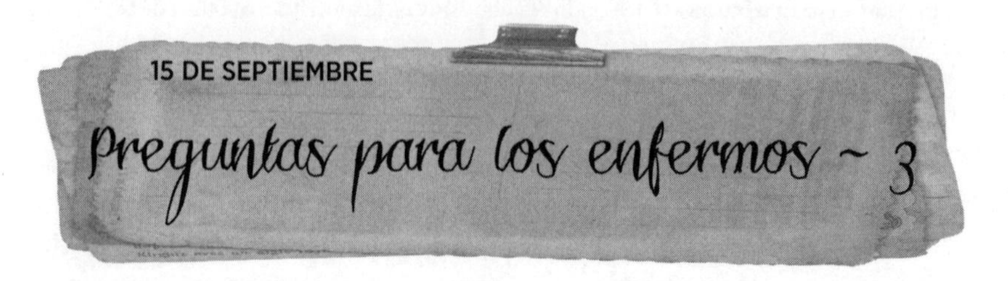

15 DE SEPTIEMBRE

Preguntas para los enfermos ~ 3

¿Cuándo fue la última vez que relataste tu historia?
Pregunta formulada a los enfermos por un brujo nativo norteamericano

Las historias son como pequeñas cápsulas del tiempo. Transportan pedazos de verdad y de significado a través de los años. No importa si se trata de un mito de hace cuatro mil años o de la historia de tu infancia que jamás has contado: el significado espera ahí como una ración de comida seca. Es una comida que sólo se podrá consumir cuando la vuelvas a contar porque lo que hace que el significado se despierte, son el sudor y las lágrimas de la narración. Lo que sana es el recuento.

A veces repetimos las historias, no porque seamos olvidadizos o indulgentes, sino porque cada expresión contiene demasiados elementos que deben digerirse. Es por ello que continuamos compartiendo esa historia que se ciñe al corazón hasta que la entendemos por completo. Recuerdo el primer verano que estuve enamorado, cuán intensa la caída, cuán doloroso el aterrizaje. Cuando todo terminó, cuando ella me abandonó por otros quereres, me sentí devastado. En aquellos días de universitario, la nostalgia devino en una herida ávida de aire, y aunque a veces los desconocidos llegaban a cansarse de ella, cada vez que contaba mi historia, cada vez que narraba sus ojos repentinos, su partida inesperada; también estaba cosiendo un punto más de la sutura de mi corazón.

Luego mi suegra perdió al hombre con el que había estado casada durante cincuenta y cinco años. Dos semanas después de todas las flores y las condolencias, me senté junto a ella y la vi contemplar el momento del fallecimiento. Me contó una y otra vez cómo había sido su último suspiro, cómo lo había encontrado desplomado en su sillón. Al principio me pareció que mi suegra divagaba, pero luego comprendí que ésa era la forma en la que le estaba buscando el significado a su luto. Era como un chamán, como un monje que canta el mantra de su experiencia hasta que la verdad queda liberada.

Imagina cuántas veces contó Pablo la historia de cuando Dios lo tiró del caballo. Lo más probable es que lo hiciera porque cada vez que la volvía a narrar, ingresaba a una zona más profunda de revelación. O imagina cuántas veces relató Moisés las historias de las entrevistas que había tenido con Dios. Seguramente imaginaba que veía a Dios con mayor claridad cada vez que narraba otra vez la historia. Cuántas veces no habrá Lázaro contado la historia de cuando Jesús lo resucitó, y sin duda, lo más probable es que lo hiciera porque así se acercaba cada vez más a su propia resurrección.

La verdad es que, aunque creemos estar conscientes de lo que estamos a punto de narrar, la historia es lo que nos narra a nosotros y nos salva, de la misma misteriosa forma en que el aliento siempre es igual, pero diferente.

- Siéntate con un ser amado y túrnense.
- Mediten respecto a las cicatrices de sus corazones.
- Elijan una y observen cómo cambia conforme respiran.
- Después de un rato, cuenten la historia de cómo llegaron a tener esas cicatrices y la manera en que les afectan en el presente.

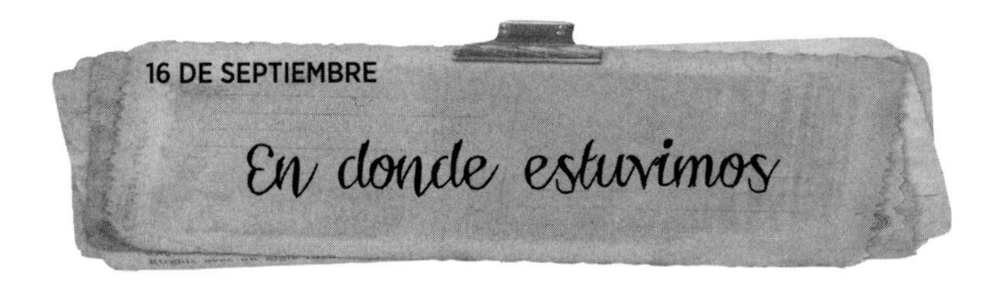

16 DE SEPTIEMBRE

En donde estuvimos

He nacido una y otra vez y en cada ocasión, he encontrado algo que amar.
Gordon Parks

La habilidad de encontrar algo que amar y de amarlo de nuevo por vez primera depende de la forma en que resolvemos e integramos el significado de los lugares en los que estuvimos antes. Un excelente ejemplo es el *nautilus pompilius*, una exquisita criatura marina de concha que vive en el fondo del océano. El *nautilus* es una forma de vida abisal que se desplaza como un hombre blando oculto en una dura concha y que busca sus oraciones en el fondo del mar. Con el tiempo, el *nautilus* va construyendo una concha en espiral, pero siempre se queda a vivir en la cámara más nueva de la concha.

Dicen que las otras cámaras contienen un gas o líquido que le ayuda al *nautilus* a controlar la flotación. De nuevo, una lección muda sobre cómo aprovechar el pasado: vivir en la cámara construida más recientemente y usar las otras para permanecer a flote.

¿Podríamos nosotros construir cámaras para nuestros traumas?, ¿no vivir en ellas sino ir rompiendo el pasado hasta que sea lo suficientemente ligero para casi no pesar?, ¿podríamos internalizar ese conocimiento de los sitios en donde hemos estado lo suficiente para ya no vivir ahí? Porque si llegáramos a lograrlo, la vida se haría más ligera.

No es coincidencia que el *nautilus* transforme su lenta digestión en un cuerpo flotante. Esto nos quiere decir que sólo con el tiempo podemos poner al pasado en perspectiva, y que sólo cuando el pasado ha quedado atrás podemos abrirnos y vaciarnos lo suficiente para sentir en verdad lo que va a suceder. La única forma que tenemos para amar y amar de nuevo como si fuera la primera vez, es vivir en la cámara más reciente del corazón.

- Encuentra tu centro, cierra los ojos y piensa en los pasajes que te han llevado a ser quien eres.
- Inhala de manera regular y ve qué pasaje tiene más sentimiento acumulado.
- Respira de manera constante y pregúntate, ¿el pasado vive en mí o soy yo quien vive en el pasado?
- No hagas nada hoy, sólo permanece en donde tu corazón así lo dicte.
- Mañana comparte el sentimiento con un amigo.

17 DE SEPTIEMBRE

La charola giratoria

El Dios en nosotros no es una presencia incompleta.
No podemos ocultar lo que somos.

Viví cinco años así: pasándoles a los otros esa parte de mí que sí podrían entender, dándole la vuelta a los aspectos de mi verdadero yo, ocultándolos como si fueran una charola giratoria de condimentos, de las que se usan en las mesas; ofreciéndoles a otros lo que querían, necesitaban o les proporcionaba más comodidad.

Me hice muy bueno en eso, podía girar como la charola, al centro de mis seres amados, y podía acomodarme a las necesidades de varios de ellos al mismo tiempo. Llegué a creer que eso me convertía en una persona generosa, en un interlocutor ágil, confiable y dadivoso. Pensé que había encontrado la manera de ser quien era y, al mismo tiempo, de ser considerado.

De lo que no me di cuenta fue de que la mayor parte de mí permanecía oculta, y que mostrarles a los demás sólo ese fragmento que les parecía aceptable era una traición a mí mismo. Con el tiempo me convertí en un espía oculto con mis sentimientos y creencias más profundos. El costo que pagué fue una sutil pero constante asfixia espiritual.

Pero la verdad es que nadie me había pedido que lo hiciera. Aunque en algún momento recibí ciertas heridas que me condicionaron a esconderme a veces, podría decirse que más bien mi visión distorsionada respecto a la manera en que se debe negociar en el mundo fue lo que me llevó a convertirme en un maestro en el arte de usar máscaras; a pesar de que, en sí mismas, todas las máscaras eran genuinas.

El miedo al conflicto, al rechazo, a no ser amado, el miedo a mostrar lo que creía que nadie más podría comprender. Una falta de confianza y fe en el hecho de que la flor en mi interior podría sobrevivir a la inclemencia del exterior. Los años pasaron sin que yo atendiera todos estos problemas; años en los que continué jugando a la charola giratoria de los condimentos de Mark.

La línea entre la privacidad y el ocultamiento es demasiado delgada. Yo he aprendido, de una forma muy dolorosa e intensa, que cada uno de nosotros es una sinfonía y que, a pesar de que no siempre seremos escuchados, la enfermedad siempre comienza cuando dejan de interpretarnos.

- Siéntate en quietud y medita sobre un aspecto de tu persona que les ocultas a los demás. Puede ser tu delicadeza, tu sandez, tu vacilación o tu ensoñación.
- Respira lentamente y pregúntate, ¿qué crees que sucedería si permitieras que los demás conocieran este aspecto de tu personalidad?
- Respira hondo y baja hasta el núcleo de tu corazón, hasta el sitio en donde mora este precioso aspecto.
- Ahora respira con libertad dentro de la seguridad del momento.
- Quédate quieto y trata de exhalar esta esplendorosa parte de tu ser hacia la habitación.
- Fíjate en lo que se siente que ese aspecto viaje en tu interior, y de tu corazón hacia el aire.

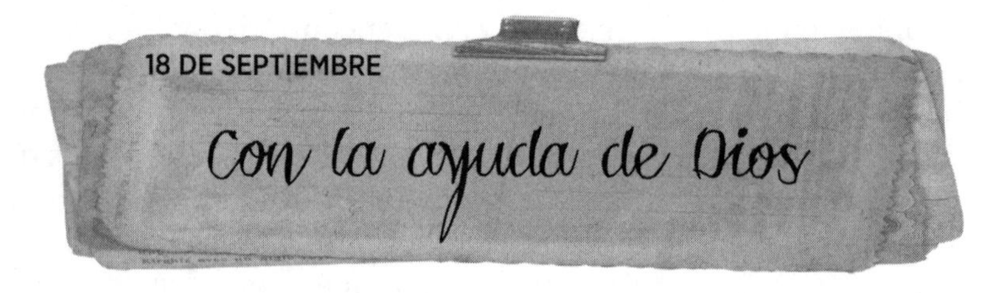

18 DE SEPTIEMBRE

Con la ayuda de Dios

Nunca nos permitimos confiar sino hasta que se ha agotado todo el ego.

Rob Lehman

Hay una antigua historia sobre un hombre que se quedó atrapado por una inundación. Primero recibió una llamada, le dijeron que tenía que evacuar su casa. Se negó con bastante calma y dijo que Dios lo salvaría. Las aguas corrieron por las calles y comenzaron a entrar a los sótanos de las viviendas. Cuando las calles estuvieron completamente anegadas, un equipo de rescate en una balsa de plástico quiso salvarlo. Él volvió a negarse y repitió que Dios lo salvaría. El poder del agua se incrementó y la inundación comenzó a apoderarse de su hogar a través de las ventanas. El hombre ya estaba en la azotea cuando un helicóptero pasó para rescatarlo. Volvió a negarse y a reiterar que Dios lo salvaría.

La inundación hizo lo que hacen las inundaciones y el hombre murió. Cuando llegó al otro lado estaba lleno de ira y amargura. Le preguntó a Dios: "¡Por qué no me salvaste! ¡Sostuve la fe hasta el final!" Perplejo, Dios le respondió: "Traté de hacerlo. Llamé por teléfono, te envié una balsa y un helicóptero, pero no te quisiste subir."

Al igual que el pensamiento del amor, Dios mora en todo lo invisible, pero se acerca a nosotros de maneras muy sencillas a través de todo lo que existe en este mundo.

- Cierra los ojos y reza por algo que necesites.
- Respira hondo hasta que se desvanezcan las palabras del rezo.
- Abre los ojos y comienza el día escuchando lo que te rodea, porque ahí encontrarás lo que necesitas.

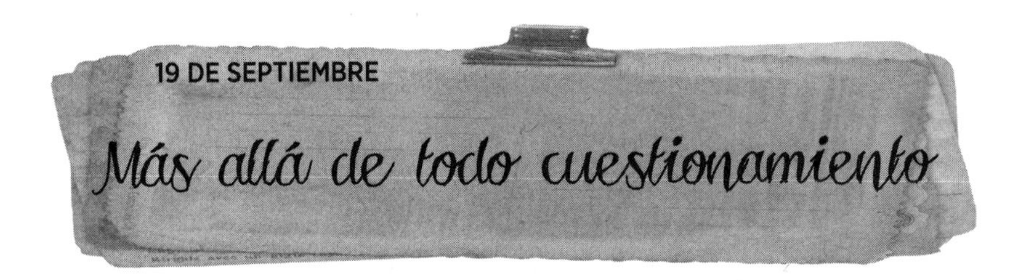

Si intentas entender el amor antes de que alguien te abrace,
nunca podrás sentir compasión.

Había una vez un muchacho que sabía relajar a las personas con su afable plática. Cuando ya estaban relajadas, el muchacho aprovechaba para comenzar a hacer los montones de preguntas que tenía. Pero siempre volvía solo a casa. Al día siguiente hablaba un poco más y, tarde o temprano, siempre llegaba al tema del amor, a las pintorescas preguntas que se estiran, se esparcen y caen, como las hojas.

El muchacho vivió así durante muchos años y los profundos cuestionamientos hendieron su corazón. La hendidura se hizo más amplia, y la gente, como las aves, comenzó a entrar y a salir por ella para estar en el huerto de cuestionamientos que era su corazón. Pero cuando todo mundo se iba, el muchacho se quedaba solo con todo lo que sabía.

Un día apareció un ser vibrante que no se atrevió a entrar al huerto de los cuestionamientos. A pesar de lo amable que fue el muchacho, ella no le ofreció repuestas. Sólo revoloteó cerca y lo abrazó. Luego esperó en el mundo. Al muchacho le tomó un largo rato reaccionar porque ya estaba cubierto con la corteza de un hombre pero, como deseaba ser abrazado, se desarraigó por sí mismo, abandonó la penumbra de su propio corazón y comenzó a vivir.

- Respira hondo y piensa en las maneras en que te preparas para ser amado.
- Con cada inhalación deshazte de los prerrequisitos que exiges para ser abrazado.
- Con cada exhalación deshazte de todo lo innecesario.
- Respira lentamente y comienza permitiendo que te abrace el aire mismo.

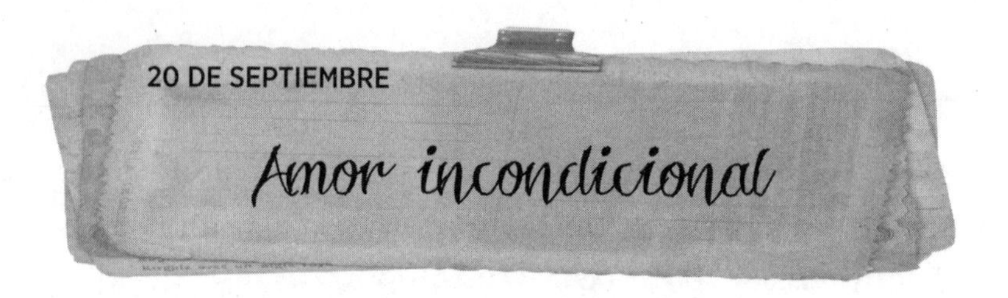

20 DE SEPTIEMBRE

Amor incondicional

El amor incondicional no tiene tanto que ver con lo que recibimos o con soportarse el uno al otro, más bien tiene que ver con la sentida promesa de que nunca, bajo ninguna condición, ocultaremos al otro la imperfecta verdad de lo que somos.

En la actualidad se habla demasiado del amor incondicional, y mucho me temo que este concepto se ha malinterpretado como una forma extrema de "poner la otra mejilla". Eso, por supuesto, no resulta conveniente en lo absoluto para la gente de la que han abusado. Porque, claro, la pasividad exagerada es muy distinta al flujo libre de trabas del amor que transporta lo que somos.

La verdad es que el amor incondicional no exige una aceptación pasiva de cualquier cosa que llegue a suceder en su nombre. Más bien se trata de que, en los espacios auténticos de nuestras relaciones cotidianas, se genere el compromiso de que nada nos impedirá entregarnos, el uno al otro, todo lo que somos con toda honestidad.

Por ejemplo, puede ser que algún día me sienta preocupado por mis necesidades personales, y soslaye las tuyas y te lastime. Pero entonces, tú me haces saber lo que sucedió y me señalas la herida. Yo me siento mal y acepto que a veces me ciego a los que me rodean. Nos miramos con intensidad y tú aceptas mis fallas, mas no mi comportamiento. Yo me siento agradecido de tener la oportunidad de trabajar en mí mismo; y de alguna manera esto nos une más.

El amor incondicional no es un agujero que tenemos para que alguien arroje ahí toda la basura, sino un sol en nuestro interior que nunca deja de brillar.

- Encuentra tu centro y piensa en una relación en la que recientemente hayas soportado dolor en nombre del amor.
- Inhala profundamente y piensa en lo que te impide expresar tu pena.
- Exhala profundamente y piensa que el "ser incondicional" es una manera de sacar al exterior lo que tenemos dentro, y no de soportar lo que viene de afuera.
- Comienza tu día y piensa en "sacar al exterior lo que eres" en nombre del amor.

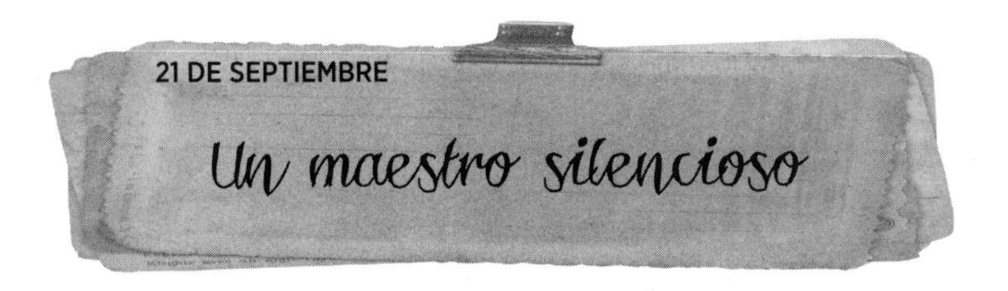

21 DE SEPTIEMBRE

Un maestro silencioso

Cuando dejo de reunir evidencias las piedras comienzan a hablar.

Quisiera hablar de una cuestión muy querida y evidente para mí, una cuestión que me ha llevado toda la vida entender, y que ya mencioné con anterioridad. Debo advertirte que, más que implicar conocimiento —algo en lo que definitivamente creo— tiene que ver con el entendimiento.

Siempre he sido lector; los mundos que las honestas voces han abierto a lo largo de la historia me salvaron de la soledad y de la confusión en incontables ocasiones. Asimismo, he pasado unos cuarenta de mis cuarenta y nueve años en la escuela, ya sea como estudiante o como profesor. Sin embargo, no resulta una casualidad que a través del tiempo, el aula se haya expandido hasta alcanzar la existencia de la vida misma. Pero poco a poco, el proceso de enseñanza dejó de implicar la instrucción y se centró, cada vez más, en indagar en el secreto de la simplicidad de las cosas más sencillas.

Puede resultar sorprendente, pero lo que en realidad quiero decir es que, después de haber recorrido este camino, descubrí que la recompensa a la verdad es la dicha, y no la justicia, el conocimiento o la maestría en un área, aunque claro, estas retribuciones también pueden presentarse. Asimismo, comprendí que el premio a la gentileza no consiste en ser bueno o en que la gente piense bien de uno, ni siquiera en recibir gentileza o amabilidad en retribución, aunque esto también podría suceder. No, el premio para este valor también es la dicha.

Después de los todos los años que invertí en estudiar un doctorado, después de estudiar por mi cuenta cientos de textos sagrados de una variedad inmensa de culturas, aprendí que la bendición de vivir la unidad no es ni la fortaleza ni la claridad que la unidad trae consigo, sino, en un sentido más profundo, un tipo de paz que surge de la división.

La desnudez de la verdad y la compasión siempre son las mismas, no importa si surgen mientras descanso en una cama de hospital y me recupero del dolor, si surge cuando despierto entre los brazos de mi amada y ella, con sus dedos, despeja mi cabeza de preocupaciones; no importa si surge mientras duermo y las palabras de alguien que falleció hace mucho yacen expuestas en mi regazo. Esa desnudez siempre me devuelve a un instante sencillo, aunque raro, en el que comulgan el pensamiento, el sentimiento, el conocimiento y el ser. Ese vigorizante momento, difícil de encontrar y demasiado elusivo para mantenerse cautivo, ese momento es mi maestro silencioso.

- Cierra los ojos y enfócate en algo útil que hayas aprendido a través de la lectura y el estudio. Fíjate en el momento en el que ese aprendizaje entró en tu conciencia. ¿Cobra vida en tu cabeza, tu corazón o en tu estómago?

- Enfócate en algo importante que hayas aprendido a través de la experiencia. Fíjate en el momento en el que ese aprendizaje entró en tu conciencia. ¿En dónde cobra vida?

- Sin juzgar a ninguno de ellos, contempla la similitud o la diferencia en la forma en que ambos aprendizajes viven en ti.

22 DE SEPTIEMBRE

Enfrenta los momentos sagrados

El objetivo más noble de la vida espiritual no es acumular una riqueza de información, sino enfrentar los momentos sagrados.
Abraham Heschel

Quizá el anhelo de construir muchas cosas en lugar de enfrentar situaciones sea parte del espíritu norteamericano. Porque después de todo, nuestros ancestros creían que su destino manifiesto era seguir avanzando hasta que se les acababa la tierra. Sin embargo, ahora que no hay adónde ir, se presenta una nueva noción de lo que significa explorar, una noción que ha esperado por siglos.

En lugar de construir un camino para llegar a un lugar distinto al sitio en que nos encontramos, la vida del espíritu nos exige abrir puertas que tenemos al frente y en el interior. Es a lo que Abraham Heschel llama "enfrentar los momentos sagrados": abrir puertas hacia la vida que ya poseemos. El esfuerzo realizado para construir un sendero hacia otro lugar es muy encomiable, incluso heroico, pero muy a menudo distrae nuestra atención impidiendo que moremos la vida que nos fue otorgada.

Ciertamente no tiene nada de malo tratar de mejorar las condiciones del exterior, pero estas construcciones pierden todo significado si no nos atrevemos a afrontar el pulso vital que nos aguarda como una madre en el límite de nuestra extenuación.

- Siéntate en quietud y piensa en algún momento sagrado que hayas vivido.
- Respira hasta volver a ese momento y afróntalo con la inhalación. Permite que su luz te brinde calidez desde el interior.
- Al exhalar afronta tu vida actual y permite que lo sagrado te encuentre.

23 DE SEPTIEMBRE

Repetición no significa fracaso

Repetición no significa fracaso. Pregúntale a las olas, a las hojas, al viento.

El aprendizaje interior no tiene que suceder a un ritmo específico. Lo que tenemos que aprender lo aprendemos cuando llega el momento indicado. No importa si somos jóvenes o viejos, no importa cuántas veces tengamos que volver a comenzar, no importa cuántas veces tengamos que aprender la misma lección. Debemos caer el número de veces necesario, porque también tenemos que aprender a levantarnos. Nos enamoramos infinidad de veces para aprender a abrazar y a ser abrazados. Malinterpretamos las muchas voces de la verdad una y otra vez para llegar a escuchar el coro de diversidad que nos rodea. Sufrimos el dolor con tanta frecuencia como es necesaria para aprender a quebrarnos y a sanar. Por supuesto que a nadie le gusta el proceso, pero de todas formas tenemos que lidiar con el disgusto hasta que aprendemos lo indispensable acerca de la humildad que hay en la aceptación.

- Siéntate en quietud y recuerda algún aprendizaje que continúe visitándote. Puede ser el hecho de que te entregas con facilidad, que te cuesta trabajo confiar o que lastimas a otros de una manera específica y recurrente.

- Siéntate en quietud y, al respirar, trata de no eludir lo que este recurrente fragmento de vida trata de enseñarte.

- Siéntate en quietud y, al respirar, mírate a ti como una playa y al recurrente fragmento de vida como una ola cuya misión es acariciarte.

24 DE SEPTIEMBRE

El principio de individuación

En el mar, a lo lejos, una flota atunera rodeó a un grupo de delfines acróbatas hocico de botella que nadaba sobre un banco de atún. La flota atrapó a todos en su red gigante. Los pequeños y poderosos botes de motor rodearon a los animales y produjeron una barrera de sonido. Esta barrera desorientó y aterró a los delfines, quienes tuvieron que hundirse en silencio en la red: sus ojos eran el único signo de vida que quedaba. Pero cuando un delfín cruzó la línea de corcho en el borde de la red, supo que estaba libre. Se arrojó hacia el frente impulsado por amplios y poderosos coletazos... Luego se zambulló y nadó a toda velocidad hacia el fondo, alejándose en el agua oscura para luego resurgir y dar una serie de altísimos saltos.

Jeffrey Moussaieff Masson

Esta anécdota de delfines revela una situación recurrente para los seres humanos. Confinados en contra de nuestra voluntad —y a veces, incluso, de acuerdo—, deambulamos medio muertos por la vida en busca de espacio. Nos sentimos atrapados, temerosos e irritados, y desconocemos dónde está el final de la red. Es la deprimente y confusa lucha que siempre antecede la libertad.

Pero al igual que estos magníficos delfines, reconocemos con precisión el instante en que hemos sido liberados, porque un poder interno nos abruma y nos hace sentirnos atraídos a la dicha de explorar las profundidades, esa misma dicha que nos otorga el poder para emerger a la superficie y saltar brevemente a la unidad que es tan difícil imaginar.

Este proceso íntegro describe en un solo momento de la naturaleza aquello a lo que Carl Jung denominó "principio de individuación". Este principio explica cómo un individuo dividido sale desde lo más profundo de su confinamiento y alcanza la completitud del ser.

Si acaso somos convocados, lo somos para sobrevivir a la red, para zambullirnos y emerger a la superficie.

- Encuentra tu centro y visualiza tu espíritu como un poderoso delfín.
- Respira concienzudamente y trata de sentir la red que te confina.
- Visualiza el borde.
- ¿Qué tienes que hacer para nadar más allá de la red?

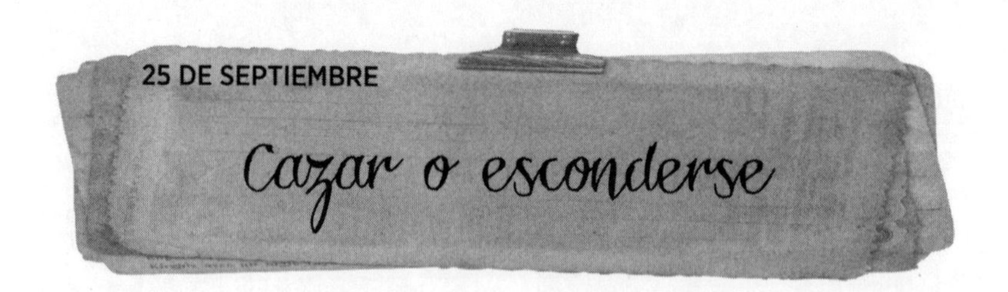

Si cazar o esconderse es un arma de doble filo,
entonces la fe es el valor de arriesgarse y recibir.
Cierro los ojos y la luz me atraviesa...
Robert Mason

Mucho del tiempo que vivimos en la Tierra lo pasamos corriendo detrás o al frente de algo. El anhelo de amar nos hace perseguir a alguien o lanzarnos como carnada. Los sueños de éxito nos obligan a ir tras objetivos y a eludir eso que los demás perciben como fracaso. Pero nada, ni las estrategias para conseguir un gran empleo, ni el ocultarse para no ser lastimado, nos pueden recompensar con paz ni protegernos de la vida.

En lo personal, se que desperdicié incontables horas tratando de que me publicaran y cazando al perfecto editor que me haría lucir como un autor valioso a los ojos de los demás. Y a pesar de que llegué a tener éxito, el esfuerzo que realicé jamás me acercó tanto al pulso de la vida como, desde un principio, lo hizo la mera tarea de escribir.

A veces fantaseamos en secreto; nos imaginamos que, si tan sólo pudiéramos llegar ahí, la vida podría ser mejor en cualquier otro lugar. A veces nos esforzamos más en los sueños que en la vida real. Es algo que sucede muy a menudo con el anhelo de tener una relación más satisfactoria. Nos imaginamos que en algún lugar más allá de la vida que tenemos, hay un hombre o una mujer que aliviará todo nuestro dolor y aletargamiento.

Así como lo infiere Robert Mason con tanta sabiduría, la solución a la complacencia y la infelicidad no radica en perseguir una mejor situación o en ocultar las heridas más profundas. La solución tampoco está en mudar nuestro mobiliario interior a otra habitación o a otro pueblo. En realidad, la mayor oportunidad que tenemos de cambiar la vida consiste en clausurar los hábitos de la mente y explayar el eternamente virginal corazón.

- Cierra los ojos y respira con lentitud.
- Imagina que eso que se despierta en ti ha vivido ahí siempre, que despierta en el interior de un resistente estuche de papel que te llevará a donde quieras; que a través de sus delicadas superficies podrás sentir el viento y ver la luz, percibir el espíritu de todo lo que ha vivido por siempre.

- Imagina que, una vez despierto, caminas en un mundo en donde pequeñas criaturas vuelan sobre nosotros y cantan, en donde coloridos y jugosos frutos crecen de los árboles; que puedes comer lo que crece en la tierra. Imagina que siempre hay cerca agua que fluye, que puedes lavar el cansancio de tu rostro con toda la frecuencia que gustes.

- Imagina que, una vez despierto, vives en un tiempo en el que existen otras personas con las que puedes conversar sobre el milagro de estar vivo, personas con las que puedes reír y llorar, personas a las que puedes amar.

- Imagina que puedes abrir los ojos y bailar en un mundo en donde cae agua del cielo, en donde puedes abrir la garganta y dejar que la canción emerja, que puedes encontrar el sol y permitir que le brinde calidez a la flor que eres, para que exista.

- Ahora abre los ojos y recibe todo lo que es genuino; todo está aquí, todo es ahora...

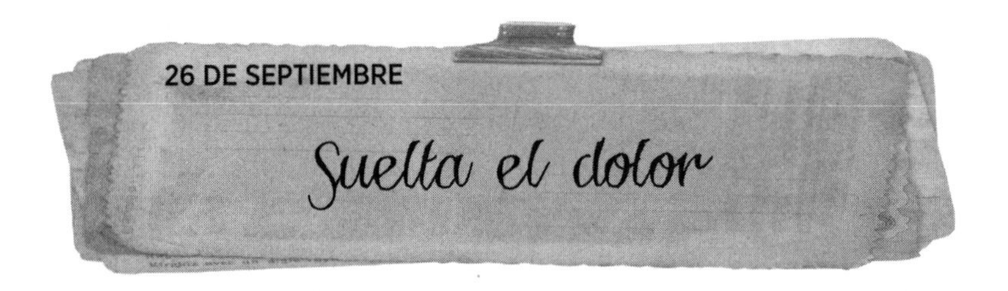

26 DE SEPTIEMBRE

Suelta el dolor

Ha llegado el momento de dejar atrás las piedras. Porque las manos que cargan piedras no pueden batir el tambor con libertad. Porque los corazones que se aferran al pasado no pueden cantar con libertad.

Sólo me tomó una vida entera aprenderla, pero es una lección tan profunda como sencilla. Si nos aferramos a algo —sea una piedra, un barandal o un arma—, las manos no podrán abrirse para tomar ninguna otra cosa.

El eterno y fundamental drama de vivir en lo desconocido radica en esta sencilla secuencia. Para construir, para acariciar o para hacer música de cualquier tipo, debemos arriesgarnos a soltar la piedra, el mazo o la pistola que tenemos en la mano.

Lo anterior me recuerda a un amigo que no podía soltar su pasado. Se aferraba a él como si fuera una soga y tenía miedo de caerse si se soltaba. Pero sabía que mientras continuara empuñando su historia así, no podría recibir el amor que tenía frente a él y, por lo tanto, jamás podría sanar.

Es una verdad inevitable: las manos se deben vaciar antes de volverse a llenar. Sucede lo mismo con el corazón. Es por eso que resulta necesario tener valor todos los días.

- Siéntate en quietud y piensa algo a lo que te hayas aferrado con el corazón.
- Exhala, abre tus manos y trata de dejar que el sentimiento se vaya aflojando en tu corazón.
- Trata de usar las manos para ayudarle a explayarse.

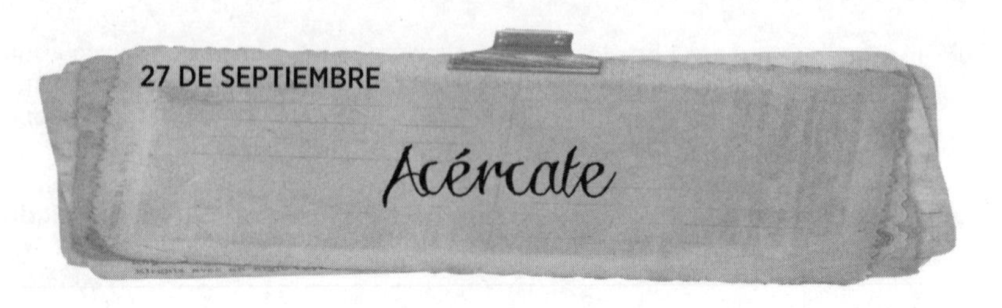

27 DE SEPTIEMBRE

Acércate

Muy pocas situaciones se pueden arreglar por medio de la demencia.
Melody Beattie

El filósofo Michael Zimmerman relató una historia de cuando era niño. Estaba en la escuela cuando alguien le pasó un atrapadedos chino, un juguete aparentemente inocuo que es como un tubito abierto por los dos extremos. Se lo pasaron sin decirle nada y, por supuesto, sintió curiosidad y metió el dedo medio de la mano izquierda de un lado, y el de la derecha, del otro.

El juguete se llama atrapadedos porque entre más jalas los dedos para sacarlos más los atrapa el tejido. Cuando se sintió inmovilizado, Zimmerman entró en pánico y jaló aún más fuerte; pero el atrapadedos sólo se puso más rígido. De repente se le ocurrió hacer lo contrario e introdujo más los dedos en el juguete. El artefacto se aflojó y el niño pudo sacar sus dedos lentamente.

En la vida resulta muy común que entremos en pánico y comencemos a jalar; entonces, los atrapadedos nos aprietan con más fuerza. En esta breve anécdota, el filósofo como niño nos revela la paradoja que sustenta toda clase de valentía: que acercarse hacia lo que nos tiene atrapados nos permite liberarnos.

- Siéntate en quietud y piensa en una situación que te haga sentir atrapado o en la que te hayas mostrado demasiado necio.
- Respira, trata de relajar esa noción de autoprotección para que puedas acercarte ligeramente a la situación.
- Observa lo que se siente, fíjate si la energía que rodea la situación se va aflojando.

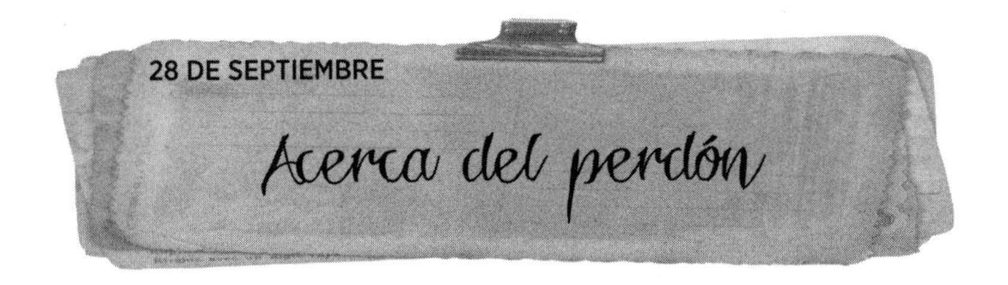

Fue necesario padecer el dolor para conocer la verdad
pero no tenemos que mantenerlo vivo para que la verdad prevalezca.

El sentimiento de que todo lo que he vivido se va a evaporar si no lo revivo, y la idea de que si quienes me lastimaron no se dan cuenta de lo que hicieron, mi sufrimiento habrá sido en vano, son el tipo de cosas que me impiden perdonar. En este sentido, la piedra que arrojo al río es más sabia que yo porque las ondas que produce se desvanecen.

Todo se reduce a que debo recurrir a la claridad del corazón para dejar de definirme en relación a quienes me lastimaron, para que pueda arriesgarme a amarme a mí mismo, a darle valor a mi propia existencia a pesar de la aflicción y de todo lo demás, del interior hacia afuera.

Tal como lo puede atestiguar todo aquel que ha sido lastimado, para que el fuego de la justicia continúe ardiendo, las heridas abiertas también deben seguir ardiendo y servir como una evidencia perpetua. El problema es que si se vive así es imposible sanar. Si se vive así, devenimos en una versión personal de Prometeo, un ser al que la enorme ave de la laceración le devora las entrañas todos los días.

El perdón va más allá de disculpar a alguien por lo que nos hizo. La sanación más profunda se produce cuando entregamos el resentimiento a cambio de la libertad interior. Porque en ese momento, aunque la otra persona jamás haya reconocido la herida, ésta podrá sanar y nos dejará continuar viviendo.

Resulta muy interesante analizar que la palabra perdón en inglés, *forgive*, significa tanto dar como recibir (*give for*). Para apegarnos al significado original, debemos observar que la recompensa interior por perdonar es el intercambio de vida, el toma y daca que se produce entre el alma y el universo.

Resulta muy difícil entender cómo funciona este proceso, sin embargo, el misterio del perdón genuino radica en dejar atrás la balanza del daño y la retribución, para recobrar la sensibilidad del corazón. Lo único que podemos desear es que el intercambio comience hoy, ahora mismo. Iniciarlo a través del perdón por lo que quebramos en el otro, imaginar, por medio del amor, que todas las piezas se vuelven a juntar.

- Respira y permítete sentir el dolor de alguna herida que te hayan hecho. Permítete sentir el dolor que te ha causado mantener la herida abierta sólo para probar lo mucho que sufriste.
- Respira y permítete soltar la indignidad, la injusticia y la laceración.
- Inhala y recibe la suavidad y la frescura del aire.
- Respira y perdona la herida; es decir, cambia esa parte de ti a la que la laceración definió, por esa otra parte de ti que, sin pedirte autorización, continúa sanando.

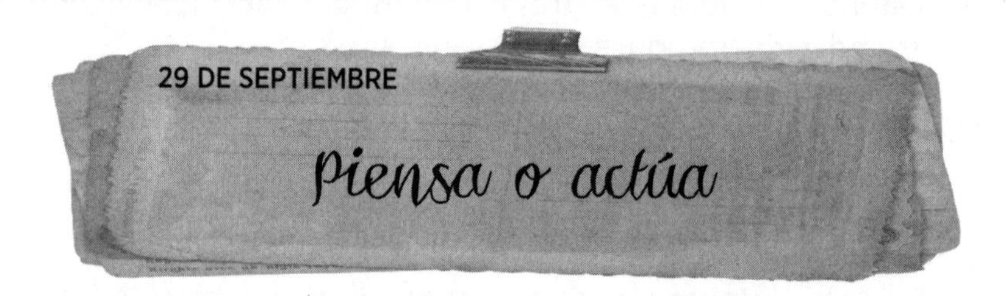

29 DE SEPTIEMBRE

Piensa o actúa

Si tratas de entender el aire antes de respirarlo, morirás.

Sólo podemos pensar las cosas durante un tiempo determinado. Porque después de un rato, toda la información, las opciones y las opiniones, comenzarán a pesarnos demasiado. Una vez que los ojos del alma ya vieron la situación, escucharemos a todas las bien intencionadas voces que nos dicen, como si fueran cuerdas irrompibles, lo que debemos y no debemos hacer.

Ése fue el destino del pobre Hamlet. Pensó tanto qué hacer con su vida, que se le fue. Analizó tanto qué camino tomar, que llegó un momento en que el mero hecho de estar vivo lo hacía sentir oprimido y estancado. Claro que es muy natural ser cauteloso y analítico, en especial cuando nos enfrentamos a decisiones muy relevantes, pero muy a menudo, la única manera de saber lo que nos espera es dar el siguiente paso.

Esto me recuerda la revelación a la que llegó un sabio hindú hace siglos. Un día, a la mitad de sus oraciones matutinas, el sabio se levantó de repente y sacó a sus estudiantes del monasterio. Los ahuyentó de vuelta a sus vidas como si fueran patitos. Y entonces, declaró: "¡Este día es para vivirlo, no para entenderlo!"

- Encuentra tu centro al mismo tiempo que sostienes un vaso con agua y otro vacío.
- Piensa en las opciones que te aguardan al mismo tiempo que viertes el agua de un vaso al otro.
- Cuando te canses de verter, respira hondo y bebe el agua.
- Ahora comienza tu vida.

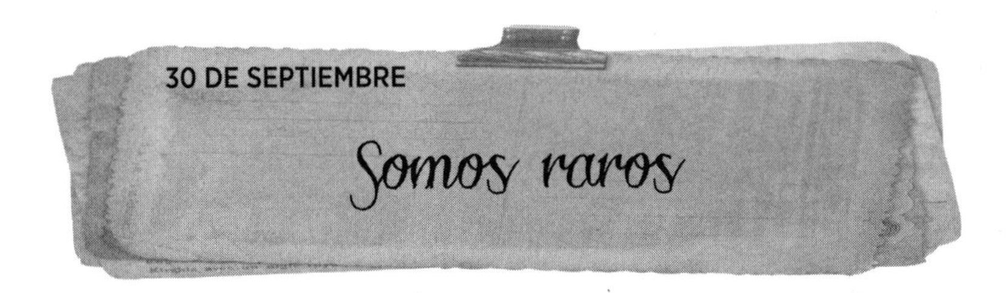

30 DE SEPTIEMBRE

Somos raros

Somos raros, imperfectos.

Con las manos ocupadas cargando víveres, la cabeza llena de pendientes, el corazón repleto de recuerdos y los sueños invadidos por los planes, tendemos a pensar que, si tan sólo pudiéramos escapar o terminar de tachar las cosas de la lista, si tan sólo pudiéramos deshacer lo hecho o llevar a cabo lo que necesita hacerse, entonces podríamos vivir con mayor plenitud y perfección. Pero somos seres humanos, coloridos seres imperfectos que se alimentan de planes y recuerdos.

Ésta es una paradoja muy intensa porque, a pesar de que aspiramos a la autoayuda y la salud mental, sólo logramos sentir plenitud por periodos muy breves. Somos seres vivos que habitan cuerpos, y el paso del tiempo nos desgasta hasta que nos abrimos a todo. Resulta curioso, pero hay momentos de iluminación en los que la claridad y la compasión de los siglos crecen en nuestro interior, y de pronto estamos más conscientes, pero luego, al día siguiente, nos tropezamos con la basura o le decimos algo hiriente a la persona que más amamos.

Antes pensaba que estas fallas inesperadas eran evidencia de que no me esforzaba lo necesario. Mis errores me picoteaban como astillas de ineptitud y a menudo me sentía desmotivado, como si hubiera algo muy básico que no podía aprender. Por algún tiempo me sentí profundamente imperfecto.

Pero he llegado a entender que todo esto es sólo parte de la esencia terrenal del ser humano. No es algo que se tenga que corregir, eliminar o trascender. Sólo debe aceptarse.

Por momentos somos tan puros y eternos como la luz, y al siguiente respiro, se nos resbalan las cosas o dañamos tesoros invaluables. Pero tenemos que reconfortarnos, no culparnos. Somos raros, imperfectos, y parece que estamos destinados a conocerlo todo muy brevemente, sólo en el tiempo suficiente para buscar sustento.

- Siéntate en quietud y recuerda algún momento de iluminación en el que la vida te pareciera particularmente clara.
- Ahora recuerda un momento en el que hayas lastimado a un ser amado o a ti mismo, y hayas sufrido las consecuencias.
- Sin juzgarte, sitúate en esa manifestación terrenal de tu esencia humana y percíbela a través de la claridad. Permite que se fundan y se suavicen la una a la otra.
- Inicia tu día con claridad y compasión por tu esencia humana.

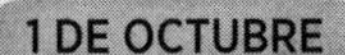

1 DE OCTUBRE

La mosca en la ventana

La fe es el estado de la preocupación como última instancia.
Paul Tillich

Es imposible evitarlo. Aunque hagamos preguntas distintas, siempre volvemos a la preocupación principal: ¿cómo vivir en plenitud?, ¿cómo vivir de tal forma que el asombro del sentimiento supere el dolor del rompimiento?

No estoy seguro. Yo mismo lo estoy intentando. Cada uno de nosotros es una diminuta voluntad que se empeña en encontrar y montar la corriente universal sin morir en el intento. Pero parece que la fe es fundamental, la capacidad de morar en el aliento y la profundidad de la compasión, de saber —aún en el oscuro centro del dolor—, que en algún lugar que no podemos ver, existen la dicha y el asombro, que incluso cuando nos tropezamos seguimos formando parte de una corriente más extraordinaria que nuestro designio personal. Claro, esta noción exige demasiado de la conciencia, pero debemos saber que, a pesar del fracaso, la fe —la preocupación como última instancia— es posible.

En realidad, la coherencia infinita de todas las cosas y sucesos prevalece como una corriente insondable, y nosotros, los peces, sólo tenemos una opción: encontrar la corriente y montarnos en ella. El flujo de agua es Dios, o el tao, como lo llama el gran sabio chino Lao-Tsé. Es la fuerza que nos impulsa cuando nuestras diminutas voluntades se funden con la corriente del ser, es la sagrada luminosidad que llega a nosotros como la gracia divina.

Una vez que entramos al flujo, termina esa vida llena de preparativos, esa vida a la defensiva en la que se ponderan los rasgos individuales. El miedo cede el lugar a la confianza. El control se evapora y deviene en rendición. El pez y la corriente son uno solo por el momento. El momento sagrado y Dios son eternamente lo mismo. No queda nada más por qué vivir, incluso la forma de enunciarla cambia porque ya no se trata de vivir por…, sino de vivir hacia… El interior fluye al exterior y, una vez estando ahí, se mantiene abierto para que el todo pueda ingresar.

Por lo tanto, la fe no es más que la disposición y la valentía para entrar a la corriente y montarla. El misterio radica en que, al tomar el riesgo de sumergirnos en este momento de vida, paradójicamente nos unimos más a todo lo que es más grande que nosotros. ¿Y qué es la compasión sino entrar a la corriente del otro sin perderse uno mismo?

Recuerdo un verano que estaba junto a la ventana y vi que cerca del pestillo había una mosca girando bocarriba, sus furiosas patas se agitaban sin poder dirigirse a ningún lugar. Pensé en aplastarla pero luego noté que su lucha era muy parecida a la mía. Siguió girando y comenzó a agotarse. Sin acercarme más, exhalé con solidez y mi aliento se transformó en un viento repentino. La mosca se paró sobre sus patas, se talló la cara y voló. Seguí contemplando el pestillo con la esperanza de que, algún día, el aliento de algo incomprensible me pusiera de nuevo de pie y me permitiera de nuevo a volar.

- Si te es posible, visita una corriente y deja caer una hoja tras otra en su flujo.
- Observa cómo la corriente se va llevando las hojas. Fíjate en las inmersiones y los giros.
- Observa lo fácil que es que la corriente se lleve las hojas.
- Observa que las hojas no tienen ninguna noción de a dónde se dirigen.
- Cierra los ojos, escucha el agua y medita respecto a tu vida. Piensa en ella como si fuera una hoja en la corriente del tiempo de Dios.
- Siente que los días son como agua que te rodea. Disfruta del paseo.

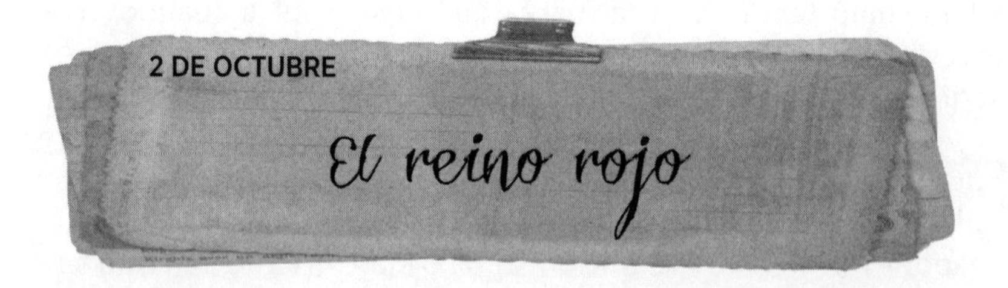

2 DE OCTUBRE

El reino rojo

Nunca he sufrido un dolor que no implique bendición.
Gene Knudson Hoffman

Sé que esto es cierto. Lo sé por los matrimonios que terminaron en fracaso, por la costilla que perdí en mi contienda contra el cáncer, porque me despidieron después de dieciocho años de ser profesor. Sé que cuando el dolor, el miedo y la pena se apaciguan, siempre hay un regalo esperando.

Para ser más claro, debo agregar que el regalo no es la enfermedad ni la injusticia. A pesar de que me siento agradecido por la manera en que cambió mi vida debido a la experiencia de padecer cáncer, no le desearía a nadie que esta enfermedad lo atacara.

Pero conforme los lamentos se pierden en el silencio, nos damos cuenta de que también existe algo indestructible en nuestro interior. Es algo como el sol que siempre se eleva justo cuando parece que la noche no terminará jamás, como la forma en que el cielo sostiene todo lo que vuela y todo lo que cae. A pesar de que el dolor de verse transformado y de que la vida cambie mientras todavía estamos vivos, a veces llega a ser insoportable.

Desde que era niño supe que era así. En una ocasión me corté el dedo con un exacto —todavía tengo la cicatriz— y después de llorar y patalear por todos lados, me maravillé al ver por primera vez el reino rojo que habitaba mi interior.

- Encuentra tu centro y recuerda alguna ocasión que hayas sanado de una herida física o emocional.

- Respira hondo y pregúntate si fuiste capaz de volver a experimentar el mundo con frescura cuando el dolor terminó.

- Cuando te sea posible describe esa experiencia a un ser amado y señala el costo de aquella herida y lo que te retribuyó.

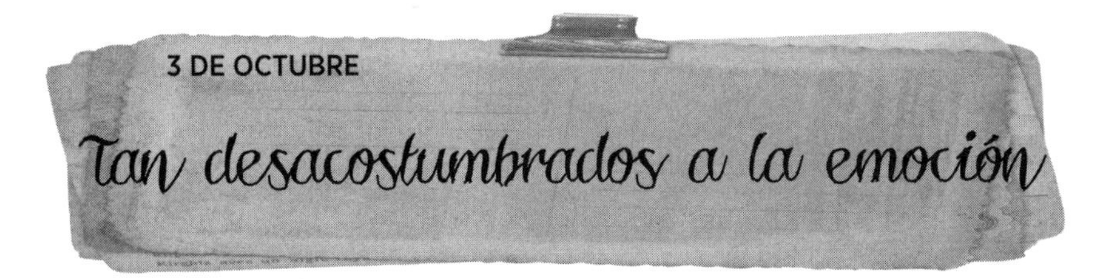

3 DE OCTUBRE

Tan desacostumbrados a la emoción

Estamos tan desacostumbrados a la emoción que confundimos cualquier sentimiento profundo con nostalgia, cualquier noción de lo desconocido con miedo, y cualquier sensación de paz con aburrimiento.

Nos han enseñado a estar tan alejados de la vida que cualquier situación inusual que surge nos asusta. Pero la necesidad de mirar bajo la superficie no nos abandona. Esto se debe en parte al aluvión de violencia que vemos en las películas;

porque una vez negada la necesidad de practicar la introspección y mirar al interior, de todas formas esta necesidad aparece en historias tremebundas acerca de gente a la que parten a la mitad, o sobre persecuciones que culminan en el ultraje de cuerpos en contra de su voluntad. Negar esa necesidad que tenemos de mirar, sólo le confiere más poder y la obliga a tomar otra dirección, y entonces nos encontramos de pronto pagando para sentarnos en la oscuridad, incapaces de mirar hacia otro lado o de voltearnos, al mismo tiempo que ultrajan física y psicológicamente a gente similar a nosotros.

También llegamos a hacerlo de una manera más personal. Cuando tenía treinta y tantos, me negaba rotundamente a mirar al fondo, a encontrar la fuente de mi baja autoestima. Sin embargo, siempre estaba cavando en el jardín con una urgencia injustificable, tratando de desenterrar alguna raíz cuyo nombre no conocía. Con el paso de los años también me he sorprendido lacerándome yo solo. Picoteándome la cutícula y los barritos, y ensañándome con algunas cortaditas hasta que vuelven a sangrar. Pero ya me di cuenta de que éstas son las manifestaciones de mi alma, de su necesidad de mirar bajo la superficie, necesidad que he inhibido.

Asimismo, la batalla que he librado para explayar mi corazón ha sido bastante prolongada. Me casé en dos ocasiones, sobreviví al cáncer y a una madre insensible, y durante veinte años me he aferrado a los amigos como si fueran alimento. Pero todo eso ya se fue. Ahora uso a la soledad como lámpara para iluminar los recovecos que nunca he podido ver. Y a pesar de que en ocasiones me asusta pensar que terminaré vacío después de todo este tiempo, todavía creo que ir al interior y sacar lo que quiera que encuentre es lo que puede marcar la diferencia.

Sacar a flote lo que se guarda en el interior puede resultar una experiencia sagrada y aterradora porque los demás no saben si quieren involucrarse o no, porque parece ser una misión tan delicada como la de alcanzar un nido de pajaritos recién nacidos desde una escalera. Es algo demasiado delicado y sacrílego, es un lugar en donde las manos humanas no tienen por qué entrar. Pero de cualquier forma te invito. Vamos, deja que otros se aventuren con toda honestidad. Para que así podamos decir: "Éste soy yo cuando nadie me ve." Porque todos somos como los polluelos que, si se les alimenta, en algún momento emprenderán el vuelo.

- Siéntate en quietud frente a un espejo con los ojos cerrados y medita respecto a una parte de ti que sea insegura.

- Respira hondo y trata de hacer conciencia de esa fuente de inseguridad.
- Ahora abre los ojos y mírate al espejo.
- Examina con delicadeza tu rostro.
- Mira cómo la inseguridad y la conciencia lo sostienen... Acepta ser quien eres.

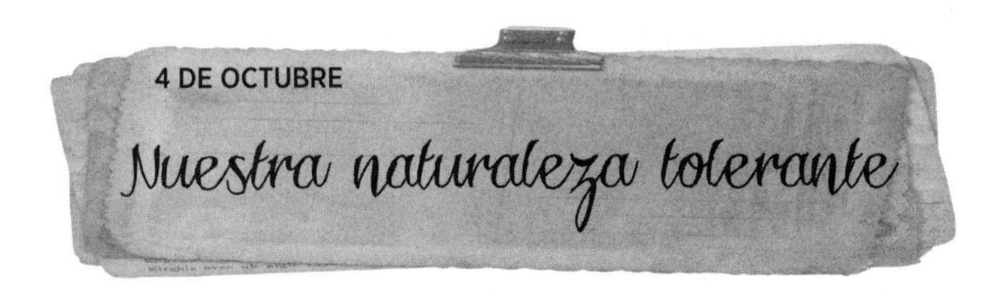

Ningún individuo, en su propia naturaleza, existe de manera independiente a los otros factores de la vida. Cada uno tiene la totalidad del universo como base. Por lo tanto, todos los individuos comparten el universo entero como un suelo común, y esta universalidad a su vez, cobra conciencia en la experiencia de la iluminación en la que los individuos despiertan a su propia y genuina naturaleza tolerante.
Lama Govinda

Piensa en este hecho espiritual: el universo entero es la base de lo que somos. Lo que la ballena ve cuando se apresura a llegar a la superficie está más allá de la visión humana. Lo que el águila siente que acaricia el interior de sus alas está más allá de los cuestionamientos humanos. Lo que la hoja en la cumbre del árbol conoce de la luz cuando ésta se extiende por primera vez está más allá de todos los intentos de amar. La esencia de todo lo vivo, con toda su potencia durmiente, yace enquistada en la energía del corazón que aguarda más allá de su piel. Así como Lama Govinda lo señala de forma tan conmovedora, la iluminación es una experiencia en la que todo lo que pertenece a esa *relación esencial* se torna más cognoscible, se hace palpable. Y en ese momento de encuentro, de esencia a esencia, cobra vida la previa cualidad espiritual de la unidad.

Imagina que más allá de toda la desconfianza existe una corriente permanente de unidad, y que la única forma de entrar a ella es deshaciéndonos de la desconfianza y de las malas experiencias como si nos quitáramos la ropa. Imagina que al entrar desnudos al flujo todos tocáramos, por un instante, con todas las manos que jamás han tocado.

Debo confesar que llegué a vivir momentos que se descubren más allá del esquema del tiempo, ahí en donde la luz es más luminosa a pesar de que continúa siendo sólo luz. Ahí en donde el suave viento que se cuela por entre las únicas hojas amarillas remanentes que caen sobre el estanque sopla igual hoy, que hace cien años. Por lo general me imbuyo sin compañía en estos momentos, porque ésa es la manera en que escalo por mi camino hacia Dios.

Sin embargo, cuando me he atrevido a amar y a entregarlo todo, también he ido acompañado de otros con toda tranquilidad. Y en esos momentos de aceptación total —aceptación entre nosotros y hacia la vida—, miramos hacia adentro y hacia afuera, y todo resplandece. En ese momento se evidencia que ése es el punto de encuentro de todos los amantes genuinos, los amantes que trepan a lo largo de sus vidas para alcanzar un instante que nadie más parece entender, en el que estar juntos es estar solos, en el que acariciar la piel es acariciar el punto del Dios interior que nació para ser acariciado.

Es así como la iluminación, más que el logro de la sabiduría, *es* la experiencia —la sensación— de la unidad de todo lo vivo.

- Sólo respira y medita con los brazos y las manos abiertas.
- Inhala e imagina que todo se une a ti hasta el punto en que ya no puedes seguir inhalando.
- Exhala e imagina que la totalidad del Universo te atrae de nuevo a su cotidianidad.
- Permítete aceptar y ser aceptado.

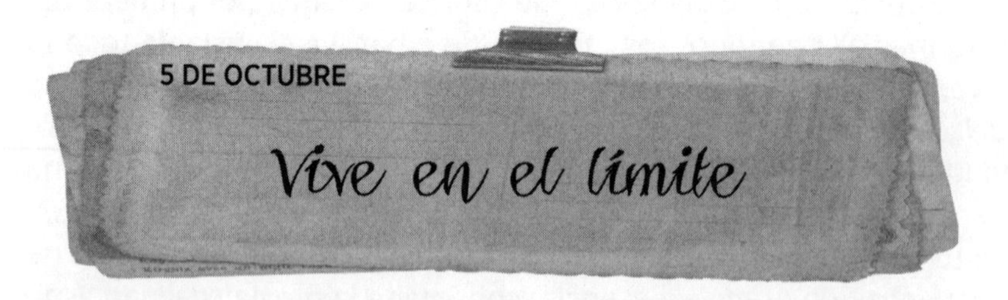

5 DE OCTUBRE

Vive en el límite

Busqué la vida en todos los lugares y la encontré en el ardor de mis pulmones.

Durante casi medio siglo he despertado y me he enclaustrado, he huido y me he detenido, he anhelado y me he detenido, he trepado y me he detenido, he ayudado a otros y me he detenido. Ahora hago preguntas que nunca podrán ser contestadas, y vivo como una respuesta a todo lo que jamás se ha preguntado. Al igual que la hormiga que construye hogares temporales, yo cargo lo que debería dejarse en paz y suelto lo que no se puede transportar, y en el espacio densamente cargado que existe entre la piel del mundo y la piel de mi alma, la experiencia se apresura.

Ahora, tan sólo al caminar, una oleada de sentimientos palpita junto a mis huesos de una manera tan insistente y profunda que duele. Es el dolor de estar vivo. Solía pensar que el dolor era nostalgia, pero ahora sé que es algo mucho más profundo que no conseguir lo que quiero o perder lo que necesito. Esta caminata al límite es el palpitar del que surgen la dicha y la tristeza, el lugar en donde la aflicción y el asombro se encuentran. Ahora despierto a necios días de otoño que se resisten al frío, despierto al sol, al mundo húmedo de anticipación, y entonces siento el dolor, tal como la Tierra siente que su núcleo rechina contra el fuego central que nadie ve. Es la ligera quemadura que se produce al estar ahí.

- Si te es posible, despierta temprano y medita respecto al estado de ánimo que exista en ese momento.
- Respira hondo y medita respecto al hecho de sentirte más allá de ese estado de ánimo.
- Respira de forma constante y medita respecto al palpitar que está más allá de ese sentimiento.
- Si puedes, medita respecto al palpitar del ser que habita en tus huesos.

6 DE OCTUBRE

Dos maneras de sentir el viento

Existen dos maneras de sentir el viento:
ponerse al descubierto y mantenerse inmóvil o seguir avanzando.

Todo ser vivo encarna el ser y el hacer. El viento que producimos al correr es la energía del llegar a ser, y el viento que se nos acerca cuando nos quedamos inmóviles es la energía del ser.

Dado que somos humanos, en infinitas ocasiones necesitamos permanecer inmóviles el mismo número de veces que debemos movernos. Pero gran parte de la confusión que sentimos por ser ciudadanos de la modernidad surge de nuestro empeño en tratar de que el estado en el que nos sentimos más cómodos sustituya el estado en el que necesitamos estar.

A menudo, quienes lidiamos con el permanecer inmóviles no podemos encontrar el viento nativo, en tanto que quienes nos sentimos incómodos al vivir en el mundo, nos podemos retirar a vivir en una inmovilidad que resulta evidente pero que, en muchos casos, también carece de la energía de vivir.

Sin embargo, estas preocupaciones suelen ser más herméticas de lo que nuestra forma de discutirlas lo haría parecer. Eli, mi ahijado, capturó la fusión del ser y del llegar a ser, un día que salió a dar un paseo aquel verano en que tenía seis años. Eli y su padre estaban de pie al aire libre en un campo rodeado de arces y sauces. De pronto comenzó a soplar el viento. Eli se emocionó tanto que comenzó a girar, a dar piruetas y a correr entre los fulgurantes árboles con los brazos bien abiertos. Cuando se quedó sin aliento, completamente asombrado, jaló a su padre de la manga y exclamó: "¡Papi, papi!, ¡si corres demasiado rápido ya no puedes saber lo que es real!"

Los niños tienen una asombrosa capacidad de reflexión y también una inocencia inconmensurable. Llevan consigo la sabiduría que con tanta frecuencia viven pero de la que rara vez están conscientes. Es una ironía que nosotros nos pasemos la vida tratando de recobrar ese glorioso estado en el que el ser y el hacer se tornan inseparables.

- ¿Qué te es más fácil, ser o hacer?, ¿por qué crees que sucede así?
- ¿Qué te gustaría modificar respecto a tu energía del hacer?
- ¿Qué te gustaría modificar respecto a tu energía del ser?
- Con todo el corazón decide que, la próxima vez que estés en un campo abierto, vas a girar con los brazos abiertos.
- ¿Qué otra situación te hace sentir de esta misma manera?, ¿qué tipo de actividad hace que el hacer y el ser sean uno mismo para ti?
- Con todo el corazón decide involucrarte en esta actividad por lo menos dos veces en las próximas dos semanas.

7 DE OCTUBRE

Hasta que lo vivamos

Llegamos al mundo en montones de piezas
y sin un instructivo que indique cómo ensamblarlas.

Es tan tentador tener todas las respuestas antes de comenzar el viaje. Porque nos gusta saber a dónde nos dirigimos, nos gusta tener mapas y guías. Pero, irónicamente, somos más bien una suerte de rompecabezas que respira, un saco de piezas, y cada día vamos aprendiendo para qué sirven una o dos de esas piezas, en dónde van, cómo embonan. Con el tiempo comienza a aparecer una imagen y, gracias a ella, vamos entendiendo cuál es nuestro lugar en el mundo.

Por desgracia desperdiciamos mucho tiempo buscando a alguien que nos diga cómo será la vida cuando nos toque vivirla; permitimos que la vital fortaleza interior se fugue cada vez que les pedimos a otros que nos indiquen el camino. No obstante, al final de todo el estancamiento, tenemos que aventurarnos, salir y nada más ver qué pasa.

Las instrucciones se encuentran en la vivencia misma, aunque debo confesar que todas esas ocasiones que dije que algo me gustaba o que no estaba interesado en tal cosa, en realidad quien decidía no era yo. Porque así como la Tierra surgió como el rompimiento de un plato, la eternidad es de hecho esa misma escena, pero en reversa, y tú y yo sólo somos los trozos de Dios que vuelven a unirse.

- Encuentra tu centro y piensa en la frescura del hoy.
- Con cada respiro ve dejando atrás los prejuicios respecto a dónde vas y lo que debes hacer.
- Sólo respira y entiende que todo es posible, todo, porque hasta este momento continúa siendo desconocido y así seguirá hasta que lo vivas.

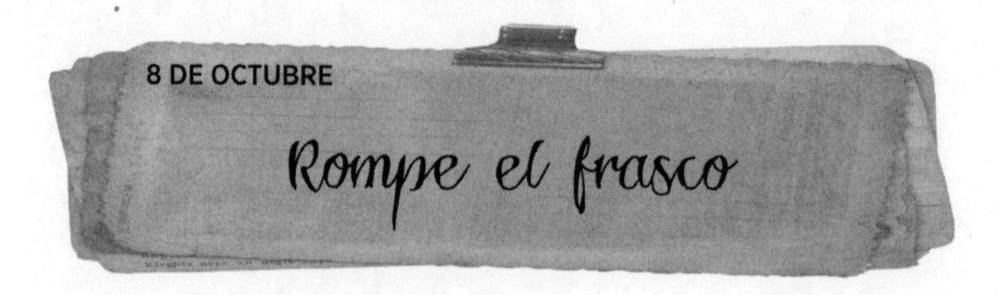
8 DE OCTUBRE

Rompe el frasco

Un hombre crió a un polluelo de cisne en un frasco de vidrio, y cuando el ave creció, se quedó atorada en él. El hombre estaba entre la espada y la pared porque la única manera de liberar al cisne era romper el frasco, acto que terminaría con su vida.

Leyenda zen

Esta parábola nos habla con gran intensidad respecto a las prisiones transparentes en las que colocamos a nuestros seres amados sin imaginar que algún día crecerán. El miedo, la arrogancia, incluso las buenas intenciones de proteger algo o a alguien son parámetros que establecemos y que pueden llegar a sofocar aquello que nos es tan preciado.

Lo más devastador y delicado es que también hay maneras en las que nos enfrascamos nosotros mismos. Si nuestra mente es el hombre que cría al polluelo, entonces el cisne es nuestro corazón. Muy a menudo, en un afán de protegernos de ser heridos, colocamos el blando y latiente corazón en un frasco transparente de desconfianza, sin darnos cuenta de que el corazón, como el polluelo, sigue creciendo. Sí, con mucha frecuencia, nuestra manera de sobrevivir limita nuestra manera de ser.

Es así como amurallamos con el tiempo al corazón. Incluso los seres más sencillos y cautelosos se pueden encontrar de pronto ante la necesidad de romper su corazón —el órgano que les permite sentir en el mundo— para liberarse de aquella cristalina y rígida determinación.

Sin embargo, muchos sólo continuamos viviendo en el interior del frasco, claro, si es que a ese tipo de constricción se le puede llamar vida. Pensando en esa asfixia del corazón, Rachel Naomi Remen se pregunta con sabiduría: "¿Será posible vivir tan a la defensiva que no se pueda vivir en lo absoluto?" En el centro de su interrogante y de la breve anécdota zen, yace la diferencia entre sobrevivir y prosperar, entre existir y vivir, entre resignarse y disfrutar.

Como seres humanos, permitimos que la desconfianza construya una rígida determinación alrededor de la inocencia. Sucede de la misma manera en que la plata se mancha cuando se le expone al aire. Por lo tanto, sólo la tranquila y cotidiana valentía de ser puede lograr que el aire ablande a nuestros corazones de nuevo.

- Piensa en la última vez que te sentiste herido o vulnerable y no lo mostraste.
- ¿Qué te provocó no haber externado la herida?
- Vuelve a pensar en ese momento de vulnerabilidad, pero ahora, hazlo en la seguridad de tu soledad.
- Suaviza el momento y permite que surja el sentimiento original.
- Recíbete de la misma forma en que te habría gustado que otros lo hicieran.

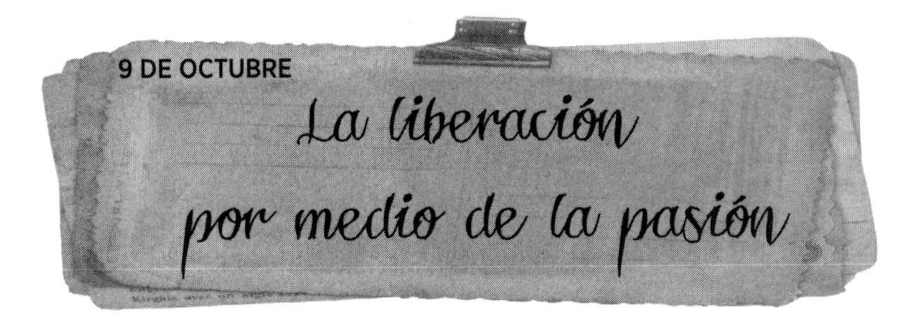

El alma se cierne en el aire como un sol interior: se libera por medio del ardor sin tener que abandonar el núcleo. A esto, al ardor, le llamamos pasión.

¿De dónde surge la pasión? Nadie nos la enseña, sólo nos invade. O no. Cuando nos resistimos, la pasión va horadando el corazón todos los días; cuando le permitimos el paso, se hincha y se inflama hasta el punto de casi sofocarnos con su calor. Por lo general, la pasión se libera en una tendencia constante, es decir, con la continua y dulce humildad que mantiene los labios abiertos a la emoción de la luz interior, con la vitalidad de todo el sentimiento que se apresura a invadirnos a través de los labios. Así es la pasión, es ese ritmo de la gracia divina, la fuente de toda canción. Y sin impedir su flujo y permitir que nos sofoque, así debemos recibirla.

A pesar y en contra de la gravedad, en un contrapunto con el peso del mundo, un fulgurante ardor que se puede bloquear mas no contener mana a través de todos los seres como amor, pensamiento, anhelo y paz. Cuando permitimos que esa vitalidad nos invada, abrimos el corazón común que vive más allá de todo anhelo humano y entonces, el fuego del núcleo comienza a surgir.

Este surgimiento es lo que busco en la vida, es lo que me mantiene vivo. Si fuera bailarín, me la pasaría tratando de escribir el infinito surgimiento en el cielo, una y otra vez, dejándolo huir, más y más lejos. Oh, y el corazón, al igual que la ballena, no tiene otra opción más que salir a la superficie. O si no, morimos. Y una vez que haya emergido, todos debemos zambullirnos. O morir. Más allá de los libros, flores o delicados obsequios que prueban que te conozco, lo más querido que te puedo brindar es el hecho de emerger y lucir frente a ti el resplandor de mi espíritu. Es por ello que busco las amistades más genuinas, en espera de que, de lo profundo, surjan los espíritus empapados en el alma.

- Siéntate en quietud y, al respirar, siente el vibrante fulgor que proviene del centro de quien eres.
- Respira de manera constante y permite que esta pasión te invada sin ningún propósito u objetivo.
- Respira lentamente y, en cuanto comiences a sentir su calor, observa las cosas sencillas que te rodean.

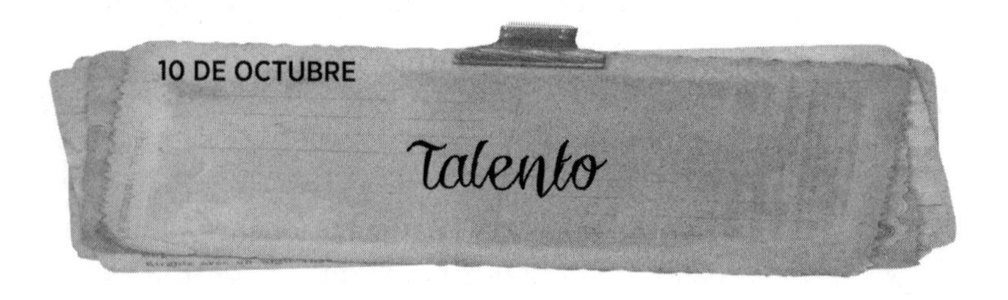

10 DE OCTUBRE

Talento

El mundo es el que está iluminado, nosotros somos la intermitencia.

Así como los radios, a pesar de la estática nos esforzamos para captar las ondas que siempre están en el aire. Como seres humanos nos cuesta trabajo mantener la claridad necesaria para aprehender la magia que le es inherente a todo, es por ello que oscilamos entre lo ordinario y lo extraordinario sin cesar, es por ello que casi todos culpamos al mundo.

Por lo tanto, no resulta sorprendente que a pesar de que somos talentosos por naturaleza, sólo hacemos conciencia de nuestro talento de forma intermitente. Porque si la iluminación proviene de la claridad de ser, entonces el talento es sólo la claridad del hacer, un momento de encarnación en el que el espíritu y la mano se funden en uno solo. Debido a lo anterior, el principal obstáculo que se le presenta al talento es la posibilidad de algún lapso en el ser. Es decir, no es que no tengamos talento, sino que a veces carecemos de la claridad para descubrir cuál es y cómo funciona.

Aparentemente el talento es una energía que espera ser liberada a partir de un cándido involucramiento con la vida. No obstante, muchos tratamos de verificar si tenemos corriente cuando el interruptor está apagado. Con interruptor me refiero al riesgo, la curiosidad, la pasión y el amor que poseemos.

Con lo anterior en mente, podemos pensar que se puede describir la felicidad como la satisfacción que sentimos cuando hay una congruencia, aunque sea breve, entre el ser y el hacer. Es en esos momentos de unificación que nuestro propósito es la *vida* y nuestro talento es *vivirla* de la manera más inmediata posible, ya sea al secar los platos, al rastrillar las hojas del jardín o al lavar el cabello del bebé.

Por eso cuando no puedo encontrar mi objetivo, me hago la súplica personal de irme a sentar bajo el sol en un campo para ver a las hormigas con la esperanza que, de esa forma, recupere la claridad. Cuando me siento convencido de que no tengo ningún don, me imploro ir en busca del interruptor y tratar de hacer algo que no haya planeado, apostarle al remoto llamado que me convoca. Cuando me pierdo entre los cometas, trato de ver cómo nadan los peces, trato de escuchar cómo planean las aves mientras yo camino con dificultades y a destiempo. Y en el temblor de la fe, sé que si no lo intento, por lo menos, de todas formas todo volverá a mí con el vigor y la prontitud con los que la luz inunda los huecos.

Encuentra tu centro y piensa en la última vez que experimentaste ser y hacer, al mismo tiempo. Pudo haber sido cuando excavabas o trabajabas en el jardín, o cuando estabas escuchando música.

Respira hondo y piensa que esa capacidad de vivir la unidad, aunque sea de forma breve, es parte de tu talento.

Durante el día trata de aplicar este talento por lo menos una vez.

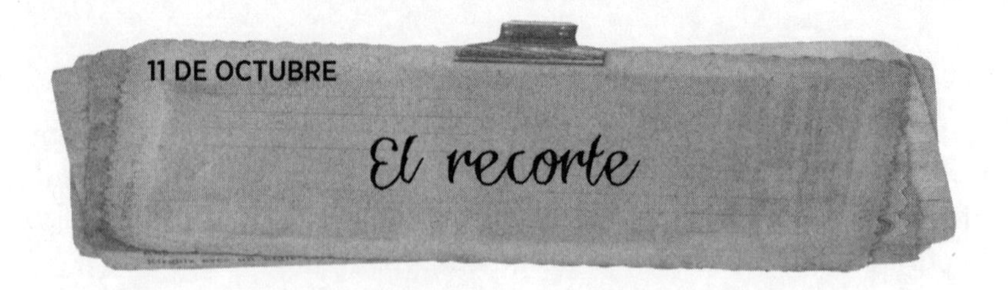

El recorte

Nuestras experiencias en la vida tendrán resonancia en la parte más honda del ser para que sintamos el éxtasis de estar vivos.

Joseph Campbell

Hace poco un amigo me dijo: "Toda la gente que conozco trabaja de una manera obsesiva. Le preocupa perder su empleo, que la recorten y la eliminen." Tengo que confesar que a mí también me ha llegado a preocupar eso a veces. No podemos subestimar las tribulaciones que surgen por alguna causa que está fuera de nuestro control, y en particular, no podemos soslayarlas cuando otros dependen de nosotros. Sin embargo, a pesar de todo, hay un sinnúmero de historias de personas cuyas vidas cobraron significado después de que ciertos sucesos las forzaron a renunciar a sus carreras.

Pero no es nada nuevo. Después de ser marinero toda su vida, después de encontrar el camino a casa tras de diez años de guerra y diez más de deambular por el mundo, incluso al mítico Odiseo lo recortaron y lo obligaron a retirarse.

Y ahí estaba él, suspirando por volver a sus días de gloria en el mar, cuando de pronto, un vidente se acercó a él en un sueño y le dijo: "Toma tu remo favorito e intérnate en la tierra hasta que nadie vuelva a escuchar nada de ti, y luego, continúa caminando hasta que nadie vuelva a escuchar nada sobre el remo o el mar. Planta el remo ahí y siembra un jardín."

Por otra parte, la vida también puede "recortar" las cosas de las que dependemos, incluso la opinión que de nosotros mismos tenemos, y a pesar de eso, nuestro espíritu aguarda como una canción en una frazada. Pero la hermosura del tejido no será lo importante porque siempre hay algo más precioso en nosotros que aguarda a que se levante la frazada para develarse y entonces cantar.

- Piensa en algún cambio que enfrentes respecto a tu vocación.
- Piensa en la forma en que tu trabajo te ha ayudado a definir quién eres.
- Cierra los ojos y piensa que tu trabajo es el vaso y tú el agua.
- Medita respecto a otro tipo de empleos en los que te podrías verter.

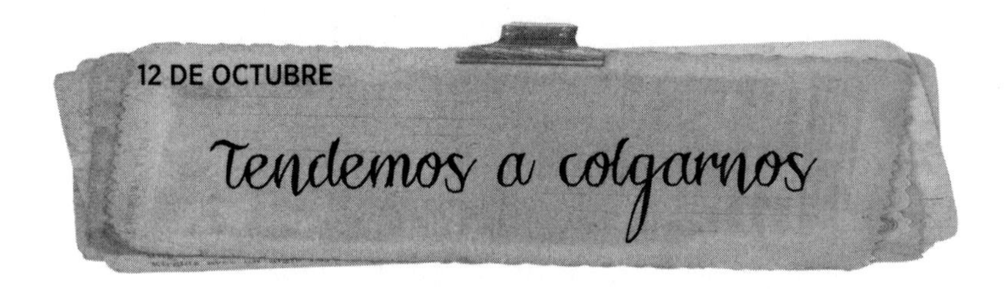

Envidio al árbol porque se extiende pero nunca se aferra.

Las cosas que son importantes vienen y se van, pero cuando algo llega a conmovernos y luego descubrimos que la vida tiene que seguir su curso, el deseo de que nada cambie nos hace sujetarnos y aferrarnos. Pero claro, todo cambia. No obstante, a menudo somos bastante necios y perseguimos lo que creemos que se va, y tratamos de manipular y controlar el flujo de la vida. Pero por supuesto, eso también es imposible.

No podemos impedir que la vida fluya, y por eso, siempre nos quedamos con la sensación de lo que fue y de lo que es. A la diferencia que se produce entre esos dos estados la llamamos pérdida. Pero aferrarse sólo empeora la situación, y lo más terrible es que luego, cuando las nuevas situaciones se presentan, muchos nos anticipamos a sufrir por la irremediable pérdida y permitimos que la vida que está sucediendo nos pase por enfrente sin siquiera sentirla.

Yo mismo lo he hecho; sin embargo, cuando he tenido la claridad y la apertura suficientes, he tratado de soltar todo y permitir que las cosas me conmuevan. También evito manosearlas y jalarlas cuando pasan, a pesar de que sé que con eso tampoco podré impedir la pérdida. Pero lo cierto es que, cuando he confiado y he permitido que la vida fluya, me siento como un arpa afinada que está de pie al viento.

- Siéntate en quietud y piensa en algún sentimiento al que te hayas aferrado.
- Respira de manera regular y piensa en un sentimiento del que te hayas tratado de alejar.
- Respira lentamente y piensa en algo que sientes en la actualidad de una forma muy profunda. Permite que entre a ti y no interfieras con su presencia.

13 DE OCTUBRE

La sabiduría del corazón rasgado

Invertebrada, la bandera asume la forma del viento que la ondea y de esa misma manera, yo amo.

La lección de la bandera desafía la confianza que le tenemos a la tela de nuestra vida. Nos pide que no nos resistamos al viento del espíritu que se acerca. Porque las energías vitales nos llegan en ráfagas inesperadas de experiencia y la única manera en que podemos desdoblarnos es dejar de resistirnos y entender que, después de todo el sufrimiento, nuestro objetivo es tan sencillo y bello como el de la bandera.

El gran poeta Rilke dijo: "Me quiero desplegar, no quiero estar doblado por ahí en cualquier lado porque, en donde me doblen, seré una mentira." Una vez más, nos invitan a vivir al descubierto; nos motivan y nos desafían a desdoblarnos más allá del miedo para que la apariencia de una vida más extensa y más sabia que nosotros nos pueda ondear hasta existir en plenitud.

Por supuesto que esto no es sencillo porque las experiencias negativas del pasado y la crianza sobreprotectora nos obligan a resistirnos a todo lo espontáneo o poderoso. Sin embargo, hasta el mero hecho de tropezar y caer nos enseña con prontitud que el brazo que se endurece y se resiste es el que siempre se rompe. Muy a menudo, el hecho de resistirnos empeora la situación porque, tal como lo dijo el sabio chino Lao-Tsé hace dos mil quinientos años: "Los duros y rígidos se quebrarán; los blandos y flexibles prevalecerán..." Quien es rígido e inflexible, es ya un discípulo de la muerte; quien es blando y manso es un discípulo de la vida.

Por eso, si queremos permanecer entre los vivos tenemos que reunir el valor suficiente para no oponer resistencia. Pero claro, eso es muy distinto a poner la otra mejilla o a someterse a las fuerzas que dominan nuestras vidas. Más bien se trata de enfrentar al mundo y a su dolorosa variedad con los pies bien puestos en el suelo y con los brazos abiertos, sin aceptar ni rechazar todo, sólo acercándonos hacia lo que nos puede nutrir, y dejando que el resto pase y se vaya.

De esta forma, el corazón deviene en una bandera sin patria, y con el tiempo, estaremos agradecidos por las lagrimitas que provoca el vivir con apertura. Porque los ligeros rasguños que sufrimos son lo que permite que esos sentimientos que son demasiado dolorosos para cargarse, sólo nos atraviesen y se queden atrás.

Tal vez esto es lo que es la sabiduría: la humildad que adquirimos gracias al sufrimiento, la humildad que no trata de aferrarse a todo. Tal vez la sabiduría del corazón rasgado es lo que nos permite seguir.

- Encuentra tu centro y permite que tu respiración sea el centro del sentimiento que despliega tu corazón.
- Sólo permítete sentir algún momento reciente de dolor y otro de dicha. Permite que ambos se muevan en tu interior como si fueras una bandera. Deja que lo hagan una y otra vez.
- Con cada respiración practica el arte de no resistirse. Acércate a cada sentimiento y, sin tocarlo, permite que ingrese en ti.

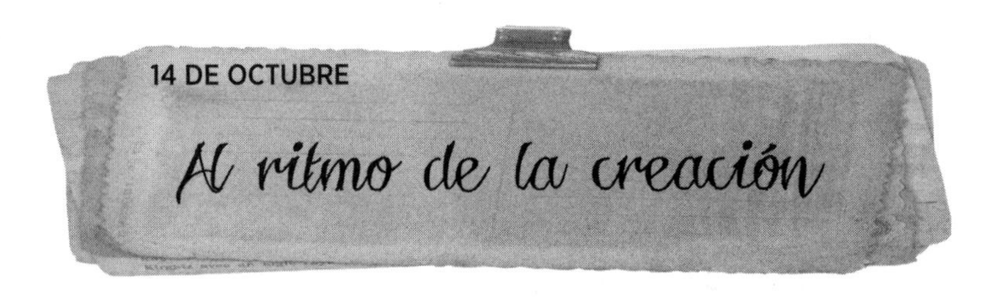

El primer aliento siempre otorga vida.

La capacidad de desacelerar la forma en que pensamos, sentimos y asimilamos el mundo, se relaciona de manera directa con encontrar nuestro centro. Todas las tradiciones de sabiduría tienen alguna forma de meditación u oración cuyo objetivo es desacelerarnos para acercarnos al centro, ahí en donde respira el ritmo mismo de la creación. Las prácticas espirituales nos ayudan, cada una a su manera, a reivindicar nuestro centro, ya que centrarse siempre nos sumerge en esa corriente invisible en la que la vida se revigoriza y se refresca de manera constante.

Al ritmo de la creación, todo respira de la misma forma. Por eso cuando bajamos la velocidad, nos abrimos y encontramos nuestro centro, respiramos al unísono con la existencia. Respirar de esta forma nos permite sustraer fuerza de todo lo vivo. Cuando aminoramos la marcha y respiramos, nos extendemos como los árboles lo hacen al descampado y entonces, cielos enteros de nubes vagan al unísono con los sueños de toda la gente. Si podemos disminuir la velocidad hasta estar a la par con el ritmo de la creación, la verdad llegará barriéndose como una parvada de aves de las montañas que escalamos. Al ritmo de la creación, el principio nos invade y nos renueva.

Cuando tenemos el valor suficiente para relajar nuestra alma y explayarla, el ritmo al que nuestra mente piensa disminuye hasta ponerse a la par del ritmo al que siente el corazón, lo más sorprendente es que juntos despliegan el ritmo al que nuestros ojos pueden ver el milagro que aguarda en todo lo ordinario.

- Cierra los ojos y desacelera tu respiración hasta que encuentres tu centro.
- Cuando lo hayas encontrado, abre los ojos y respira al unísono con la vida que te rodea.
- Conforme comiences a acelerar a lo largo del día, respira con profundidad, al unísono con algo pequeño que esté cerca de ti.

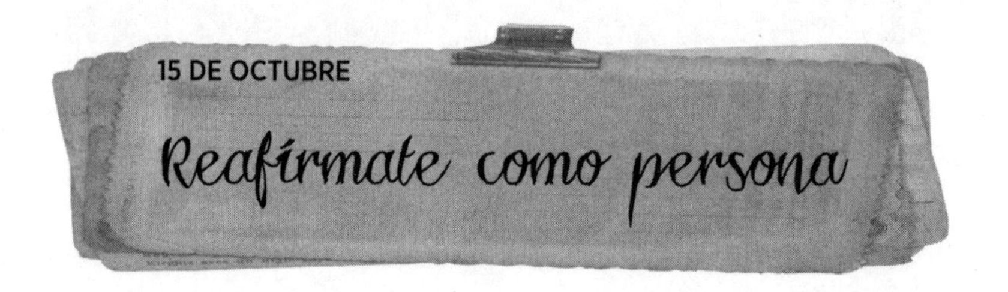

15 DE OCTUBRE

Reafírmate como persona

La sabiduría me dice que no soy nada. El amor me dice que lo soy todo.
Y en medio de los dos, mi vida fluye.
Nisargadatta Maharaj

Tras haber sobrevivido el inhumano holocausto y la muerte de su esposo, el doctor Elkhanan Elkes, Miriam Elkes, la reverenciada anciana del gueto Kovno de Lituania, le contó a su hijo, varios años después, acerca de las dos cosas que la habían mantenido con vida: "El primero era un trozo de pan que siempre escondía entre sus ropas, y el segundo era un peine roto. Miriam guardaba el pan en caso de que alguien lo necesitara más que ella, y el peine roto lo atesoraba porque, sin importar las circunstancias, todos los días por la mañana y por la noche, se peinaba el cabello para reafirmarse como persona."

Lo que Miriam Elkes portaba consigo, y la forma en que lo usaba, es un conmovedor ejemplo de la manera en que el espíritu puede hacer que un objeto ordinario se convierta en un símbolo vivo que nos ayuda a vivir.

Porque aquello que llevaba consigo —el trozo de pan y su peine roto— y el uso que le daba nos habla de la sabiduría del amor mismo. Esto me hace preguntarme, ¿cuál es ese pequeño objeto que todos guardamos para compartir con alguien que lo necesite más que nosotros?, ¿y cuál es ese gesto constante con el que nos reafirmamos como personas?

El mero hecho de pensar en estas preguntas ya nos ayuda a vivir. Porque guardar la migajita más pequeña de pan para ofrecerla a otros, siempre nos recuerda dos hechos fundamentales: que no vivimos solos y que, a pesar de lo adversa que pueda ser nuestra situación, siempre tenemos algo que dar a los demás. Claro que esto no anula el dolor, pero confirma el valor, confirma el hecho de que, incluso en medio de la congoja, siempre podemos prestar ayuda.

Todos vivimos en un punto intermedio entre la nada y el todo, y el hecho de repetir en algún momento del camino ese nimio gesto que indica que valoras tu vida, es como cumplir con la labor de Dios. Porque sólo reafirmándose como persona puede el tallo humano del espíritu despegarse de la tierra y crecer para devenir en algo libre.

- Encuentra tu centro y respira hasta que llegues a esa pausa del espíritu que aguarda más allá de cualquier adversidad que enfrentes.

- Respira lentamente y permite que tu corazón haga conciencia respecto a lo que puedes ofrecerle a otros que tienen mayor necesidad que tú.

- Respira con libertad y permite que tu espíritu le brinde a tu cuerpo un gesto con el que te reafirmes como persona.

- Inhala y reafírmate como persona, exhala y ofrécele tus obsequios al mundo.

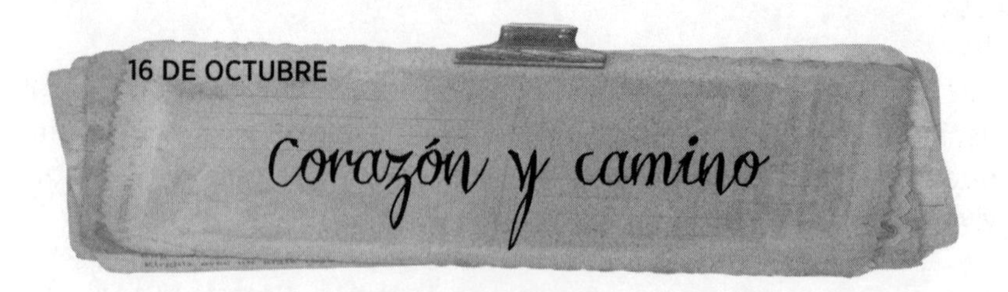

Contempla con cuidado y de forma deliberada, todos los caminos cercanos. Pruébalos cuantas veces consideres necesarias. Luego pregúntate a ti mismo, y sólo a ti mismo... ¿Tiene corazón este camino? Si es así, entonces es bueno, si no, no sirve de nada.

Carlos Castaneda

Se requieren seis millones de granos de polen para sembrar una rosa de monte; los salmones necesitan pasar toda una vida nadando para encontrar su camino de vuelta a casa; así que no debemos sentirnos alarmados ni desalentados cuando veamos que se requieren muchos años para encontrar el amor o para entender cuál es nuestro llamado en la vida.

Todo elemento de la naturaleza posee un tipo de resistencia que le permite llevar a cabo ensayos de cómo encontrar su camino. Cuando por fin llega el momento de hacerlo, el elemento en cuestión ya tiene cierta práctica y está preparado para la gran ocasión. Eso nos incluye a nosotros.

Cuando las cosas no salen bien —cuando de manera inesperada, se acaba el amor o nuestra carrera se ve truncada— podemos sentir mucho dolor y tristeza, pero negarnos a mirar la situación desde una perspectiva más amplia, nos impide encontrar esa resistencia que poseemos. Es entonces que la tristeza puede devenir en desaliento y el dolor en desesperación.

Así como los millones de granos le dan vida a una sola flor y los millones de huevos desovados dan origen al pez, cada persona que amamos y cada sueño al que tratamos de darle vida nos acerca más al misterio de la existencia. Por lo tanto, debemos intentarlo el número de veces que sea necesario, hasta que nuestros muchos quereres se conviertan en el amor único, hasta que nuestros muchos sueños se transformen en el sueño único, hasta que el corazón y el camino se fundan.

- Siéntate en quietud y piensa en las desilusiones que has sentido al soñar y amar.
- Respira con delicadeza y trata de no entrar con mucho vigor a tu tristeza.
- Mejor respira hondo y en lugar de ver tus situaciones tristes como fracasos, contempla cada una como una fulgurante cuentita del collar que está fabricando tu vida.

Respira concienzudamente y permite que estas gemas te conduzcan a la siguiente.

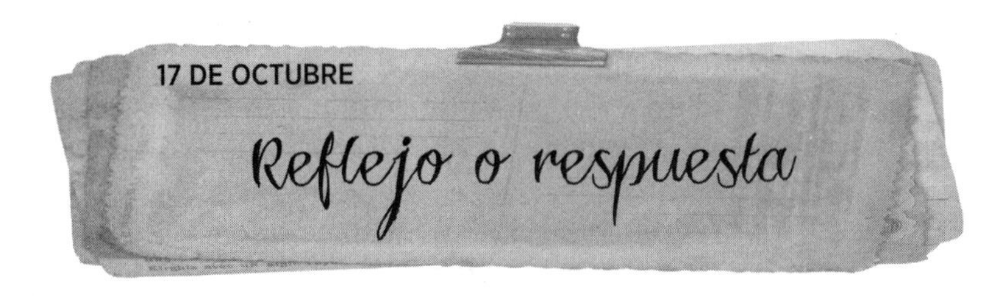

No pude sobrevivir a no ser acariciado.

Los patrones emotivos de nuestra vida son muy intensos. Muy a menudo se producen porque necesitamos que sobrevivan, pero tarde o temprano todos llegamos a momentos en los que, lo mismo que nos salvó, ahora nos está matando, nos impide vivir con plenitud. El ser invisibles alguna vez impidió que nos lastimaran, pero ahora está provocando que nos desvanezcamos. En alguna ocasión, escuchar nos mantuvo en contacto y, ahora, nos ahogamos en los lamentos que nadie alcanza a oír. Evitar el conflicto alguna vez nos mantuvo alejados de la línea de fuego, pero ahora estamos sedientos del contacto con lo real.

A muy temprana edad aprendí a protegerme; es decir, me hice muy buen receptor. De hecho, no iba a ningún lugar si no llevaba mi manopla. Vaya, no importaba qué me lanzaran, ya nada podía sorprenderme. Pero a pesar de que esta habilidad me salvó de los impredecibles ataques de mi familia, incluso me ayudó en la odisea que viví cuando tuve cáncer, llegó un momento en que la habilidad cobró vida propia. Lo atrapaba todo: aves, mujeres, amigos, verdades; a todo lo interceptaba el rápido reflejo de mi manopla. Llegó un momento en que nada podía atravesarla y, la misma herramienta que me había ayudado a sobrevivir, ahora impedía que me acariciaran. La suavidad y el asombro del mundo estaban desapareciendo de mi vida.

Pero claro, no sobreviví al cáncer sólo para vivir distanciado de todo, así que comencé el largo y doloroso proceso de quitarme la manopla, de recobrar la capacidad de elegir cuándo y cómo me protegería. Comencé a entender que la manera más intensa para sobrevivir consistía en permitir que la vida me inundara.

Al realizar esa labor, detecté un delgado forro de aliento dentro de mí, un forro que creo que todos tenemos. Debajo de ese forro mora el impulso del corazón, la respuesta más genuina que tenemos para enfrentar lo que nos llega. Arriba del forro habita el reflejo de la supervivencia emocional, el ágil diseño de nuestro estampado.

Asimismo, parece que nuestra habilidad de ser auténticos y libres no nos puede alcanzar hasta que no respiremos por debajo del diseño del estampado. A menudo, esto significa que debemos prevalecer por encima de la ansiedad de atrapar lo que nos lanzan para responder de verdad desde el centro de nuestro ser.

Después de todo, hay una diferencia entre ayudar a alguien porque si no lo haces perderás su amor o porque se empañará la imagen que tienen de ti como de persona caritativa; y ayudar a alguien sólo porque el impulso de tu corazón te motiva a socorrerlo.

Vivimos en una interminable contienda entre defendernos de las heridas que nos hicieron hace mucho tiempo y mostrarnos a la inocencia sin cesar, a la inesperada caricia de la vida.

- Siéntate en quietud hasta que encuentres gradualmente el camino que lleva hasta el delgado forro de aliento que cubre tu corazón.

- Haz conciencia de alguna presión actual que sientas que un ser amado ejerce sobre ti.

- Desde el delgado forro de aliento, inhala y exhala, y prueba las distintas formas en que puedes responder a esa presión.

- ¿Cuál es la respuesta que te ha ayudado a sobrevivir en el pasado?

- ¿Cuál es la respuesta que te ayudará a vivir con mayor plenitud hoy?

- ¿Cuál sientes que es más vital?

18 DE OCTUBRE

La miel de mi fracaso

Anoche, cuando dormía, soñé, ¡bendita ilusión!, que una colmena tenía dentro de mi corazón; y las doradas abejas iban fabricando en él, con las amarguras viejas, blanca cera y dulce miel.

Antonio Machado

Parece imposible pero toda vida que ha recibido una lección así lo proclama: la dulzura de vivir llega a nosotros conforme vamos trabajando con el tiempo y la naturaleza, y convertimos en miel esa esencia humana de la que tanto nos arrepentimos y que tanto tratamos de ocultar, convertimos en miel nuestras aparentes fallas y vergonzosos secretos. Porque, finalmente, la fibra de la transformación yace en ese lugar en donde somos *imperfectos*, en donde estamos quebrados y retorcidos, ahí por donde el viento pasa y silba.

Como a mucha gente, a mí me sucedió que varias de las cosas que quise haber desmoronado y convertido en cenizas se convirtieron en las mismas que brillaron en el siguiente sueño. Aquellas dolorosas cosas que nunca quise decir, engrosaron con el tiempo mi lengua, la cual se transformó en una dulzura que nunca creí posible. Y cada vez que he fallado en ser lo que alguien más quería, necesitaba o deseaba, en cada ocasión también fracasé en ser lo que *yo* quería, necesitaba o deseaba. Y cada fracaso en el amor, al concretarse, se transformó en un aprendizaje inesperado. Las virutas de aflicción de un amor devienen en las especias de dicha del siguiente.

Dicen que cuando las puntas de Cupido no se clavan en el corazón, se convierten en flechas comunes que hieren al inocente. A veces, como Cupido, nos esforzamos demasiado pero fallamos el tiro, y vamos lastimando gente en el camino hasta que logramos clavar la flecha en el corazón indicado. Además, cuando fallamos, nos lastimamos tanto como a los demás.

Claro que nada de lo anterior disminuye el dolor del viaje, pero de alguna forma me siento aliviado al saber que los fracasos, esos tropiezos inesperados, son la misma pasta humana que nos hace saber tan dulces.

Cuando todo se esté cayendo a pedazos, sólo recuerda que estás preparando el suelo que eres para que nazca el fruto que todavía no puedes ver pero que, con el tiempo, podrás saborear.

- Siéntate en quietud con un amigo en quien confíes y mediten respecto alguna relación en la que consideren que fallaron.
- Después de un periodo de silencio, señalen cuál creen que fue la falla.
- Hablen sobre cómo han sobrellevado aquella falla, sobre cómo afecta sus relaciones actuales.
- Traten de identificar si se ablandaron o si su corazón maduró debido a aquel fracaso.
- Aunque la relación no haya permanecido, atestigüen la dulzura que todavía queda de ella.

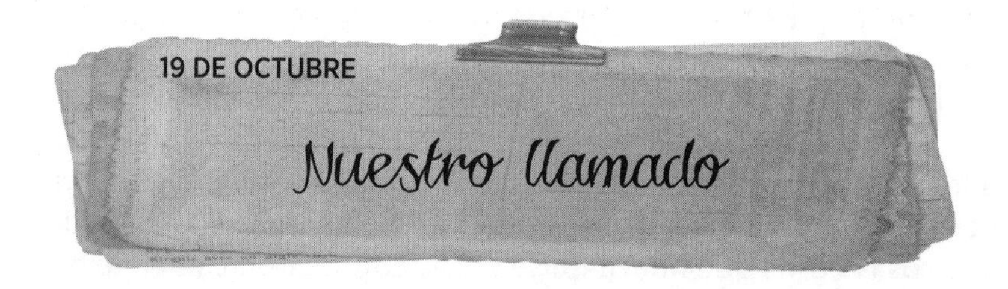

19 DE OCTUBRE

Nuestro llamado

Todos los años, alrededor del planeta, los caribús siguen el mismo patrón de migración a lo largo del borde del Círculo Ártico. Estas criaturas nacen con un sentido nato que los convoca a seguir la misma ruta. Cada año, a lo largo del camino, manadas de coyotes aguardan para alimentarse de los caribús. Y cada año, a pesar del peligro, los caribús vuelven y comienzan su peregrinaje.

Con mucha frecuencia la naturaleza se encarga de que las situaciones queden muy claras. Por eso, la confusión que llegamos a sentir, más bien tiene que ver con la reticencia de los seres humanos a ver las cosas tal como son. ¿Cuál es la lección que los caribús vociferan con el retumbar de sus pezuñas conforme se internan en la corona del planeta? Los caribús son la evidencia permanente de que todo ser vivo tiene una necesidad interna que supera todas las consecuencias. Esa necesidad o llamado es muy claro para el caribú.

Pero para los espíritus que vivimos con forma humana, el hecho de no siempre reconocer nuestro llamado puede ser una bendición o una maldición. Parte de nuestra migración consiste en descubrirlo. ¿Cuál es ese llamado que está más allá de toda ambición formal? El caribú nos dice que a pesar de los riesgos y los peligros que nos aguardan en el mundo, en verdad no tenemos otra opción más que vivir esa experiencia para la que nacimos, no hay otra opción más que encontrar e ir trabajando nuestro camino.

Estos elegantes animales nos hablan de una fuerza más intensa que el valor, y a pesar de que no faltará quien diga que el caribú es estúpido, el misterio de su migración nos revela una apacible e irreprimible urgencia de vivir que supera el miedo, una urgencia de ser que supera todo análisis, de participar por encima de ser un observador, de prosperar por encima de la supervivencia.

En las regiones cercanas al Ártico, más allá de considerar que el viaje de los caribús es producto de la conducta de un animal que confía en su instinto a cualquier precio, se cree que el interminable peregrinaje que soslaya cualquier peligro del camino es lo que hace que la Tierra siga girando. Y en algún lugar, más allá de la vacilación y la desesperanza, nuestro eterno llamado a ser, de manera individual y colectiva, es lo que hace que siga ardiendo el fuego en el centro de la Tierra.

- Siéntate en quietud y pregúntate cuál es tu llamado. Si no tienes esa sensación de un llamado interior, de todas formas sigue leyendo por favor.

- Sin llegar a ninguna conclusión, describe lo que sientes. Si sientes ganas de cantar, no llegues a la conclusión de que tienes que convertirte en cantante. Si tienes ganas de pintar, no pienses que debes ser pintor. Si sientes ganas de trabajar con plantas, no creas que estás obligado a convertirte en jardinero.

- Conserva la esencia de lo que surja. Recíbela como una energía que vive en tu interior, y no necesariamente como una meta que tienes que alcanzar.

20 DE OCTUBRE

El camino entre dos sitios

La de ponerse de pie y desgastarse con un propósito ulterior,
es una promesa que la vida nos obliga a cumplir.

Manejé ochocientos kilómetros de la costa de California con las montañas del lado izquierdo y el océano del derecho. Durante días, estos elementos de la naturaleza me hablaron de lo que significa ponerse de pie y desgastarse. Claro que yo iba viajando por un camino que nosotros construimos justo en medio. El cuarto día, el camino se transformó en un listón, y ahí fue cuando más bello lo encontré.

Noté que el mundo estaba íntegro ahí; ahora lo entiendo. El flujo de la vida nos exige permanecer de pie todo el tiempo; y en algún momento, cuando llegamos a desgastarnos no significa que estemos vencidos, sino que debemos mostrarnos renovados pero a un nivel más profundo. Finalmente, se supone que debemos vivir en medio de las dos situaciones.

De esta forma la vida sigue haciéndose más y más valiosa. Es una ley natural como la de la gravedad o la ósmosis. Ponte de pie porque estás a punto de erosionarte hasta quedar desnudo. Es la forma en que todo se va diluyendo, para que podamos sentir cuán vivos estamos.

- Siéntate en quietud y recuerda alguna ocasión en la que te hayas puesto de pie ante una situación que tenías que enfrentar.
- Respira hondo y piensa cómo te desgastó esa experiencia.
- Encuentra tu centro y, si te es posible, explica cómo ponerte de pie y desgastarte te cambió.

21 DE OCTUBRE

Consigue amigos honestos

Si me dices que ya entendiste, me sentiré un poco triste.
Si me dices que no entiendes, me sentiré muy contento.
Thich Nhat Hanh

Este monje vietnamita es muy reconocido por sus reflexiones. En este caso nos ayuda a recordar que nadie puede vivir a la altura de la imagen que tiene de sí mismo. Sólo podemos vivir a la altura de nuestros cuestionamientos.

De ambas situaciones —ser quien tiene todas las respuestas y ser quien tiene todas las preguntas— he podido aprender que no existe un vínculo real con los demás hasta que no compartimos la evidencia de quiénes somos y no sólo las conclusiones. Me ha tomado mucho tiempo pero al fin lo entiendo. No puedo tener la verdad y el amor en mi vida hasta que no hable desde el "yo" y deje de poner todo mi dolor en el "tú"; hasta que no acepte todos mis tropezones y hasta que no deje de proyectar mis desgracias hacia todos los que me rodean.

Tengo un amigo que se llama Alan. Nos hemos conocido por unos veintinueve años y nuestra amistad ha durado a pesar de la distancia de dieciocho estados y de las tormentas que juramos que jamás nos vencerían. Nos abrazamos cuando fracasaron nuestros matrimonios, cuando tuvimos accidentes, cuando tuvimos cáncer. También nos abrazamos cuando murieron nuestras abuelas.

He visto a mi amigo bajo la lluvia, en donde las palabras no pueden alcanzarlo. Incluso he visto lluvia que sólo le pertenece a él. Y ahora, aquí, porque nos atrevimos a abrir las ventanitas para contemplarnos, porque nos llegamos a quebrar enfrente del otro con los fragmentos de lo que creíamos que era la verdad; por eso tenemos el privilegio de volver a preguntar como lo hicimos la primera vez: "¿Quién eres?"

Después de todos estos años lo miro, está desprotegido. Le digo: "Quiero conocerte. Quiero conocer todo aquello que te has guardado, todo aquello que no he podido escuchar. Sentémonos en el bosque y entendámonos como las viejas aves cuyo plumaje ya está más acostumbrado a acurrucarse que a volar."

Tener un amigo honesto frente a quien puedes vaciar los bolsillos de tu corazón y seguir sintiendo que vales algo es una riqueza que tal vez no te compre nada, pero te lo dará todo. Y por razones muy misteriosas y justas, si quieres encontrar un amigo así, primero tienes que ser un amigo así.

- Ésta es una meditación que tiene que ver con el riesgo. Encuentra tu centro y respira libremente. Piensa en alguien de quien te gustaría estar más cerca.
- Respira hondo y recuerda alguna creencia que le hayas expresado a esa persona.
- Ahora, medita respecto a la experiencia personal que te condujo a esa creencia.
- Respira con libertad y tranquilidad. Haz la promesa de compartirle parte de esta experiencia la próxima vez que la veas.

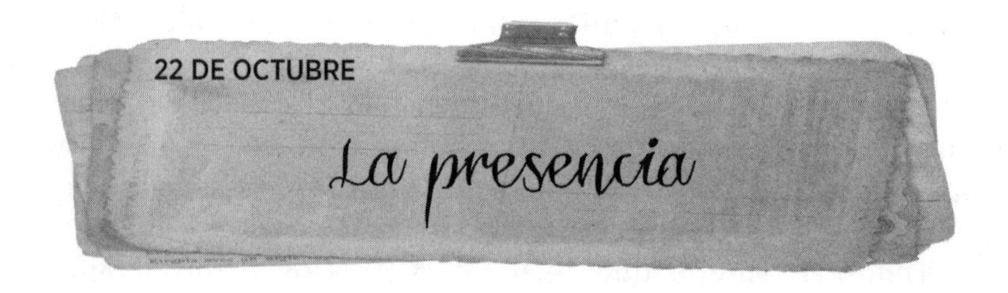

22 DE OCTUBRE

La presencia

Soy como todos los mortales, inaplazable.
Pablo Neruda

Es muy difícil esperar, sin embargo, nada que no esté hecho con paciencia nos puede brindar el acceso a la naturaleza del todo. Esto se debe en parte a que el misterio de la vida es incomprensible en su totalidad, y a que lo poco que se puede llegar a entender a veces se expresa en un idioma tan lento que rara vez nos quedamos el tiempo suficiente para escucharlo. Tal como lo confirma el gran poeta chileno Pablo Neruda, la paciencia es un tesoro que aguarda más allá de nuestra agitación humana. Pero sólo a través del enorme esfuerzo de estar presentes, las fuerzas de la vida nos revelan los poderes de la unidad.

Hace poco fui al océano y pasé gran parte de la noche escuchando el oleaje. A la mañana siguiente me sorprendió descubrir que la marea se había retirado, revelando así un acantilado que estaba sumergido. En ese momento pude caminar hacia el mar sobre la piedra recién revelada. El agua que se elevaba a mi alrededor, que salpicaba y abofeteaba lo que normalmente no se ve, me hizo comprender que sucede lo mismo con el dolor. Porque sólo cuando logramos permanecer ahí más tiempo que la oscuridad, la agudeza de la experiencia se retirará como la marea para revelar lo que sobrevive en el fondo. A veces, si miramos con cuidado la tragedia aparente, ésta se revelará como parte de una transformación mayor.

También recuerdo que en el bosque llegué a un claro tan denso con maleza que me sentí deprimido. Porque daba la impresión de que nada podría atravesarlo. Algo en mi rostro se asemejaba a ese paisaje y eso me hizo volver varias veces. Pero en el invierno, cuando las hojas se habían caído, el mismo claro se desnudó y se mostró como un espléndido lecho de luz justo en la cima de la hermosa colina. Me sentí conmovido al comprender que el invierno también puede ser liberador, y que con frecuencia los recuerdos, las razones y las ramitas de la mente, crecen demasiado y me impiden ver la luz.

Muy a menudo, en medio de nuestra agitación e impaciencia, nos apresuramos, deambulamos molestos y abrumados, en busca de amor o de paz, sin siquiera imaginar que en el primer sitio en donde buscamos, ahora entra la luz y la verdad germina. Al manzano silvestre le toma meses sacudirse lo silvestre y producir la manzana, pero a la dicha le toma más tiempo quebrar su corteza humana.

- Respira hondo y encuentra tu centro en medio de los densos bosques de tu corazón.

- Dirígete al claro desde donde logras entenderte.

- Siéntate bajo los muchos recuerdos, razones y sentimientos que crecieron como hojas en tu corazón.

- Siente cómo la historia de lo que has atravesado impide que la luz pase.

- Sin analizar o ponerse nostálgico, sin pensar en lo absoluto, respira hondo y permite que tu aliento suelte esa hoja que es el corazón y que bloquea la luz.

- Permite que tu respiración se haga más profunda. Cuando sientas que ya está centrada, deja que se convierta en un sutil viento que comienza a liberar a tu corazón.

23 DE OCTUBRE

La sabiduría de sobrevivir

Mi madre dijo que había aprendido a nadar. Alguien la llevó al lago y la tiró del bote. Así fue como aprendió. Yo le dije: "Mamá, pero no estaban tratando de enseñarte a nadar."

Paula Poundstone

Recrear lo que nos sucede puede ser una manera muy saludable de sobrevivir a sucesos terribles. También se puede convertir en un velo de negación que nos impide seguir adelante. Con frecuencia sólo tenemos que confiar que en algún momento, cuando seamos lo suficientemente fuertes y estemos listos, veremos la verdad de las cosas.

Sin embargo, el peligro de no ver las cosas como son o como fueron es que podemos comenzar a creer que para aprender algo, necesitamos que nos arrojen del bote o de la relación en la que estamos. Si no podemos ver la diferencia entre la crueldad o las tribulaciones que vivimos, y la sabiduría que en nuestro reflejo espera que sobrevivamos, nos podemos llegar a encontrar en una situación en la que forzosamente necesitaremos de la aflicción o de una crisis para aprender. Aunque una buena parte del aprendizaje proviene de la aflicción o la crisis, no tiene que ser así en todos los casos.

No necesitamos que algo salga mal para cambiar.

Siéntate en quietud y piensa en un cambio en tu vida que te da miedo realizar.

Respira hondo y pregúntate: ¿estás esperando que alguien te arroje del bote?

Respira con calma, no te preocupes por qué hacer o cómo hacerlo, sólo exhala y siente la sabiduría de sobrevivir y crecer que espera en tu interior.

24 DE OCTUBRE

Tal como son las cosas

Alégrate por lo que tienes; regocíjate por cómo son las cosas. Cuando comprendes que no te hace falta nada, el mundo entero te pertenece.
Lao-Tsé

El concepto de mejorar ha llegado a significar que, más que lo que se necesita para sobrevivir, se debe poseer todo lo que uno pueda almacenar. Esto ha provocado que la acumulación se convierta en una más de las adicciones del mundo moderno. Ese anhelo de poseer proviene de una noción de carencia y de la ansiedad de que falta algo, ansiedad que sólo podrá aliviarse con la posesión de bienes.

Pero mejorar en lo interior es un asunto distinto. Mientras más lo creamos, más nos veremos en la necesidad de habitar lo que hemos tenido desde el principio. Este deseo surge de una noción de abundancia, del anhelo de liberar el misterio de lo que ya está ahí.

Para mí, la diferencia se evidenció brutalmente cuando luchaba contra el cáncer. Porque rezaba para que todo mejorara, y un día, de pronto, mis oraciones fueron escuchadas, el día que desperté contento de ser quien era a pesar de lo que sucedía. Aunque las cosas no iban como yo deseaba, en realidad no me hacía falta nada. Cuando las enfermeras comenzaron sus rondas matutinas, juré que no cambiaría mi lugar con nadie, y eso incluía mi espíritu.

- Encuentra tu centro y siente la realidad de tu vida esta mañana.
- Permite que tu aliento te lleve por un momento, más allá de los sueños que tienes respecto a mejorar.
- Exhala, siente la incomodidad que rodea a todo lo que quieres.
- Inhala y siente el misterio que está en el centro de donde no hace falta nada.

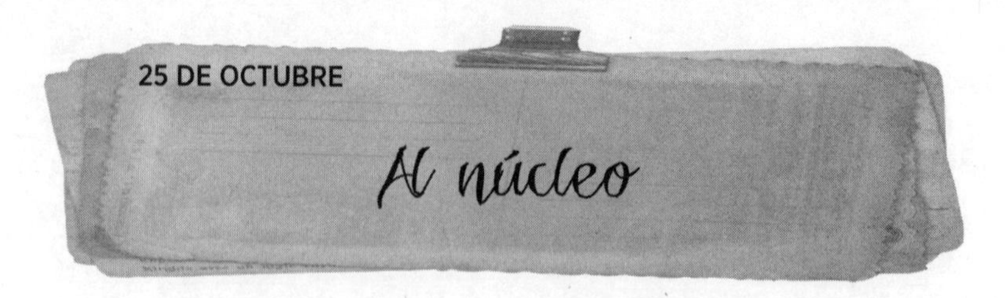

Nadie aterriza en donde lo planea. Ni siquiera Dios.

Nos resulta muy fácil juzgar esto o aquello, o marginar al que no cumple sus promesas, cuando, en realidad, nada sucede en la naturaleza de la forma que lo imaginamos. De hecho, debido al espacio que hay entre lo que planeamos y lo que terminamos haciendo, que es muy grande, siempre seguimos comenzando. Como el vacío entre lo que sentimos y lo que decimos es sorprendente, siempre seguimos intentando hacer las cosas. Y como el campo que se abre entre lo que vivimos y lo que comprendemos es demasiado vasto, también seguimos creciendo.

Esto es algo muy distinto a vivir deliberadamente en contra de nuestras creencias y declaraciones; a eso se le llama engaño e hipocresía. Por otra parte, casi siempre, nosotros, las humildes criaturas, nos equivocamos. Apuntamos con buena intención, pero luego, al lanzar, nos quedamos cortos o tiramos más lejos de lo que habíamos planeado.

He llegado a creer que todo es parte de la fricción que se produce cuando la vida interior de las cosas desea salir. Es como lo que aprendemos en la primaria respecto a la refracción, el experimento del palito que se pone en el agua y no se queda en el lugar en el que lo colocamos. De esa misma forma, lo que sentimos, lo que pensamos y aquello a lo que le apuntamos, se mueve en cuanto entra al mundo, se mueve a sitios que nunca imaginamos.

A pesar de la frustración que esto puede provocar, es lo que hace que la vida sea interesante y que amar sea tan difícil. Porque todos tenemos la oportunidad de anunciar, con toda certidumbre, nuestra versión del antiguo "La tierra es plana", para vivir en la humildad de lo que siempre ha sido real.

Cuando pienso en las creencias que he proclamado en mi vida y en la manera en que se fueron quebrando como los árboles bajo las tormentas, o cuando pienso en las promesas que juré mantener a cualquier precio para luego negar que conocía a Dios como Pedro lo hizo, o en el orgullo con el que dije que nunca me hincaría, para luego caer de rodillas por el dolor; cuando acepto la delicada forma en que el viaje humano se despliega, todo lo anterior deja de ser error y se convierte en la forma en la que trabaja la naturaleza.

Crecemos en la verdad, un ser a la vez. Lo hacemos con preguntas, declaraciones, malos tiros y más preguntas. Así como se guarda la fruta hasta que está madura, la luz llega en medio de la oscuridad y la verdad madura en el corazón. La única forma de saber la verdad es vivir a través de sus múltiples pieles.

- Encuentra tu centro y medita respecto al espíritu en tu interior, el que ha sobrevivido a todos los seres que has sido.
- Respira hondo y enfócate en alguna verdad por la que hayas hecho un juramento y que ahora sepas que era mentira.
- Respira lentamente y tómate el tiempo necesario para dejar atrás, con cada respiro, toda la vergüenza, la pena o la idea de fracaso que pueda surgir en esta experiencia.
- Con humildad, ama el fruto de lo que eres, el fruto que maduró en sus diferentes pieles.

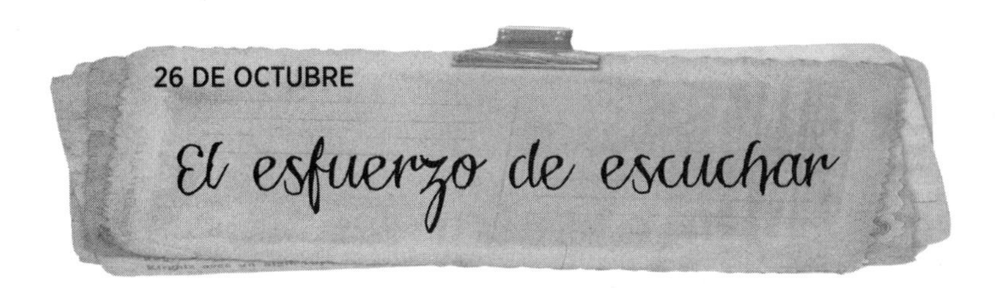

26 DE OCTUBRE

El esfuerzo de escuchar

¿Qué puede ser tan importante que nos permite leer libros respecto al amor y a las relaciones, pero que no nos deja tiempo para escuchar al corazón de nuestro amante?

Molly Vass

A veces sufrimos porque nos esforzamos en tratar de estudiar algo en lugar de vivirlo. O porque nos esforzamos en reparar algo o dar consejo en lugar de escuchar y abrazar. Pero como el teólogo Paul Tillich señala: "La primera obligación del amor es escuchar."

Cuando pienso en las veces que he escuchado de verdad en mi vida —escuchado el incesante golpeteo del mar, los suspiros de mi abuela cuando pensaba que no había nadie cerca, el dolor que les he causado a otros—, me doy cuenta de que el hecho de recibir estas sencillas verdades me ha hecho un hombre mejor.

Muy a menudo, cuando nos negamos a escuchar, nos obsesionamos en hacer al mundo a nuestra imagen y semejanza en lugar de abrir nuestro espíritu al espíritu de lo que es.

En un sentido más profundo, nuestra responsabilidad no es hacernos escuchar, sino permanecer quietos para escuchar a otros. Como dice el anciano indio norteamericano Sa'k'ej Henderson: "Escuchar de verdad es arriesgarse a cambiar para siempre".

Durante el día tómate cinco minutos y deja de maniobrar, de hacer, de pensar... y sólo escucha...

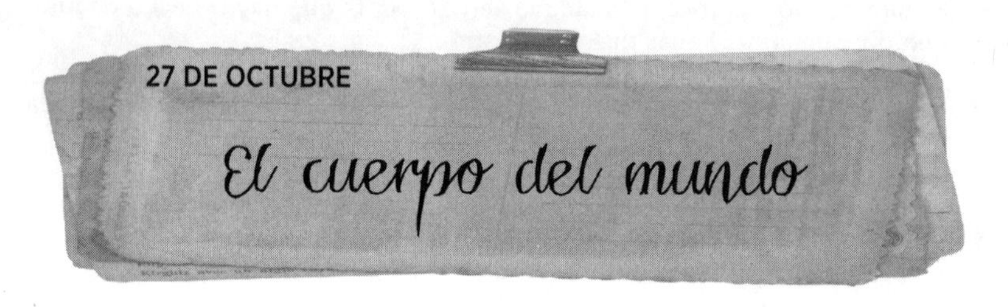

27 DE OCTUBRE

El cuerpo del mundo

Madre Tierra, tú, a la que le llaman con mil nombres. Ojalá todos recuerden que somos células de tu cuerpo y que juntos bailamos.
Starhawk

Si alguna vez has volado, entonces ya sabes que si te asomas desde donde nacen las nubes, verás las carreteras como arterias y a los autos como células. Y más allá de lo que significa tráfico, se hace muy claro que, a pesar de que todos tenemos que ir a lugares, en realidad sólo seguimos circulando por las calles. Nos apresuramos, frenamos, nos detenemos y volvemos a comenzar, sin saber a ciencia cierta si el camino estará congestionado o libre.

Por ejemplo, cada tercer día enciendo las direccionales y manejo hasta la avenida Washington. A veces no hay ni un auto y todos los semáforos están en verde; otros días hay mucho tráfico y me irrito. El caso es que, no importa si salí con tiempo o no, la presión y la dilatación que ejercen los sucesos externos están fuera de mis manos.

Efectivamente: vamos corriendo de arriba para abajo como celulitas, nos reunimos y nos dispersamos, nos sentimos engentados, y luego solos y, por alguna razón, el mero hecho de hacer esto todos los días, es lo que mantiene saludable al cuerpo del mundo. Somos como el torrente sanguíneo porque inyectamos vida cuando andamos por las calles. Hasta cuando esperamos a que cambie la luz del semáforo, estamos participando para que la vida continúe.

- La próxima vez que te encuentres en una multitud, detente un momento y siente cómo circula la vida a tu alrededor.
- Por ahora, olvídate a dónde vas y sólo respira.
- Con cada respiración, deshazte de las preocupaciones y siente que eres una saludable célula cuyo movimiento ayuda a limpiar el cuerpo del mundo.

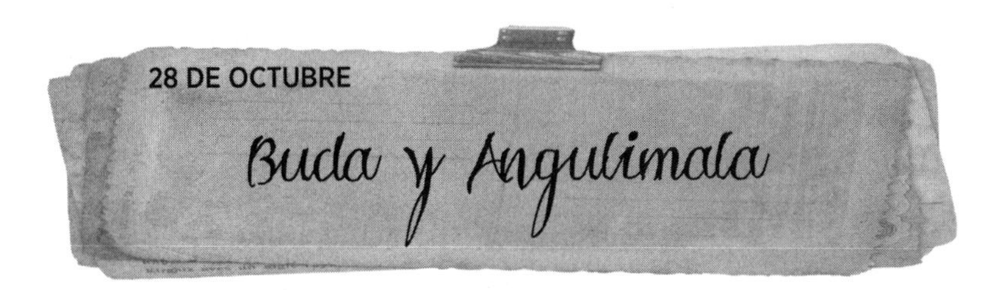

28 DE OCTUBRE

Buda y Angulimala

Yo ya dejé de hacerlo. Tú no.
Buda

Hay una historia que cuenta cómo Angulimala, el asesino, se convirtió en Arahant —el valioso— gracias al encuentro que tuvo con Buda. Aparentemente, Angulimala se había alejado tanto de su vida, que comenzó a quitarles la vida a otros. Nunca sabremos qué sucedió, tal vez llegó el momento justo o tal vez la disposición de un hombre que está a punto de morir se vio confrontada por la inexorable presencia de un espíritu auténtico. El caso es que Buda y Angulimala se pararon uno frente al otro durante un rato muy largo, y cuando pareció que el silencio había retirado el velo de los ojos de Angulimala, Buda le dijo: "Yo ya dejé de hacerlo. Tú no." Después de la frase hubo otro prolongado y elocuente silencio; entonces, la fortaleza de crueldad que Angulimala había construido alrededor de su corazón se desmoronó. Se cuenta que, a pesar de que colgaron a Angulimala con una cuerda tejida con los huesos de los dedos de sus víctimas, este hombre vivió con toda plenitud en el lapso que hubo entre las palabras de Buda y su último respiro.

Pero claro, una historia como ésta es un acertijo impenetrable. ¿Qué fue lo que este hombre *no había dejado de hacer* que le permitió asesinar?, ¿y qué fue lo que Buda *sí había dejado de hacer* que le permitió llegar a la iluminación? A pesar de que nunca lo sabremos, podríamos imaginar que lo que el hombre no dejó de hacer fue huir del riesgo y del dolor de estar vivo a través de alguno de los varios caminos: negación, ocultamiento, proyección. Porque cualquier forma que elijamos para huir de nuestra verdad nos puede conducir a una existencia aletargada, y a su vez, a una actitud violenta que creemos nos despertará de ese tipo de existencia. Si no dejamos de huir, nos podemos asesinar constantemente cada ocasión que despojemos a otros de la vida, en el aspecto físico (por medio de la violencia), sexual (por medio de la dominación), emocional (por medio del control), o en el aspecto profesional (por medio del poder).

No importa la lectura que le des a este acertijo, lo que sí te puedo decir es que todos somos Buda y Angulimala, que todo el tiempo necesitamos tener esta conversación con nosotros mismos para continuar siendo compasivos y genuinos.

- Encuentra tu centro. Con cada inhalación permite que el Angulimala que te habita diga: "No he dejado de hacerlo."
- Inhala lentamente y aunque no sepas bien cómo hacerlo, comienza tu día con el compromiso de que dejarás de huir de la verdad.

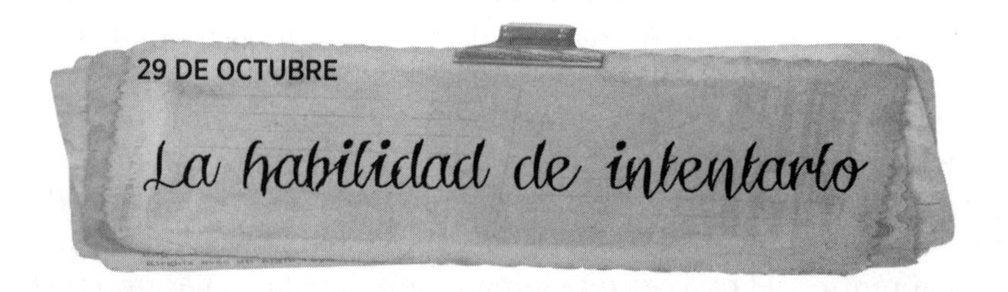

29 DE OCTUBRE

La habilidad de intentarlo

Si tratas de enseñar antes de aprender o de irte antes de quedarte, perderás tu habilidad de intentarlo.

Existen muchas formas en las que nos divorciamos de la experiencia. Recuerdo que cuando era joven le temía al dolor que podría causarme el amor. Así que me dediqué a dar a otros recomendaciones sobre cómo lidiar con asuntos amorosos. También recuerdo que cuando sentí miedo de la tristeza y el pesar que provocan los conflictos con los seres queridos, preferí dejarles notas en lugar de enfrentarlos en persona, preferí saltarme la necesidad de ir directo al problema y afrontarlo como se debía.

Recuerdo que cada vez que sentía la amenaza del siguiente espantoso tratamiento de quimioterapia, me adelantaba y comenzaba a prepararme para cada posible instante de dolor. Luego, claro, me daba cuenta de que ninguna cantidad de preparativos podía separarme de la experiencia real.

En cada uno de los casos anteriores —en los que enseñé antes de aprender, en los que me fui en lugar de quedarme, y en los que anticipé en lugar de afrontar— me sentí drenado de la energía de mi fuerza vital. El hecho de alejarme del dolor sólo me debilitó y me impidió seguir adelante.

Cuando la aguja, la mano, la lluvia o el sol, alcanzan la piel, lo único que podemos hacer es confrontar ese toque desde el interior. Porque en ese momento en el que el interior se encuentra con el exterior se libera una electricidad del espíritu que nos da el don de la ternura, la ternura necesaria para estar despiertos.

- Siéntate con alguien en quien confíes. Encuentren su centro y después, por turnos:
- Permite que tu ser amado coloque lentamente la palma de su mano en tu corazón.
- Cuando su mano ya esté colocada, trata de recibirla con la energía de tu interioridad.

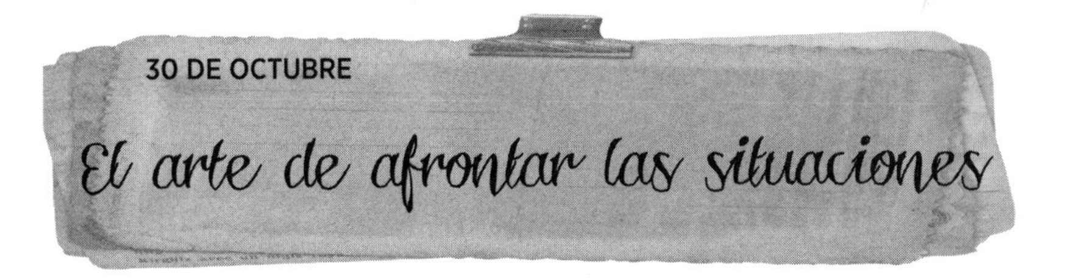

30 DE OCTUBRE

El arte de afrontar las situaciones

La gente olvidó lo que todos los salmones saben.
Robert Clark

Los salmones tienen mucho que enseñarnos sobre el arte de afrontar las situaciones. Estas extraordinarias criaturas desafían la gravedad nadando a contracorriente de las cascadas. Ser testigo de esta experiencia es algo maravilloso, pero si miramos con mucho más detenimiento, nos podemos dar cuenta de que también revela una gran sabiduría para todos los seres que desean mejorar en la vida.

De alguna manera, los salmones saben cómo voltear su vientre —del centro hasta la cola— y colocarlo frente a la poderosa corriente. La corriente los embate y los golpea de manera directa, luego, el impacto los impulsa y los arroja hasta un sitio que está más arriba en la cascada. Ahí, vuelven a afrontar la corriente de la misma manera, y ésta los vuelve a lanzar. Estos impactos sucesivos son lo que permite que los salmones avancen en contra de la dirección de la cascada. El hecho de que se enfrenten a lo que les impide pasar es lo que los impulsa más y más a lo largo de su peculiar travesía.

Cuando lo observas a distancia, parece algo mágico; es como si estos poderosos peces pudieran volar y conquistar su elemento. Pero en realidad no es una conquista, es más bien una fusión con su propio elemento, una comunión vital en la que se involucran un atractivo baile que consiste en afrontar y ser golpeado, un baile que los impulsa y les ayuda a atravesar el agua y el aire para encontrarse con la fuente misma de su naturaleza.

En términos relacionados con la vida del espíritu, se podría decir que los salmones demuestran su felicidad al exponer su vientre a la corriente que los golpea. Curiosamente, el fenómeno físico de esta valentía es lo que les permite moverse a través de la vida, porque llegan a enfrentarla de una manera muy directa. Esta dinámica paradoja nos enseña que si queremos continuar siendo genuinos frente a la experiencia cotidiana, debemos ser fieles a la vida de apertura. Nos enseña que, si no queremos que los días nos arrastren, también debemos encontrar la forma de acercarnos y enfrentar las fuerzas que nos golpean con tanta vehemencia.

Los salmones nos ofrecen una manera de afrontar la verdad sin cerrarnos; nos muestran que aunque no nos guste el embate, el acercarnos a la experiencia es lo que nos propulsa. A pesar de que siempre preferiríamos dar la espalda, lo que nos permite vivir el misterio y la gracia siempre es el impacto de ser revelados por medio de la disposición a ser vulnerables.

- Siéntate en quietud y medita respecto a la última vez que te abriste ante la vida que se te presentaba.

- Al recordar, trata de enfocarte en tres aspectos: la forma en que abrirte provocó que te desplegaras, la forma en que el ser golpeado modificó tu posición en la vida, y el sitio hasta donde te arrojó el salto de salmón.

- Respira de manera constante e invita a tu vida esas lecciones de apertura, cambio y aterrizaje en el corazón.

- Respira lentamente y date cuenta de que estás viviendo el proceso ahora mismo.

- Relájate y voltea el vientre de tu corazón hacia el día que comienza.

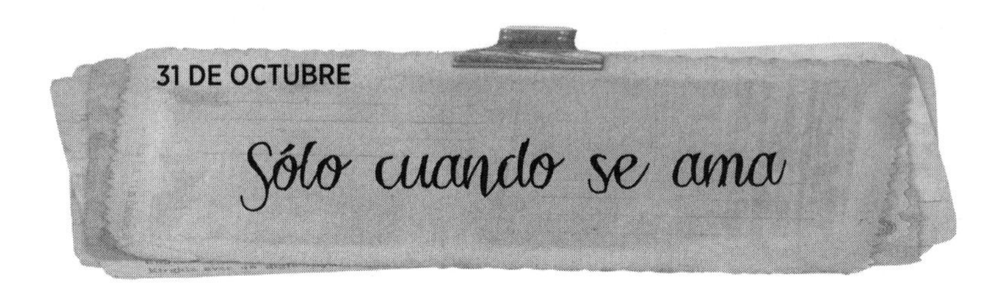

31 DE OCTUBRE

Sólo cuando se ama

Tuviste una niñez infeliz. ¿Y qué? Puedes bailar de cojito,
y para ver cómo caen los copos de nieve sólo necesitas un ojo.
Robert Bly

Volé hasta Sudáfrica con todos mis problemas, una carga extra de equipaje que nadie quería recibir. Luego, bajo el sol que ilumina Capetown, en la calle Green vi a un muchacho bailando en muletas.

Dejé en el piso mis enormes valijas llenas de dificultades para observar. Al calor del baile, las muletas se convertían en unas ligeras baquetas que saltaban por la calle. Cuando el chico se detenía, recobraban su esencia de muletas. La única forma de encontrarle lógica a eso era bailando o contemplando al bailarín.

Ahora que ya regresé a casa, me enfrento a las situaciones de una manera distinta. Porque sólo cuando decimos la verdad nos ilumina su esencia. Cuando dejamos de hacerlo, se hace masiva. Dejé algunas de mis valijas en una esquina de la calle Green, en algún lugar por debajo del Ecuador. Ahora cargo menos peso y trato de bailar en mis propias muletas. Porque sólo cuando se ama, las tribulaciones del sentimiento se hacen más ligeras.

- Piensa en una cicatriz que te hayas hecho.

- Siente la legitimidad de su peso.

- Ahora trata de ver si usas muletas para soportar el peso de esa cicatriz. Si es así, suéltalas.

- Respira hondo y juega con las muletas.

- Respira concienzudamente y, por el momento, suelta la cicatriz.

1 DE NOVIEMBRE

El siguiente momento de amor

Permitir que una multitud de preocupaciones conflictivas nos invada, rendirse ante tantas exigencias, comprometerse a demasiados proyectos, querer ayudar a todos en todos los aspectos, son formas de sucumbir ante la violencia. El frenesí del activista anula el trabajo que realiza en pro de la paz.

Thomas Merton

Con mucha sabiduría, Merton no sólo nos desafía a tomar las cosas con calma, sino, en un sentido más profundo, a aceptar nuestras limitaciones. En el mejor de los casos, nos excedemos porque nos sentimos invadidos por lo divino; sin embargo, sólo tenemos dos manos y un corazón. De una manera intensa pero sutil, ese deseo de hacer todo es en realidad un anhelo de *ser* todo; y a pesar de que proviene de un deseo de hacer el bien, a veces nuestras intenciones se tornan frenéticas porque el ego se apodera de la bondad para sentirse reverenciado.

A mí me ha sucedido eso en muchas ocasiones. No quiero decir que no, no quiero perder una oportunidad, no quiero que piensen que no soy compasivo. Pero sucede que si no puedo entregarme por completo a una tarea, entonces no estoy ahí. Es como ofrecerse a llevar demasiadas tazas de café en medio de la concurrencia: siempre terminas bañando con café caliente a algún inocente en el camino.

Helen Luke se refiere a esto cuando habla de la trampa de las buenas acciones. Helen nos habla de "quienes se refugian de sí mismos en un esfuerzo por hacer el bien de manera irreflexiva. Personas que invierten toda su energía en la redención de la sociedad y de otros pero, al mismo tiempo, cierran los ojos ante su penumbra personal".

Podríamos comenzar con el viejo dicho: "El que a dos amos sirve, con alguno queda mal". Claro que yo lo modificaría un poco: "El que a un solo amo sirve con todo su ser, podrá llegar al siguiente momento de amor."

- Encuentra tu centro y piensa en todas esas buenas acciones que te sientes obligado a hacer.
- Respira y deja que tu corazón brille alrededor de sólo una.
- Sin pensar en ellas, reza por las otras acciones, pero sólo dedica tu día a una.

2 DE NOVIEMBRE

La cacería de la verdad

Tomo la costilla del lobo y la voy tallando hasta que queda afilada de ambas puntas, la congelo en grasa de ballena y la dejo en el camino que transitan los osos. Cuando desaparece, sigo las huellas y doy vueltas en círculos durante días.

Galway Kinnell

En su poema "El oso", Galway Kinnell logra capturar con gran intensidad la forma en que los esquimales cazan osos para comer. Pero así como los esquimales cazan su comida para sobrevivir, nosotros a menudo nos encontramos en la búsqueda de un alimento interior al que se le conoce como verdad. Porque la legitimidad en la vida no es solamente una idea interesante o un sentimiento elocuente. La legitimidad, la experiencia de la verdad, es nuestro alimento más importante. Si no lo conseguimos, nos congelaremos hasta morir.

El esquimal de Kinnell aprende dos lecciones que son muy difíciles de entender. La primera lección sucede el tercer día, cuando el cazador se está muriendo de hambre al igual que la presa, y al llegar la noche, a media persecución se hinca como sabía que llegaría a hacerlo, para atragantarse con un coágulo del oso.

Lo que esto nos dice es que no importa lo que digamos, ni lo que hagamos o dejemos de hacer; tampoco importan los exigentes estándares con los que nos juzguemos a nosotros y al mundo: simplemente nunca sabemos lo que seríamos capaces de hacer en medio de la inanición por la verdad. Con toda razón, porque la vida en la Tierra a menudo nos obliga a hincarnos para que algo pueda echar raíces. Cuando me estaba muriendo de cáncer, yo, un orgulloso judío que había jurado que jamás se arrodillaría, me encontré hincado frente a un sanador católico que colocó sus manos sobre el tumor que tenía en el cerebro. A pesar de que alimentarse con la verdad puede llegar a romper con la forma en que nos vemos a nosotros mismos, también es una forma de reafirmar que los seres humanos tenemos una resistencia infinitamente mayor a la que imaginamos.

La segunda lección ocurre cuando, después de siete días de cacería, el esquimal está medio congelado y el oso muere por fin. Entonces el esquimal se ve obligado a meterse en las entrañas del oso para sobrevivir al frío. A quienes buscamos la verdad en las calles modernas nos dicen que no basta con encontrarla, que necesitamos ponérnosla, habitarla, entrar en ella y portarla.

Entonces, ¿por dónde comenzamos? Bien, pues el esquimal, con la forma en que diseña su carnada, nos enseña a cazar la verdad a su manera. No a través del debate intelectual o el estudio esotérico, sino arriesgando una parte de nosotros mismos, dejando en el camino algo sabroso pero nocivo. Es una técnica que consiste en ofrecer algo que resulta esencial para nuestra hambre y cubrirlo con vulnerabilidad. Es más fácil atraer a una gran verdad con una carnada pequeña. Porque de una manera muy humilde e inevitable, la necesidad de encontrar la verdad nos conducirá hasta la inesperada experiencia de cómo es nuestra vida más allá de todas las imágenes de perfección que de ella tenemos.

- ¿Existe algo que juraste que nunca harías?
- ¿Crees que es un triunfo o un fracaso?
- ¿Qué te hizo actuar de esta forma? ¿Fue el valor, la necesidad, o sólo un error?
- ¿Cómo cambió tu vida esta inesperada experiencia?

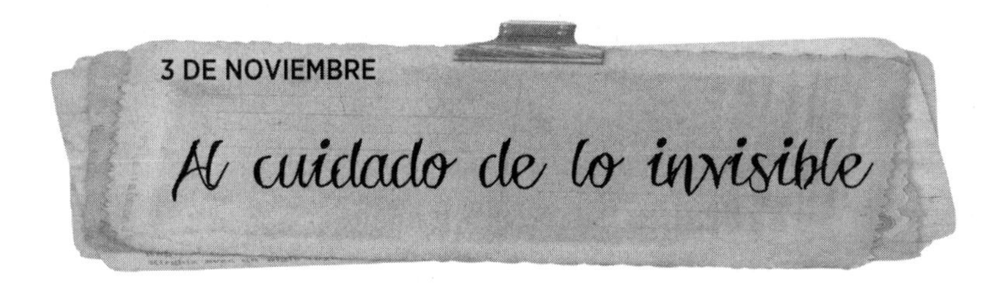

3 DE NOVIEMBRE

Al cuidado de lo invisible

La genialidad es una crisis que, por momentos,
vincula nuestro ser oculto con el pensamiento cotidiano.
William Butler Yeats

Nos enseñaron a pensar que la genialidad era un brillo inusual de la mente, la habilidad de recordar, calcular o conceptualizar cantidades asombrosas de información. Sin embargo, en su sentido original, *genio* significa espíritu atento, es decir, al cuidado de algo invisible pero cercano. En realidad, es como otra definición de completitud o de Dios; otra forma de reconocer el tao, esa corriente invisible en la que todos nadamos.

Yeats nos ofrece una reflexión sobre la vida en la Tierra. El gran poeta irlandés sugiere que la crisis es una discordancia inesperada que nos pone en contacto con el espíritu guardián.

Esto me recuerda que el ideograma chino de peligro también significa oportunidad. Con eso no quiero sugerir que nos pongamos en peligro sino que, cuando la experiencia nos quiebre, busquemos las oportunidades con las que nos podamos vincular a la corriente invisible de la que muchas veces olvidamos que formamos parte.

Tal vez, si acaso la crisis tiene algún propósito, éste no es quebrarnos, sino abrirnos.

- Siéntate en quietud y percibe la invisible corriente de la que formas parte.
- Respira lentamente y medita respecto a tu genialidad, a tu espíritu guardián.
- Respira con suavidad y exponle a tu espíritu guardián cualquier crisis que atravieses.
- Si puedes, trata de sentir durante el día la crisis y lo profundo de tu genialidad. Permite que se fundan.

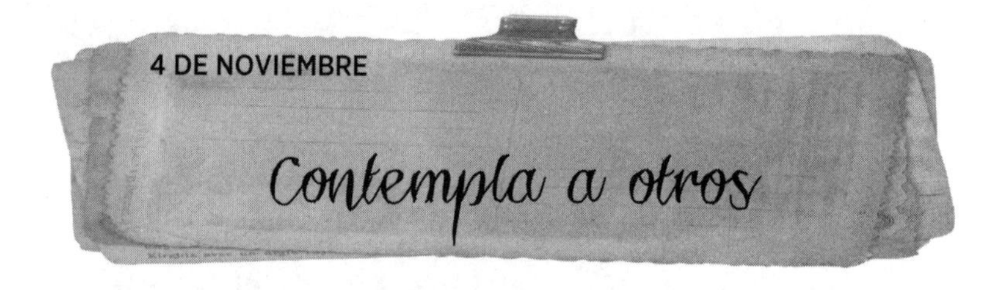

4 DE NOVIEMBRE

Contempla a otros

Una vez cada cosa, sólo una vez. Una vez y ya no más. Y nosotros también, una vez.
Nunca más. Pero este haber sido una vez, aunque sólo una vez:
haber sido terrestres, no parece revocable.
Rainer Maria Rilke

Estaba de visita en casa de un amigo cuando me preguntó: "¿Cómo te preparas para reunirte con gente a la que respetas?, ¿cómo sabes qué preguntar o decir?"

Nunca lo había pensado, pero su pregunta me hizo comprender que a partir de mi experiencia con el cáncer, cada vez que me encuentro con alguien, siempre me pregunto: "Si éste es el único momento que tendré con esta persona, si ya no vuelvo a verla, ¿qué es lo que quiero o necesito preguntarle?, ¿qué es lo que quiero o necesito decir?"

Me he dado cuenta de que ahora, cuando conozco a otras personas, las veo como si fueran un oasis y como si yo estuviera saliendo del desierto. La verdad es que cada uno de los espíritus vivos que conocemos es un estanque en el que podemos nadar con delicadeza, un milagro que podría saciar nuestra sed. Darle su lugar a otros de esta forma me ha permitido abrirme a una sabiduría que, de otra forma, seguiría corriendo en silencio sin que yo la notara en el tiempo que pasara en la Tierra.

- Siéntate con un ser amado en quien confíes o con un amigo. Cierren los ojos y mediten respecto a lo extraordinario que resulta que ambos estén vivos al mismo tiempo.
- Cuando estén bien conscientes de esto, abran los ojos y mírense.
- Respiren lentamente. Si éste es el único momento que tendrán juntos, dejen que de ustedes surja esa pregunta única que les gustaría formular.
- Mírense y pregunten.

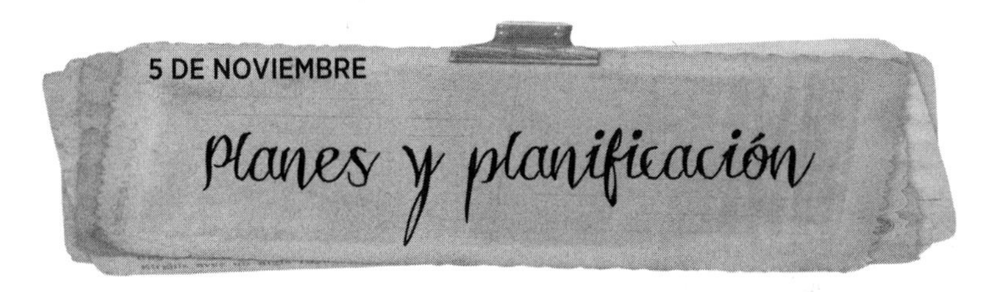

5 DE NOVIEMBRE

Planes y planificación

Los planes son inútiles, pero planificar es fundamental.
Dwight D. Eisenhower

Muy a menudo confundimos los planes con la planificación, los sueños con soñar, el amor con el acto de amar. La sabiduría de las palabras de Eisenhower radica en el hecho de que vivimos como pescadores hambrientos: tejemos y arrojamos las redes a pesar de que nunca sabemos qué atraparemos, de que no sabemos qué vamos a comer hasta que lo subimos a bordo. Por lo tanto, como dicen los budistas, para ser un buen pescador tienes que desvincularte del sueño del pez; porque de esta manera, cualquier cosa que pesques, será un tesoro.

Cuando reviso los libros que he escrito me doy cuenta de que produje cada uno mientras estaba planeando hacer otra cosa; es decir, lo que termino escribiendo nunca es lo mismo que visualicé al principio. Y podría decirse lo mismo de mi carrera profesional. Por ejemplo, las experiencias laborales más significativas para mí siempre han llegado de una manera inesperada, siempre han sido el resultado de asirme a oportunidades que aparecieron al mismo tiempo que yo estaba soñando en otra cosa. También debo confesar que, a pesar de que muy a menudo me imaginé al amor y a mis amantes, cada una de las personas a las que tuve la bendición de amar han cobrado vida en una forma mucho más extraordinaria de la que yo imaginé al principio.

Claro que en algunas ocasiones es necesario anticipar lo que se acerca, y en otras, debemos ser espontáneos, pero pasamos demasiado tiempo pensando en qué camino tomar. Los planes dan aliento a todo fuego, y no existen dos fogatas iguales. Sólo necesitamos su calor y su luz.

- Encuentra tu centro y piensa en los planes actuales que tienes respecto a tu felicidad.
- Respira, expón tus planes frente a tu corazón como si fueran leña para una fogata.
- En la incertidumbre respecto a qué fuego encenderán en ti, comienza tu día buscando la chispa.

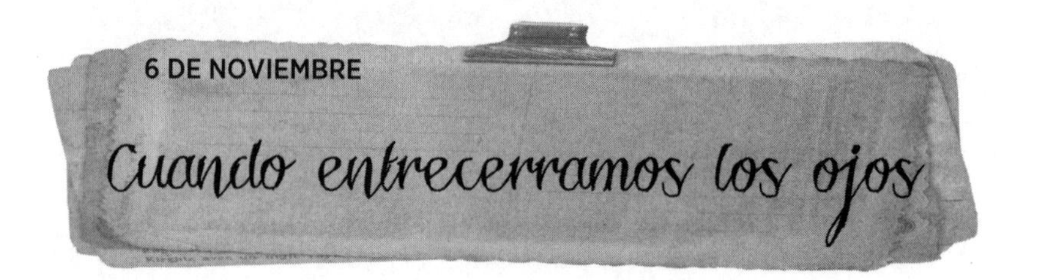

6 DE NOVIEMBRE

Cuando entrecerramos los ojos

Cuando entrecerramos los ojos, creemos ver como lo hace el tigre, pero la verdad, como el sol, se derrama y entra por todos lados excepto por nuestras rendijas.

Para resolver una situación difícil, a todos nos han llegado a recomendar que nos armemos de valor y la enfrentemos cara a cara. Muy a menudo esto significa que debemos estar alerta y adoptar una postura más enérgica. Entonces afilamos nuestro enfoque y pensamiento, y nos preparamos para recibir cualquier cosa que venga. Por desgracia, a veces la armadura que nos protegerá en la batalla hace que nuestra visión sea más limitada, y eso ocasiona que soslayemos tanto el miedo como lo que necesitamos para enfrentarlo.

Con esto no quiero decir que deambulemos por la vida sin pensar y sin enfocarnos. Más bien estoy tratando de sugerir una noción más profunda de lo que significa estar alerta. Hay una gran diferencia entre la delgada línea del láser y el baño de sol que cae sobre el campo; entre la agudeza de la mente en medio de una crisis y el baño de calidez que brinda un corazón abierto. Cuando más lo necesitamos, casi siempre resulta imposible mirarnos con compasión desde la ranura de una mente angosta que se siente tensa antes de que la batalla comience.

Unos meses después de que el tumor desapareciera de mi cabeza, me encontré a una amiga muy alegre en un restaurante. Ella estaba muy interesada en saber qué había hecho para vencer el tumor. Le conté de la enorme rendición en que se había transformado mi vida y le dije que en realidad no sabía cómo explicar el milagro. Ella entrecerró los ojos en un espantoso gesto, como si estuviera tratando de bloquear el halo de misterio, y luego insistió en que yo era la evidencia del poder de la mente sobre la materia. Entonces me di cuenta de que entre más cerraba sus ojos, más se cerraba su corazón. Fue muy triste, desde ese momento ya no tuvimos más que decirnos.

A veces también me ha sido imposible permanecer en el momento porque mi estado de alerta en medio de la crisis reacciona como un periscopio que se eleva y me aleja del corazón. Luego, de pronto me encuentro imbuido en el análisis y la resolución del problema, en la ponderación de las ventajas y las desventajas. De la misma forma en que sucedió con mi amiga, cada vez que entrecierro los ojos lo hago para insistir en que mi voluntad es lo que me impulsa en el mundo y, entonces, me cierro al misterio y de pronto me siento triste y descubro que ya no tengo mucho más de qué hablar conmigo mismo.

Lo anterior me enseñó que a veces se puede confundir la atención en los detalles, con la preocupación por los otros. Pero la verdad es que estar alerta a menudo exige que ampliemos nuestro enfoque y miremos con lo que los sufíes llaman "el ojo del corazón". Porque a pesar de que la sorpresa y la crisis nos pueden hacer entrecerrar los ojos y mostrar las garras como tigres, lo que en realidad nos ayuda más es el esfuerzo que hacemos para abrir más los ojos y ampliar nuestro enfoque.

- Colócate frente a un espejo con los ojos cerrados. Medita respecto a alguna confusión o problema que te aflija.

- Permítete pensar en las circunstancias y las posibles soluciones.

- Ahora mírate en el espejo. Observa la tensión en tu rostro y fíjate cuál es el efecto que tiene sobre tus ojos.
- Permanece frente al espejo y vuelve a meditar con los ojos cerrados. Trata de relajarte y abandonar el análisis. Observa la confusión o el problema a través del ojo de tu corazón pero no trates de resolverlo.
- Ahora mírate en el espejo y observa si tu rostro o tus ojos cambiaron. ¿Qué sucedió?
- Habla de la diferencia con un ser amado en quien confíes.

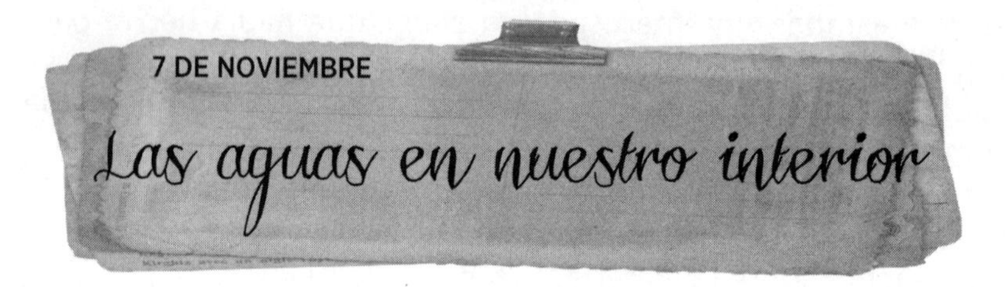

7 DE NOVIEMBRE

Las aguas en nuestro interior

El espíritu, como el agua, es una fuente de vida. No podemos vivir en sequía.

La experiencia nos va desgastando y eso nos convierte en una suerte de caleta por la que el agua de la vida se fuga. Es por eso que las lágrimas se nos escapan con más facilidad conforme pasan los años.

Tal vez la sabiduría no sea nada más que las inefables aguas que se elevan en nuestro interior hasta hinchar el contorno del ojo de la misma forma en que el océano ablanda la arena como evidencia de la inevitable marea que tarda toda una vida en subir.

Les tememos tanto a las aguas en nuestro interior que muy a menudo nos tensamos en cuanto sentimos que van a surgir las lágrimas. Nos preguntamos qué es lo que anda mal cuando, quizá, lo que debemos hacer es preguntarles a quienes están en el mar, ¿qué es lo que ven?

- Siéntate en quietud y acuérdate de la última vez que lloraste.
- Respira lentamente y recrea el sentimiento de la liberación.
- Respira la liberación e indaga en aquello que provocó el llanto.
- Respira hondo y trata de percibir la inefable sabiduría que se eleva para cubrirte.

8 DE NOVIEMBRE

Estamos hechos para ser delicados

Estamos hechos para ser delicados porque, de otra forma, perecemos.
¿Qué no es ése el paño que cose el desconsuelo?

Los objetos rígidos se quiebran, los objetos blandos se doblan; los necios se golpean contra lo inamovible; los flexibles se adaptan a lo que tienen enfrente. Claro, todos somos rígidos y blandos, necios y flexibles y, por lo tanto, nos rompemos hasta que aprendemos a doblarnos; y nos golpeamos hasta que aceptamos lo que se encuentra enfrente.

Esto me recuerda la historia sumeria de Gilgamesh, el necio y rígido rey que quería preguntarle al inmortal, el secreto de la vida. A Gilgamesh le habían dicho que las piedras en su camino lo guiarían. Pero la prisa y la arrogancia del rey lo hicieron desesperarse cuando descubrió que el camino estaba bloqueado, así que destruyó las piedras que habrían de ayudarle. Su corazón estaba tan ciego que obstruyó todo lo que necesitaba para descubrir el camino.

En una confusión similar, nosotros rompemos lo que necesitamos, empujamos a nuestros seres amados y nos aislamos cuando más necesitamos que nos abracen. Varias veces en la vida he sido demasiado arrogante para pedir ayuda o me ha dado demasiado miedo que me abracen. Y como Gilgamesh, en el frenesí de mi propio aislamiento, he quebrado la ventana que quería abrir, he partido en trozos la banca que quería construir, he empeorado la situación al dañar a aquel a quien le debí mostrar ternura.

El capullo vivo se dobla, la rama muerta se quiebra. El desconsuelo nos obliga a suavizarnos porque, de otra forma, en los tiempos de adversidad, nos convertiremos en los agraviados.

- Medita respecto a una situación que enfrentes en la que te hayas comportado con rigidez, necedad y oposición.

- Observa tu necedad, ¿qué es lo que tratas de proteger con ella? Si continúas siendo tan rígido, ¿qué podría romperse?

- Ahora mira más allá de tu necedad. ¿Qué podrías perder si cedes ante la situación?, ¿qué podrías ganar si te ablandas?

9 DE NOVIEMBRE

Una zambullida en la oscuridad

En nuestro interior llevamos las maravillas que buscamos en el exterior.
Thomas Brown

El cormorán y el arao común son aves marinas que se zambullen a ciegas en el agua para buscar su alimento. En el trayecto de la superficie al fondo, las burbujas de aire se quedan atrapadas entre sus plumas haciéndolos brillar. Es por eso que cuando están sumergidos se ven plateados.

Nosotros también, porque, ¿acaso las burbujas de dolor no se quedan atrapadas entre nuestras plumas y se convierten en joyas cuando nos acercamos a la corriente que fluye debajo de todo? Es un bautismo del verdadero sentimiento: entre más hondo llegamos, más pequeño es el mundo; entre más pequeño lo es, más fluido es el camino. Así que sigamos convocándonos a las profundidades de lo que conocemos. Porque todos brillamos bajo la superficie, porque al zambullirnos, todos nos vemos plateados.

Cuando las exponemos sólo al aire, nuestras laceraciones terrestres arden. Pero cuando nos atrevemos a entrar a lo profundo, las heridas se suavizan y resplandecen. La verdad es que la vastedad nos sostendrá con mayor fuerza entre más aceptemos nuestras limitaciones y nos rindamos a las profundidades que están más allá de las heridas. Pero la única manera de enterarse de eso es sumergiéndose.

- Encuentra tu centro y piensa en alguna aflicción o dolor que tengas. Mantenlo con gentileza frente a ti.
- Respira lentamente y rodea tu aflicción con una meditación amorosa que extienda tu oración hasta cubrir a todos los seres vivos.
- Deja que la oración silenciosa se vaya desvaneciendo.
- Ahora, si te es posible, siente cómo tu amor por el mundo mitiga la aflicción.

10 DE NOVIEMBRE

La vida al límite

Eres aquello que buscas.
San Francisco

Cuando me siento solo, lo primero que se me ocurre es que tú tienes la llave de mi soledad. Cuando me siento confundido, lo primero que se me ocurre es que, si sólo pudiera encontrarlos y hacerlos hablar, tú o alguien a quien no conocemos podría ser más claro. Cuando quiero que me respeten, lo primero que se me ocurre es que el respeto me aguarda al otro lado de algún logro monumental al que debo dedicarme. Me esfuerzo mucho en buscar fuera de mí lo que necesito o deseo, porque estoy seguro de que me espera en algún lugar allá, en el exterior.

Al final, la búsqueda sólo nos conduce al límite del conocimiento de nosotros mismos. Si nunca miramos al interior, nos vamos convirtiendo en expertos de la vida al límite y rara vez llegamos a comprender el significado de la búsqueda. Nos podemos convertir en expertos alpinistas de las montañas del mundo, en lugar de guiar el camino hacia el centro de nuestra aflicción. Nos podemos convertir en expertos corredores de autos nocturnos, en lugar de llegar a conocer los oscuros rincones de nuestra mente. Nos podemos convertir en maestros de la seducción en el nombre del amor, en lugar de abrazar los aspectos más dulces e imperfectos de quienes somos.

La búsqueda en el mundo siempre ha funcionado como un espejo que nos señala en qué aspectos interiores debemos trabajar, pero buscar el peligro en el exterior siempre ha sido una forma de desviar el lamento del alma e impedir que tomemos un riesgo real de forma introspectiva.

- Medita respecto a algo que busques. Puede ser amor, poder, riqueza o la emoción de saltar desde un avión; también puede ser el reconocimiento que se adquiere al ser famoso.

- Ahora imagina que lo que buscas ya mora en ti. Respira y coloca eso que buscas frente al ojo de tu mente, como si fuera una puerta por la que debes entrar para sentirte completo.

- Inhala profundamente y siente que lo que buscas es parte del espíritu que necesita atención.

- Exhala profundamente y, aunque no sepas bien cómo hacerlo, bríndate esa atención.

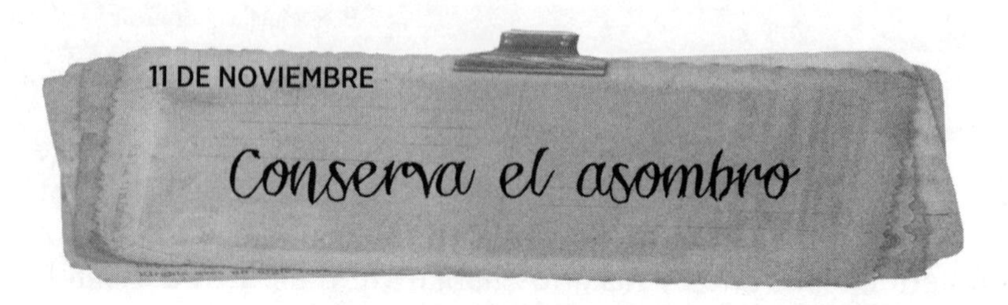

11 DE NOVIEMBRE

Conserva el asombro

Un solo átomo contiene todos los elementos de la tierra.
Un solo movimiento del espíritu contiene todas las leyes de la vida.
En una sola gota de agua se encuentra el secreto del inmenso océano.
Una sola manifestación tuya contiene todas las manifestaciones de la vida.
Kahlil Gibrán

Los humanos vivimos en un ciclo perenne. La mente construye un caparazón para proteger su espíritu como si fuera una tortuga. El caparazón amortigua al espíritu hasta que éste crece y el caparazón ya no puede albergarlo; entonces buscamos la forma de romper la coraza.

Construimos el caparazón y luego lo fracturamos. Construimos otro más delgado y luego volvemos a fracturarlo. Sin embargo, el único momento en que realmente nos sentimos conmovidos es el que sucede entre ruptura y ruptura. Porque sólo cuando no nos escondemos detrás de la coraza, puede el amor pincharnos.

Pero no es nuestra culpa. Sucede así en toda la naturaleza. A los árboles les crece moho, la plata se mancha, a la mente la abruma el crecimiento de sus ideas. Y así como la tormenta enjuaga el moho y como el rasguño atraviesa la mancha, la crisis revela la cruda superficie de la mente.

El tiempo construye acumulamientos y luego los erosiona, y entonces, nos vemos transformados a pesar de seguir siendo los mismos. El viento arrastra la arena a la duna y la marea la socava. Los años de infancia nos van cubriendo y los de la madurez nos inundan suavemente en silencio. Lo único que podemos hacer es soportar la película que se forma de manera constante y afrontar la inminente erosión.

Por supuesto, para los humanos, este baile de acumulamiento y erosión no sólo es físico. También afecta el pensamiento, el sentimiento, la visión y el ser. Nos endurecemos y brillamos con mucha naturalidad. Cuando dejamos de participar y de experimentar en la vida, nos convertimos fácilmente en amnésicos crónicos del espíritu, que vagan entre la observación y el análisis. Luego nos despertamos un día y olvidamos lo que se siente la vida a pesar de estar muy bien compenetrados con su silueta. No podemos sentirla no obstante que la vemos con gran claridad, de que apreciamos su perplejidad y matiz. Es así como comienzan a crecer pensamientos y palabras en la mente de la misma forma en que se plantan árboles en el planeta. Son tantos los obstáculos que ya no podemos ver los cielos y, por lo tanto, necesitamos cortar lo que pensamos y decimos. Y sí, el silencio es un hacha.

La verdad es que nuestra vitalidad depende de la habilidad de mantener el asombro para prolongar los momentos en que nos sentimos protegidos de verdad, para quedarnos quietos hasta que todos los elementos de la tierra y los secretos de los océanos agiten la vida que aguarda en nuestro interior.

- La próxima vez que camines al aire libre, cierra los ojos y permite que el aire fresco los bañe.
- Respira hondo y permite que el aire enjuague ese cúmulo de recuerdos o de pensamientos con los que has estado lidiando.
- Siente cómo la sangre hace que tu rostro se ruborice y abre los ojos con frescura.

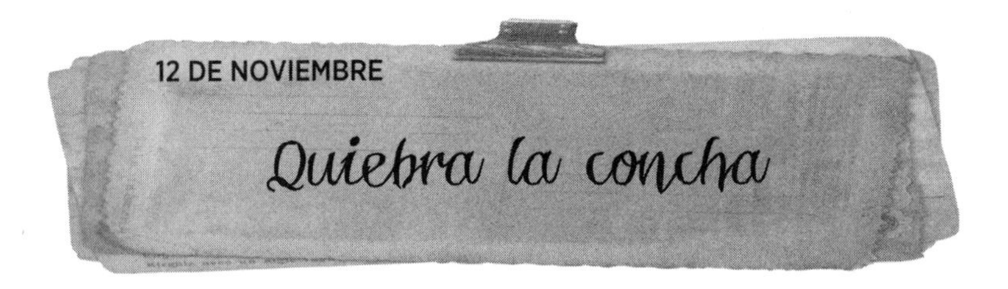

12 DE NOVIEMBRE

Quiebra la concha

Desde siempre, la clave de la renovación ha sido mudar de piel, dejar atrás la vieja corteza.

Los polinesios dicen que el mundo comenzó cuando Taaora, su creador, despertó y descubrió que estaba creciendo en el interior de una concha. Taaora se estiró y rompió la estructura. Entonces, fue creada la Tierra. La divinidad continuó creciendo y después de algún tiempo notó que estaba dentro de otra concha. Una vez más, se estiró y la rompió; esta vez fue creada la luna. Taaora continuó creciendo, y una vez más se vio envuelto en otra concha. En esta ocasión, el rompimiento produjo las estrellas.

Los polinesios nos ofrecen en esta antigua historia la sabiduría que afirma que en la vida vamos creciendo y rompiendo una serie de conchas; que esa parte de Dios que mora en nosotros se estira hasta que ya no le queda más espacio, y entonces el mundo sufre una fractura para que podamos nacer una vez más.

Así, la vida se convierte en un proceso en el que vivimos lo que somos hasta que esa forma ya no puede albergarnos más tiempo y, entonces, al igual que Taaora lo hizo en su concha, tenemos que romper los estuches que nos enclaustran para dar nacimiento a nuestro siguiente yo. Es así como vamos dejando atrás nuestras varias perspectivas sobre el mundo. No porque sean falsas, sino porque cada una tiene un propósito específico que dura algún tiempo; hasta que crecemos y esas perspectivas dejan de ser útiles.

Yo he vivido en mis muchos yo. El primer yo, en su afán de grandeza, en su deseo de comerse el mundo, rechazaba todo lo que le parecía ordinario. Cuando fui él, quise convertirme en atleta y también en un músico extraordinario; deseaba ser famoso y célebre. Pero conforme crecí, la noción que tenía de la fama hizo que terminara pasando mis noches solo. Los tronos, a pesar de su hermosura, sólo tienen espacio para una persona. Cuando fui el segundo yo, quería que las olas me cubrieran, quería inhalar las estrellas y moverme como lo hace la canción. Deseaba ser la música misma. Pero el anhelo de ser algo tan extraordinario seguía implicando que permaneciera solo.

El tercer yo me permitió renunciar a la grandeza. Así fue como permití que los demás se pudieran acercar a mí. Formulé más preguntas, no porque estuviera interesado en las respuestas, sino porque quería conocer el rostro detrás del rostro que estaba a punto de contestarlas.

Y luego, cuando tuve cáncer, llegó todavía otro yo, un yo que yacía encorvado y deforme sobre el lecho de cromo del hospital cuando la luz del sol comenzaba a inundar mi almohada. Estaba muerto en el cromo y vivo en la almohada, mi respiración era tenue. Muerto y vivo, al mismo tiempo. Lo más curioso fue que no me sentía asustado porque todavía podía sentir el pulso de la vida en mis débiles suspiros, y porque supe que ése era el lugar hacia donde debía trascender.

Estar a punto de morir fue una más de las conchas que tuve que romper. Me hizo comprender que cada yo se despliega como un vientre concéntrico que se dirige a otro, un vientre que siempre alberga al anterior. Si no fuera por todos los nacimientos que he vivido en el camino, tal vez podría creer en un nacimiento único.

Respira lentamente con los ojos cerrados y siente algún aspecto de tu mundo actual que te parezca confinante.

En lugar de enfocarte en la gente o en las circunstancias relacionadas con ese confinamiento, trata de percibirlo como el umbral de tu próximo crecimiento.

Medita respecto a esa parte de Dios en ti que podrías estirar y extender con más vehemencia para que, al ser tú con mayor intensidad, puedas romper esa concha.

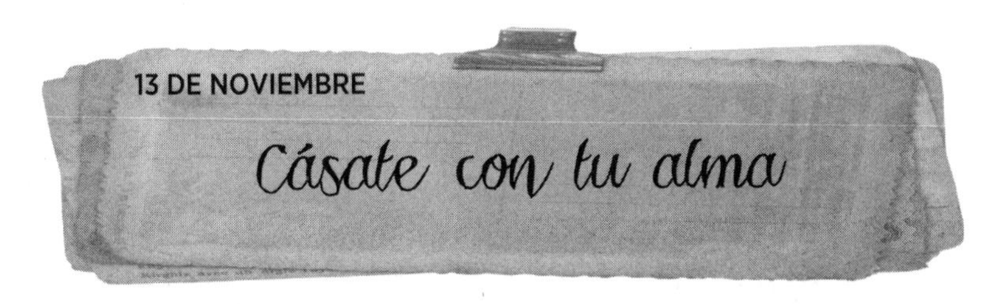

13 DE NOVIEMBRE

Cásate con tu alma

Ser fiel a quien eres significa portar tu espíritu como si fuera una vela al centro de la oscuridad.

Si deseamos vivir sin acallar o aletargar partes de nuestra esencia, debemos ofrecer y mantener una promesa en nuestro interior. Ahí, dentro de nuestro ser, debemos entender los votos matrimoniales que pronunciamos cuando nos casamos, como una promesa que, con la misma devoción, nos servirá para cuidar el alma: prometo serte fiel, en la adversidad y en la prosperidad, en la salud y en la enfermedad, y prometo amarte por siempre hasta que la muerte nos separe...

Esto significa que permanecerás comprometido con tu yo interior, que no te separarás de ti mismo cuando las cosas se pongan difíciles o cuando te sientas confundido. Significa que aceptarás y celebrarás tus fallas y tus limitaciones, que te amarás a ti mismo sin importar lo que otros piensen de ti. Significa que amarás el inalterable resplandor que mora en ti, a pesar de las laceraciones y las heridas del camino. Significa que con una promesa solemne te unirás a la verdad de tu alma.

Resulta curioso que en inglés la definición náutica de la palabra *marry* (casarse) signifique "unir los extremos de dos sogas mediante el trenzado de sus hebras". Casarse con el alma implica tejer la vida del espíritu con la vida de la psicología; la vida del corazón con la vida de la mente; la vida de la fe y la verdad, con la vida de la duda y la ansiedad. Y así como dos sogas amarradas forman un vínculo con el doble de fuerza, cuando se casa nuestra esencia humana con nuestro espíritu, producimos una vida que tiene el doble de fuerza en el mundo.

- Siéntate en quietud y encuentra tu centro.
- Medita respecto al hecho de que encontrar tu centro implica identificar y albergar la confusión y las preocupaciones, así como el lago alberga a los peces y las aves.
- Respira con suavidad y permite que tu aliento sea el agua.

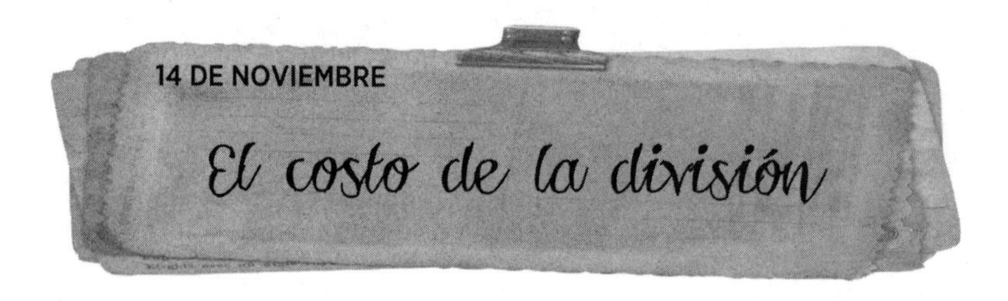

14 DE NOVIEMBRE

El costo de la división

Dar a luz al bebé y habitar en él al mismo tiempo, engendra la locura.
Chögyam Trungpa

A pesar de todos los esfuerzos, no podemos ser partícipes y observadores al mismo tiempo sin dividirnos. El alto costo de dividirse a la mitad de la experiencia es la locura. Porque vivir en el próximo gesto o contestar al mismo tiempo que todavía se está compartiendo una verdad, divide la capacidad que tiene el corazón de sentir. Habitar nuestro cuerpo al mismo tiempo que hacemos el amor, divide la capacidad que tienen dos corazones de establecer un vínculo. Regodearse en la recompensa cuando todavía estamos llevando a cabo la buena acción divide nuestra autenticidad.

A veces, ésta es la misión más difícil que enfrenta el ser humano: mirar a los ojos a un ser amado y, mientras tanto, mirar a los ojos a ese ser amado; pisar una hoja seca, y al mismo tiempo, pisar la sequedad de esa misma hoja endurecida. Acariciar el rostro del perro de un desconocido, y sentir, al mismo tiempo y sin distracción alguna, el jadeo de ese perro en la gruta de nuestro corazón.

- Encuentra tu centro y, al meditar, observa desde fuera de ti cómo lo haces.
- Con cada inhalación y exhalación, de manera sucesiva, ve dejando la habitación en la que estás, y luego la habitación en la que estás en tu mente.
- Respira. Trata de no pensar ni observar nada. Sólo siente cómo pasa el aire.

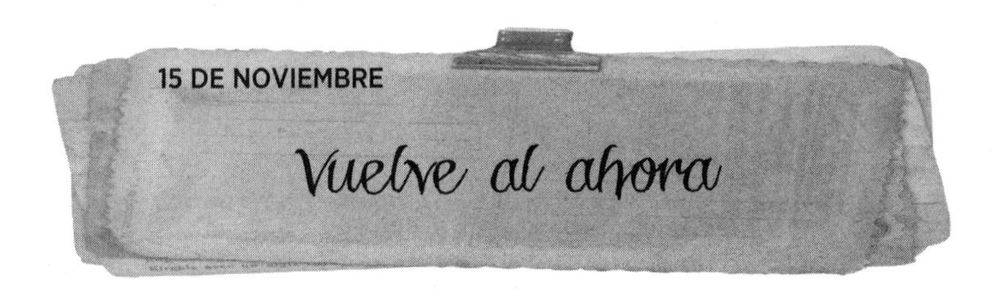

15 DE NOVIEMBRE

Vuelve al ahora

Y a fin de cuentas ya lo saben todos: nadie se lleva nada de su haber
y la vida fue un préstamo de huesos.
Pablo Neruda

A tres años de mis cirugías, me estaba dando un baño cuando, de pronto, ahí en mi cabeza, junto a la cicatriz, sentí que había un grano. En treinta segundos ya estaba dando zancadillas en una cascada de: "¿Y qué tal si...? ¿Y qué tal si es otro tumor? ¿Qué tal si se está extendiendo?" El agua me apaleaba y mi miedo me hacía enloquecer. Me ví de nuevo en el consultorio del doctor, desvistiéndome para la cirugía, caminando hacia los pabellones de recuperación, acostándome para la quimioterapia, debilitándome, muriendo. Hasta allá y de vuelta; en treinta segundos.

Mi corazón palpitaba y seguía ahí desnudo en la regadera. "Tengo tantas ganas de vivir. Me siento tan despierto, en paz al fin. Pero, ¿y qué tal si es verdad?, ¿qué voy a hacer?, ¿a dónde voy a ir?" Sin embargo, en ese momento el agua me enjuagó sin cesar, y yo volví a casa. "Si es verdad, si moriré pronto, entonces ya sé lo que voy a hacer." Respiré más hondo que nunca. "Voy a terminar de bañarme."

En ese momento aprendí que todo está justo en donde estamos. Que, a pesar de la congoja y la angustia, toda la vida está en el momento en que despertamos a ella. Me pude dar cuenta de cómo el miedo a morir nos hace apresurarnos aunque no haya ningún lugar dónde ir. Y a pesar de todo también aprendí que hay un anillo de paz justo en el centro de todo temor; un anillo al que podríamos llegar.

Ahora, cada vez que me baño, trato de recordar que no podremos vivir con plenitud hasta que no aceptemos que tarde o temprano vamos a morir. Porque si no llegamos a aceptarlo, siempre vamos a estar corriendo hacia algo o huyendo de algo. Sólo cuando asimilemos que en esta Tierra sólo somos unos frágiles huéspedes, podremos sentirnos como en casa en cualquier lugar en el que estemos.

- Cuando estés en la regadera permite que el agua enjuague tu mente y retire la indiferencia y el temor.
- Respira concienzudamente y siente cómo caen las cristalinas gotas sobre tu piel.
- Respira hondo y da gracias porque estás vivo.

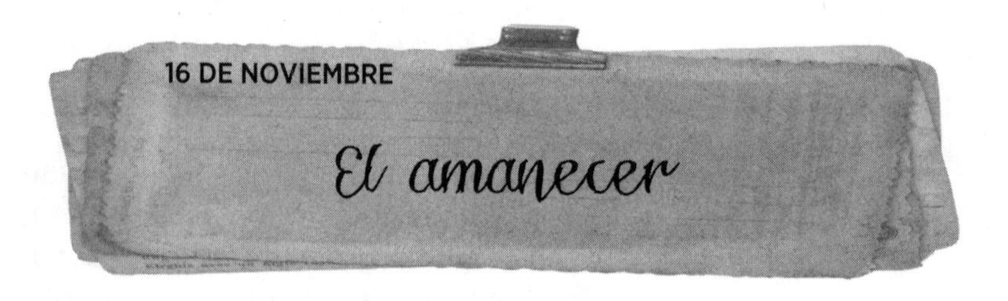

16 DE NOVIEMBRE

El amanecer

Hay un sol en cada persona es el yo que nos acompaña.
Rum

Es fundamental que comprendamos y aceptemos la paradoja de que no estamos solos a pesar de que nadie puede acompañarnos en nuestra travesía. Porque todos estamos en ella. Todos compartimos el dolor, la confusión y los miedos que, colocados entre nosotros, perderían su filo y nos cortarían menos.

Hay una historia muy conmovedora del Talmud que captura la sutil paradoja de la travesía que realizamos juntos. Un rabino le pregunta a sus estudiantes: "¿Cómo saben que ya llegó el primer instante del amanecer?" Después de un largo silencio, uno de ellos saltó y dijo: "Cuando puedes distinguir entre una oveja y un perro." El rabino niega con la cabeza. Otro estudiante sugiere: "Cuando puedes distinguir entre una higuera y un olivo." De nuevo el rabino dice que no. Ya no hay más respuestas. El rabino rodea su silencio y camina entre ellos. "Puedes saber que el primer instante del amanecer ya llegó cuando miras a otro ser humano a los ojos y te ves a ti mismo."

- Siéntate en quietud y trata de respirar hasta llegar a tu centro.
- Sólo respira y abre el corazón; trata de sentir tu soledad y todo lo que compartes con los demás seres humanos.
- Respira hondo y lento; no trates de entender nada, sólo siéntelo.

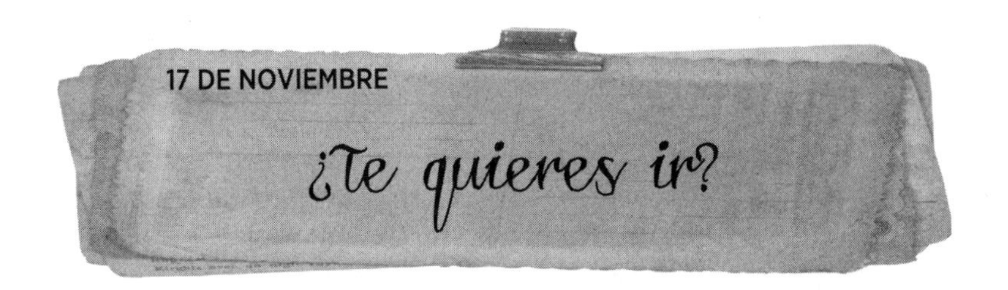

17 DE NOVIEMBRE

¿Te quieres ir?

Las paredes se desgastan piedra por piedra,
los corazones se abren sentimiento por sentimiento.

Susan y yo estábamos sentados en una heladería. De repente, las dos parejas de junto comenzaron a hacer mucho ruido. En realidad sólo se la estaban pasando bien, pero yo estaba en un estado de ánimo introspectivo y me sentí invadido. Quise irme de ahí. Me incliné hacia Susan y le pregunté si se quería ir. Ella estaba bastante satisfecha, y me dijo, "No, estoy contenta aquí." Pero cuando vio la consternación en mi rostro, me preguntó: "¿Te quieres ir?"

En ese momento, en el gabinete de una heladería, comprendí que gran parte de mis cuarenta y nueve años me la había pasado tratando de satisfacer mis necesidades personales con una estrategia específica. Primero proyectaba mi necesidad en quienes me rodeaban y, luego, fingía que lo que estaba satisfaciendo eran *sus* necesidades. El helado se derretía, y yo de pronto me entendí. Reí, negué con la cabeza y me sentí avergonzado; luego suspiré profundamente y dije lo más obvio: "Sí, me quiero ir."

Esta manera indirecta que uso para obtener lo que quiero y que consiste en plantar mis sentimientos como si fueran necesidades de otros que necesitan ser atendidas, me ha servido para ocultar mi vulnerabilidad y para lucir como una persona amable y desinteresada. Pero sé que no soy el único que sufre de esto. A veces, lo hacemos de una manera tan sutil y tan cercana a la sana forma en que supuestamente nos relacionamos con los demás, que rara vez nos damos cuenta de la manipulación y el engaño que conlleva.

Claro, esta manipulación vive en nosotros porque, en algún momento del camino, nos convencimos —de una manera bastante ruda— de que pedir lo que necesitamos de forma directa es como invitar a alguien a lastimarnos. Sin embargo, no se me ocurre otra vía para enfrentarnos a este ocultamiento de nuestro ser, más que cachándonos en cada ocasión y saliendo de la cueva privada en la que estamos. No hay otra manera más que admitir la manipulación y expresar lo antes posible lo que sentimos y necesitamos.

La energía que gastamos cuando, con gran sutileza, intentamos que los otros se conformen y que nuestras necesidades se vean satisfechas, nos produce una gran cantidad de ansiedad y marginación. En lugar de evitar ser heridos, la manipulación y la deshonestidad sólo incrementan el aislamiento en el que vivimos.

Y más allá de todo eso, queda la verdad fundamental de que, así como los árboles tienen hojas que alguien arranca y come, los seres humanos tenemos sentimientos que se van desgastando con el mero acto de vivir. Tenemos el derecho a esos sentimientos porque son la evidencia de nuestras estaciones humanas.

- Acuérdate de la última vez que, en lugar de expresar tus necesidades de manera directa, le pediste a alguien que hiciera algo.
  ¿Qué te impidió expresar tus necesidades?, ¿a qué le tenías miedo?

- Imagina lo que habrías dicho si hubieras vivido la situación de una manera más directa.

- Ahora realiza el ejercicio de expresarte de forma directa. Recrea la situación en voz alta aunque estés solo.

- Inicia tu día con el propósito de vivir de una forma más honesta.

18 DE NOVIEMBRE

El perrito en la perrera

Todo mundo puede amar en el lugar en el que se encuentra. Todos podemos añadir nuestra porción de amor sin salir de la habitación.
Helen Nearing

Estábamos cenando y una amiga que había estado yendo a entrevistas de trabajo confesó lo ansiosa que se hallaba de que la aceptaran. Nos comentó que a veces se sentía como un perrito en una perrera; que por dentro gritaba: "¡A mí, a mí, escógeme a mí!"

Todos nos reímos porque nos sentimos identificados. En algunas situaciones de confusión interna, siempre asumimos que carecemos de dones y posibilidades. En esos momentos tan dolorosos, imaginamos que somos demasiado pequeños y que tenemos muy poco que ofrecer. Eso nos hace sentir desesperados y con un gran deseo de pertenecer, a cualquier precio.

Para empeorar la situación, ocultamos parte de lo que somos porque creemos que si el jefe, la pareja o el nuevo amigo en potencia supieran todo respecto a nosotros, no nos aceptarían.

Cuando estamos instalados en esta perspectiva, resulta muy difícil cambiar la situación. Por eso, el desafío radica en dejar de regalarnos. Porque, ¿de qué sirve tener solamente una astilla de lo que eres?, ¿cuál sería el beneficio de que sólo aceptaran tu oreja y tuvieras que ocultar el resto de tu cuerpo?, ¿qué pasaría si sólo aceptaran tu obediencia y tus buenos modales?, ¿qué pasaría si tuvieras que mantener ocultos el resto de tu pasión y de tu personalidad?

La verdad es que a nadie le conviene tener sólo una astilla porque las astillas son casi imposibles de sostener, aunque sean de oro.

- Encuentra tu centro y recuerda una ocasión en la que hayas sentido la necesidad de ser aceptado.

- Permite que ese sentimiento entre y salga. Respira y deja que surja esa parte de tu interior que anhela ser amada.

- Respira concienzudamente y permite que cada inhalación sea un abrazo que tu antiguo espíritu le brinda a tu anhelo humano.

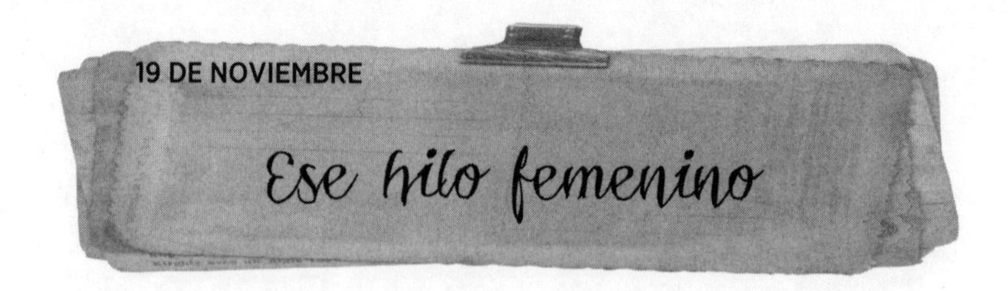

El secreto de cómo irte está oculto en el cómo llegaste.

La mitología griega cuenta la historia de Teseo, un hombre que, para encontrar su camino a casa, tuvo que entrar a un laberinto que lo condujo a un centro oscuro en donde tuvo que matar a la poderosa bestia conocida como Minotauro. La única forma en que Teseo podía regresar a la luz de la vida diaria era siguiendo la pista de un hilo que había ido dejando en el camino. El hilo se lo había dado una amable mujer llamada Ariadna.

Historias como ésta contienen la sabiduría que debemos encontrar si deseamos alcanzar la plenitud. En el interior de cada uno de nosotros hay una bestia a la que debemos confrontar para vivir nuestros días con paz. Pero, al igual que le sucedió a Teseo, la única forma de volver a salir es retroceder con gentileza y amor por el camino que nos condujo hasta adentro.

Porque ésta es la forma en la que, después de años de sentirme maltratado, puedo encontrarme maltratando a otros y de pronto aprender la lección. Es la forma en que, al entregarme para ser amado, puedo, después de muchos años, llegar al oscuro y frígido centro del camino y descubrir que la única manera de salir es seguir el delgado hilo de la aceptación de quien soy, hasta que éste me conduzca de vuelta a donde pertenezco. La diferencia en esta ocasión es que en cuanto descubro cuál es mi lugar en el mundo, rompo en llanto.

- Siéntate en quietud con las palmas abiertas.
- Respira concienzudamente y, en tu palma derecha, medita sobre la naturaleza de tu laberinto, sobre el camino hacia tu bestia.
- Ahora, vuelve a respirar como lo hiciste antes y, en tu palma izquierda, medita sobre la naturaleza de tu hilo femenino, tu camino hacia la luz.
- Durante el día abre las palmas y familiarízate con el laberinto —el camino de entrada— y el hilo femenino —tu camino de salida. Estos caminos son amigos.

20 DE NOVIEMBRE

Compromiso y riesgo

El momento en que uno mismo se compromete, la Providencia también actúa. De pronto brotan beneficios que no habrían sucedido de otra manera. Una cadena de sucesos positivos que ningún hombre habría podido imaginar que le sucederían.

W. H. Murray

Antes de tomar una decisión o asumir un riesgo, a todos nos gustaría tener una garantía de que las cosas saldrán bien pero, irónicamente, lo que echa a andar el destino es el acto mismo de arriesgarse. Es como querer saber a qué sabrá algo antes de probarlo. Así no se puede.

Yo siento que todo el tiempo vuelvo a aprender que el compromiso genuino surge antes de saber lo que podría suceder. Es de lo que se trata escuchar al corazón. Si el ave no saltara de su perca, jamás volaría. Si no saltaras del silencio de tu corazón, el amor nunca sería posible. Si no pides ser completo, la esencia divina se queda esperando dentro del todo, se endurece como el pan lo hace cuando nadie lo come.

En mi caso, miro atrás y me doy cuenta de que ser poeta sólo pudo suceder después de que me comprometí a hablar, a pesar de que no sabía qué era lo que tenía que decir. Asimismo, la gracia de ser amado llegó a mi vida después de admitir libremente que deseaba amar aunque no sabía cómo hacerlo.

Si nos consagramos al esfuerzo de ser genuinos, el universo nos encontrará en todas sus formas, así como el viento encuentra a las hojas y las olas encuentran la playa.

- Encuentra tu centro y respira. Con cada respiro comprométete a estar en donde estás.

- Después de un rato, camina lentamente en la habitación, y al dar cada paso, siente el compromiso del aterrizaje de tu pie y el del riesgo de elevarlo.

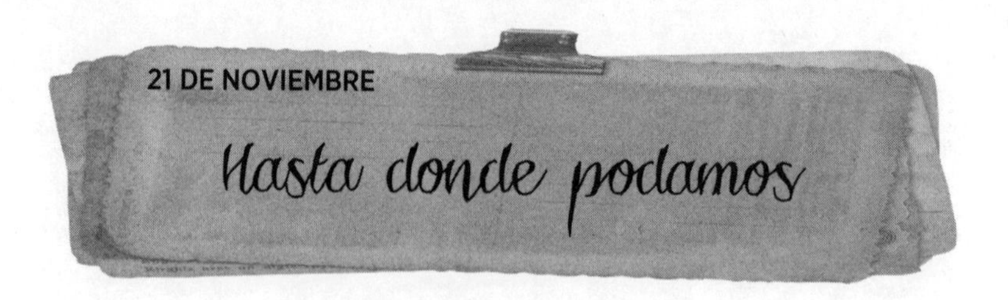

En donde quiera que nos detengamos, ahí será la cima.

En una ocasión iba escalando por el sendero Trail Ridge de las montañas Rocallosas. Estaba decidido a llegar a la Gran Divisoria cuando, de repente, dos agudas sensaciones me rasgaron casi al mismo tiempo. Yo, que nunca le había tenido temor a las alturas, de pronto sentí oleadas de miedo en los angostos caminos a tres mil seiscientos kilómetros de altura. Asimismo, me sentí invadido por la irrevocable verdad de que *todo lo que existe* está en donde quiera que estemos.

Lo anterior me hizo detenerme y comenzar a caminar la tundra por encima de la línea de los árboles. Ahí también me invadió la sensación de que ya no podría ir más lejos, y de que tampoco tenía la necesidad de hacerlo. ¿Será que aquel viaje en las montañas fue un reflejo del viaje de nuestras vidas?, ¿será el sufrimiento como los aterradores y angostos pasajes que nos provocan vértigo cuando atravesamos por entre las antiguas rocas?, ¿tenemos que seguir avanzando hasta que ya no nos sea posible? O será que, al aceptar que somos humanos, ¿la cima viene a nosotros?

Qué verdad tan improbable. Seguí avanzando hasta donde pude, y ahí, en el lugar más árido de la Tierra, comprendí que cuando ya no puedo seguir adelante es porque ya llegué a mi destino. Es la erosión del corazón a la que nadie le puede huir. A pesar de los nobles esfuerzos por llegar a alguna cumbre anhelada que puede ser un sueño de riqueza o amor, la verdad es que la cumbre vive en nosotros. Y lo que siempre termina mostrándonos ese panorama que está en cualquier sitio es el esfuerzo y la extenuación, es el viaje mismo. Porque más que subir a la cima, lo que hacemos es exponernos ante ella.

Yo sentí la verdad del llegar hasta donde mis limitaciones humanas me lo habían permitido; supe que era suficiente y dejé escapar un lamento en forma de vapor. Estamos tan desnudos como los riscos erosionados por el inagotable viento y, a pesar de los mapas que con tanto cuidado dibujamos y nos entregamos, sólo llegamos hasta donde está lo que siempre hemos tenido, y sólo lo logramos hasta que nos acabamos todo lo que habíamos guardado para el viaje. Es así como sentimos la humildad de la lección.

Cuando aceptamos nuestra delicadeza humana podemos ver lo neciamente frágiles que son los seres vivos. Entonces podemos entender que lo único que se necesita para fortalecer una raíz es una lamidita del agua que sale por la grieta de una montaña, y que lo único que se requiere para que el alma florezca es una lamidita del amor que sale por entre las grietas de nuestros pedregosos corazones.

- Estas preguntas ya las hicimos anteriormente, pero vale la pena explorarlas de nuevo. Así que respira hondo y observa cómo te afectan ahora.
- ¿Qué es lo que te hace sentir más agradecido de ser humano?
- ¿Qué es lo que te sigue sorprendiendo de ser humano?

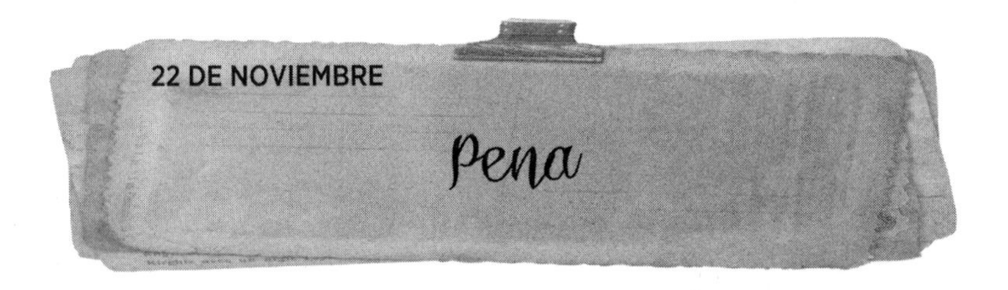

Si se jala, la pena es como un hilo que nos deja desnudos a mitad de la canción.

Un amigo me llevó al bosque de secuoyas en donde los árboles hablan con Dios. Ahí, una secuoya de gruesa corteza y de unos quinientos o seiscientos años de edad me hizo pensar que mi abuela estaba cerca. A pesar de que ya pasaron doce años de que murió, y a pesar de que nadie me entiende, yo la llevo conmigo, detrás del ojo izquierdo, ahí en donde el espíritu ve. Me recargué en ese antiguo árbol sollozando un poco. Las hojas de laurel crujían y los árboles más jóvenes lloriqueaban conmigo. La extraño muchísimo, y aunque me resisto a sentir la pérdida y la vacuidad de no tenerla cerca, siempre que me rindo ante la pena, descubro que en el periodo que le sigue al dolor, todo es más vibrante y real.

He aprendido que la pena puede ser un lento dolor que nunca deja de sentirse, pero cuando nos rendimos a ella, de una forma muy misteriosa, los seres a los que amamos se hacen cada vez más parte de nosotros. Es por ello que la pena es otro tipo de canción que el corazón debe cantar para abrir la puerta de todo lo que es.

Hay un ser pequeño que sufre en nuestro interior, un ángel que trata de que le crezcan las alas en la oscuridad. Mientras este ángel aprende a cantar, nosotros vamos perdiendo el deseo de escondernos. Porque así es, cuando un corazón habla, los demás vuelan. Eso es a lo que se le llama ser grande: a decir lo inefable y a liberar lo que aguarda en nuestro interior.

- Siéntate en quietud y, si aún sufres por alguna pérdida, permite que el sentimiento se interne en ti.
- Respira de manera regular y en cada respiro imagina al ángel de tu corazón tratando de hacer que sus alas crezcan.
- Respira hondo y date cuenta de que cada sentimiento es una pluma más.

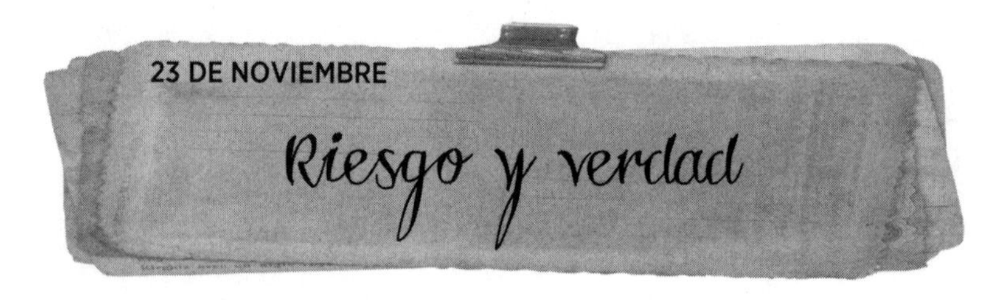

23 DE NOVIEMBRE

Riesgo y verdad

Dame el poder para ejercer la autoridad de la honestidad, y sé partícipe de lo difícil y ordinario del ahora.

Ted Loder

Había una vez un par de amigos. La chica era muy atrevida en su forma de enfrentar la vida. Siempre probaba cosas nuevas y se aventuraba por rutas distintas. El joven era más tímido pero tenía la fortaleza de mirar directo a la verdad en cualquier situación. Ellos se ayudaban a crecer el uno al otro.

Con el tiempo se enamoraron y se convirtieron en pareja. Ella los llevaba a vivir nuevas experiencias y él señalaba la verdad de lo que habían vivido. Las cosas funcionaron así durante muchos años, pero llegó un momento en el que la temeridad de la mujer la hizo desear internarse más y más en el mundo, en tanto que el hombre, que siempre podía ver la verdad, deseó internarse más y más en su noción de lo genuino.

Tristemente, la pareja tuvo que separarse. La mujer atrevida tuvo que descubrir su capacidad para ver la verdad, y el hombre que ya era capaz de mirar de forma directa a cualquier situación, tuvo que descubrir su capacidad para abrir nuevos senderos.

Les tomó toda una vida más, pero se reencontraron. Estos amigos que devinieron en amantes y que luego encontraron su propio camino ahora se necesitaban menos, pero se deseaban mucho más.

- Encuentra tu centro, y al exhalar, abre tu corazón a ese lugar que hay en ti y que siempre se arriesga.
- Respira hondo y, al inhalar, abre el ojo de tu mente al sitio que hay en ti que siempre mira la verdad.
- Respira de manera constante hasta que tu corazón y el ojo de tu mente comiencen a fundirse.
- Respira de manera regular hasta que ese lugar en ti que se arriesga acaricie el lugar que mira la verdad.

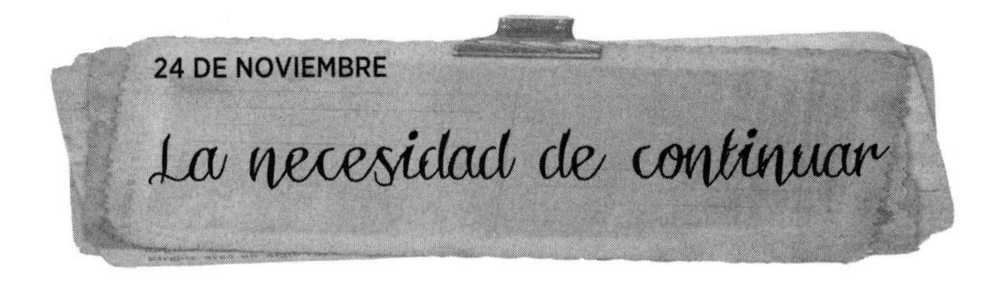

Con la madurez de tus años, ahora encuentras la santidad en todo lo que continúa.
Naomi Shihab Nye

Mientras más tiempo paso en la Tierra, las cosas sutiles me hablan con más fuerza. Entre más vivo y sobrevivo, más verdad encuentro en las cosas comunes que compartimos. Más me ablanda el dolor, más honda es mi dicha y mayores son las lecciones de lo que vive en la inmovilidad casi absoluta.

Antes de que me diera cáncer me quejaba mucho, me molestaba tener que repetir cualquier tarea, me irritaba que la hierba creciera tan pronto como la cortaba. Pero ahora, me maravilla verla crecer a pesar de todo. ¡Cómo me hacía falta esa sabiduría!

Ahora, a doce años de aquel hecho, estoy de pie bajo la suave lluvia y cada gota es un susurro de las cosas sencillas que jamás entenderé. Ahora sólo hay aire en el cielo del corazón que espera la lluvia. Ahora tengo más canas, soy más delgado, más fulgurante, menos capaz de hablar, y mi corazón ya aprendió más de lo que jamás me dejará saber. Ahora quiero aprender a besar una naranja con cáscara y beber su jugo.

Hace doce años desapareció aquel bulto que jamás solicité. Y, bendita sea la vida, desde ese momento no he dejado de mudar de piel. Ahora, lo único que queda es mi desarmado corazón y su anhelo de vivir.

- Siéntate en quietud y piensa que tus pensamientos son hojas y tu corazón, el árbol.
- Respira lentamente y trata de escuchar a la tierra que compartes con todo lo demás.
- Respira hondo y medita respecto a lo más viejo que hay en ti.

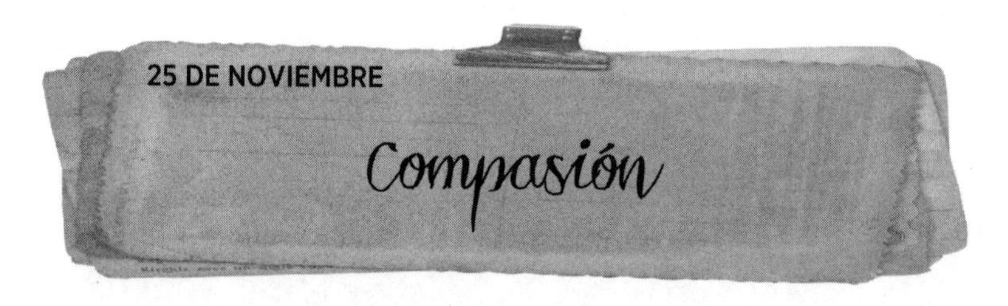

25 DE NOVIEMBRE

Compasión

Tengo solamente tres cosas qué enseñar: simplicidad, paciencia, compasión.
Estos son tus mayores tesoros.

Al ser compasivo contigo mismo, haces que se reconcilien todos los seres del mundo.
Lao-Tsé

Al principio tal vez nos preguntemos, ¿cómo puede ser que la compasión para uno mismo haga que se reconcilien todos los seres del mundo?

Para entender la gracia de este fenómeno debemos recordar la analogía de los rayos de la rueda. En ella, cada vida es un rayo único e independiente, y las vidas en conjunto, así como los rayos, se encuentran en un cubo o centro común. Es por eso que cuando atendemos lo más profundo de nuestro centro, también le brindamos cuidado a todas las demás almas.

Otra reflexión que nos muestra la interconexión es aquella en la que imaginamos a la familia humana como un ecosistema de álamos que crecen junto a un río. A pesar de que cada árbol parece crecer por separado y de forma independiente a los otros, debajo de la tierra, en donde nadie puede verlas, las raíces de todos ellos están unidas en un núcleo gigante. Y así, de la misma forma en que sucede con los álamos, a pesar de que nuestra alma parece crecer de manera independiente, en realidad está íntimamente conectada con la salud de los seres que nos rodean. Porque ahí en donde no se pueden ver, los espíritus están entrelazados en el centro.

Una vez que se llega a entender esto, resulta claro que no tenemos otra opción más que abrazar la salud de nuestros vecinos como si fuera propia. En los muchos pabellones para pacientes de cáncer en los que estuve, pude vivir esta experiencia. Lo que definitivamente es cierto es que cuando nos desvinculamos de los desconocidos, también lo hacemos de nosotros, que al ahogar raíces ajenas, impedimos nuestro crecimiento; y que al amar a los demás, nos amamos a nosotros mismos.

Al llegar hasta este punto, creo que la tercera instrucción de Lao-Tsé nos indica que si estamos conscientes de nuestro sufrimiento y tenemos el deseo de aliviarlo, debemos superar la desconfianza y restablecer una relación íntima con todos los demás seres vivos. Porque cada vez que sanamos, también sanamos al mundo de una manera muy intensa y perdurable, y es por eso que, así como el cuerpo se mantiene saludable en la medida en que sus células lo hacen, la salud del mundo también depende de la salud de las almas en lo individual.

La medicina que hemos usado para mantener esa salud a través de los siglos es la siguiente: vive sin interferencias, espera, y cuida tu alma como si fuera el mundo completo.

- Respira lentamente y siente cómo se constriñe y se dilata tu corazón al ritmo que lo hacen tus ojos.

- Respira lentamente y cuida tu alma con cada respiración. Siente cómo se expande tu corazón y siente cómo se abre tu conciencia del yo.

- Respira lentamente y siente cómo se abre tu conciencia del mundo conforme cuidas de tu alma.

26 DE NOVIEMBRE

El parentesco de la gratitud

Cuando logres que dos sean uno, cuando logres que lo interior salga y lo exterior se interne en ti, entonces entrarás al reino.

Jesús

El objetivo de toda experiencia es eliminar cualquier obstáculo que nos impida ser plenos. Las cosas que aprendemos gracias al amor y al dolor adelgazan los muros y permiten que lo interior y lo exterior se encuentren. Al mismo tiempo, la fricción de estar vivo erosiona cualquier impedimento que haya quedado.

Pero la forma más sencilla e intensa de hacer que lo que somos se una con el mundo es a través del parentesco de la gratitud. Este parentesco logra que el mundo del espíritu y el de la tierra se unan con presteza.

Ser agradecido significa agradecer algo más que sólo las cosas que queremos, significa agradecer aquello que desafía nuestro orgullo y necedad. A veces sé que si hubiera logrado obtener las cosas que deseaba y por las que me esforcé tanto, éstas me habrían destruido.

A veces, sentirse agradecido por el misterio universal hace que todo y todos se acerquen más, de la misma forma en que la succión jala las corrientes de agua y las reúne. Así que aprovecha la oportunidad y da las gracias abiertamente, a pesar de que no estés seguro de qué estás agradeciendo. Siente cómo la plenitud de todo lo que existe acaricia tu corazón.

- Siéntate en quietud y medita respecto a lo que te impide conocerte a ti mismo.
- Respira hondo y ve tirando tus muros con la oferta de una gratitud que no está vinculada con nada específico.
- Ahora inhala con gratitud y exhala lo que va quedando en el camino.
- Repite este ejercicio varias veces durante el día.

27 DE NOVIEMBRE

La verdad acerca del amanecer

Existe una vastedad que acalla el alma. Pero a veces estamos tan arraigados a las fuerzas de la vida, que no alcanzamos a ver aquello de lo que formamos parte.

La verdad acerca del amanecer es que es la lucecita de todo principio que se abre paso sin cesar. Es una sabiduría inmensa y transparente que nos transporta por la vida con tanta discreción y vehemencia que rara vez la notamos.

Todos los días nos cubre el polvo y la arenilla de lo que vivimos. Es un peso que tiende a abatirnos, pero luego, nos ponemos a pensar, a armar estrategias y a resolver problemas. Después, nos preocupamos pensando si funcionarán las cosas, si será lo correcto. Por desgracia, todo ese análisis nos hunde en la penumbra y nos hace sentir abrumados.

Pero, a pesar de la necedad de nuestra preocupación, inevitablemente nos cansamos y tenemos que enviar todo el problema a la hamaca nocturna. Eso está bien, porque a pesar de la intranquilidad que nos embarga es importante que vivamos el sutil milagro del sueño.

Esta entrega al sueño es una forma natural de meditación. Es algo tan común como la mosca que se frota la cara o el gamo que lame a su cervato. Tarde o temprano, a pesar de la disciplina y la devoción, a pesar de las resoluciones y las fallas, todos debemos dormir. Debemos rendirnos y acallar todo propósito y arrepentimiento para que la lucecita del principio pueda brotar de nosotros una y otra vez.

No es posible escapar de esta sencilla reflexión: lo que sucede nos cubre como suciedad. Nos cubre el corazón y la mente hasta que, al llegar a la playa que llamamos extenuación, nos deslizamos en las aguas del sueño, en una suerte de bautismo cotidiano que nos permite volver a comenzar.

Así que siempre que te sientas presionado o abrumado, cada vez que creas que debes solucionar un problema o volver a pensar lo que ya es imposible analizar más... descansa... para que el principio infinito, al que algunos llaman la voz de Dios, se abra paso a través de lo que sucedió. Y entonces te despertarás sintiéndote como un amanecer.

- Ésta es una meditación para antes de dormir. Respira lentamente y piensa en una intención y un arrepentimiento que hayan surgido durante el día.
- Respira de manera regular y permite que tu respiración sople y aleje la intención y el arrepentimiento lo suficiente para que los veas con claridad.
- Encuentra tu centro y date cuenta de que a pesar de que los pensamientos y sentimientos se internan en ti, no son tú.
- Déjalos afuera y utiliza cada respiración para acercarte más y más al sueño.

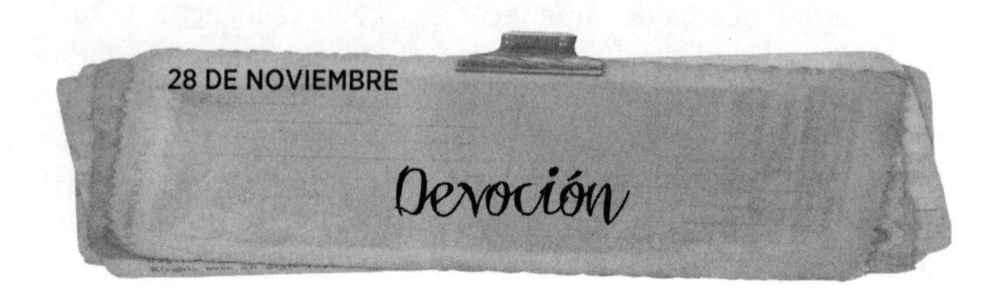

28 DE NOVIEMBRE

Devoción

La sinceridad es eso que brota de tu yo más interno y genuino. Sin ella, la honestidad se equivoca y resulta insuficiente. Es como tratar de navegar en un bote sin remos.

Mochimasa Hikita

Una cosa es ver con precisión y otra permitirte sentir con sinceridad lo que ves. Y otra cosa más es permitir que tus acciones en el mundo estén construidas sobre la base de una visión honesta y un sentimiento genuino. Todo esto me recuerda a una gran maestra vitralista europea que enseñaba que se requerían tres maneras distintas de ver para fabricar un ventanal sagrado. Primero, decía, debemos ver qué imagen de vida es la que le da forma a la ventana. Después, necesitamos llenar la ventana de color. Y finalmente, se produce el acto o promesa de permitir que todo cobre vida poniéndolo a la luz.

Cuánto nos parecemos a los vitrales. La honestidad nos permite descubrir las imágenes de vida que nos dan forma, las imágenes que nos rayan y nos tiñen con la experiencia. Pero éstas no serían nada sin la sinceridad del corazón que las llena de color a ellas y a nosotros. Y luego, si en verdad queremos cobrar vida, debemos colocarnos a la luz. Todos sabemos lo brillante e inesperado que puede ser un vitral: sucio y opaco en un momento, y deslumbrante en cuanto la luz del sol lo inunda y lo contemplamos desde el interior. Sucede lo mismo con nosotros: somos vitrales en fabricación. Por eso, colocarnos en la luz y mirarnos desde el interior son las habilidades más importantes que podemos llegar a aprender.

El desarrollo de estas habilidades es una suerte de práctica de la devoción. Puede sonar un poco complejo, pero es algo muy parecido a la forma en que se coordinan el ojo, la mano, y la boca todos los días para comer. Es un acto básico y necesario que, una vez aprendido, realizamos cotidianamente sin siquiera pensarlo.

- Esta meditación se realiza a la hora de los alimentos. Coloca un plato de fruta o cereal frente a ti.
- Respira hondo y come lentamente.
- Ve tu comida y piensa en la honestidad.
- Levanta la comida y piensa en la sinceridad.
- Ingiere la comida y piensa en la devoción.

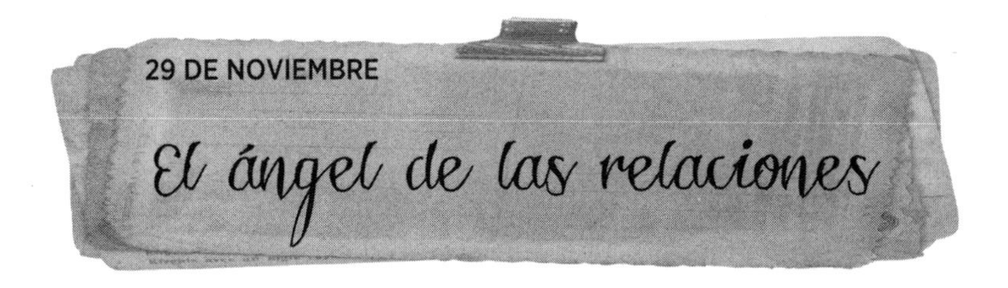

29 DE NOVIEMBRE

El ángel de las relaciones

El ángel que nos mira, nos observa a través de los ojos del otro.
Rickie Lee Jones

Cuando, aunque sea por un tiempo breve, podemos mirarnos el uno al otro sin ningún plan o estrategia de deseo o necesidad, surge algo indescriptible y esencial que nos hace ser más de lo que somos por nosotros mismos. Aquí radica la diferencia entre mirarse en un espejo y mirarse en los ojos de alguien a quien amas.

Parece ser que el ángel de las relaciones sólo aparece cuando el corazón nos abre los ojos. Es un sentimiento tan intenso que, cuando surge, muchas cosas podrían salir mal. Por ejemplo, yo podría sentir cierta vitalidad y asumir que sólo tú la generas porque surgió estando juntos. Eso podría hacerme desear estar sólo contigo y abandonarme a mí. O tal vez tú te sientes bastante lastimada y me culpas de esa sensación que tanto te atemoriza; y entonces, huyes de lo más bello que podría haberte sucedido.

Pero así como pasa con el sol veraniego que persigo para sentirlo en mi rostro, yo no soy él, y él no es yo. Y a pesar de eso, surge entre nosotros una implacable belleza que nadie más puede tener y sin la que nadie puede vivir.

- Siéntate con un ser amado o un amigo en quien confíes. Respiren en silencio mientras se miran a los ojos con delicadeza y constancia.
- Respiren y observen los sentimientos que surjan entre ustedes. Sepan que el ángel de las relaciones también aparece y se oculta como el sol estival.

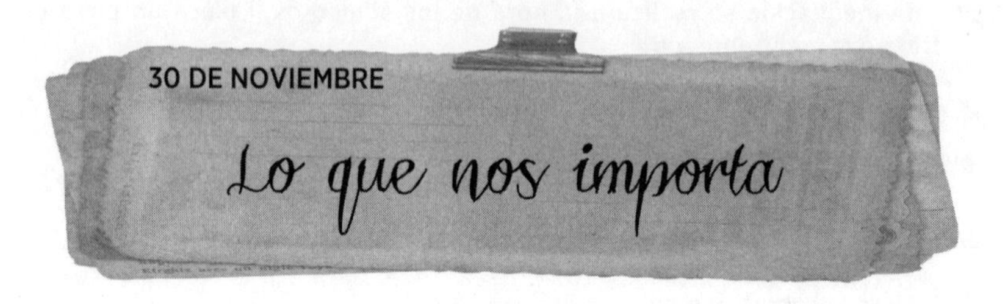

30 DE NOVIEMBRE

Lo que nos importa

Lo que nos importa puede sanar al mundo.

Hay una antigua historia sobre un grupo de peregrinos que estaban en busca de una tierra santa. Caminaron durante días a lo largo de la ribera de un río muy ancho. Era demasiado hondo para cruzarlo y no había manera de construir un puente. Uno de los peregrinos rezó y pidió guía. De pronto, surgió una voz que les indicó que donaran algo que amaran mucho, porque de esa forma podrían construir una balsa. Era necesario que fueran objetos valiosos para ellos porque sólo de esa manera la balsa tendría la resistencia suficiente para sostenerlos en su travesía a la tierra santa.

De inmediato surgieron conflictos y sospechas. Al hombre que había escuchado la voz lo acusaron de tratar de robar lo que les era más importante a todos. Al final, tres de los peregrinos estuvieron de acuerdo con él. Cada uno de ellos ofreció algo que les sería inútil a los otros: una piedra, una pluma, un pedazo de madera inservible y una página de un libro que nadie entendía. Misteriosamente, mientras dormían, los sentimientos de estimación que les tenían a estos objetos se unieron y, cuando los peregrinos despertaron, estaba lista una balsa extraordinaria.

Cuando llegaron al otro lado, el hombre que había cedido la pluma escuchó otra voz. La voz le dijo que la tierra santa estaba justo en donde habían desembarcado. Los cuatro peregrinos se establecieron en el extremo de la ribera, a la vista de los que no habían podido cruzar. Aquella noche quemaron la balsa para cocinar su comida, y las voces les dijeron que la tierra santa está en cualquier lugar donde, aquello que amas te logra sostener y luego se transforma en tu alimento.

La sabiduría que nos ofrece este antiguo mito indica que lo que consideramos más personal, de una forma muy misteriosa, en realidad le pertenece a todo mundo. Es decir, que una vez que lo compartimos, aquello que más valoramos libera una fuerza curativa. Claro, esto no quiere decir que debemos deshacernos de lo que nos cura cuando más nos sentimos vinculados a ello. Más bien, la historia nos insta a entregar cualquier símbolo personal para que éste pueda seguir sanando a otros.

Esta historia me recuerda a una reliquia santa que alguien me dio cuando estuve enfermo. Era una astilla del hueso de alguien que vivió hace siglos y que comenzó una religión a la que yo no pertenecía. Pero mientras tuve la reliquia recé, me angustié y sudé mi terror, y eso me hizo sentirme de verdad muy apegado a ella.

Cuando sané, la reliquia se convirtió en un amuleto sagrado para mí, hasta que un día, la persona que me la había dado se enfermó y necesitó que se la devolviera. Sentí miedo de dejarla ir, me sentí desnudo sin ella, sin embargo, el hecho de cederla provocó que todo lo demás se tornara sagrado.

Desde entonces, cada vez que ha llegado el momento indicado, he renunciado a otros objetos muy preciados que me han acompañado. Cristales, libros y tesoros personales que adoré en su momento. Porque el poder de esos objetos sólo brota cuando se les pone en uso. Lo que nos ayuda a cruzar el río es la renuncia a aquello que nos importa.

- Encuentra tu centro y medita respecto a algo que tenga algún poder personal para ti, algo que valores mucho. Puede ser una concha o una piedra con la que hayas orado. Puede ser una vela especial que enciendes cuando te sientes abrumado.

- Respira hondo y agradece el significado que tiene para ti.

- Respira hondo y reza para obtener la claridad de corazón que te indicará cuándo entregarle este preciado bien a alguien más.

- No lo entregues hoy. No lo cedas si todavía lo necesitas. No te aferres más a él si tienes temor de dejarlo ir.

- Sólo respira con la disposición y el deseo de reconocer cuando llegue el momento.

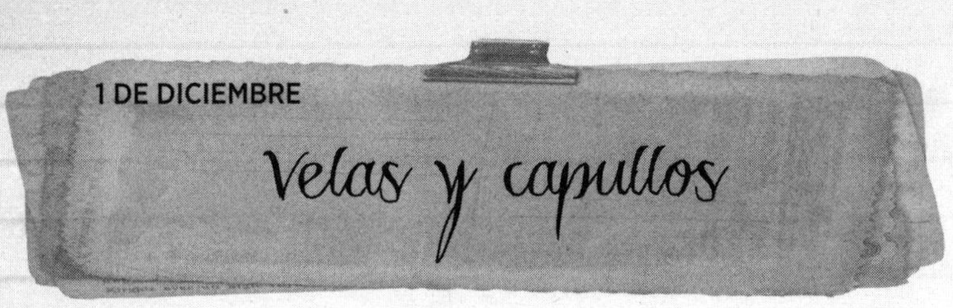

1 DE DICIEMBRE

Velas y capullos

Los sueños son velas que nos alumbran en la oscuridad.
Después de que los usamos se tienen que derretir.

Muy a menudo lo que queremos o lo que soñamos es lo que nos define. Quiero ser actor, músico, presidente o abuela. Sueño en ser famoso, pasar a la historia, ser un héroe o una heroína. Pero por desgracia, si la vida llega a conducirnos por otro camino, de inmediato sentimos que fracasamos y que nos estamos conformando con menos. Sentimos que no fuimos lo suficientemente buenos para llegar a ser o a tener lo que queríamos.

También es verdad que lo anterior puede parecer más cierto si nos ponemos a analizar nuestras limitaciones. Lo que debemos saber es que siempre estamos en *evolución* a pesar de las fallas. Es como la oruga que deviene en capullo y luego en mariposa. Porque la sucesión de las tribulaciones de la vida es justamente lo que necesitamos para encontrar la dicha y nuestro lugar preciso en el orden de todas las cosas.

La verdad es que lo que deseamos o soñamos, no siempre perdura. En general, sólo tiende a servir el propósito que tiene en el marco de nuestro desarrollo, y luego se desvanece y pierde su importancia. Lo peor es que si insistimos en cargar ese peso muerto, nos podemos causar un daño inmenso.

Cuando era adolescente quería ser jugador profesional de básquetbol con toda el alma. Mi talento fue suficiente para ocultar mis limitaciones durante algún tiempo, y me permitió jugar en la preparatoria y la universidad. Pero cuando dejé de jugar en el segundo año de la universidad, descubrí mi llamado a ser poeta. Ese llamado me movió durante dieciocho años, hasta que el cáncer me expuso a la cruda vida del espíritu.

Considero que no fallé por no haberme convertido en jugador de básquetbol, asimismo, pienso que la poesía tampoco me falló a mí. Para ser más preciso, podría decir que mi interioridad evolucionó cuando estuvo expuesta a la cantidad adecuada de experiencia de vida, y eso provocó que mi movimiento corporal en el viento deviniera en el baile de sentimientos del poeta, para luego transformarse

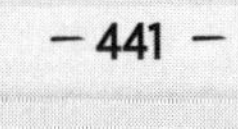

en la gracia de ser del espíritu. A pesar de que fue doloroso perder la forma que tenía mi sueño, sé que yo no le fallé a mi deseo de ser basquetbolista, así como la oruga no le falla a la mariposa.

Vivir para cumplir un sueño rara vez es tan importante como internarse en él para aprender todo lo que tiene para enseñarnos.

- Trata de recordar el primer sueño que en verdad se apoderó de ti.
- ¿Qué querías de ese sueño?
- ¿Qué te enseñó y hasta dónde te ha conducido?
- ¿Todavía te acompaña su esencia?
- ¿Qué te enseña ahora?

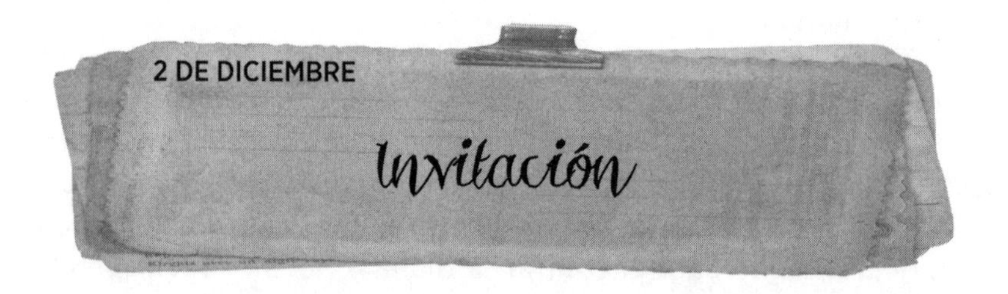

2 DE DICIEMBRE

Invitación

Tu tarea es vivirlo, no revelarlo.
Helen Luke

Helen Luke era una mujer muy sabia y estaba arraigada con mucha fuerza a la vida del espíritu. Yo la conocí dos años antes de que falleciera. Durante esos dos años, Helen se convirtió en mi mentora. Las palabras al principio de este apartado provienen de nuestra última conversación. Fue muy perturbador escucharla decir eso porque he pasado casi toda mi vida tratando de convertirme en escritor, creyendo que mi trabajo consistía en revelar lo esencial y oculto.

Del tiempo que Helen murió para acá, he llegado a entender que su última sugerencia es una invitación a abandonar los propósitos grandiosos a pesar de la gran dedicación que le tengamos a nuestra carrera. En realidad, Helen no me dijo que dejara de escribir, me dijo que dejara de esforzarme por ser importante. Me invitó a dejar de registrar la poesía de la vida para internarme en ella de verdad.

Es una lección que nos sirve a todos. Si nos dedicamos a la vida que tenemos a la mano, el resto será mucho más sencillo. Porque al parecer, la vida se revela a sí misma a través de quienes están dispuestos a vivirla. Cualquier otra cosa, sin importar su belleza, es sólo pura publicidad.

Me tomó varios años aprender y aceptar esto. Como comencé con demasiada inocencia, el cambio me resultó difícil, pero ahora sé que la salud depende de que restauremos la experiencia directa. Entonces, después de luchar para hacer lo que nunca se ha hecho, descubro que el arte original es el de vivir la vida.

- Encuentra tu centro y piensa que tu vida es una historia que aún no se escribe.

- Respira lentamente y renuncia a la responsabilidad de registrar tu propia historia.

- Respira hondo e imagina que tu camino es un trozo de cielo por el que un ave vuela.

- Ahora, sólo respira y vuela. Comienza el día, respira y vive.

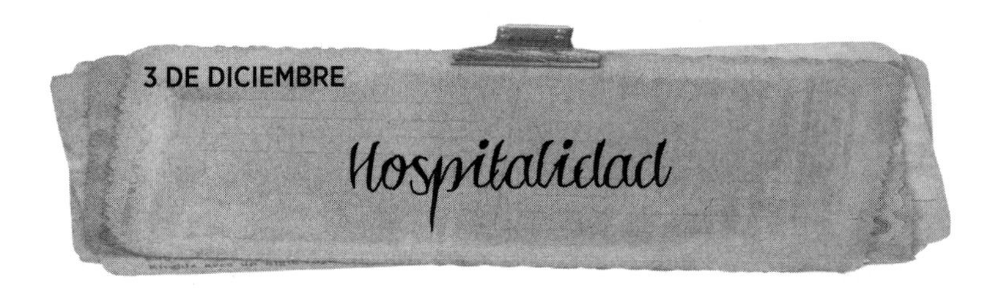

3 DE DICIEMBRE

Hospitalidad

En el fondo, la hospitalidad es que alguien te ayude a cruzar un umbral.
Ivan Illich

En la *Divina comedia* de Dante, Virgilio conduce con cariño al poeta a través del infierno de la negación y el purgatorio de la ilusión, hasta llegar a un pasaje de fuego que Dante debe cruzar solo. Después de hacerlo, se hace auténtico. Tiempo antes en la historia, Aarón guía a su hermano Moisés para salir del monte Sinaí y volver al mundo, en donde el profeta debe vivir de la forma que Dios le enseñó. También en el Paraíso, Dios conduce a Adán y a Eva al umbral del mundo, y les ofrece una lastimosa y maravillosa vida, la experiencia genuina que sólo los humanos conocen.

Estos son ejemplos muy sólidos de lo que significa la hospitalidad espiritual, de cómo ayudar a las almas similares a la nuestra a internarse más en la vida. La verdad es que lo máximo que les podemos pedir a otros es su guía y su consuelo en el camino; sin imposiciones, designios ni esperanzas de gratificación. Así es la hospitalidad de una relación: la familia nos debe ayudar a manifestar en el mundo lo que somos, los amigos nos deben conducir a umbrales de realidad, las parejas nos deben motivar a cruzar las barreras que nosotros mismos nos fabricamos, y a alcanzar momentos de vitalidad absoluta.

Así es como, sin juicio alguno respecto a la comida, se invita con candor a la mesa. A veces el propósito del amor es que otros nos guíen, sin expectativas ni interferencias, hasta donde puedan acompañarnos: para que, así, nosotros podamos cubrir lo que queda del camino.

Esto me recuerda un sueño que tuve cuando estaba enfermo. En él, llegué al borde de un bosque en donde los angostos e iluminados espacios me convocaban. Me quedé ahí y vi pasar varias oportunidades hasta que una mujer muy decidida, que parecía no tener edad, se presentó y me dijo: "No puedes emprender el viaje, lo sé; y si fuera amable te acompañaría hasta la mitad del camino, pero soy mucho más que sólo amable, por lo que te dejaré entrar solo y te encontraré al otro lado."

No estoy seguro si esa presencia femenina era Dios, un ángel o la paz de mi propio espíritu, pero su fuerte y amable guía fue suficiente para que yo lograra atravesar el bosque. No volví a verla jamás, pero ahora, cuando manifiesto mi amor limpiando senderos que yo y otros podríamos o no tomar, la siento entre mis manos.

Lo anterior invoca a uno de nuestros más profundos llamados de amor: la peculiar hospitalidad para los lastimados, el fuerte acto de la compasión que sirve para que los afligidos se sanen a sí mismos. Del mismo modo, la historia invoca, de una forma misteriosa y ardua, a que se liberen la confusión y el alivio de lo que es real. Es la forma en que nosotros, los que sufrimos, podemos tomar nuestro turno, levantar la cabeza de quien quiera que haya caído y, con su agotado cuello apoyado en nuestro brazo, le demos de beber, sabiendo que nosotros jamás podremos beber por él.

- Respira hondo y medita respecto a algún acto de guía y consuelo que alguien te haya brindado sin pedirte nada a cambio.

- Exhala y ofrece tu gratitud por ese gesto de hospitalidad.

- Inhala, siente tu capacidad de guiar sin interferir. Siente tu capacidad de brindar alivio sin necesitar nada a cambio.

- Comienza tu día y haz el ejercicio de guiar de forma anónima. Deja algún detalle de amabilidad o verdad en el camino de otros. Deja medio sándwich en donde se reúnen los indigentes, un libro abierto en un pasaje de sabiduría, o una flor en un asiento del autobús.

- Deja una pista de quien eres y, de esa manera, ayúdale al mundo.

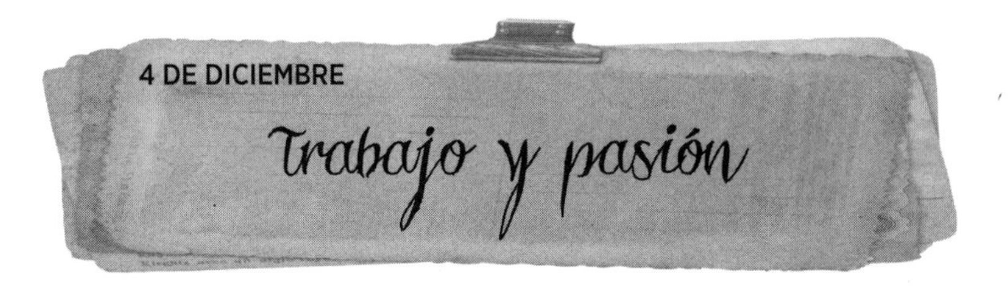

4 DE DICIEMBRE

Trabajo y pasión

No preguntes lo que necesita el mundo. Pregunta qué es lo que te hace sentir vivo, entonces ve y hazlo. Porque lo que el mundo necesita es gente que se sienta viva.
Howard Thurman

Recuerdo que cuando estaba en la universidad a muchos de nosotros nos arriaron para que nos convirtiéramos en profesores porque, al parecer, había un hueco en la fuerza laboral que necesitaba llenarse. Pero para cuando yo me gradué, las vacantes para profesores habían comenzado a escasear. Quince años después sucedió algo muy similar cuando ya estaba enseñando en una universidad. A muchos de mis estudiantes los arriaron para que estudiaran administración, pero unos años después de que se graduaron, ya había menos empleos.

Ésta es una más de las maneras en las que la carencia puede dirigir nuestras vidas. A menudo, cuando moldeamos nuestros intereses con base en lo que otros necesitan, terminamos malbaratando nuestra felicidad a cambio de lo que creemos que será seguro. Pero, a pesar de que la oferta y la demanda pueden funcionar muy bien en papel, también pueden ser la base de una vida muy infeliz.

Es por ello que, a pesar de los muchos años que nos tome descubrir lo que amamos, esto nos puede ayudar a construir una vida de pasión. Porque, te paguen bien o no, por ello, hacer lo que te hace sentir feliz también te puede mantener vivo. Más que seguir las tendencias de moda del mercado laboral, lo que nos convierte en una célula saludable dentro del cuerpo del mundo es tener una vida llena de pasión.

- Encuentra tu centro y deja que lo que te emociona llegue a tu corazón. Puede ser algo tan simple como ver el parpadeo una vela o correr en el viento.
- Respira con entera libertad y sólo siente cómo influyen estas cosas en tu cuerpo y en tu ser.
- Cuando te sea posible, platica con un ser amado respecto a lo que los hace sentir vivos.

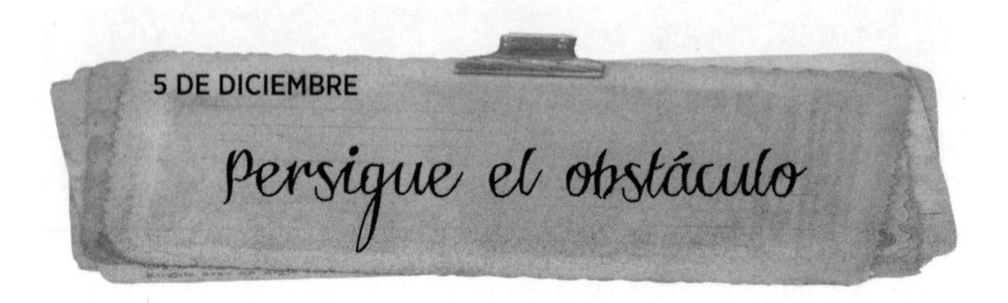

5 DE DICIEMBRE

Persigue el obstáculo

Persigue el obstáculo. Él te liberará.

Tenía mucha prisa cuando llegué a la montaña. Pensé que me tomaría demasiado tiempo rodearla, así que decidí tomar un atajo. Cada roca y rama me hacían sentir que estaba perdiendo el tiempo. Si tan sólo la montaña no estuviera en medio del camino. Iba tan apurado que me rasguñé las piernas y los brazos. Cada vez era más difícil respirar, luego perdí la noción de donde estaba. Ahora tenía que escalar lo suficiente para ver.

Cuando llegué más arriba de la línea de los árboles, algo en mí anheló ver la cima. Así que me apure y, curiosamente, a pesar de que iba subiendo, paso a paso, tenía la sensación de que no iba a ningún lado. Finalmente, llegué a las nubes. Nunca había visto el sol brillar encima de ellas. Me senté en un claro sobre un acantilado y la luz iluminaba mi cabeza como si fuera una nube más. De repente, llegar a la cima o ir más allá de la montaña, ya no parecía importante. Me gustó ese lugar y sentí que podría vivir ahí. Pero tenía que regresar. Tenía que comer, tenía que amar. Sin embargo, ahora, cuando alguien me pregunta respecto a fabricar atajos o a estar apurado, siempre miro a ambos lados y digo: "Persigue el obstáculo. Él te liberará."

Esta historia nos invita a celebrar cada obstáculo como un objeto que nada en la corriente universal por derecho propio. Nos invita a mirarnos a nosotros y al obstáculo como dos ramas del mismo árbol que navegan en el mismo río; dos ramas que se pegan a ratos y que hasta llegan a bloquearse el camino también, por momentos.

Si miramos los obstáculos de esta forma, dejaremos de oponernos a ellos y de considerar que nos bloquean y nos imponen su voluntad a la fuerza. Porque si nos oponemos al obstáculo, él sencillamente devolverá esa oposición. No debemos empoderar ni perpetuar la vida del obstáculo, sino hacernos a un lado, si es posible, y abrirnos a su energía. Es algo muy similar a lo que sucede en el antiguo arte marcial Aikido. En el Aikido, en lugar de bloquear los golpes, tienes que ayudarle al golpe a tomar otra dirección.

Mientras tanto, también resulta conveniente cuestionar a esa parte de nosotros que insiste en considerar que lo que está al frente es, para empezar, un obstáculo. Porque tal vez no lo es. O tal vez sí. Puede ser algo muy pequeño a lo que nuestra historia personal de lucha ha convertido en una enorme tragedia o símbolo de mala suerte.

Así que, si nos es posible, debemos enfocarnos en nuestra relación con la corriente y no en las cosas que en ella nos acompañan. Si parece que algo se interpone en el camino, debemos tratar de entender qué es lo que lo mueve y qué nos mueve a nosotros. Si de todas maneras sigue bloqueado el camino, tal vez es porque tenemos que quedarnos ahí. Debemos tratar de no hacernos un daño innecesario en el afán de mover algo antes de que llegue el momento adecuado.

- Identifica el mayor obstáculo de tu vida en el presente. ¿A dónde te impide llegar?

- Describe el obstáculo como una parte de la naturaleza que también tiene su propia historia. ¿Es como una concha que el oleaje quiebra?, ¿es una piedra que da volteretas entre la grava del camino?, ¿o es un cervatillo asustado en medio de un camino muy transitado?

- ¿De qué manera lo que quieres o necesitas choca con lo que ese objeto quiere o necesita?

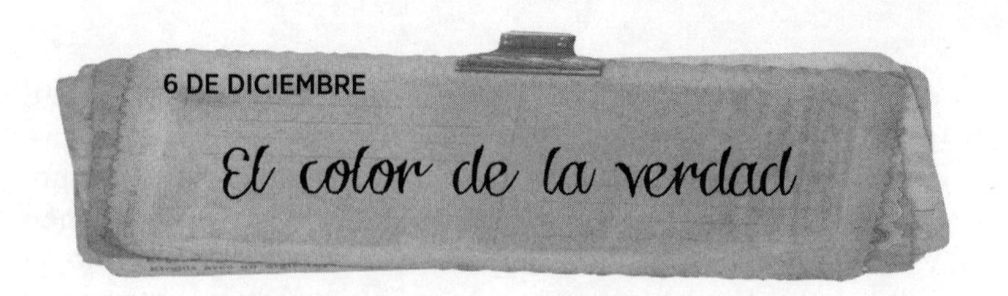

6 DE DICIEMBRE

El color de la verdad

Las mejores y más bellas cosas del mundo no se pueden ver ni tocar...
pero se sienten en el corazón.
Helen Keller

Hay un antiguo arte chino que consiste en pintar en porcelana. Más que gran habilidad y precisión, requiere de mucha paciencia y confianza en el proceso. Se trata de pintar sobre la porcelana varias capas delgadas de pigmento, una a la vez. Luego se debe dejar que cada capa se seque y que la porcelana la absorba. Pero el color no se puede ver ni siquiera cuando el pigmento ya está seco. Nunca se puede saber de qué color quedará sino hasta que la porcelana se cueza en el horno, es decir, hasta que el pigmento arda en la porcelana misma.

Es un proceso que se parece muchísimo a la vida de preguntas que surgen de la existencia. Usamos el pincel de nuestros sentimientos para pintar las preguntas en el corazón, pero sólo hasta después del fuego de la experiencia, sólo hasta que las íntimas preguntas arden y se impregnan en el corazón, surge el color de la verdad.

Así que no hay respuestas para las preguntas más hondas de la vida, sólo existen los colores de la verdad que van surgiendo, y la paciencia y confianza necesarias que debemos reunir para enfrentarlos.

- Siéntate en quietud y piensa en el color de alguna verdad en la que hayas vivido.
- Usa tu respiración, desenvuelve esta verdad hasta llegar a las preguntas que tenías antes de vivir esta verdad.
- Nota la diferencia y comparte la historia con un amigo.

7 DE DICIEMBRE

Tenemos esta opción

El corazón es una playa reacia y el océano tiene muchos estados de ánimo.

Cada día que pasa tenemos esta opción: construir murallas, impedir que pase la luz y padecer la humedad del alma; o podemos vivir expuestos, brillar y sufrir el paso de la erosión que implica vivir al descubierto.

La mayoría de las personas —y me incluyo— vive tras murallas que comenzaron a edificar otros, pero que terminaron de construir ellas. A menudo, los constructores de murallas y los que brillamos, nos tememos los unos a los otros sin razón. Pero al final, todo se reduce a la manera en que nos manejamos en la vida: con temor o con plenitud. Tengo que confesar que esto te lo dice alguien que se empeña en brillar porque, en realidad, el hecho de que no te toque la vida es lo que resulta bastante arriesgado. Por otra parte, he aprendido que entre más me arriesgo a ser quien soy, como un sol que se atreve a brillar, más delgadas se hacen las murallas que me rodean.

Mi primera experiencia respecto a esta reflexión fue un momento muy doloroso de cuando era niño. Mi madre me había ordenado que hiciera algo, estábamos solos en mi habitación y le dije que no. No me acuerdo qué fue lo que me pidió, sólo recuerdo que su petición era humillante e innecesaria. No fui combativo, sólo me mantuve firme. Recuerdo que preví su enojo y comencé temeroso a construir una muralla lo más rápido que pude. No estaba preparado en lo absoluto cuando, con el brazo en el que tenía apoyada la cabeza, me dio una vengativa bofetada. La muralla no había servido de nada; el golpe me llegó hasta el alma.

Intentó golpearme de nuevo, pero en esta ocasión mi alma había encontrado la manera de fortalecer mi ser y ella no pudo penetrar la barrera. Sé que resplandecí. Se detuvo a medio golpe y llamó a mi padre para que apoyara su exigencia. Mi padre notó mi fulgor pero se mantuvo en su posición y también me pegó. Para cuando me tocó, yo brillaba aún más. Claro que me dolió, pero ya estaba protegido.

Las murallas son necesarias a veces, pero la mayor parte del tiempo basta ser quienes somos para protegernos. Ni esconderse ni revelarse nos evitará el dolor, pero al ser quienes somos, logramos formar parte de la corriente universal, y dejamos de ser esa nuez dentro de la cáscara que aguarda la caída.

- Encuentra tu centro y medita. Primero respecto a la muralla detrás de la que miras hacia exterior, y luego respecto a lo que sientes que eres y lo que observas.
- Respira de manera constante. Inhala, cierra tu puño y siente tu muralla.
- Respira lentamente. Exhala, abre la mano y siente quién eres.
- Después de un rato trata de salir de detrás de la muralla con la mano abierta. Sal por medio de la inhalación y la exhalación.
- Más adelante, ponte de pie y camina por la habitación, después de haber salido de detrás de la muralla. Fíjate en lo que se siente.

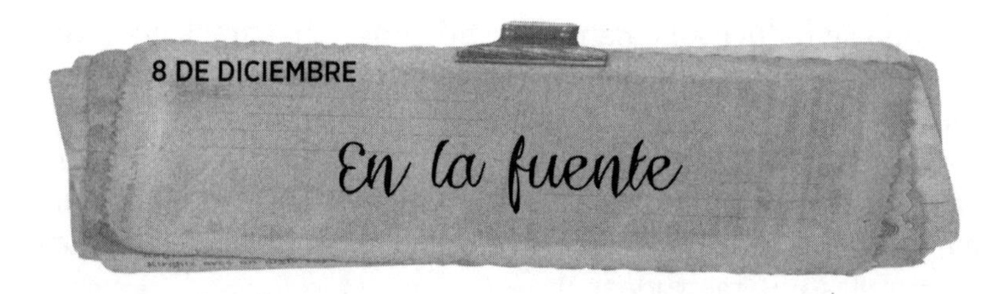

8 DE DICIEMBRE

En la fuente

Toma una jarra llena de agua y sumérgela en más agua. Ahora ya está mojada en el interior y en el exterior. No le daremos ningún nombre para que la gente tonta no comience a hablar otra vez del cuerpo y del alma.

Kabir

No podemos evitarlo, siempre hablamos mucho acerca de dónde termina nuestro espacio y comienza el de los demás. Pero es que sólo cuando delimitamos fronteras saludables podemos descubrir y experimentar el agua común verdadera del espíritu, el agua a la que se refiere Kabir. Puede ser confuso pero, aunque no siempre somos muy elocuentes o claros en lo que decimos, la verdad es que todos somos tan transparentes como el agua que brota de la fuente en donde la mente y el corazón se funden.

Como dijo Teilhard de Chardin: "No somos seres humanos que viven una experiencia espiritual, somos seres espirituales que tienen una experiencia humana." Si comenzáramos cada día con esta perspectiva, todo podría ser muy distinto. Porque ver las cosas de esa forma nos ofrece un océano en el que podemos sumergir la jarrita de nuestra vida.

También resulta muy útil recordar que, a pesar de lo mucho que luchamos por descubrir nuestra identidad, y a pesar del peso de la vida, en nuestro interior existen algunos gramos de espíritu irreprimible. Es un manantial que llevamos con nosotros al que se le puede bloquear mas no contener, y que mana a través de todos los seres como un deseo de amor y paz.

Cuando abrimos nuestro anhelo —ese honesto deseo de ser amados—, también abrimos la fuente del espíritu, y entonces, así como la jarra de Kabir, nos convertimos en agua que vive en agua, amor que vive en amor, algo muy pequeño que vive en algo muy grande, en una respiración que habita en el viento.

- Siéntate en quietud y respira. Piensa que eres la jarrita de agua de Kabir.
- Respira hondo y con libertad. Piensa que el invisible mundo del espíritu que te rodea es un océano que te transporta.
- Respira hondo y con meticulosidad. Trata de sentir que tú y la vida que te rodea están fabricados con la misma fibra.

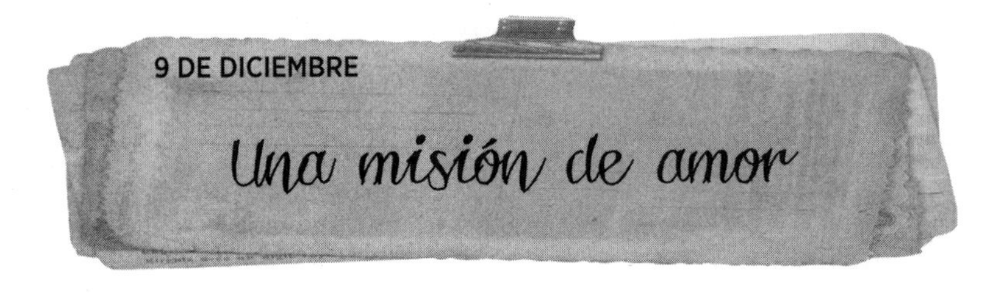

9 DE DICIEMBRE

Una misión de amor

El amor pasa a través de todos.
Fakhruddin Iraqi

Hace poco me enteré de que la primera especie de lápiz que existió fue una bola de plomo. La gente había descubierto que si raspaban con este mineral, podían dibujar marcas con él, así que lidiaron con grandes trozos y trataron de escribir. Gracias al trabajo de mucha gente, se logró que los pedazos se convirtieran en algo más apropiado para la mano humana: el descubrimiento se convirtió en herramienta.

Tengo que confesar que, después de toda una vida de relacionarme sentimentalmente, descubrí que el amor no es muy distinto al plomo. Puede tratarse de un amante, amigo o miembro de la familia, pero en todos los casos, cuando descubrimos su cercanía es como si de pronto tuviéramos una bola de plomo.

Es algo con lo que, si nos esforzamos lo suficiente, podremos producir marcas que nos ayudarán a entendernos.

Pero eso es sólo el comienzo. La labor del amor consiste en darle forma al material con el que está fabricada la relación, y convertirlo en una herramienta que podamos usar. Cada vez que enfrentamos una dificultad, cada vez que confrontamos una ilusión, cada vez que detectamos y admitimos la responsabilidad de un agravio, recortamos otro trozo de la piedra que es el amor y comenzamos a transformarlo en una herramienta sagrada.

Cuando unas manos compasivas sostienen la verdad, la agudeza del amor se hace evidente y pierde su filo.

- Piensa en alguna relación de importancia con la que estés lidiando ahora.
- Encuentra tu centro, reza para que el amor que compartes vaya encontrando su forma.
- Comienza el día y trata de mantenerte flexible y abierto a la idea de convertirte en una herramienta.

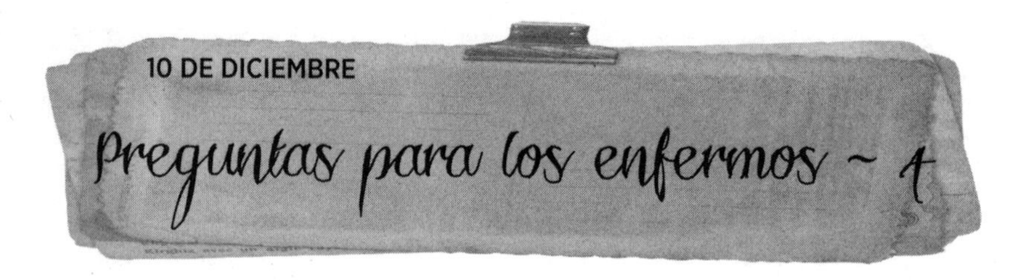

10 DE DICIEMBRE

Preguntas para los enfermos ~ 1

¿Cuándo fue la última vez que escuchaste las historias de otros?
Pregunta formulada a los enfermos por un brujo nativo norteamericano

Me inscribí en un grupo de psicodrama que se reunió cada quince días durante dos años. Yo realmente no tenía idea de lo que era el psicodrama y jamás me habría inscrito de no ser porque consideraba que el hombre que dirigía el grupo era un sabio. Sabía que él tenía mucho más qué enseñarme, y además, me había hecho la promesa a mí mismo de participar en cualquier cosa en la que él estuviera involucrado.

Resultó que el psicodrama es un proceso en el que, por turnos, actuamos una parte de nuestra historia personal. El objetivo es actuar los sueños, conflictos actuales o asuntos no resueltos del pasado para que, con la ayuda de los demás, encontremos alguna sabiduría que nos ayude a vivir nuestra vida.

Yo no quería ser el primero en pasar, y de hecho, pasaron varias semanas antes de que reuniera el valor para participar. Al principio, pensé que sólo tendría que esperar fuera del círculo que servía como escenario y observar cómo se presentaban los sucesos, pero, sin darme cuenta y con gran pesadez, comencé a notar que, aunque las historias de todos los demás eran muy distintas a la mía, muy pronto serían acerca de una parte de mí que nunca había querido manifestar.

También descubrí que participar en el sueño, conflicto o asunto sin resolver de alguien más, era sólo una manera más profunda de escuchar. La doble recompensa por escuchar de esa forma tan profunda era el extraordinario honor de atestiguar un ejemplo de valor humano vivo, y luego reconfortarse con la sorpresa de que, en realidad, nuestras historias son las mismas.

Parece ser que el antiguo brujo entendía bien que escuchar la historia de otro nos ofrece la fortaleza de un ejemplo al cual seguir, y que nos muestra algunos aspectos de nosotros mismos que no podemos ver con facilidad. Porque escuchar las historias de otros —no sus advertencias o mandamientos personales— es un poco como el agua que termina con la fiebre de la insolación. Si nos acercamos lo suficiente para escuchar, sentiremos el alivio de recordar nuestro nombre común.

- Respira lentamente y medita acerca de permanecer abierto y receptivo el día de hoy.

- Durante el día enfoca tu energía en escuchar.

- Cuando escuches las historias de los otros, identifica el momento en que esos recuentos convergen con el tuyo.

- Como un obsequio, si te es posible, ofrece el hilo de tu propia historia.

11 DE DICIEMBRE

Al alcance de la gravedad

Al alcance de la gravedad suceden las mismas cosas, sólo que con mayor lentitud.

Cuando se rompe un plato, decimos que fue un accidente; cuando se rompe un corazón, decimos que la tristeza fue la culpable. Si es el nuestro, entonces es una tragedia. Cuando un sueño se rompe, a veces decimos que fue injusto. Pero a las hormigas se les cae la basurita que cargan y siguen adelante, y a los pájaros se les cae la comidita del pico y siguen picoteando. Y cuando a los humanos se nos caen las cosas que necesitamos, filosofamos y nos quejamos en exceso.

El problema no es que lloremos, sino que dejamos que la vida entera se detenga sólo para oír nuestros lamentos. A diferencia de nosotros, cuando las estrellas chocan, las historias comienzan. Es un mundo en el que siempre hay algo que sale disparado y algo que golpea la Tierra. A menudo, lo que sale disparado sobrevive gracias a la liberación y al hecho de que no se aferró hasta que lo separaron de lo que debía soltar. Por otra parte, a veces lo que es golpeado sobrevive porque se mantiene flexible, porque permite que lo que lo golpea le dé forma temporalmente, así como las piedras moldean el lodo.

Nosotros como humanos nos turnamos, a veces disparamos, a veces recibimos el golpe. El amor es lo que suaviza este proceso, la paz lo hace ir más lento hasta que en los momentos sagrados, logramos recuperar lo que necesitamos.

- Inhala y piensa en algo que te esté golpeando actualmente. Piensa en la manera en que te podrías ablandar para disminuir el impacto.

- Exhala y piensa en algo que tienes que alejar de ti. Piensa en la forma en que podrías abrirte con mayor facilidad para liberarlo.

12 DE DICIEMBRE

El tesoro a nuestros pies

No es sencillo encontrar la felicidad en nosotros mismos, y no es posible encontrarla en ningún otro lugar.
Agnes Repplier

Si me viera forzado a señalar cuáles son los mayores obstáculos para la paz, tendría que decir que nosotros y el mundo. A menudo, en el camino hacia la verdad de mi alma, me quedo atorado en mí o me extravío en el mundo. O al revés.

Sin embargo, en nuestro interior se encuentra la preciosa esencia. Siempre está con nosotros, muy cerca, aunque parezca estar lejos, y el único lugar en donde podemos encontrar el tesoro es debajo de nuestra emoción. Ahí aguarda como el oro al fondo del lago superficial y, a pesar de que estamos de pie en el agua y el tesoro está a nuestros pies, la turbación de los reflejos nos impide verlo. La mayoría de las veces necesito dejar de moverme y comenzar a pensar y a enmendar, y a sólo buscar dentro de mí.

Así que, si lo deseas, corre porque todo irá contigo. O piensa y razona todas las veces que creas necesario, porque tu corazón durará más que las ondas de tu pensamiento. O culpa a las cosas de este mundo si te parece necesario, porque esas cosas a las que culpes tarde o temprano desaparecerán.

Luego, tú y yo nos quedaremos solos con nosotros, con el mundo y con el tesoro a nuestros pies.

- Encuentra tu centro y si hay algo de lo que estés huyendo, inhala y permite que te alcance.
- Siéntate en quietud y si hay algo que estés tratando de razonar para que desaparezca, exhala y permite que te toque.
- Mantente inmóvil y respira. Deja que las fuerzas del mundo te toquen y se muevan cerca de ti.
- Ahora, con tu respiración, alcanza el tesoro que aguarda en tu interior.

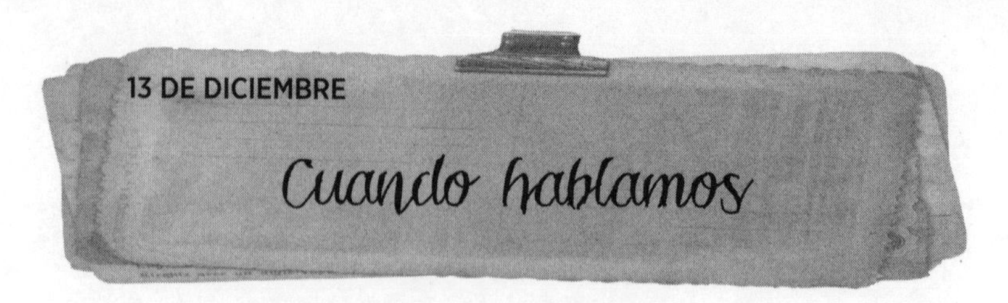

13 DE DICIEMBRE

Cuando hablamos

Acabo de darme cuenta de que algo eterno se ha sembrado en mí, y no me queda más opción que vivir y amar hasta que eso me haga crecer como un árbol.

Conocí a un anciano en una reunión, y cuando todo mundo se fue por su lado, él se inclinó hacia el silencioso espacio que había entre nosotros y me habló como si fuéramos árboles. Se rascó la barbilla y me dijo: "Comenzamos delgados y verdosos, y cada vez que el cielo oscurece, pensamos que nos vamos a romper. Pero el diluvio nos hacer crecer. Y aunque nunca crecemos derechos, siempre sentimos sed de la luz y, curiosamente, entre más salimos de la tierra, más se enraíza algo en nuestro interior que nos lleva hacia abajo. Eso, las raíces invisibles que tratan de llegar al núcleo, es lo que evita que el viento nos arranque. Ahora ya no tenemos por qué correr y el balanceo es más ligero. Hasta ahora ha habido muchos idiomas, aunque ninguno se ha escuchado. Sólo se oye el crujido del amanecer y el lamento del anochecer; y tarde o temprano, nos derriban. Pero ya no importa, estamos acabados. Ardemos apilados y, entonces, la poesía surge en nosotros y abandona a la sabiduría entre las cenizas."

Luego, se fue. Yo no estaba seguro de lo que acababa de pasar, pero creo que esta historia tiene mucho que ver con la humildad y con el hecho de que todo lo que experimentamos, en realidad es leña para cuando llega el momento de hablar en verdad. De alguna manera crecemos a través de la penumbra de las cosas y, con cada cambio de estación, nuestras raíces se engrosan, se hacen más profundas y se extienden para sostener el peso que nos significa vivir en el mundo.

¿Pero, a qué se refiere el "nos derriban", el "estamos acabados"? Tal vez se refiere a cualquier cosa que nos acerca más a la tierra como la desilusión, la pérdida y los cambios inesperados. Tal vez cualquier disturbio en nuestros designios personales nos permite sentir con mayor intensidad el vínculo que tenemos con otros seres vivos.

Pero, ¿qué significa que ardemos apilados? Tal vez se refiere a simplificarnos lo suficiente para que lo que crece en nuestro interior se pueda levantar de nosotros con la pasión de estar vivo.

Tal vez después de dos matrimonios y de las idas y venidas de amigos muy queridos, yo podría, una vez que me despoje de la corteza, decir algo cálido y transparente respecto a lo que significa amar. Tal vez después de haber perdido una costilla y de haber recuperado mi vida, puedo, encendido por el momento que tengo a mano, toser unas cuantas cenizas de lo que significa vivir alejado de la verdad.

Parecería que la experiencia quiere arder hacia el exterior. Así que no importa si lo que se produce es inteligente o hermoso porque el propósito del fuego sólo es iluminar y mantener el calor. Tal vez como el granjero que tiene que reunir leña al final del invierno para llegar a la primavera, nosotros tenemos que reunir la experiencia y encenderla para mantener la sangre saludable y caliente.

- Si te es posible, siéntate en quietud frente a algún fuego. Medita sobre alguna experiencia clave que te haya moldeado de una forma inesperada.
- Respira larga y suavemente. Permite que esa experiencia que vive en ti se levante como una pequeña flama.
- Respira de manera regular y bríndale una palabra o dos a la flamita.
- Cierra los ojos y repite las palabras que ya surgieron varias veces. Deja que la experiencia te brinde calor.

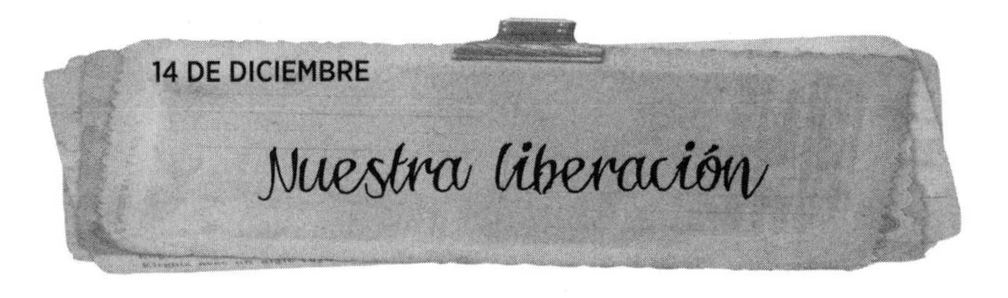

14 DE DICIEMBRE

Nuestra liberación

Es difícil decir la verdad, pero una vez que se ha dicho, es más difícil mantenerla oculta.

Sharon Green

No importa qué verdad nos sintamos obligados a guardar, no importa lo impensable que nos parezca llegar a revelarla. El hecho de no hacerlo es una estrategia espiritual que nos permite contener el aliento. Es algo que sólo se puede hacer durante un tiempo determinado y, claro, mientras más tiempo mantengamos la verdad oculta, más difícil será articularla. O al menos así parece, porque mientras la presión se hace más fuerte, nosotros nos estamos quedando sin aire. Sin embargo, la distancia a la que estamos de liberarnos de ese terrible aislamiento, está a un latido del corazón. Basta un poco de tos para volver a salir al exterior.

Mientras tanto, el poder de mantenerse oculto nos conserva alejados de la vida y, por lo tanto, el valor de la sanación que proviene de decir la verdad radica en cómo vuelve al pulso de lo sagrado. Y el respeto y la confianza que se ganan al decir la verdad son tan importantes como el hecho de liberarnos de la presión que nos tiene ocultos y aislados. Éste es el regalo encarnado de la verdad que nos mantiene vivos al igual que la respiración.

- Encuentra tu centro e imagina que inhalas y exhalas tu verdad.
- Durante el día toma unos momentos para inhalar la verdad y para volverla a liberar en el mundo.

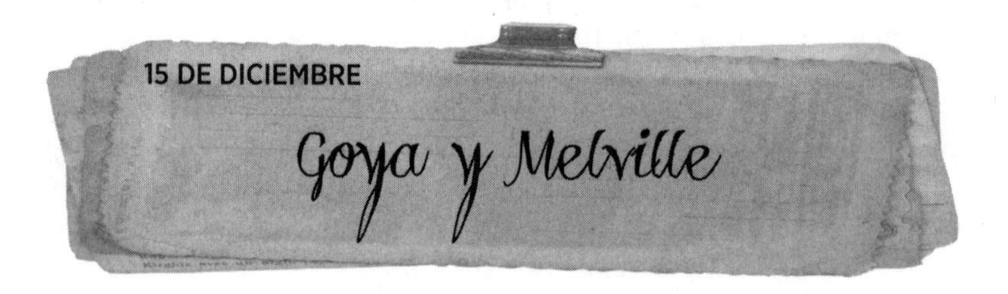

15 DE DICIEMBRE

Goya y Melville

El sol no deja de brillar sólo porque la gente está ciega.

Resulta muy difícil mantenernos fieles a nosotros mismos cuando la indiferencia está de por medio. El rechazo y la oposición son muy dolorosos, pero ser tratado como si no existieras es sutilmente devastador. Esta suave laceración es muy humana. Las águilas se elevan y planean durante horas en el viento que recorre los cañones, y el hecho de que nadie lo sepa no minimiza su habilidad de volar. Pero en nuestro caso existe un constante y elusivo heroísmo en ser quienes somos; en particular cuando nos malinterpretan, nos juzgan o nos ignoran. De alguna manera nuestra necesidad de amar les otorga un tremendo poder a las opiniones de los demás, y por lo tanto, debemos tener mucho cuidado de no moldear nuestras vidas con base en las expectativas de otros.

El pintor español, Goya, es un gran ejemplo de que debemos escuchar nuestro ser interior. André Malraux escribe acerca de Goya y nos dice que después de quedarse sordo en 1792, el artista descubrió que "para permitir que su genio le fuera evidente a sí mismo, era necesario que abandonara el objetivo de complacer". El hecho de que Goya no pudiera desarrollar por completo los dones que Dios le había otorgado sino hasta que se volvió sordo a las exigencias de quienes lo rodeaban, es una lección muy conmovedora.

Por otra parte, uno de los ejemplos más tristes de ser ignorado es el novelista Herman Melville. Habiendo sobrevivido muchos años en el mar en contra de su voluntad, Melville escribió varias aventuras marinas que se vendieron muy bien. Pero cuando abrió su alma y escribió *Moby Dick*, sucedieron dos cosas: nació una de las más grandes novelas escritas por un norteamericano y los norteamericanos se rieron de la enorme ballena blanca y de su creador. A Melville lo ridiculizaron y rechazaron.

Este profundo y sensible hombre se sintió tan lastimado que se retrajo con su aflicción, y a la edad de treinta y dos años, cuando su talento estaba en pleno, dejó de escribir durante casi cuarenta. Este hombre extinguió su voz interior porque los demás no fueron capaces de escucharla.

Me gusta pensar en Goya y Melville con mucha frecuencia porque siento que son un recordatorio de lo precioso y peculiar que es el don que nos fue otorgado. En realidad, la única persona que puede saber cuál es tu vocación o de qué eres capaz, eres tú. Y aunque nadie lo llegue a notar o a entender, eres irremplazable.

- Siéntate con un ser amado y túrnense para describir alguna ocasión en que se hayan sentido vinculados de una forma interna con una persona o situación que nadie más haya podido comprender.

- ¿Qué los hizo mantenerse fieles a sus sentimientos?

- ¿Qué tan bien conoces esa parte de ti mismo?

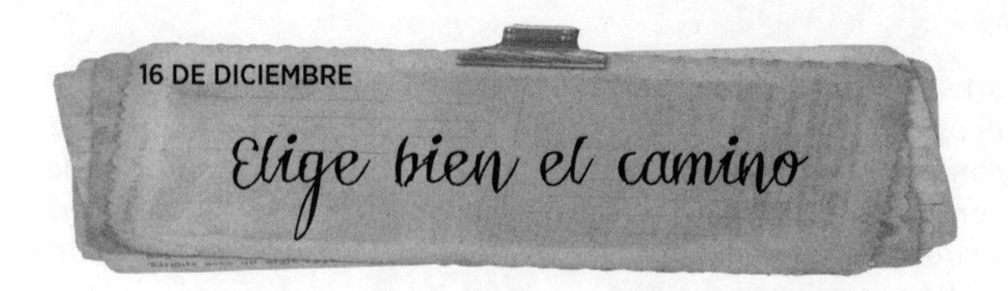

16 DE DICIEMBRE

Elige bien el camino

Si en el camino llegas a una bifurcación, tómala.
Yogi Berra

Tal como sucede con los koans de los monjes zen y con el ingenio de los bufones de Shakespeare, tal vez nunca llegaremos a saber si los dichos de esta leyenda del beisbol son una total tomada de pelo o una sabiduría absoluta. Lo cierto es que mientras más pensamos en ellos más nos revelan.

Lo que a mí me sugiere este dicho es que no debemos estancarnos demasiado tiempo en las encrucijadas de la vida, que no debemos dudar en el camino. Claro que no podemos tener todas las experiencias, y el hecho de elegir un camino siempre nos impedirá conocer el otro, pero sufrir una agonía para decidir qué camino tomar, al final podría paralizarnos y obligarnos a no tomar ninguno de los dos. Incluso cuando elegimos un camino y seguimos pensando durante mucho tiempo en el otro, nos arriesgamos a arrepentirnos. De hecho, el rendirnos al arrepentimiento es una manera de resistir nuestras limitaciones, de llevar con nosotros el otro camino de cualquier forma. El corazón es necio; y el hecho de mantenernos tan apegados al otro camino sólo nos impedirá llegar a conocer bien el que elegimos.

Somos criaturas con hermosas limitaciones, capaces de tener maravillosos momentos de plenitud, pero no podemos tener ni vivirlo todo. Paradójicamente, sólo podemos vivir todo lo que existe si nos entregamos con humildad al sendero que nos convoca.

- Encuentra tu centro y piensa en alguna decisión que debas tomar.
- Respira lentamente y toma sólo un camino a la vez.
- Regresa a tu día y trata de no volver a recordar tus opciones, sólo permite que tu ser más profundo se encargue de estas cosas.

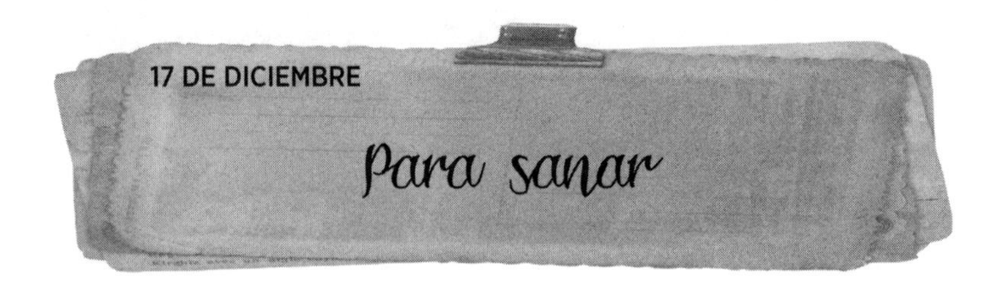

En este mundo, el odio todavía no ha disipado al odio. Eso sólo puede hacerlo el amor.
Ésa es la ley, antigua e inagotable.
Buda

Una de las interrogantes más difíciles que se presentan cuando tratamos de sanar de una herida que alguien más nos hizo, es la de cómo lograr que sane si quienes la infligieron no le dan aire y ni siquiera admiten que fueron los causantes. Yo he batallado mucho con este aspecto porque casi siempre me descubro confundiendo la necesidad de justicia con la necesidad de tener un testigo del daño.

Las heridas físicas son difíciles de soslayar, pero las heridas emocionales rara vez son visibles. Es por eso que, si deseamos que lleguen a sanar, debemos lograr que sean atestiguadas y reconocidas. Sin embargo, a nuestro dolor se agrega el muy humano hecho de que tal vez jamás lleguemos a estar de acuerdo en lo que sucedió. Y si llegamos a estarlo, lo más seguro es que jamás lleguemos a admitirlo frente a otros. Así pues, el desagravio del que nos creemos merecedores tal vez termine yéndose a la tumba con el perpetrador.

Como sucede en muchas otras negociaciones cruciales de la vida, lo que se requiere en este caso es respetar lo que vive en nuestro interior. Nosotros debemos ser los testigos porque no hay poder más grande o redentor que la autoridad que tiene esa parte de Dios que vive en nosotros.

- Siéntate en quietud hasta que comiences a sentirte seguro. Piensa en alguna herida que no haya sanado.

- Respira de manera constante y mira la herida de frente. Sé testigo de ti y de todo por lo que has pasado.

- Respira concienzudamente y permite que la compasión que te tienes sea el aire que ayude a sanar la herida.

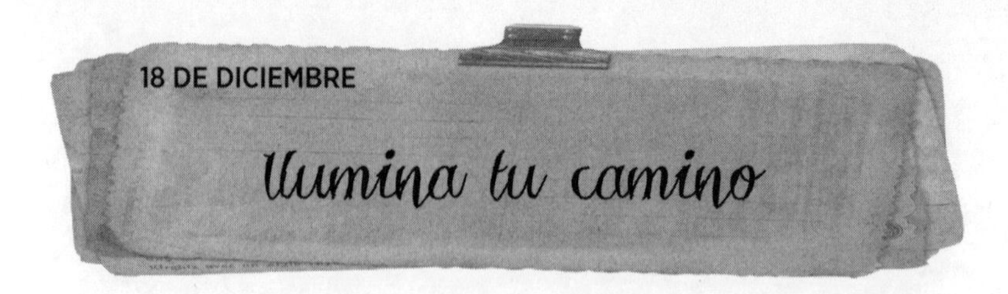
18 DE DICIEMBRE

Ilumina tu camino

Uno no alcanza la iluminación fantaseando sobre la luz,
sino haciendo consciente la oscuridad.
Carl Jung

Si Jung está en lo correcto, entonces tal vez el Paraíso no consista en otra cosa más que buscar la luz que se forma en la oscuridad. Tal vez estar despierto consiste en poner atención al momento de la vida que está sucediendo y que con tanta frecuencia damos por hecho. Porque ese momento, como la concepción, como el instante en que se abre la semilla, sucede todo el tiempo, incluso ahora, mientras lees.

No obstante, de la misma forma en que un faro llega a mancharse después de viajar por todo tipo de clima, ese don que nos permite percibir, también se ve empañado por la experiencia. Entonces, nuestra habilidad de ver disminuye y se mantiene así hasta que limpiamos el don. Es un proceso de toda la vida, pero a pesar de que nunca termina, siempre es posible empezarlo.

Así que resulta fundamental que cuidemos de nuestro ser. Es algo tan sencillo y pesado como ir retirando los residuos de la experiencia que se adhieren a la mente y al corazón, como permitir que tu rostro original alumbre el camino. No obstante, tal como sucede cuando queremos rascarnos el centro de la espalda, para recobrar nuestro sentido de la unidad, requerimos el uno del otro.

Aquí vendría bien contar la historia sufí de un hombre sediento que sigue un riachuelo lodoso hasta llegar a una cueva. El hombre lleva una linterna que sostiene hacia enfrente, y entonces encuentra la cristalina fuente de la que puede beber. Cuando nos sentimos enlodados y abrumados, no debemos beber del fango; tenemos que seguir la corriente con cuidado hasta llegar a la fuente. Si queremos beber de la fuente una vez más, debemos entrar a la oscuridad de nuestras aflicciones con la linterna del espíritu al frente. A esto es a lo que Jung se refiere con hacer consciente a la oscuridad. Asimismo, la compasión es lo que hace que tu lucecita se incline hacia otros que están demasiado abrumados o empantanados para ver el camino.

- Siéntate en quietud con los ojos cerrados y siente la luz del espíritu en cada célula de tu cuerpo.
- Inhala y siente cómo se ilumina cada célula.
- Exhala y siente cómo aumenta ligeramente la luz a tu alrededor.
- Si te sientes abrumado durante el día, detente, respira lentamente e ilumina tu camino.

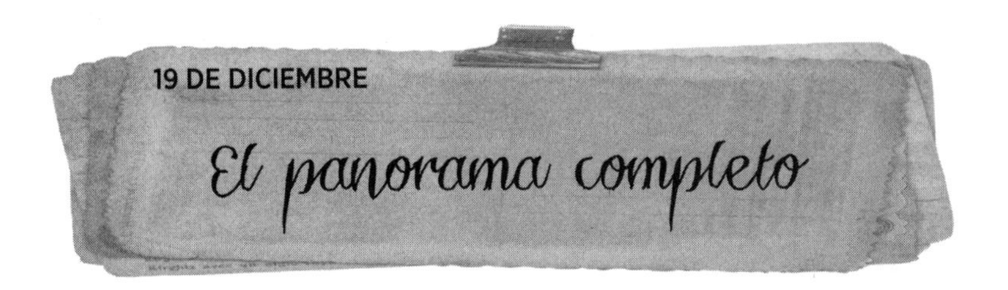

19 DE DICIEMBRE

El panorama completo

De la misma manera en que alguien que se sienta debajo de un árbol puede imaginar la tierra desde arriba, el corazón, apoyado en la realidad, puede llegar a ver la eternidad.

Cuando fui chico pasé muchas horas en el mar, en un queche de diez metros que había construido mi padre. Cuando el mar arreciaba, yo bajaba a donde el ruido y el movimiento de lo profundo retumbaban en el casco, en donde cada movimiento brusco y cada sacudida se sentían más repentinos y deliberados.

Estando ahí, mi padre me contó que cuando los marineros sienten náuseas, siempre van a la cubierta para ver el horizonte. A pesar de que eso no impide que las olas continúen elevándose y cayendo durante la tormenta, por lo menos la situación es un poco menos desagradable si se logra mantener a la vista el panorama completo.

Desde entonces, siempre que siento que la tormenta me vapulea, trato de recordar este fragmento de sabiduría; ya sea para enfrentar el cáncer, para luchar contra la inseguridad que me provoca el constante rechazo, o para soportar los momentos más intensos de soledad. Siempre que he logrado mantener a la vista una perspectiva más amplia, y mirarla como si fuera el horizonte, mis mayores aflicciones y temores han disminuido.

Ésta es la diferencia entre desesperación y fe, entre el agudo filo de la duda y el amplio panorama que sustenta toda posibilidad de vida. Creo que cuando nos ocultamos tras el casco, siempre sufrimos más y, a pesar de la perspectiva eterna, el horizonte de todos los tiempos y de todas las vidas no nos puede alejar de la tormenta, al menos hace que las situaciones sean soportables.

Mantener los ojos en el horizonte me ha ayudado a sobrevivir a los tiempos más difíciles. Como cuando perdí la costilla, el matrimonio y el empleo que amaba. Porque si nos quedamos en un lugar desde el que podemos ver a Dios, las subidas y bajadas se hacen un tanto predecibles. De hecho, podemos llegar a notar que el tormento tiene un ritmo propio. Mantener el panorama a la vista puede ser la diferencia entre pensar que la vida es cruel y saber que la experiencia es un océano implacable. Dios siempre está en el horizonte y se muestra de maneras realmente significativas. Asimismo, la fe consiste en lograr llegar a la cubierta a pesar del dolor.

- En donde quiera que estés —puede ser en tu habitación, junto al escritorio o en el autobús—, acomódate en quietud y mírate sentado desde arriba de la cama, el escritorio o el autobús.
- Respira lentamente y quédate en ambos sitios.
- Ahora siente el estrés o el dolor de lo que llevas contigo.
- Respira lentamente y trata de verte en tu vida y desde arriba. Siente el dolor y siente cómo el universo lo rodea.
- Cuando te sientas empantanado por la aflicción, trata de respirar hasta llegar al horizonte.

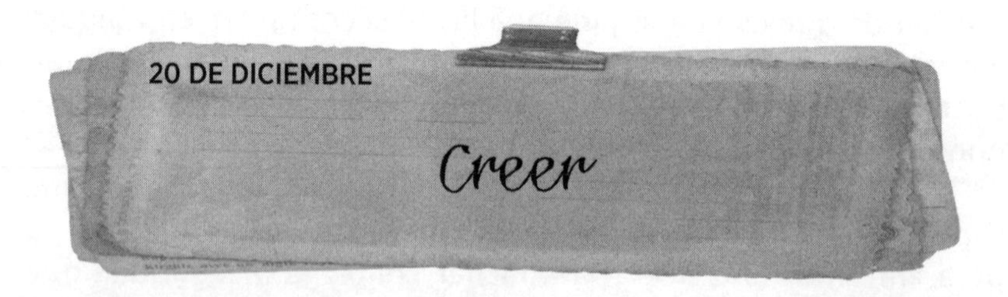

20 DE DICIEMBRE

Creer

Lo único que hace un niño en la vida es creer.
Kurtis Lamkin

Alguna vez Picasso dijo que los artistas son aquellas personas que todavía pueden ver con los ojos de un niño. De alguna forma, a lo largo de nuestra travesía por el mundo, muchas cosas se van interponiendo y de pronto dejamos de cuestionar las situaciones para imbuirnos en ellas. Entonces, el cuestionamiento se convierte en una manera de desafiar lo que nos da miedo o creemos que es falso.

Cuando era niño, me gustaba hablarle a todo, a los pájaros que volaban en lo alto, a los árboles que se balanceaban con discreción durante la noche, hasta a las piedras que se secaban al sol. Pero dejé de hacerlo con libertad por muchos años porque me preocupaba lo que los otros pudieran pensar. Finalmente, dejé de hacerlo por completo. Ahora sé que los nativos norteamericanos lo hacen siempre, y que muchos de ellos logran ver hasta lo más profundo de todo, a través de sus ojos de la infancia.

Tengo casi cincuenta años y me siento muy agradecido de haber recuperado la sabiduría que me dice que creer no es una conclusión, sino un camino para llegar a la vitalidad que nos espera en todo.

Cuando puedas, habla con un niño y platica sobre la forma en que ve el mundo.

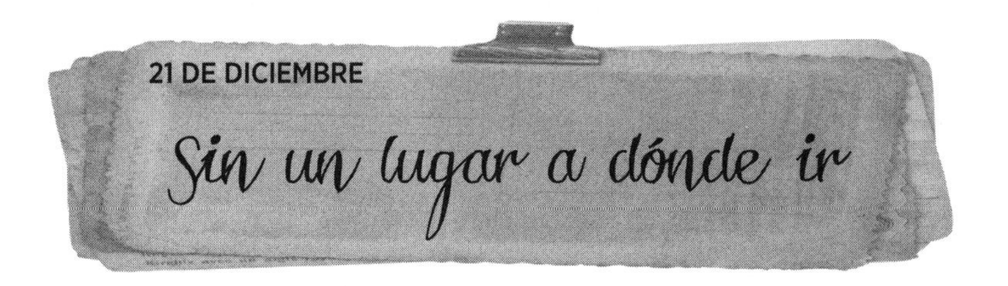

No queda nada por hacer y ningún lugar a dónde ir. Después de aceptarlo, podremos hacer cualquier cosa e ir a cualquier lugar.

Una de las nociones esenciales del taoísmo nos dice que, dados el misterio y la complejidad del mundo, éste no se puede mejorar, sólo vivir. Aquí se nos pide creer que la vida en sí misma es así de completa debido a lo asombrosa y diversa que se muestra. Una vida siempre cambiante y vital, pero perfectible, jamás.

Por fortuna, he llegado a entender que esto no nos impide involucrarnos, sino todo contrario. Aceptar que el mundo seguiría su curso a pesar de nuestra ausencia nos permite soltar la carga que implica ser el héroe que todo lo corrige, y concentrarnos en absorber el viaje de estar vivos.

Por lo tanto, nuestro trabajo no consiste en eliminar ni en recrear algo. Más bien, como si fuéramos peces humanos, tenemos que vivir el significado en la vida que entra por la agalla que es el corazón. Porque, finalmente, somos las criaturitas que despiertan en medio de los ríos, no lo dioses que los esculpen. No podemos eliminar el hambre pero podemos alimentarnos el uno al otro. No podemos eliminar la soledad, pero podemos abrazarnos, no podemos eliminar el dolor pero podemos vivir una vida llena de compasión.

Debo confesar, sin embargo, que yo sólo pude llegar a entender estas nociones hasta después de haberlas vivido. Porque cuando me vi frente a la muerte, supe que la oportunidad de cambiar al mundo se había ido, y lo único que podía hacer para sobrevivir al cambio que el mundo ejercería sobre mi persona era comprender mis limitaciones. Al principio, la depresión se apoderó de mí de inmediato, pero en poco tiempo descubrí que lo que me quedaba por hacer era muy liberador. Como ya no tenía causas que proteger, ni planes que alcanzar, supe que todo lo que pudiera necesitar o pedir, estaba justo aquí, en la imperfecta abundancia.

Desde entonces, mis esfuerzos cambiaron de objetivo, y en lugar de tratar de huir del sufrimiento, ahora trato de expresarlo, en lugar de tratar de alcanzar la dicha, ahora trato de descubrirla; y en lugar de tratar de moldear o mejorar las vidas que me rodean, ahora trato de aceptar el amor en donde quiera que lo encuentre.

- Siéntate en quietud y sólo deja que tu corazón respire sin enfocarte en algo.
- Trata de no pensar, y no pensar en no pensar.
- Exhala tus problemas y llega al lugar en donde estás.
- Respira hondo y acepta la joya y la arenilla que te ofrece el momento.

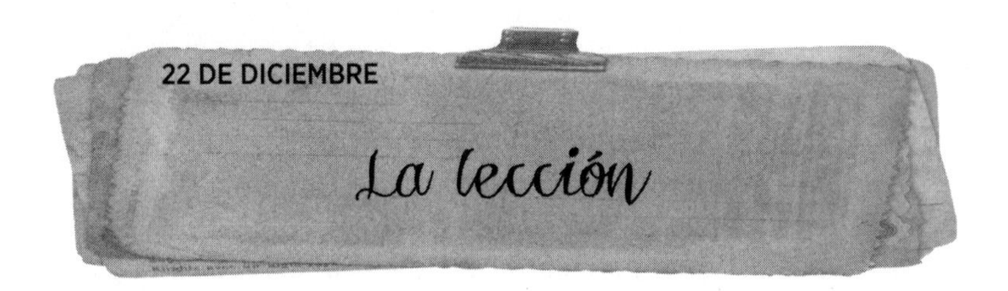

Dios rompe el corazón una y otra, y otra vez, hasta que éste se queda abierto.
Hazrat Inayat Khan

Mi primer descalabro de amor lo sufrí cuando era joven. Me partió en dos de la misma forma en que el rayo parte al árbol. Pero luego, años después, el cáncer me partió todavía más. En esta ocasión, la hendidura fue mucho más amplia, como las que el caudal esculpe en la ribera del riachuelo. Luego tuve que dejar un matrimonio de veinte años y eso me resquebrajó como el viento quiebra el vidrio. Luego, en África, vi el rostro anónimo de un niño que apenas comenzaba su vida, y eso, me volvió a agrietar, pero en esta ocasión, fue como cuando el agua caliente derrite al jabón.

- Encuentra tu centro y concéntrate en esa parte de tu corazón que se está abriendo ahora.
- Respira hondo a través de las grietas, y con eso, apacigua el dolor.
- Si puedes, trata de dejar tu corazón abierto y mira dentro de la grieta.

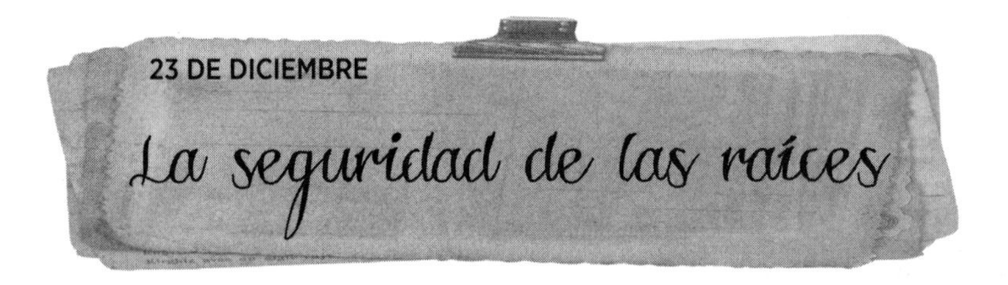

No entraste en esta casa para que te arrancara un pedazo de ser. Tal vez cuando te vayas te lleves algo mío, castañas, rosas o una seguridad de raíces o naves.

Tal vez la necedad más grande que nos impide conocer el amor es la desconfianza. Efectivamente, tenemos muchas razones en el mundo para ser cautelosos, para estar alerta y para protegernos de ser lastimados o de que abusen de nosotros.

Pero el hecho es que, a pesar de todas las noticias y terribles historias que nos contamos en las fiestas, la única manera de entrar en contacto con la amabilidad y sus dones es correr el sutil riesgo de abrirnos, aunque sea un poco y probar. Lo que debemos preguntarnos, así como yo lo hago hoy, es ¿qué es más debilitante, ser mutilados del amor o que el dolor de ser lastimados nos cercene?

Lo que hace que Neruda sea un poeta tan extraordinario es la bonhomía de su corazón. Con su gran gentileza nos explica que compartir es una forma de sanar, y que hasta que no nos internemos en el espacio que nos separa de los otros, nada podrá suceder. Pero una vez que lo hagamos, el brindar y el recibir serán uno mismo, y entonces, el encontrarnos en ese sitio nos fortalecerá.

- Encuentra tu centro y piensa en tres regalitos que estés dispuesto a dar. Pueden ser tangibles, simbólicos, o pueden ser un gesto de amabilidad.

- Envuélvelos con tu respiración delicadamente.

- Lleva los regalitos contigo.

- Entrégalos antes de volver a casa.

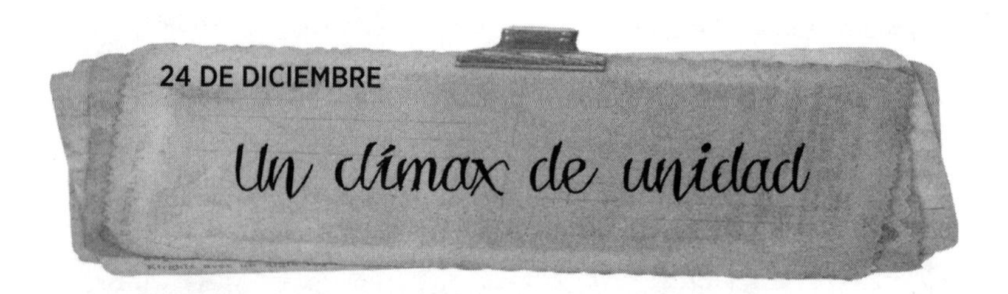

Cuando la cera y el pabilo trabajan con pasión, lo único que queda es la luz y el calor.

Como sucede con la vela, nuestro pabilo del espíritu se encuentra encerrado en nuestra esencia humana. Cuando algo toca al espíritu, nos iluminamos hasta que todo lo que sabemos se derrite y cambia de forma debido al fuego de la experiencia. El sudor y la contienda hacen arder nuestra noción del ser y del mundo de una manera constante. De esta forma, la chispa divina se libera infinitamente. Estos momentos en los que el espíritu se ilumina, no sólo le brindan un reacomodo a nuestra vida, también le reparten luz y calor a todo el que esté cerca.

En esos momentos, nos fundimos en uno con lo que vemos y la repentina unidad se convierte en eso a lo que los fieles de todos los senderos llaman amor. Y a la luz de la unidad llamada amor, lo único que queda es una disposición al nacimiento, una necesidad de que nos acaricie algo perenne y fresco. Lo único que queda es el anhelo que albergan los desconocidos en su interior. Lo único que queda es celebrar el despertar más que el estar despiertos; la quemadura más que el quemarse, la sensación del amor más que el ser amado.

Cuando llegamos a ser uno solo —aunque sea por poco tiempo— con lo que tenemos en común con la vida, nos llegan recompensas mucho mayores que cualquier apego o noción de propiedad. Es la diferencia que existe entre ser el cantante y ser la canción. Es la mayor de las ambiciones: que el bailarín se funda con la danza, que el amante se funda con el acto de amor, y que el albañil se funda con lo que construye, hasta que, en un clímax de unidad, el bailarín, el amante y el albañil sean uno solo.

Tal vez, por sólo un momento, cuando nadamos en la corriente nos convertimos en ella, cuando nos movemos con la música, somos ella; cuando arrullamos a los heridos, nos convertimos en el sufrimiento. Tal vez, por sólo un momento, cuando pensamos sin la máscara puesta, somos pensamiento puro; cuando creemos sin duda alguna, somos Dios. Tal vez el amor es un instrumento que tocamos en una orquesta que todavía no se reúne. Tal vez por eso, los momentos de mayor amor, conocimiento o conciencia, nos dejan sin nombre, sin edad, sin aliento. Tal vez por eso, todo lo que nos rodea se consume como una vela que se mantiene encendida para iluminar habitaciones completas con nuestro titilar.

- Observa a una o varias personas hacer lo que aman. Puede ser algo tan sencillo como trabajar en el jardín, pulir un tesoro, asear a una mascota, apilar leña o bañar a un bebé.

- Observa cuidadosamente cómo se dedican a su labor.

- ¿Qué es lo que te permite saber que aman lo que hacen?

- ¿Esas personas han llegado a fundirse con la actividad que aman?

- ¿Qué es lo que puedes aprender de esa labor de amor?

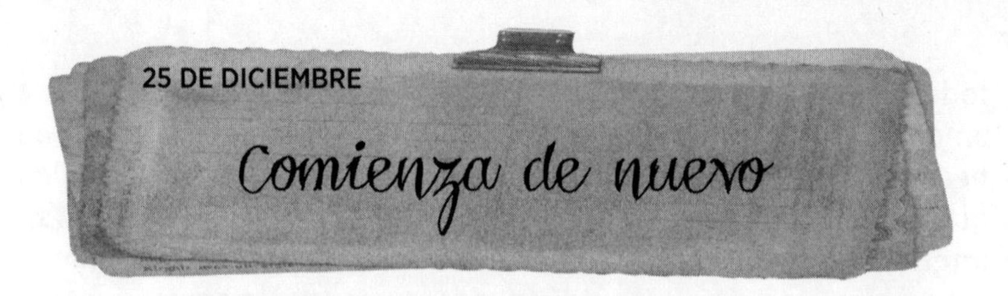

La gloria que te rodea nace de nuevo todos los días.
Cuento de navidad, **versión de los Muppets**

La creación es perenne. El mundo comienza de nuevo todos los días. Es un discreto milagro que lo cambia todo, tan sólo debemos quedarnos quietos lo suficiente para sentirlo. Cuando participamos en él, también comenzamos de nuevo todos los días.

Piensa en que el sol baña la tierra con su calor; y que cuando nadie mira, las nubes se disipan, la hierba crece y las piedras se desmoronan para así revelar un rostro más profundo, más gentil. Sucede lo mismo con nosotros. En un momento de realidad, la nubosidad de la mente se aclara, la pasión se restaura y las paredes se desmoronan cuando nadie nos ve. Si lo permitimos, todo continúa y refresca; todo se renueva de una forma muy sutil.

A veces creemos que lo que cubre al mundo es la noche, pero en realidad, ese misterioso momento de descanso que nos cubre sirve para que todo lo que vive se recree. Y cada vez que parpadeas, si haces una pausa para que tu corazón se anime con sólo el viento que lo rodea, cada vez que abras los ojos, podrás comenzar de nuevo. Es verdad. Es el momento de la resurrección, el momento en que tus ojos se abren.

- Siéntate en quietud y observa las cosas que te rodean a pesar de lo comunes que puedan parecer.

- Respira hondo, cierra los ojos y reza para volver a ver todo de nuevo por primera vez.

- Respira hondo, abre los ojos y comienza tu vida de nuevo como un peregrino.

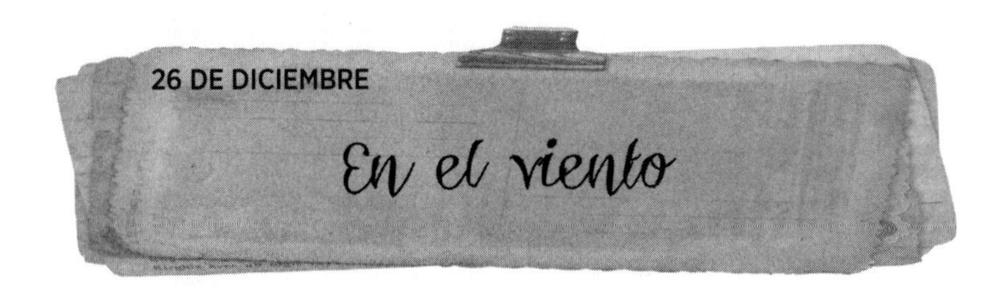

26 DE DICIEMBRE

En el viento

A veces deambulo sintiendo pena por mí, y mientras tanto,
los grandes vientos me transportan por el cielo.
Dicho ojibway

Cuando el dolor o la desesperación nos afligen, la labor fundamental es evitar que los amargos sentimientos se derramen sobre todo lo demás y manchen nuestra perspectiva del mundo. Sin embargo, debemos tener cuidado de no reprimirlos al punto de que invadan e infecten la noción que tenemos de nosotros mismos. En algún lugar intermedio de estos dos extremos, yace la vida de la expresión saludable, la vida en la que no nos tomamos todo personal y tampoco pintamos al mundo del color de nuestros problemas.

A menudo, cuando estamos tristes y tenemos miedo, realizar el trabajo interior resulta más difícil. La fuerza de estas emociones nos puede abrumar y hacernos creer que el mundo es más difícil o que valemos menos. Cuando nos sentimos poco valiosos dejamos de percibir la verdad de lo genuino y perdemos el contacto con los grandes vientos de la vida.

Sin embargo, la existencia tiene una manera especial de conducirnos aunque no lo notemos. Así como el río transporta al pez hambriento y al dormido con su corriente, los grandes vientos transportan al corazón agitado y al apacible, hacia el mañana.

Por esta razón, cuando nos sentimos menos atraídos a la oración, el objetivo de ésta, ya no es el de inflamar o minimizar al mundo o a nosotros, sino restaurar la conexión que tenemos con las poderosas corrientes de la vida.

- Siéntate en quietud y después de un rato ábrete, sin palabras, a la atmósfera de la oración.

- Respira lentamente y reza para sentir cómo te rodean los grandes vientos.

- Respira de manera constante y siente cómo se mezcla tu aliento con las corrientes de la vida.

27 DE DICIEMBRE

La belleza de todo

Si lo único que me queda es el ahora, ¿en dónde buscaré la dicha?

Si no tuviera esperanza para el futuro, la esperanza de que las cosas cambiarán; si no tuviera la esperanza de encontrar lo perdido o de restaurar el pasado; si sólo existiera el riesgo de quebrar todo lo que me rodea, ¿qué podría hacer con lo que tengo?

Al principio, esta situación puede parecer triste o aterradora, pero así como el nadador extenuado se acerca a la playa y se sorprende al ver que las perlas corren entre sus piernas, así levanto mi cabeza cansada de nuevo, para descubrir que todo lo que necesito está en donde me encuentro.

Pero soy humano y divago, y sueño con vidas que no son la mía, y muy pronto ya estoy ocupado deseando hacer algo más en otro lugar, deseando ser otra persona; muy pronto ya estoy persiguiendo algún objetivo que está fuera de mi alcance.

Ahora bien, debo decirte que si estás triste o sufres, no encontrarás nada con qué limpiar tus superficies, sin embargo, la aceptación y un corazón fuerte podrán quebrarlas como si fueran una concha, y de esa manera, se podrá ver la blandura que siempre ha estado ahí, ese algo suave que espera para tomar forma. Resplandece. Creo que es el espíritu que todos compartimos.

- Encuentra tu centro y cierra los ojos. Piensa en lo que deseas.
- Respira lentamente y abre los ojos. Fíjate en lo que tienes.
- Ahora hazlo al revés. Cierra los ojos y date cuenta de lo que tienes. Respira lentamente, abre los ojos y piensa en lo que deseas.
- Continúa haciéndolo hasta que lo que quieres y lo que tienes se vayan convirtiendo en lo mismo.

28 DE DICIEMBRE

Integridad

La integridad es la habilidad de escuchar a ese lugar en nuestro interior que nunca muta a pesar de que la vida que lo alberga sí lo hace.
Rabino Jonathan Omer–Man

Gran parte del viaje que hicimos en este libro tuvo el objetivo de descubrir ese lugar interior y cultivar la habilidad de escucharlo, al mismo tiempo que desarrollábamos la compasión por la vida que lo alberga.

Ahora me siento conmovido y me gustaría compartir la historia de un hombre que, agotado por el sufrimiento y la confusión, le pidió ayuda a un sabio. El sabio miró hasta el fondo del afligido hombre y, con compasión, le ofreció dos opciones: "Te puedo dar un mapa o un bote."

Después de mirar a los abatidos peregrinos que lo rodeaban, el hombre, un tanto confundido, dijo: "Quiero el bote."

Entonces el sabio lo besó en la frente y le dijo: "Ve entonces, tú eres el bote, la vida es tu mar."

Como ya lo hemos visto tantas veces, todo lo que necesitamos está dentro de nosotros. Así pues, la habilidad de escuchar al interior es el remo más antiguo que tenemos. Y el bote eres tú.

- Siéntate en quietud y abandona todos tus mapas por el momento.
- Permite que tu respiración te conduzca sin peligro hasta el mar.
- Respira suavemente y mantente ahí... sólo escucha...

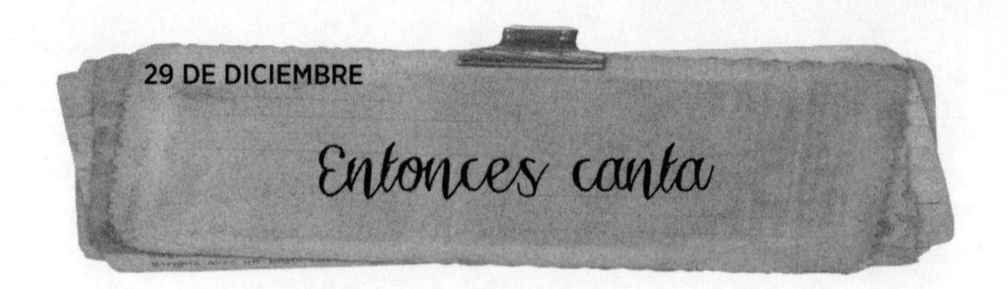

Entonces canta

Mientras sigamos cantando el dolor del mundo no podrá reclamar nuestra vida.

Después del cáncer, de crecer en Estados Unidos, de aprender acerca de las incontables e idénticas contiendas que se libran en el mundo por la libertad, después de estar con la gente de Sudáfrica, me quedó muy claro que para sobrevivir a lo que está en el exterior, debemos articular lo que vive en el interior. No importa en dónde vivamos, a quién amemos, lo que deseemos ni lo que no podamos tener: lo que acabo de decir es una lección que no puedo dejar de repetir ni de aprender.

Cuando todo en la vida parece constreñirnos desde el exterior, no nos queda otra opción más que cantar como los niños asustados que están seguros de que la canción acabará con el dolor con la rapidez que el fuego frena al frío. Éste es el secreto del espíritu, la razón por la que no se puede quedar adentro, la razón por la que debemos sacarla al mundo. Porque la canción del interior es lo que impide que el dolor de vivir sofoque la vida. La canción del interior, una vez encendida, es lo que hace que el mundo siga girando. Y cada vez que cantamos por nosotros, también lo hacemos por todo niño que aún no ha nacido.

Así como la noche y el día se turnan para cuidar de la masiva Tierra que gira hacia ningún lado, la canción que compartimos se turna con las catástrofes de la existencia. Cuando nos quedamos callados, la era oscurece.

Entonces canta, canta en cualquier idioma que te haya enseñado el dolor. Canta aunque no te hayan mostrado cómo y no hayas ido a la escuela. Canta porque el lamento de todos los sitios que alguna vez mantuviste acallados, frenará al frío, atenuará el peligro, y hará que el mundo sea posible para jugar un turno más...

- Cierra tus ojos con profundidad y sencillez, y permite que lo que hay en tu interior comience a surgir.
- Exhala todo lo que se interponga y articula esa pieza de infinito que mora en ti.
- Libera un lamento, un jadeo o un suspiro, y siente cómo el mundo continúa.

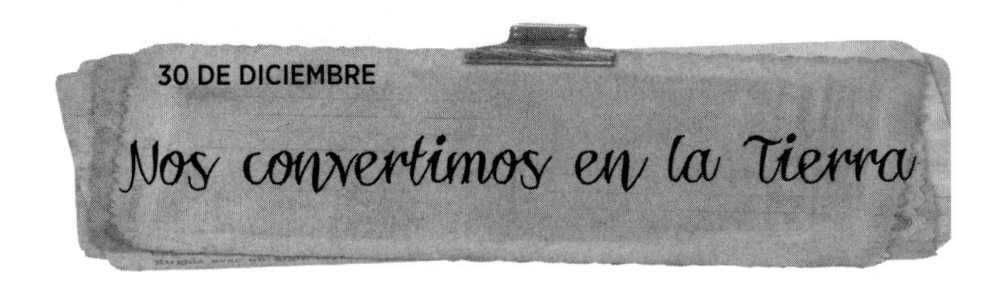

30 DE DICIEMBRE

Nos convertimos en la Tierra

En la búsqueda de lo esencial, nos tornamos fundamentales.

La intangibilidad de lo que es profundo siempre me ha causado asombro: el amor, la duda, la fe, la confusión, la paz, la sabiduría, la pasión. ¿Qué son? No se les puede tomar con la mano como a una fruta ni se les puede pasar como las hojas de un texto sagrado. No obstante, le dan forma a la vida. Éste es el misterio que impulsa a toda la sabiduría sagrada: las únicas cosas que vale la pena decir son aquellas que son inefables.

Darse cuenta de que pasamos toda una vida adquiriendo esta sabiduría, grano por grano, que trabajamos para entenderla y nos esforzamos por expresarla y compartirla, para ser cada vez más parte de ella, resulta una lección muy poderosa. Con el tiempo, envejecemos hasta formar parte de una inmovilidad que respira como la piedra expuesta más allá de toda oposición.

Quizá ésta es la más aguda de las paradojas: la protección que ofrece la naturaleza, contra la posible fuga del misterio. Nos toma años de vida exprimirle unas cuantas palabras preciosas a aquello que no se expresa, y poco a poco, moldeados por el sufrimiento y pulidos por la dicha, nos convertimos en la Tierra, con cada vez más conocimiento y menos palabras. Irónicamente, después de toda una vida, tal vez tendríamos algo importante que decir, justo en el momento en el que perdemos la capacidad de hablar. A pesar de eso, lo que tenemos que expresar no disminuye. Porque el hecho de que el sonido siempre termine en silencio no significa que la música sea menos valiosa para el alma.

Pareciera que entre más vivimos, menos emergemos. Recuerdo que una vez visité a mi abuela Minnie cuando tenía noventa y cuatro años. Me había encontrado el boleto del barco de vapor en el que llegó a este país en 1912, cuando era una niña. En el boleto había un extraño y hermoso nombre: Maiyessca. Era su nombre legítimo pero nunca se pronunció en esta tierra. Puse el amarillento boleto en su mano y sus ojos se abrieron. Pude ver que el antiguo pez dorado de su corazón nadaba hasta la superficie y agitaba las aguas que habían permanecido inmóviles durante ochenta años. En silencio, pasaron existencias enteras entre nosotros. Mi abuela tembló, tosió una risa, y sólo dijo: "Ya se me había olvidado que alguna vez vine."

Pero ésta no es una historia triste, más bien tiene un dejo de inevitabilidad y santidad que nos indica que debemos convertimos en lo que buscamos. Comenzamos deseando conocer el amor y, si vivimos lo suficiente, nos convertimos en él. Comenzamos deseando conocer a Dios y, si sufrimos lo suficiente, nos convertimos en Él. Con el tiempo, el corazón se expande desde adentro y nuestras pieles se adelgazan hasta que devenimos en algo elemental, algo que se va redondeando para transformarse en el siguiente grano de sabiduría que alguien encontrará.

- Siéntate en quietud con un amigo en quien confíes.
- Respiren hondo y mediten respecto a sus historias personales de amor. Permitan que los sentimientos indescifrables los inunden.
- Después de un rato, traten de honrar esa corriente inefable, con una sola palabra o frase.
- Escriban esta palabra o frase y guárdenla en silencio cerca de sus corazones. Sin mirar, intercambien los papelitos y mediten en silencio con la frase del otro, cerca del corazón.
- Después de un rato, sólo lean la palabra o frase del otro en voz alta.

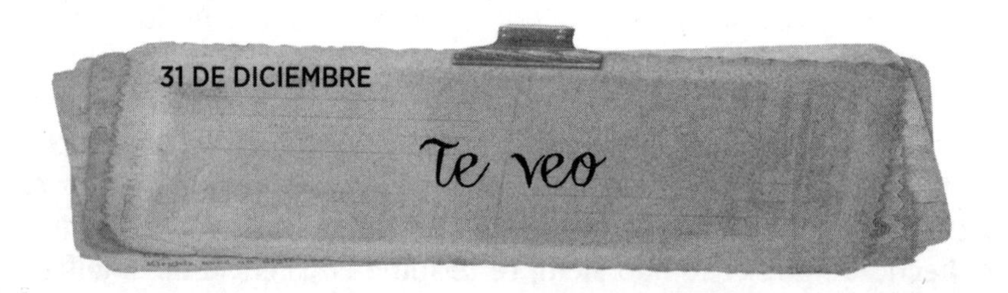

31 DE DICIEMBRE

Te veo

¡Te veo! ¡Aquí estoy!

Los bosquimanos de África se han saludado de esta manera durante siglos. Cuando uno de ellos se da cuenta de que su hermano o hermana se acerca por entre los matorrales, exclama: "¡Te veo!", y entonces, el que se acerca, le contesta regocijado: "¡Aquí estoy!"

Esta confirmación eterna es sencilla y profunda a la vez, y nos dice que buena parte de nuestro viaje terapéutico moderno lo realizamos con el objetivo de que alguien sea testigo de lo que somos y de los lugares en donde hemos estado. Porque con esta sencilla afirmación es posible proclamar nuestra presencia y decir: "¡Aquí estoy!".

La gente que conocemos y que ha podido validar nuestra existencia, al vernos y al proclamar que nos ve, es la base de la autoestima. Piensa en quiénes son esas personas. En mi caso, la primera que se regocijó al verme caminar con dificultad hacia el exterior fue mi abuela. De no haber sido por su amor inequívoco, tal vez jamás habría tenido la valentía para expresarme en lo absoluto. Y, después de todo, ¿acaso el arte, en todas sus formas, no es sólo el hermoso sendero en el que quedaron grabados nuestros intentos de decir: "Aquí estoy"?

Resulta importante observar que ser vistos nos permite reclamar la vida y luego pasarle el obsequio a alguien más. Pero ser testigos es tan importante como la dicha con la que los bosquimanos proclaman lo que ven. Es la dicha de ver y conocer por vez primera. Es un regalo de amor.

En una cultura que va borrando su humanidad, que mantiene invisibles los actos de la inocencia y del principio, necesitamos con urgencia ser vistos a través de la dicha. Para proclamar con un asombro e inocencia similares que, de todo lo maravilloso que pudo, o no ser, aquí estamos nosotros.

Desde tiempos inmemoriales, la gente de las tribus más antiguas, libres del peso de la civilización, se ha regocijado en el *ser* en esta tierra con los otros. Por otra parte, es esencial que nos saludemos de esta forma, que lo hagamos, el uno por el otro, porque, así como las estrellas abren el espacio para que se vea, así como las olas necesitan llegar a la playa para romper, y como el rocío necesita a la hierba para humedecerla, así nuestra vitalidad depende de la manera en que exclamamos y nos regocijamos: "¡Te veo!", "¡Aquí estoy!"

- Siéntate con alguien en quien confíes y, con los ojos cerrados, medita respecto a la esencia de ese ser.

- Cuando su presencia te inunde, abre los ojos y declara con toda dicha y sinceridad: "¡Te veo!"

- Bríndale a tu ser amado el espacio necesario para que, a su vez, proclame: "¡Aquí estoy!"

- Intercambien papeles y repitan el proceso de volver a verse y a conocerse por primera vez. Si te sientes conmovido, comienza a vivir tu vida de esta forma.

Agradecimientos

Quiero honrar y agradecer la intensa presencia de quienes me ayudaron a convertirme en un recipiente abierto para recibir y dar a luz a este libro. Mi agradecimiento al Instituto Fetzer, un suelo de espíritu y amor en el que he podido echar raíces y crecer; al Consejo del Instituto Fetzer por creer en la gente; a los involucrados en el programa Roundtable de Fetzer, quienes me escucharon y opinaron respecto a mucho del material del libro; al equipo de Fetzer por la eterna bienvenida que me brindó. A Molly Vass, por la valentía de su amor. A Carol Hegedus, por su delicada capacidad de escuchar desde el centro. A Joel Elkes, por la dulce sabiduría que a todos les brinda a través de su mirada. A Parker Palmer, por la fortaleza de su enorme corazón. A Wayne Muller, por la dicha de su compañía y el obsequio que es su compasión. A Maggi Alexander, por la integridad de sus cuidados. A Megan Scribner, por su disposición a viajar más lejos. A Mary Williams, por siempre estar ahí.

Mi agradecimiento a David Blustein y a Pearl Mindell por guiarme a un lugar más profundo de la verdad. A Robert Mason, por mucho más de lo que las palabras pueden decir, hermano mío. A Susan McHenry, por el tierno y reconfortante hogar que le brindas a mi corazón.

Mi gratitud a Tom Callanan, por creer lo suficiente en mi trabajo para mostrarlo. A mis asistentes de investigación, Elizabeth Roche y Samantha Berman, por su paciencia, cuidado y amistad. A mi editora, Mary Jane Ryan, quien me motivó a escribir cuando sólo tenía cinco fechas completas: tu fe y precisión ayudaron a darle vida a este libro. A las doscientas sesenta almas inquisitivas alrededor del mundo, que se tomaron el tiempo de leer y responder a estas reflexiones cada semana por correo electrónico. A Melody Beattie, la pionera de este tipo de libro estilo diario, por abrir un camino para lograr que el espíritu se integrara más a nuestros días. Y a las voces de todos los maestros aquí citados, por llevar su dolor y asombro a lo largo de todas las eras, hasta el altar del ahora.

Índice

Esta obra se terminó de imprimir en agosto del 2011
en los talleres de Litográfica Ingramex S.A. de C.V.
Centeno 162-1 Col. Granjas Esmeralda
C.P. 09810 México D.F.